REALDI COLUMBI

CREMONENSIS,

IN ALMO GYMNASIO

ROMANO ANATOMICI

celeberrimi,

De re Anatomica libri XV.

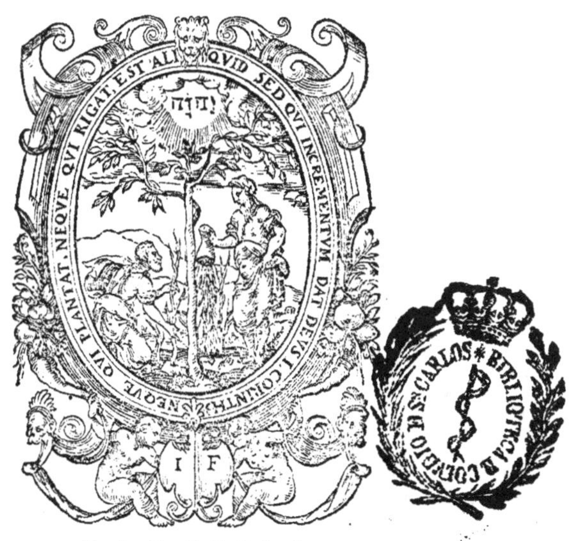

PARISIIS,

In officina Ioannis Foucherij Iunioris,
via Iacobæa, ſub ſigno Aquilæ.

1562.

PAVLO IIII. PONT. MAX. REALDVS COLVMbus Cremonenſis,

S. P. D.

GAVDEO *mirandum in modum, Pont. Max. me opus illud de re Anatomica, quod abhinc multos annos inchoaueram, tandem fœliciſsimis tuæ ſanctitatis tẽporibus abſoluiſſe. Quis enim pius Chriſtianis omnibus non gratuletur? quis ſibi ipſi ex animo nõ gaudeat, ſe ad hæc uſque tempora ſeruatum eſſe, cùm in ſedem Petri ſucceſſerit ſanctiſsimus, atque optimus ſenex, qui tãta iam inde à pueroꝟitæ ſanctitate præditus ſit, tanta optimarum artium omnium cognitione, ut huic Sanctæ Sedi meritò seruatus fuisse videatur: qui tot integerrimorum morũ exemplo, doctrina, concionibus, sobrietate, ieiuniis præsentes, absentésque Christianæ religionis amore inflãmare possit: qui abusus omnes, omnes hæreses profligare, atque radicitùs euellere solus queat. nullus enim unquam post hominum memoriam hæreticos, prauósque homines acriùs insectatus est. nemo religionem hæresibus labefactatam meliùs erexit: literarum studia libentiùs fouit. Quid, quòd tu humanos affectus omnes ita domuisti, ut nemini prorsus pepercisse palàm ostẽderis. Cùm igitur adeò acriter vitia insecteris, adeò potenter virtutes euehas, bonísque artibus, & disciplinis humano generi perutilibus libẽs faueas, illásque paterna charitate foueas, non dici potest quãtoperè gaudeam me meis, quos de Anatome conscripsi libris, te Pontifice, extremam manum imposuisse, quos humili*

pro-

propensóque, ut decet, animo tibi hodie nuncupo, tuísque sanctissimis pedibus prouolutus, sanctitatem tuam supplex exoro, ut illis, meísque omnibus benedicat, amplexetur, ac eos protegat. Si enim tuæ sanctitati licebit unquam per maxima illa quæ sustines totius Reipub. Christianæ negotia, meos hosce qualescunque libellos perlegere, eos nõ inutiles Medicinæ cæterísque artibus iudicabis. Deus faxit, ut te quàm diutissimè incolumem videamus: te enim Pontifice Christiana religio vel à remotissimis barbarorum nationibus, atque illius acerrimis hostibus bene audiet.

INDEX CAPITVM TOTIVS DE RE ANATOMICA OPERIS.

LIB. I.

LIB. II.

FINIS.

REALDI COLVMBI CREMONENSIS, DE OSSIBVS Liber Primus.

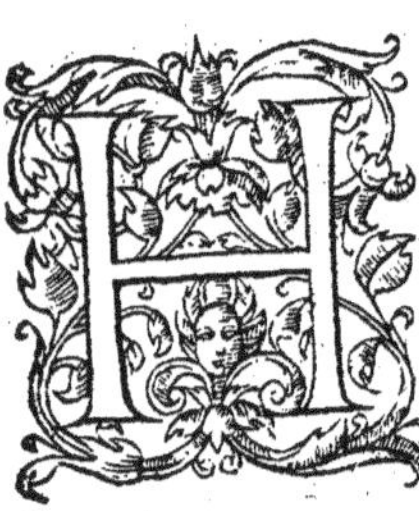

HVMANI Corporis fabricam descripturi, primùm ab ossibus incipiamus: ab ea nimirum parte, ad cuius imaginem cęteras omnes effingi meritò conuenit. quādoquidem ossium structura eandem in corpore rationem obtinet, quam in ædificiis columnæ, trabes, ac fundamenta. vt enim rustici humiles sibi casas ædificaturi, inuicem primùm ligna compacta intertexere solent, quæ deinde ramis, cæmentísq; opplent, atque obliniunt, lutóque demum, ac palea incrustant, & obtegunt, quò se à cæli, ferarum, atque hominum iniuriis aliquo pacto tueantur. Sic propemodum se ossium strues habere videbitur, si carnem ab ossibus eximas, & denudata ossa eo

Cur ossium Anatome præcedat.

Gal. 1. de Anato. administ. cap. 2.

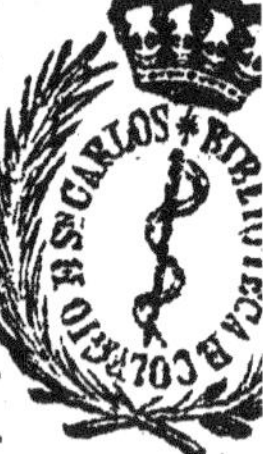

modo componas, & colligas, quem nos infrà edocturi ſumus, vbi de componendi ſceleti ratione ex profeſſo agemus. Enaſcentis etiam nauis exordium ſi intueberis, carinam inquam, & coſtas, exemplum habebis huic eidem rei accommodatiſsimum. Oſſa igitur fundamenta corporis optimo iure dixerimus, quæ fulciant, ſtabiliántque partes alias: neutiquam enim per ſe conſiſterent, firmaríue poſſent, nullamque, aut certè imperfectam functionem obtinerent, niſi ſolidis hiſce partibus adnaſcerentur, atque adhæreſcerent. Quamobrem de oſſibus agere primùm expedit, vt cùm alios anatomicos, tum Galenum ipſum ita iubentem ſequamur. His addemus tractationem illam, quæ eſt de Cartilaginibus: tertio verò loco de ligamentis diſſeremus, particulis admodùm neceſſariis ad oſſa vnienda, compagemque ipſam oſſium continendam, vt ne à ſua ſede dimoueantur, aut huc vel illuc dilabi temerè poſſint. Et hæc ſanè ſimilia ſunt vinculis, aut clauis, quibus trabes connectuntur tuguriis aut carinis exædificandis. Poſtremò tractatum hunc concludet ea pars, in qua ſceleti faciendi artem quandam haud inutilem commonſtrabimus.

Ordo in tractanda Anatome.

Oßium Anatomen ſequitur cartilaginũ ſectio.

Poſt Cartilagines ligamenta.

De ſceleti ſtructura poſt ligamenta.

CAPVT I.

Cur ab oßis nomine non exorditur.

AB oſſibus itaque cùm ſit exordiendum, ordo ipſe rerum tractandarum à veteribus nobis per manus traditus exigere videretur, vt primò

primò explicaremus quid ossis nomine intelligi velimus, nisi omnibus ea res esset quàm notissima. Prætereà dum ossium substantiam enarrabimus, id ipsum omnino docere videbimur. Nominis igitur ossiũ disquisitione prætermissa, quòd non ita in promptu sit cuiuis ossium natura, seu substantia, nomina, differentiæ, figuræ, & vsus, operæpretium fuerit de his accuratè, quoad eius fieri potest, agere. Ossium igitur substantia terrea quidem est maximè: scire etenim licet corpora omnia aut esse simplicia, qualia sunt prima quatuor elementa, aut ex iis composita: Compositorum autem diuersam naturam esse pro varia quam sumunt ab elementis portione: ea siquidem corpora ignea dicimus, in quibus ignei plus elementi viget, aërea verò, aut aquea, in quibus aër, vel aqua dominatur, sic alia grauiora, alia leuiora, cæterísque qualitatum differentiis prædita magis nuncupamus eandem ob causam. Cùm igitur plus terræ, quàm reliquorum elementorum in ossium natura deprehendatur, nõ ab re terrestria illa, cùm medici omnes, tum philosophi appellauerunt, ac præterea durissima, frigidissima, aridissimaque partium omnium corporis, qualis est ipsa terra: qua limitatione Galeno occurritur, qui pilos ossibus sicciores dicit, ac etiam frigidiores in fine primi temperamentorum, quoniam pili excrementa sunt, non partes corporis, si propriè loquamur.

Oßium substantia terrea.

Corporum diuisio.

Ossa cur terrea.

Gale. in calce primi de temperamentis.

Contra Gal.

ſunt etiam oſſa immobilia ſuapte natura grauia, alba, & ſenſus omnis expertia, quanquam non ea ratione dicendum mihi videtur oſſa minimè ſentire, quòd plurimo abũdent elemento terreo, ſed quoniam per ipſorum ſubſtantiam nulla neruorum portio diſſeminetur, quorum beneficio cætera omnia, quibus ſenſus ineſt ſentire pro cõperto habemus. Id quod prudentiſsimè Dei optimi maximi volũtate, quam naturam dicimus, factum fuiſſe intelligemus, ſi animaduertamus oſſa ea eſſe, quæ totam corpoream molem ſuſtentent, quæ frequentibus, ac variis motibus cieantur, quibus motis partes reliquas ſecum vnà trahi, ac deferri neceſſe eſt, quæ ſi ſenſu prædita eſſent tantùm non aſſiduos labores non ſine dolore perſentiſcerent, & ea triſtis, (vt vocant) ſenſatio aut maximã actionum partem tolleret, aut ſaltem fruſtraretur. Neque illi audiendi ſunt, qui obſtinatè aſſerunt inſignem in oſsibus ſenſum ineſſe, qui ſi adeſſet, cùm vruntur, ſecantur, franguntur, ac grauiter percutiuntur, ſæuiſſimis cruciatibus ægros angerent, quod tamen perarò accidit, túncque dolor ab oſſibus minimè proficiſcitur, ſed à membrana illa, quæ oſſibus obducitur, atque ideo à Grçcis vocatur περιόστεος. Quòd autem oſſa perioſtij munere, non ſpontè ſentiant, hinc patet. Hac etenim abraſa non modò ſine dolore, verùm etiam ſine vllo prorſus ſenſu oſſa ſecabis, cõbures, & quo lubuerit modo tractabis.

Cur oſſa non ſentiant.

Natura eſt Dei voluntas.

Oſsium munus.

Si oſſa ſentirẽt, quæ incõueniẽtia ſequerẽtur.

Contra credentes oſſa ſentire.

Quòd oſſa perioſtij gratia ſentiant.

bis. Quare cũ Galeno, & aliis rectè sentiẽtibus concludamus ossa omni prorsus carere sensu, dentes tamen excipio, quos sentire omniũ consensu, magistráque experientia comprobatum est. Cuius rei rationem, ne omnia vbique conculcentur, in suum locum reiicimus. Atque hęc prima sit ossium differentia ita obiter dicta, quæ nõ solùm nominibus discrepant, cùm singula suũ sibi nomen vendicent siue proprium, siue tralatum: sed differunt etiam magnitudine, cùm alia parua sint, magna alia: quin & forma, siquidem alia oblonga sunt, alia breuia, alia triangulum, alia quadrangulum referentia, vel alius figuræ, hæc leuia, illa aspera, alia processibus munita, alia appendices habẽtia, alia commissuris distincta, alia non item. Vsu quoque distinguuntur, cùm ad vnam tantùm functionem, aut opus commune omnia non sint destinata, quod etiam tam multiplex formarum diuersitas attestatur: videre enim est nonnulla planè concaua, & ex his quædam cauitatem amplam habẽt, quædam angustam, neque id pro magnitudine contingit ossium, quando aliqua sunt grandia, nec tamen manifestam cauitatem habent, vt sunt ossa, quæ cum sacro committuntur, & ipsum os sacrum, scapulæque, & alia, de quibus suo loco dicemus. Parua item sunt aliqua, & insigniter concaua, sicuti sunt ossa digitorum, quicquid de hac re Galenus senserit primò de partium vsu. Ossa

Prima oßium differentia.

Ossa non sentiunt.

Dentes sentiũt.

2. Oßium differẽtia à magnitudine.

3. Oßium differentia ab vsu.

Ossa quæ cũ sacro committuntur, os sacrum & scapulæ insigni cauitate carent.

Contra Gal. 1. de vsu partiũ.

Ossa digitorum sunt insigniter concaua.

Oſſa naſi, ſeſamina, & auditus inſtrumenti non ſunt ſolida.

Cõtra Veſaliũ.

omninò ſolida non ego numerauerim oſſa naſi, neque ſeſamina, neque oſſicula organum auditus conſtituentia, mihi enim prorſus non ſunt ſolida, quanquam Veſalius aliter ſentiat: nam ſi quis fracta hæc, vel recentia, neque dum exciccata diligenter inſpiciat, in ijs apparebit ſpongioſa quædam ſubſtantia pumici denſo perſimilis, ſinus quoſdam perexiguos præ ſe ferens: ad hæc oſſa ipſa extrinſecus foraminibus referta ſunt, ſed alia magis, alia minùs, licet omnino ſolida videantur eſſe. Huiuſmodi foramina non agnoſcit Veſalius in brachiali, dẽtibus, ac permultis digitorũ oſsibus qui tamẽ in hac parte parũ occulatus fuit, vt infrà oſtẽdemus. hæc autẽ foramina ne inutilia duxeris, nã ideo à ſapiẽtiſsimo rerũ opifice Deo facta ſunt: vt per ea aditus pateret tum venis ad ſanguinẽ craſsiuſculũ pro nutrimẽto deferendũ, tum etiã arteriis ad vitalem calorem commoderãdum. at illa, quæ nullis foraminibus donata ſunt, cùm neque venas, neque arterias admiſſura eſſent, ab adiacentibus partibus & fouentur, & nutriuntur. atque hæc in vniuerſum, & quaſi per tranſennam de oſsium differentiis dicta nunc ſint. Reliquum eſſet, vt iam ad ſingulorum enarrationem veniremus, vbi planiùs omnia dignoſcentur.

Brachiale, dentes & multa digitorũ oſſa ſunt perforata cõtra Veſalium.

Cur foramina in oſsibus.

CAPVT II.

Cur ſtatim ſingula oſſa nõ explicet.

SED quoniam in ſingulorum oſsium enarratione nonnulla occurrunt nomina, quibus in toto hoc tractatu de osibus vtendum erit, quæ nisi priùs cognita forent, dubioprocul difficultatem aliquam, obscuritatémque parerent, idcirco de his anteà disserendum mihi esse videtur, quæ, qualiáque hæc sint, quóue significatu accipi debeant: in hoc etenim præcipuos anatomicos imitari statui, qui & ipsi existimarunt horum nominum tractationem plurimùm conferre ad ea percipienda quæ de ossium natura, déque ipsorum compositione sunt dicenda.

Primùm itaque videamus quid sit appendix, quam Græci ἐπίφυσιν vocant. ea nihil aliud est, quàm ossi os adnatum, coagmentatúmque, quemadmodum linea quædam ossium capita circunscribens apertè indicat: scito autem hanc in iunioribus animalibus facillimè deprehendi, in grandioribus verò, ac ætate prouectis vix discerni posse, nam si hœdi, aut agni, vel alterius animalis nuper nati osicula decoxeris, in eorum extremitatibus partes quasdam diuelli, ac concidere conspicies, siue id spontè, siue de industria fiat, & hæ particulæ superius inferiúsue appositæ adnexæque appendices dicuntur, quarum vtilitatem neque Galenus solertissimus alioqui naturæ inuestigator rectè descripsit, vt Vesalius optimè reprehendit: sed neque ipse, quod magis miraberis, nouisse videtur, vt si nouit, scribere neglexit, quippe qui arderet cupiditate incredibili in Galenum in-

ἐπίφυσις.i. appendix, quid sit.

Appendix in grandioribus vix cernitur.

Vesalius quandóque errat nimio studio reprehendẽdi Galen.

Galeni ratio de appendicibus 9. de Vsu Part.

uehendi & eius errores adnotandi. vt ad Galenum redeamus, is IX. de partium vsu asserit, naturam appendicibus ossa donasse, vt operculi vicem gererent, ne scilicet medulla sinibus contenta effluerect: quam rationem satis infirmam esse, ne insulsam dicam, ex eo patet (inquit Vesalius) quoniam ossa huiusmodi sinibus carentia, tamen appendicibus nõ sunt propterea destituta, quin & scapulæ, & vertebræ, & ossa nonnulla parua, quanuis minimè sint medullosa, suas tamẽ appendices habent. Hactenus ille: etsi pluribus cum verbis, tum etiam exemplis Galenum oppugnet. quo loco animaduertere oportet ossa minimè medullosa Vesalium intellexisse, non quæ prorsus medulla careant, sed quæ cauitates, aut sinus insignes non habent, at solùm cauernulas quasdam perexiguas, fungosam substantiam referentes, in quibus medulla delitescit, & propterea medullosa esse non videntur, si cum iis conferantur, in quibus ampli sunt sinus, & manifesti, multa oppleti medulla. Illud etiã nullo pacto omittẽdum est, quod Galenus eodem in loco addidit. Appẽdices scilicet, multò esse duriores osibus, quod quomodo concedi posit, non equidem video: nam appẽdices ab osibus auulsas sæpiùs vnusquisque nostrum dentibus compressit, atque attriuit, vt dulcem inde succum, & non iniucundum exprimeremus, quare tantum abest, vt appendices ossibus duriores

Vesalij ratio cõtra Gal. de appendicibus.

Quid intelligat Ves. per ossa nõ medullosa.

Appendices nõ esse duriores ossibus cõtra Gal.

sint,

ſint, vt contrà in his ſpongioſum corpus, & molle experiamur: niſi fortaſſe de parte illa ſenſiſſe Galenum opinemur, qua committuntur appendices cum ipſis oſſibus. ſed neque hac limitatione tueri Galenum poſſumus: etenim quòd appendices frequenti, aſſiduóque motu articulorum non atterantur, non eſt vni appendici acceptum ferendum, quòd duriſſima ſit, ſed illud contingit propterea quòd inueſtiatur cartilagine denſa, ac molli, quæ ſua duritie, atque (vt ita dicam) vnctuoſitate articulationem ipſam conſeruat, ne dum lubricam magis, & ad motum promptiorẽ facit. id quod perſpicuum magis tibi fiet, ſi conſideraueris, nõ omnia oſſa, quæ per articulum committuntur appendicibus eſſe munita, tamen cruſtam hanc cartilagineam præ ſe ferre, quippe quæ neceſſarium præſidium afferat, ne longo attritu oſſa diſrumpantur. Sed, his omiſſis, iam appendicum vſum dicamus nemini adhuc, quod ſciam, cognitum, licet res ſit cùm ſcitu digna, tum vero per neceſſaria. Ego cum ſcirem nihil fruſtra à natura factum, neque adeò nullius prætij in corpore particulam dari, quæ alicui vſui non eſſet addicta, perueſtigare non deſtiti, quæ nam foret appendicum vtilitas: & cùm Galeni ſentẽtia mihi non probaretur, demum comperi appendices oſſibus adnexas eſſe, vt ex ea coniunctione ligamenta prodire poſſent, quæ in articulis compoſitionem ipſam roborant, ſtabiliúntque, qua-

Gal. defenſio.

Defenſionis Gal. oppugnatio.

Cur appendices non atterantur ex aſsiduo motu articulorũ.

Appendicum vſus verus a nemine adhuc expreſſus.

lis est femoris supernè cum osse coxendicis, infernè autem cum tibia, qualis etiam humeri cũ scapula, & cum vlna, atque radio, qualis denique aliorum articulorum, quibus cum etiam illos numerari velim, qui, vt paulò suprà diximus, appendicibus non sunt donati, quibus quomodo præstò sint ligamenta, per quæ vincti teneantur, infrà proprio de ligamentis capite tractabimus. Neque verò id vnum tantum ligamenta præstant, cum ex his etiam appendicibus exoriantur, vbi nulla fit coarticulatio, vt in ossibus ilij, vt in scapulis, ac nonnullis vertebrarum processibus: Inde enim fluunt ligaméta, quæ ad musculorum constitutionem necessariò concurrunt, sicuti proprio capite ostendemus. Quo fit, vt musculi inde plurimum ortum ducant: vnde exeunt huiusmodi cartilagines ligamentales, sic enim appellare nunc libet, quę quidem per musculos disseminantur vim, ac robur illis subministrantes, ac demum in tendines ipsos desinunt. quæ duo ligamentorum munera, cum tantopere sint necessaria, necessariam quoque fuisse appendicum generationé quis non videt? cum ea sublata vix reperias vnde commodè prodire possint ligamenta. Quòd autem ea sint, quæ articulationem ipsam colligent, atque ita contineant, vt ne huc, vel illuc dilabatur, præterquam quòd per dissectionem constare liquido possit, animaduertere etiam licet in luxationibus, cum ob nimiam mollitiem,

Quomodo articuli carentes appendicibus detineantur à ligamentis dicetur in tractatu de ligamentis.

Ligamenta oriuntur etiã ex appẽdicibus vbi nõ est articulus.

Ex ligamentalibus cartilaginibus musculi sæpe oriuntur.

Ligamentales musculorũ cartilagines denique desinunt in Tendines.

Ligamenta oriuntur ex appendicibus.

Luxationum causa.

tiem,& humiditatem lenta fiant ligamenta, & protrahantur, aut aliquid glutinis calli cuiusdam instar intersideat, quo longius quàm necesse sit, ligamentum reddatur, aut tenella puerorum ossa validius imperiti medici manu fuerint attrectata, quandoquidem eousque extenduntur, vt secum vnà appendices diuellant. quam luxationem nunquam, aut summa quidem certè cum difficultate curari posse crediderim, propter sinuum, ac tuberculorum multitudinem, quibus vtraque pars, tam appendicis, quàm ossis cui adnascitur abundat, & eorundem mutuum ingressum postulat. sequitur ἀπόφυσις à Græcis dicta, quam Latini interpretes diuersis vocibus reddunt, nos autem vbique processum dicemus. Is autem est, cum os in aliqua parte prominet, quasi ramum, vel radicem iuxta trunci arboris ritum emissurum. Cum itaque pars aliqua gibbi aut tuberculi instar ex osse procedit rectissimè processus nuncupatur, qui ab appendice differt, quoniam is vera pars est eius ossis, vnde prominet, appendix vero ossis, cui adnascitur nullo modo. Item appendices plerunque processus habent, vt in vlna cernimus, & tibiæ parte inferiore, atque etiam in aliis quibusdam ossibus, de quibus infra. Rursus nonnullis processibus hærent appendices: nam interior scapulæ processus anchoræ imagine, & scapulæ spina, quę itidem scapulę processus est, appendices habent. Illud tamen adnotandum

Luxatio manufacta.

Luxationis species quæ difficillime curatur, et cur.

Ἀπόφυσις. i. processus quid sit.

Processus & appendicis differentia prima.

Differentia 2.

Differentia. 3.

Processus Trochanteres videntur appendices. femoris processus, qui trochâteres, siue rotatores vocătur, appendices verius esse, quàm quòd appendicibus muniti dici debeant: tota enim pars illa, quæ protuberat, & icc irco processus dicitur, appendicis locum tenet, vt ibi idem sit processus, qui & appendix, licet Vesalius discrimen posuisse videatur. *Vesalius malè distinguit in rotatoribus processus ab appēdicibus.* Nam si rotatores in nuper editis animantibus auellantur, vt ea ratione appendices abeant, nihil loci processibus relinquetur. Cùm itaque ablatis appendicibus, processus vnà auferantur, meritò partem vnam, atque eandem processum, & appendicem eo in loco iudicabimus. Sed hæc parui sunt momenti. *Differ. 4.* Præterea differunt processus, & appendix, quoniam pauca sunt admodum ossa, quibus aliquis non adsit processus, cùm fieri vix possit, quin aliqua ex parte emineant. *Quæ ossa appendicibus careat.* at multa tamen sunt ossa appendice destituta, vt ossa capitis, maxillæ superioris, brachialis, & quædam alia. Differúntque processus inter sese, cùm diuersas figuras sortiantur, alij enim tenues sunt, & acuti styli formam referentes, *Styloides processus qui.* propterea Styloides à Græcis vocati, alij acuti quidem, sed non ita tenues, quales in cerui conspiciuntur & in arcus cornu, vbi neruus assidet. Huiusmodi processus in inferiore maxilla reperias, & hi sunt, quos coronas Galenus appel lauit, *Coronæ processus qui.* quasi processus in acutum tendentes, alij anchoræ similitudinē præ se ferunt, vt interiores scapularum processus ancyroides, *Anchiroides processus qui.* alij in caput

put deſinunt, ídq; bifariam, nam quidam illud depreſſum habent, vt poſtbrachialis, vbi cum brachiali iungitur, & pedij oſſa vbi cum oſſibus tarſi, & fibulæ cum ſuprema parte tibiæ: quidã verò oblongum, & prominens, vt femoris caput ſuperius, quo articulatur cum oſſe coxendicis, in aliquibus etiã caput rotundum eſt, quale eſt humeri cum ſcapula, & oſſium poſtbrachialis, cum primis articulis digitorum: longi capitis proceſſus ceruicem quoque habere dicuntur. Ceruicis autem nomine eam partem intelligimus, quæ in ipſo proceſſu tenuior eſt, & ab oſſe vſq; ad ipſum caput pertinet, quod ſpatiũ collo quàm ſimillimum apparet, ſicuti perſpicuum eſt in ſuperiore femoris parte, quę in coxendicẽ ingreditur. Et quoniam capitũ facta mentio eſt, quæ ideo effecta ſunt, vt aliorum ſinus articulationis gratia ſubeant: ſciendum eſt pro capitum varietate ſinus quoq; varios eſſe, ſiquidem illis ipſis proportione reſpondent. Nam ſi oblongũ fuerit caput, oblongum æquè eſſe ſinũ oportet, in quem inſeratur: ſin autẽ depreſſum, humilẽ etiam, ac modicam cauitatem requirit. Sinum amplum profundũ, & valde perſpicuum Latini acetabulũ, Gręci verò κοτύλην ſiue κοτυληδόνα dicunt, planum autẽ, & obſcurum γλήνην, qui ſinus adeò leuiter, ſuperficiéque tenus cauatus eſt, vt vix primo aſpectu cõprehendi queat. At eorum ſinuũ, qui ampliter caui ſunt, profunditates augere ſolent proceſſus quidam circulares, quos

Proceſſus capite depreſſo.

Proceſſus oblõgi & prominẽtes.

Proceſſus capite rotundo.

Ceruix in oſſibus quid vocetur.

Caput in proceſſibus cur factum fuerit.

Sinus proportione reſpondẽt capitibus proceſſuum.

κοτύλη, vel κοτυληδον. i. acetabulum, quid.

γλήνη in ſinibus oſſiũ quid ſit.

Sinus oſſis quãdoque à proceſſu & cartilagine amplificatur

in superficie positos labra, siue supercilia vocamus. augent etiam huiusmodi cauitates, cartilagines, quæ in aliquibus inueniuntur, quēadmodum in scapula, vbi cohæret cum humero, & in coxēdicis articulatione cum femore: & hæc luxationem difficiliorem faciunt. Processus nō figura modò, sed etiam numero distant, quædam enim ossa pluribus, quædam verò paucioribus sunt donata, quemadmodum ex vniuscuiusque osis descriptione patebit. Processuum verò vtilitas non vna est duntaxat. Nam facti sunt ab opifice Deo, tum vt cōmodam osium articulationem, compositionémque præbeant, tum vt inde quasi ex rupibus, aut collibus quibusdam musculi prodeant, vel in eos ipsos implantentur: tum demum vt propugnaculi munere fungantur, quales sunt scapularum, vertebrarúmque processus. Quid vertebra sit, notum tibi fiet tractatu de vertebris, quid verò articulus, sequenti tabula intelliges.

Quid femoris luxationem difficiliorem reddat.

Processus differunt numero.

Processuum vsus triplex.

CAPVT III.

QVÆCVNQVE superiore capite complexi sumus, dedimus operam, vt quàm breuisimè perstringeremus: quando eadem repetere continget, & fusiùs fortasse alibi pertractare. sed nullo modo prætermittenda erant, præsertim vt osium structuræ diuisio faciliùs intelligatur: quæ nusquam aptius, quàm hic locari poterat: & ob declaratas iam voces, & quia vni-

Cur tabula de osium diuisione hic posita sit.

vniuerſæ huic hiſtoriæ luminis multum afferet. Cùm itaque conſtet ſicuti initio dictum eſt, totam oſſium molem eſſe veluti fundamentũ animati corporis, cuius proprium eſt, vt ſentiat, & moueatur: inutilis ea conſtructio fuiſſet, quæ continua eſſet, ac ſolida. quid enim illius fabrica à lapidea vel ænea ſtatua differret? ſed oſſa, etſi natura per ſe immobilia habeantur, moueri tamen eadem apprime neceſſarium fuit: vt ad ipſorum motum animalis motus cõſequeretur, ac præſertim hominis animantium omniũ perfectiſſimi: cui ob infinitas propemodum artes, quas ipſe tractat, innumerabileſque actiones, quas edit, infinita penè motuum genera debebantur. Talem igitur cõpoſitionem oſſa poſtularunt, vt neque omnino diſiuncta, ac diſſoluta, neque prorſus continua eſſent modo venarum, vt malè Ariſtoteles putauit tertio de Natura Animalium Cap. VII. Ergo contigua oſſa, cõiunctáque eſſe oportuit, vt ſuper aliquo quieſcẽte moueri poſſent, tametſi oſſium vnio, quæ ob motum præcipuè facta eſt, ob tranſpirationem etiam, tranſitúmque corporum facta fuerit, vt ſuturæ in caluaria, quam & tutelæ cauſa ex pluribus oſſibus efformatã eſſe ſuo loco audies, ac demũ ob partium diuerſitatẽ, vbi dura mollibus cõmittuntur. Cùm autẽ in cõponendis oſſibus ſapiens natura non vnam rationem ſeruauerit, vt facilè quiſq; intelligat, quàm variè ſint inuicem compoſita, ſequentẽ tabulam ſubiecimus.

Cur homo non conſtat ex oſſe vno continuo & ſolido.

Oſſium compoſitio qualis eſſe debuit in homine præſertim & cur.

Cõtra Ariſto. 3. de natura Animal. Cap. 7.

Suturæ capitis ob trãſpirationem factæ ſunt.

Cranium tutamenti gratia factum.

Oſſium cõpoſitio varia eſt.

Tabula compositionis ossium.

OSSA HVMANI CORPORIS inuicem componuntur.

Per articulum, qui est oßium compositio cum motu. huius duæ sunt differentiæ.

Diarthrosis, quæ est dearticulatio ad motum manifestum. diuiditur autem in

Enarthrosim,
Arthrodiam,
Ginglymon.

Enarthrosis fit, vbi rotũdũ aut oblongũ caput in cauũ aliquod inseritur: vt est articulatio femoris cum coxēdice, humeri cum scapula, primæ aciei digitorum cum oßibus postbrachialis.

Arthrodia est, quæ leniter cauum, & in superficie, & capitulum etiam depressum habet: vt prima ceruicis vertebra cum secunda, & radius cum cubito.

Synarthrosis, quæ est coarticulatio cũ motu obscuro: in easdẽ autem species diuiditur, in quas & Diarthrosis diuisa est, videlicet in
Enarthrosim,
Antrodiam,
Ginglymon.

Eo verò inter se tantùm differunt, quòd hæ obscurum, illæ manifestũ habent motum.
Nec mirandum est easdẽ res diuersimodè cõsideratas, posse sub diuersis in eodem prædicamẽto generibus collocari, nam id quandoque in diuersis prædicamentis contingit.
Exempla in hoc genere sunt.
Enarthroseos. Tali os

Per Symphysim, quæ est oßiũ inter se coniunctio, siue vnio sine motu. hanc nobis visum est diuidere in
Suturam,
Gomphosim,
Harmoniam.

Sutura ea compositio est, quæ in capite habetur in serræ modum, vt est sutura coronalis, sagittalis, & labdoides.

Gomphosis est, cùm ad instar claui os oßi infigitur: vt sunt dẽtes in maxillis.

Harmonia est oßium structura per simplicem lineam: vt sunt commissuræ maxillæ superioris, et ea præcipuè, quæ in naso habetur, quæque secundum longitudinẽ palati fertur.

Gingly-

Ginglymos ea est, in qua ossa sese inuicem ingrediuntur, & tum suscipiunt, tum suscipiuntur, vt vlna, siue cubitus cum humero, femur cum tibia, secunda, & tertia digitorum acies.

cum osse cymbam referente, & tertium os brachialis, cum primo & secundo eiusdem. Arthrodiæ. Tarsi ossa inter se, cyboides cum calce, & quædam ossa brachialis inter se. Ginglymi. Tali os cum calce, & nonnulla itē brachialis ossa inter se.

Omnia hæc inuicem committuntur.

Synchondrosi, quæ est oßiū vnio per cartilaginē facta vt videre est in osse pubis, pectoris, & ilei, qua sacro connectitur.

Syssarcosi, quæ est oßium coniūctio appositione carnis resultans vt inter dētes, & maxilas cernitur, atq; etiā in articulis, quos musculi circundant.

Syndesmosi, quæ est eorundem per ligamentum compositio, vt in articulis patet,

Plura sequenti capite vtriusque generis exempla adducemus, vbi explicanda nobis est huiusce nostræ diuisionis ratio, quanquam illa paßim occurrent in vniuersa oßium tractatione.

CAPVT IIII.

Ne fortè quispiam admiretur, quòd in superiore diuisione neque Galenum, neq; Vesalium in omnibus sequuti sumus, ratio reddē-

Cur in oßiũ diuisione neque Galenũ in omnibus, neque Vesaliũ sequatur.

da est,quamobrem ab illis dissentiamus. Nan licet Galenum tanquã numen veneremur, Vesalióque in dissectionis arte plurimùm tribuamus,vbi cum rei natura cõsentiunt:tamen cùm aliquando videamus rem aliter multò se habere,ac ipsi descripserint,veritas eadem,cui magis addicti sumus,nos cogit ab illis interdum recedere. A Galeno itaque nunc discedo, quoniam definiẽs Synarthrosim, coarticulationẽ esse dixit ad motum quamuis obscurum,cuius deinde veluti species enumerat Suturã, Gomphosim, & Harmoniam,quæ omni prorsus motu carẽt. Prætereà Symphysi tantùm adscribit coniunctiones illas,quæ media cartilagine,aut ligamẽto,aut carne fiunt. Cùm tamen articuli quoque omnes ligamentorum ope vniantur, quos ad Symphysim referre non decet,quando ille hęc sibi inuicem opponit, per Articulũ,ac per Symphysim. Postremò cùm asserat fungosa,ac mollia ossa nullius rei interuentu connecti: & apertè videamus ossa pectoris præcipuè & sacrũ os constituentia fungosa,& mollia per cartilaginẽ vniri. Addo quòd in Introductorio,siue medico, maxillæ superioris vnionem sub Symphysi ponit, quã in libello de osibus ad Harmoniam retulit. Dicendum itaque aut harmoniam speciem esse non Synarthroseos,sed Symphyseos, sicuti nos fecimus, aut artem illũ in hoc confudisse.Sed hactenus de Galeno: ad Vesaliũ trãsceo, qui Symphysim cũ Gomphosi, Sutura, atq; Har-

Galeni error vel cõtradictio potiùs.

Galeni error alius.

Gal. error tertius.

Galeni error quartus, vel cõtradictio potiùs

Vesalij error.

Harmonia cõnumerat quatuor efficiẽs differẽtias eius structuræ, vnde nullus omnino motus prouenire solet. At rectiùs poterat Symphyseos nomine genus intelligere innominatum, quod tres illas sub se differẽtias cõprehenderet. Quòd si diligentiùs structuram ipsorũ ossium considerēmus, alia profectò videbimus ita coalescere vt cõnata prorsus videãtur, alia cõiuncta, & colligata rectiùs appellari. Quę cõnata sunt, ea sub Symphysi ponenda videtur, sicuti etiam ipsius vis vocabuli prę se fert. Vbi ossium autẽ cõpositio ad aliquem motũ facta est, ad Articulũ non referri non potest. Cùm igitur quæ per Gomphosim, Harmoniam, Suturámque vniuntur, eiusmodi sint, cuiusmodi Symphysim esse diximus, quid obstat cur sub Symphysi, veluti sub natura quadam communi nõ reducantur? Iam verò cùm Vesalius ita distribuat ossium commissuras, vt alteram fieri dicat alicuius partis ope, alteram nullius (pace tanti viri dixerim) falsa, & rationi minimè consentanea protulit. Nam si quid ego in cadauerum dissectionibus diligenter obseruaui. id vnum præcipuè fuit, vt aliquando certò scirem, an vsquam reperiri posset ossium vnio, siue compositio nullius medij beneficio: quod equidem (vt ingenuè fatear) nusquam inuenire potui. sed mihi vel caro, vel ligamentum, vel cartilago semper occurrebat. Exemplum verò quod de appendicibus attulit, absurdum mihi, ne dicam perridi-

Ex oßibus alia cum aliis cõnata, alia coniuncta videntur.

Vesalij error.

Os quodcunque cum alio vnitur media carne vel ligamẽto vel cartilagine.

Vesalius malè putat appendices nulla re media oßibus vniri

culum, videtur. Etenim vt appendices in natu grandioribus adeò coaleſcant, vt diſcernere nequeas, an partes ſint ipſorum oſsium, quibus adnatæ ſunt, non ex eo tamen ſequi debet nullius partis ope fuiſſe coniunctas, cùm per chartilaginem vnitæ fuerint: quanquam ea temporis progreſſu tandem exiccetur, atque aboleatur.

Cartilagines appendicum tandem abolentur.

Propriæ diuiſionis oſsium compoſitionis cauſam reddit.

Quocirca aliam diuiſionis formam excogitauimus hoc pacto. Primùm diuiſimus genus. Humani ſcilicet corporis diuiſionem in articulum, ac Symphyſim. quid eſſet Symphyſis, ex ſuperioribus patuit.

ἄρθρον. i. articulus quid ſit

Articuli nomine quid intelligat Hippocrates.

Articulus græcis ἄρθρον eſt oſsium compoſitio alicui motui deſtinata, (quanquam Hippocrates arctiùs articuli nomen acceperit, pro ea commiſſura, in qua pars aliqua oſsis rotunda, caput inquam in proximum oſsis alterius ſinum committitur) nos articulum naturalem oſsis compoſitionem omnem vocabimus voluntarij motus gratia factā, ſiue is motus euidens fuerit, vt femoris ad os coxendicis, & capitis ſuper collum, ſiue obſcurus, vt poſtbrachialis oſsium ad oſſa brachialis: & calcis cum talo, atque aliorum id genus, de quibꝰ alibi dicetur.

Motus perſpicui exempla.

Motus obſcuri exempla.

Ergo pro duplici motu duas articulationis differentias cōſtituimus, alteram, in qua neminē motus latere poteſt, Diarthroſim, alteram in qua difficilis eſt exploratu motus, Synarthroſim vocantes.

Diarthroſis quid.

Synarthroſis quid.

Rurſus vtranque ſpeciē ſubdiuiſimus, tres differentias vnicuique tribuentes, nomine eaſdem, illa tamen ratione diſiun-

disiunctas, qua differunt ipsorum genera. licet enim Enarthrosim tam sub Diarthrosi, quã sub Synarthrosi collocemus, non est tamen vtrobique eadem: nam Diarthrosis motum perspicuum includet, quæ verò incerti, obscurique motus fuerit, ea sub Synarthrosi ponetur. Id quod in cæteris duabus seruandum erit. Enarthrosim itaque esse dicimus, cùm sinus altus, atque profundus, quem acetabulum suprà vocauimus, caput ossis longum, ac rotundum excipit, quę articulationis species facilè apparet in coxendice, & femore, in humero cum scapula, & postbrachialis, ac pedij cum primis digitorum ossibus. Atque hæc exempla illam Enarthrosim explicãt, quæ Diarthroseos species est: siquidem in his nõ modò manifesti motus, sed omnes etiam motuum differentiæ deprehendũtur: in talibus enim articulis planissimè cernimus extensionis, ac contractionis motum ad latera, nec non etiam in circulum. multæ insuper aliæ dantur huiusmodi articulationes, de quibus cùm vsu venerit, separatim agemus. Verùm vt faciliùs intelligatur, quid intersit inter Enarthrosim sub Diarthrosi positam, & eam, quæ ad Synarthrosim pertinet, intueamini articulationem tali ossis cum osse cymbam referente, & septimi ossis brachialis, cum primo, & secundo eiusdem. Hæ namque articulationes, quamuis eo modo fiant, quem Enarthroseos definitio præscribit, non ad Diarthrosim tamẽ,

Non est eadem Enarthrosis sub Diarthrosi quæ sub Synarthrosi

Enarthrosis quid.

Enarthroseos sub Diarthrosi exempla.

Enarthroseos sub Synarthrosi exempla.

ſed ad Synarthroſim referēdas iudicabitis: motus enim obſcuriſsimus eſt, & niſi multa diligentia adhibeatur, vix animaduerti poteſt. Arthrodia ea eſt oſsium coniunctio, quorum alterum capite ſit depreſſo, alterum ſinum habeat lenem, ac planum, quem glenem appellant, alterius, quod ſuſcipiendum erat, capiti reſpondentem, in quo difficile eſt dignoſcere caput ab ipſo ſinu, cōtrà quàm accidit in Enarthroſi: quo fit, vt non ita euidēs ſit motus in Arthrodia, qualis in Enarthroſi. Verū in ipſa Arthrodia motus datur alio euidentior, quāquam omnes parum ſint euidentes, vſque adeò, vt qui minus euidens ſit, obſcurus penitus eſſe videatur, ſi cum euidentiori comparaueris. Manifeſtioris motus Arthrodia, ſpecies erit Diarthroſeos, obſcurioris autem Synarthroſeos. Prioris exempla ſunt in ea coniunctione, quæ fit coſtarum cum vertebris, & earundē proceſsibus. Senſui etenim patet coſtas conſtringi, ac dilatari, qui motus quemadmodum & quorſum fiat, non huius eſt loci explicare. Sed Arthrodiā paulò manifeſtiorem animaduertes in articulatione primæ vertebræ cum ſecunda, ac etiam radij cum cubito: obſcurioris autem Arthrodiæ exempla ſunt oſſa poſtbrachialis cum brachiali, in quibus tamen motus quoquo modo obſeruari poteſt: nam ſi ad pollicem minimum digitum ſenſim adduxeris manum ipſam inflectēdo, planè cōſpicies poſtbrachialis oſſa,

Arthrodia quid.

In Arthrodia differt motus à motu per magis & minus obſcurum.

Arthrodiæ ſub Diarthroſi exempla.

Coſtæ conſtringuntur & dilatantur.

Arthrodiæ ſub Synarthroſi exemplis primū.

Qui motus ſit proprius oſsium poſtbrachialis.

quæ

quæ alioqui manu porrecta, atque in planum extensa, planam, ac rectam figuram obtinebát, circumduci, atque obliquari: qui motus proprius est ipsorum postbrachialis ossium, at multò aptiùs obscuram Arthrodiã, exprimunt tria ossa tarsi, quæ cum nauiformi committuntur: & cyboïdes cum calce, ac etiam nonnulla alia, in quibus etsi motus aliquis omnino sit, est tamen obseruatu valde difficilis. Ginglymos tertia articuli species est, vbi mutuus fit ossiũ congressus, ita quòd in alterutro extát partes prominentes, quæ alterius sinum exposcant, partésque illæ gibbæ, ac protuberantes vnius ossis in alterius sinum immittuntur, & huius cauæ partes illius gibbas excipiunt. Itaque fit vtriusque partis mutuus ingressus. Hæc articulatio in motu manifesto, & obscuro inuenitur: manifestus, & euidens Ginglymos erit femur cum tibia, cubitus cum humero, & alia, obscurus verò tali cum calce connexus, & ossium brachialis: in quibus, si rectè animaduerteris, articulationis formam offendes. Atque hæc hactenus de articuli partibus, ac differentiis. Nunc symphysim persequamur, quæ ossiũ structura omni penitus motu, cùm obscuro, tum etiam manifesto caret. Huius tres differentias diximus, Suturam, Gomphosim, & Harmoniam, in his enim nemo vnquam motum deprehenderit, quanquam non defuerunt, qui ausi sunt affirmare cranij ossa, quæ per Suturam committun-

Ginglymos quid.

Ginglymi sub Diarthrosi exempla.

Ginglymi sub Synarthrosi exempla.

Symphysis quid.

Symphyos sectio.

Causa erroris existimantiũ ossa cranij moueri.

tur, moueri motu, (si Dis placet) manifestò, inani specie meo iudicio delusi. Cùm enim cernerent frontis, capitísque cutim, quæ crassà est, & musculosa, altè, atque insigniter in aliquibus moueri. motum illũ ex osium dimotione proficisci existimarunt: quemadmodum siquis nasi ossa, quæ per harmoniam vniuntur, motum edere, cum narium pinnas moueri viderit, arbitraretur. Neque enim credendum est futuras capitis laxari, atque ita mouendis osibus ansam præbere, quæ alioqui adeò compactè inuicem inhærent, vt nulla vi laxari posint, nisi quis scalpello diuellere, aut frangere tẽtauerit, adeò vt in nulla Simphyseos specie motum inesse planè perspiciatur. Sed ad singulas ipsius species deueniamus. Sutura, quæ Græcis ῥαφὴ dicitur, consutarum rerum similitudinem præ se fert, vel contrarij serrarum occursus, quo mutuum ingressum faciunt, quãdo dentatæ vnius partes, alterius finibus occursant. quidam etiam vnguium commissurarum exemplum addunt, non quòd mutuo sese respiciant, sed interstitia illa occupent, ac stipent, quæ inter digitorum vngues resident. At propiùs ad rei naturam accedere videntur, qui serrarum, quàm qui vnguium similitudinem in medium afferũt, quandoquidem illa rara admodùm est, hæc autem frequentisima: cuiusmodi tres sunt in capite. Suturæ, quæ in senioribus appendicum more coalescunt, vt vix vestigia appareant: in iunioribus

Ad motũ pinnarum nasi eius ossa non mouerunt.

Caluariæ Suturæ vix scalpello diuelluntur.

ῥαφὴ, id est. Sutura vnde dicta.

Suturæ tres capitis, in valde senibus vix sunt conspicuæ.

ribus autem maximè ſunt conſpicuæ. Vna quidē in ſincipite στεφανιαία dicta, altera verò in occipite dicta λαμβδοειδής, tertia medio vertice recta, ὀβελιαία, quaſi ſagittalis, de quibus ſuo loco latiùs agetur. Nō me latet apud aliquos plures tribus ſuturas dari, qui voluerunt ſquamoſa temporum oſſa per ſuturam copulari. Equidem non negarem in quibuſdam caluariis talia oſſa dentatim eſſe reſecta, vt facilè coniicere poſsis inſtar ſerrarum eſſe coniuncta, ſed id in paucisſimis, ac in ſuperficie tantùm ipſorum oſsium obſeruaui. Quamobrem vera talium oſsium vnio, vt in pluribus ad Harmoniā potiùs, quàm ad ſuturam referenda videtur. eſt autem Harmonia oſsium ſtructura per ſimplicem lineam, vbi ſcilicet neque adſunt ſinus, neque tubera, & nonnunquam ne aſperitates quidem reperiuntur: quod tamen non tollit, quin veteres ſuturarum voce Harmoniam quādoque intellexerint: cùm videlicet oſſa rupta ſibi mutuo per harmoniam occurrunt: quanquam hic occurſus non ad amuſsim per ſimplicem fit lineam. Adſunt enim aſperitates quædam ſeſe mutuo ingrediētes: ideo mixta potiùs eſt vnionis forma harmoniæ, ſuturæque particeps. Verùm id obiter ſit dictum, quando ſermo inſtiturus eſt, de naturalibus oſsium compoſitionibus, nō de iis, quæ caſu, vel arte, licet natura præuia fiunt. Simplici ergo linea, atque harmoniaca vniuntur naſi oſſa, & illa, quæ palatum conſtituunt,

Sutura στεφανιαία quæ.

Sutura λαμβδοειδής quæ

Sutura ὀβελιαία quæ.

Oſſa ſquamoſa cum vniuntur per Suturam

Sutura non eſt profunda.

Oſſa ſquamoſa vt in pluribus vniuntur per harmoniā quā per Suturam.

Harmonia quid ſit.

Suturæ nomine veteres quandoque harmoniam comprehenderunt.

Oſſa fracta vniuntur forma quadā harmoniæ, & Suturæ participe.

Harmoniæ exempla.

ac secũdum totam ipsius longitudinem feruntur. Huiusmodi etiam sunt reliquæ omnes maxillæ superioris commissuræ, cuius ossa sola linea distinguuntur. Porrò Gomphosis in solis dentibus locum habet. ita enim illos infixos in maxillas videmus, quemadmodũ claui ligneis tabulis, quibus reuulsis inania foramina conspiciuntur: sic dentes suos habent alueolos, ex quibus extrahi solent, cùm vsu venit. In viuo capite non ita apparent, siquidem carne obducũtur, aut gingiua contracta replentur, quæ subinde callosa fit, atque ita indurescit, vt dentium munere plærunque fungatur. At inde mortui caluaria nuda, atque exiccata conspicui sunt in maxillis alueoli, è quibus leui opera dẽtes educũtur. Iam verò cùm ossa omnia alicuius rei beneficio componãtur, licet aliis aliter videatur, rursus affirmamus ossa inter se tribus mediis iũgi: aut enim intercedit cartilago, quã vnionem Græci Synchondrosin appellãt, aut nerui, ligamentiuè ope cõiunguntur, Synneurosísque dicitur (nerui enim nomine ligamenta quoque veteres intellexerunt) sed tamen differũt, ac rectiùs dixeris ligamentum, quod Græcis Syndesmos est, & propterea Syndesmosis: aut carnis appositione vnio ipsa fit, & Græco nomine Syssarcosis nũcupatur. Synchondrosi copulãtur pubis, ac pectoris ossa, vertebræ ipsæ, & partes sacrum os constituentes, & quæ cum sacro committuntur, ac demum appendices suis ossibus per

Gõphoseos exemplum.

Alueoli dentium.

Maxilla quandoque instar ossis indurescit callo, itaque dentis munere fungitur.

Synchondrosis quid significet.
Synneurosis quid.
Nerui nomine ligamẽta comprehenderunt veteres.
Syndesmosis quid.
Syssarcosis quid.
Synchondroseos exempla.

per cartilaginem, iunguntur. Synneurosi componuntur omnia illa ossa, in quibus cernere est ligamenta, quæ per eam partem prodeunt, qua solent appendices suis ossibus adhærescere. Talibus enim ligamentis inuestiuntur ossa ad articulos colligandos. Prominent quoque, atque enasci quodam modo videntur valida ligamenta in mediis quorundam ossium capitibus, per quæ suis finibus vinciuntur, vt tenaciùs inhæreant, qualia extant in articulatione femoris cũ coxendice, atque etiam inter femur, & tibiam, neque alibi reperire licebit: nisi addideris ligamentum, quo dens secundæ ceruicis vertebræ occipiti nectitur. Carne autem veluti glutine quodam firmãtur dentes in suis alueolis, idque per Syssarcosin fieri dicitur, semotáque carne neque cohærere, neq; stare vllo modo possunt. Aristoteles existimauit articulos quoq; per carnem vniri, vbi scilicet assideant musculi circundantes, & valli instar illos muniẽtes: cuius sententia, si cui fortè arrideat, non multùm laboro. Sed hæc de diuisione compositionis ossium sat sunto, ad singula describenda accedamus.

Synneuroseos exempla.

Ligamenti ex ossiũ capitibus enascentis exempla.

Syssarcoseos exemplum.

Aristotelis opinionẽ de vnione articulorum per Syssarcosim neque laudat, neque vitupe-rat.

De *Capitis ossibus*, *siue Caluaria*.

CAPVT V.

A CAPITIS ossibus exordiemur, quoniam caput in corpore principem locum tenet, quòd in eo residet cerebrũ, cui principatus iure optimo debetur: quanquam Arist. multò aliter senserit: & quòd hinc humanæ fabricæ de-

Cur ossiũ anatomen à capitis ossibus incipiat.

Cerebrũ est princeps membrum totius corporis contra Aristot.

ſcribendæ initium rectè ſumi poſsit, vt à nomine ipſe capitis, quaſi principij cuiuſdam admonemur. A capite igitur exorſi, illud primùm pro virili diſcutiamus, quod diu præclara ingenia fatigauit, oculorúmne, an cerebri cauſa caput natura conſtruxerit? Oculorum gratia factum ſenſit Galenus, poſtquàm ſcarabeorum, cãcrorum, ac quorundam aliorum id genus animalium oculos eſt contemplatus, quibus cùm nullum adeſſet caput, in quo tanquam in arce ſumma oculi collocarentur, vnde longiùs proſpicerent, proceſſus quoſdam natura largita eſt, qui capitis vicem gererent. Veruntamen capitis figuram rectè conſiderantes ſecus iudicabunt. licet enim Galeno cõcedatur neceſſarium fuiſſe in ſuprema parte corporis, ceu in altiſsima ſpecula oculos conſtituere, atque illos ideo, capitis ſedem ſibi tanquam propriam aſciſcere, in cuius finibus manerent vndique tecti, ac minuti: ne ab externis iniuriis læderentur, non proptereà tamen fatendum fuerit ad hos tantùm vſus caput ipſum ea magnitudine, ea figura, tótque oſsibus fuiſſe conſtructum. quam formam quis non videt cerebri etiam gratia fuiſſe conditam? Immò verò cerebri potiùs quàm oculorum? quid enim obſtabat cur ſummus opifex caput in duos duntaxat prominentes proceſſus diduceret, in quibus oculi tanquam ſpeculatores inſiderent, atque hos ipſos quemadmodum in cãcris duriores efficeret? vel ſi molliores omnino

Queſtio vtrum caput ſit gratia oculorũ vel cerebri.

Gal. opinio oculorũ gratia conditum caput.

Galeni impugnatio.

Probat caput factum potius gratia cerebri quàm oculorũ.

Cancrorum oculi duri.

nino futuri erant, quales humani, alia præsidia, ac munimenta pararet, per quę tutiſsimi ab externis incommodis redderentur. Mihi igitur nunquam fiet verisſimile oculorum cauſa caput fuiſſe conditum, ad cerebrum potiùs talem formam ſpectaſſe crediderim, nēpe ad illud, quod futurum erat domicilium rationis, quá ratione homo diuinum propemodum animal iudicatur. eſt enim virtutum omnium, animaliúmque facultatū regina, cui vt præſtò eſſe poſſent ſenſus omnes veluti ſatellites, ac miniſtri, in ipſo capite, ſuas ſinguli ſedes obtinuerunt: quod quàm appoſitè factum fuerit, ſuo loco explicabitur. Cúmque ſentiendi vis per neruos deferatur, quorum fontem, atque originem eſſe cerebrum cum Galeno opinamur, quis nō videt maiorem ineſſe cerebro quàm ſenſibus dignitatem, cùm à cerebro ſenſus dependeant, non à ſenſibus cerebrum? Cerebro verò caluariæ formam inſeruire ex eo maximè patet, quòd pro eius figuræ diuerſitate cerebri conſtitutionem phyſici perſpectam, atque exploratam habent. Sed ad alia vtiliora properamus. Capitis oſſa neque prorſus ſunt ſolida, neq; omni ex parte fungoſa, rara, ac pumici ſimilia, ex hoc enim fragilem naturam, & leuiſsimæ cuique iniuriæ obnoxiam ſortita eſſent: ex illo verò onere ſatis moleſto premerentur. Prætereà huiuſmodi ſubſtantia minimè tranſpirabilis eſſet, ſicuti expediebat. caput nanque futurum erat veluti operculum

Cur cerebri gratia cōditum caput.

Ratio eſt uirtutum omniū regina.

Cerebrum eſt origo neruorum.

Cerebrum dignius ſenſibus.

Cerebro craniū inſeruire.

Capitis oſſa qualia.

Capitis oſſa cur non fungoſa.

Capitis oſſa cur ſolida omnino non ſunt facta.

Capitis ad olla operculum comparatio.

quoddam ebullienti vasi superpositum, non secus atque calidæ domus tectum. Multis itaque vaporibus, atq; excrementis continenter ad cerebrum ascendentibus, nisi exitus pateret, vt reliqua omttam incommoda, nemo diuturnam sibi vitam polliceri posset. Iccirco prouida natura perforatam esse voluit caluariam, variísque suturis distinctam, vt purgando à recrementis cerebro nusquam occasio deesset. Quòd autem suturæ hunc vsum inter cætera præstent, præter authorum probatissimorum, ac præcipuè Galeni testimonium, nos etiam ipsa experientia docuit, vt mox audietis. Patauij superioribus annis iuuenem quendam propinquorum voluntate ad me delatum domi in magna amicorum corona secui, qui diutino capitis dolore vexatus nullis remediis sanari potuerat: in cuius caluaria vix suturarum vestigia apparebant adeò cõpacta, vt in vnum coacta capitis ossa viderentur. Quamobrem pro comperto omnes, qui tunc aderant habuerũt, non aliundè ingentem ac ferè continuum capitis dolorem profectum esse, quàm ex arctissima illa osium compositione, ex qua nullus exitus patebat fumidis illis, crassísque vaporibus, qui & perpetuò doloris causa fuerant, & tandem mortem intulerant. Sed neque semel id mihi contigit experiri: complures etenim secui, qui dũ viuerent, in frequẽtem capitis dolorem incidere solebant, in quorum caluariis exiguas suturas, & eas coagmentatas

Cur caluaria suturis distincta sit.

Historia iuuenis mortui ob dolorẽ capitis, in quo suturæ non erant conspicuæ.

In viris & mulieribus capite mirè dolentibus suturas augmẽtatas inueni

tatas

tatas inuenimus: neq; in viris modò, ſed etiam in muliere: quod mirum fuit, vt vix credibile. nudatum enim, ac decoctum illius caput ferè ſine ſuturis offendimus. & hæc pariter multo, magnóque capitis dolore quàm diutiſsimè affecta, atque afflicta, poſtremò phreneſi laborauit, & mortua eſt. Certiſsimum ergo argumentum nobis erit capitis ſuturas non modò conferre ad ſalutem corporis tuendam, verùm eò plus conferre, quò maiores, laxioréſque fuerint. Quare Cornelij Celſi ſentẽtiam ego nunquam approbare potui aſſerentis capita ſine ſuturis non modò validiſsima eſſe, ac firmiſsima: ſed etiam ab omni penitus dolore immunia, eáque reperiri in calidis, & æſtuoſis regionibus. Nam ille extrinſecas tantùm cauſas caput lædentes animaduertit. Quòd ſi Celſi vera eſſet ſententia, imbecilliora eſſent capita, & ad patiẽdum promptiora, quæ inſignes ſuturas haberẽt, quàm quæ aut exiguis eſſent prædita, aut eiſdẽ prorſus carerent. Cùm verò contrà res habeat, maiúſque impendeat damnum ipſi cerebro ab internis fuliginoſis recrementis, quàm ab externis noxis, concludendum eſt à dolore longè tutiora eſſe capita ſuturis amplioribus, quàm iis ipſis deſtituta, aut exilibus admodum, arctiſsimíſque interſecta. Præterea cùm cranium ſit veluti galea quædam, ac propugnaculum cerebro, primò illud conſidera carne, ac cute quàm parum munitũ fuiſſet, niſi obducto etiam oſſe,

Capitis ſuturæ quo maiores eo meliores.

Cornelij Celſi opinio de bonitate capitis abſque ſuturis, reprobatur.

Caput amplioribus ſuturis eſt dolori minus obnoxium.

Cur craniũ oſſeum.

quod durissimum, ac densissimum esset. Dein-
Cur os capitis multiplex. de cùm caput alioqui osseum graui aliquo ictu
percussum labefactari, frangíque posset, ideo
multiplex fieri oportuit, vt si quãdo pars aliqua
frangeretur, aliæ partes integræ seruarẽtur, cùm
ictus ille longiùs protendi nequeat, quàm quò
fines percussæ partis pertinent, quod secus eueniret, si ex vnico osse caluaria constaret. id quod
exemplo facili perspicuum fiet, si lapide, aut li-
gno fictile vas, vitreúmue feriatur. sæpe enim
contingit, vt vna parte contusa, scissura ad alteram vsque permeet: vt penè totum ipsum vas
Cur suturas habeat caput. abrumpatur. Ossa igitur capitis suturis non iniuria distincta sunt, vt illud iniuriis minùs pate-
Prima ratio. ret. Suturæ autem non illud solùm præstant,
vt per ipsas transmitti possint fumida recremẽ-
ta, sed etiam vt prohibeant, ne vnico ictu nisi il-
2 lud grauissimum sit: petita caluaria vndique
3 confringatur. Ad has vtilitates accedit tertia,
vt scilicet inde pendeat interna membrana, quæ
durior est: ac rursus per easdem suturas effusa,
membranã alteram ex se gignat, quæ cõuexam
caluariæ partem circundat, & ideo à Græcis
περικράνιον gignitur à dura membrana. περικράνιον dicitur. Sed de hac posteriùs. Illud interim non omittendum Aristotelem falsò tra-
Arist. opinio de canum caluaria absque suturis refellitur. didisse canum capita continua, ac sine suturis
existere, cùm vel lippi ipsi cernãt in canum cal-
uariis insigniores, atque elegantiores suturas,
quàm in humanis apparere. Consimile illud est,
quod quidam literarum monumentis tradidê-
re, ho-

re, homines caluariis continuis, nullísque suturis distinctis in Perside reperiri. At nos eandem in eadem specie naturam semper esse existimamus: neque magni æstimamus, si in aliquibus indiuiduis aliquid euariet. Etenim quàuis conspicabimur eorum, qui diutissimè vixerunt, appendices, atque illas in ossium, quibus adnatæ fuerant, portionem abiisse planè perspiciamus, adeò vt neque separari, neque dignosci queant: suturas itidem in senum capitibus plerunque abolitas, ac deperditas: tamen negandum nullo pacto est appendices dari, vel sine suturis caluarias esse: quemadmodum in infantibus partes aliquæ tenerrimæ cartilaginis naturam sapiunt, neque dum osseæ, nisi aliquot pòst mensibus fiunt. Ecquis autē dicere audeat partes easdem, non ossa, verùm cartilagines esse? Sed ad rem redeamus. Caput cùm dicimus, partem supremā nostri corporis intelligimus, oculorum, cerebríq; gratia factam, cuius figura naturalis rotunda, oblongáque esse debet, nempe ad oblongæ spheræ vtrinque depressæ similitudinem, eam ab vtraq; maxilla distinguimus, & modò caluariam, modò cranium appellamus ex pluribus ossibus, vt suprà attigimus, meritò constructum, atque ex iis, quæ interiùs, atque exteriùs densam, & lenem superficiem haberēt, cùm meditullium fungosum sit, ac pumici persimile. Nam si substantiam vndique asperam adepta essent, nihil impedimento futurum erat,

In Perside caluarias suturis carere falsum est.

Appendices in valde senibus non possunt ab ossibus separari

Suturæ in valde senibus aliquando deperduntur.

Ossium partes aliquæ in pueris ob mollitiē cartilagines videntur.

Caput quid significet.

Capitis vsus.

Capitis figura.

Caluariæ substantia cur non sit aspera.

quo minus adhærentes membranas læderent, atque eroderēt: cauernoſa verò inter vtranque ſquamam oſſa capitis extiterunt: non modò vt leuiora forent, ſed etiam vt medullam continere poſſent, ſuum ipſorum pabulum, ac nutrimentum. Perforata verò ſunt crebris foraminibus exiguis illis, nullúmque ordinem ſeruantibus, vt per ea pateat aditus venulis, atque arteriolis, quæ ſanguinem pro alimento, ſpiritúmque pro calore fouendo, ac vita conſeruãda deferunt. Hoc autē interſtitium pumicoſum cauſa fuit, vt nōnulli dixerint ex duobus parietibus caluariam conditam eſſe, quas tabulas vocant, duas illas cruſtas, ſeu ſquamas intelligentes, quę duræ ſunt, & aliquantulum craſſæ, atque vndique ſpongioſam, ac medulloſam illam ſubſtantiam claudunt. Oſſa verò ipſa ſuis vndique ſeiuncta ſunt terminis, quos ferè omnes lato vocabulo Suturas nominarunt. de quibus hîc nobis agendũ eſt, cùm plurimùm cōferant ad capitis oſſa explicanda. Suturarum aliæ ſunt legitimæ, aliæ nothæ, quæ cùm potiùs commiſſuræ quædam ſint, ad harmoniam magis, quàm ad Suturam referendæ videntur. Octo itaque omnes ſunt, quinque ſpuriæ, propriæ, ac veræ ſuturæ tres, ex quibus vna eſt, quæ in occipitio, & in eius baſi, quà vergit ad vtranque aurem, diuellitur, latéque diſiuncta in ipſo aſcenſu ſenſim anguſtior redditur, atque in cuneum coit græcæ literæ Λ formam conſtituens, itaque labdoidis

Cur media pars oſsium caluariæ fungoſa eſt.

Cur oſſa capitis ſunt crebris foraminibus prædita.

Duo caluariæ parietes.

Tabulæ oſsium capitis.

Duæ cruſtæ & ſquamæ caluariæ quæ.

Suturæ quæ dicantur.

Suturarum cognitio in oſsium capitis explicatione neceſſaria eſt.

Suturarum diuiſio.

Suturæ non legitimæ ſunt harmoniæ.

Suturarum numerus.

Labdoidis Suturæ deſcriptio & vſus.

Coronalis Suturæ descriptio & vsus.

doidis nomen adhuc retinet: dirimit ossa sincipitis, & temporum ab osse occipitis. Altera in sincipite posita, è regione labdoidis, anteriorem supra frontem circuli speciem ambit, & quia vel similis est corollæ, vel quia coronæ ibi potissimùm locari solent: ideo coronalem omnes vocant, & stephania à Græcis nominatur dirimens ossa sincipitis ab osse frontis. Tertia per verticem rectâ incedit, & quodammodò partem caluariæ dextram à sinistra seiungit. Hanc ὀβελιαίαν Græci, nos sagittalem, & rectam appellamus. ῥαβδοειδῆ quoque vocant, cùm virgæ similitudinem referat. & ea est quam Galenus in libello de ossibus seruari semper affirmat: vbi ex professo agit de variis capitum figuris. Reliquas verò duas testatur deleri, aliquando ambas, aliquando alterutram tantùm. Ego verò (pace tanti viri dixerim) vtrunque falsum esse affirmare ausim, sexcenta millia capitum inspicere manibúsque attrectare mihi per otium licuit multis in locis, ac præsertim Florentiæ in Diuæ Mariæ Nouæ amplissimo Xenodochio, vbi per innumera propemodum secula demortuorum ossa in elegantissimas strues digesta seruantur: necnon Romæ in communi gentium omnium cœmeterio, quem Campum sanctum nominant, & tamen ne vnũ quidem cranium cernere potui, quod figura non naturali constaret, aut cui Sutura illa deesset. Sciendũ autem, vt suprà attigimus, caput eam figurã à na-

Sagittalis Suturæ nomina, descriptio, & vsus.

Gal. lib. de ossibus seruari sagittalẽ in omni capitis figura.

Gale. opinio de capitum diuersitate in suturis experiẽtia duce re probatur.

Sanctæ Mariæ Nouæ hospitale Florentiæ.

Campus Sanctus Romæ.

Capitis figura naturalis quæ.

Capitis figura varia suturarũ non variat numerum.

tura obtinere: vt sphæram vtrinque leuiter cõpressam referat: ita vt in longum aliquo pacto protuberet. ab hac autem forma nõnullas euariare comperies, vt modò vertice sint acutiore, ac magis fastigiato, modò fronte prominentiore, modò pressius contracta, quod pari etiam ratione de occipitio dici potest. Lateribus item constat modò magis, modò minus compressis, quæ tamen formæ omnes naturales sunt, neque adeò differũt, vt has naturales, illas non naturales appellauerit, seruaríq; in his semper cognosces suturas omnes, licet hæ quoque nõnihil discrepent. Atque vt prætermittamus, quòd in aliquibus grandiores, ac laxiores appareant, in aliquibus exiles, & compactæ magis, quemadmodum suprà diximus: illud est tamen adnotandum, in quibusdam Caluariis tum virorum, tum mulierum quicquid alij dixerint, sagittalem ipsam per mediam frontem, vsque ad nasi summum descendere: sed hoc raró admodùm accidit. Quamobrẽ vix satis mirari possum Aristotelis diligentiam, qui differentiam in viris, & mulieribus quò ad suturas, quæ nulla est, obseruauit. Sequuntur duæ suturæ in decliui capitis longitudine sitæ, à sagittali æquè distantes, quæ ab extremitate descendentis coronalis circulari quodam ductu supra aures feruntur, & in quibusdam humillimam labdoidis sedem pertingunt, in nonnullis verò os mammillare non transeunt, à qua non magni refert, si alios anato-

Suturarum differentia.

Sagittalis in viris & mulieribus quandoque ad nares vsque descendit.

Aristotelẽ irridet qui mulierum Suturam circularẽ posuit

Squamosarum Suturarum descriptio.

anatomicos ſequentes principium ſumamus harum ſuturarũ. Sat enim eſſe debet, ſi cum rei veritate deſcriptio conſentiat. Hæ duæ ſuturæ vtrinque ſcilicet vna, cùm ſquamoſa oſſa conſtituant, atque conglutinent, ſquamoſę & ipſæ dicuntur, oſſa verò hæc ſquamoſa meritò nuncupantur, quoniam inſtar ſquamarũ componuntur. Quod enim exteriùs ab aure aſcendit, paulatim attenuatur: quod verò ſubeſt, deſcendendo fit tenuius, Aut alteri pars, tenuior parti alterius craſſiori incumbat, & æquali proportione hinc inde agglutinetur. Hæc forma tibi facilè occurret: ſi piſcium ſquamas, aut ferreas loricæ laminas aliis alias incumbentes & inhærẽtes intueberis. Verùm priùs quàm ab his oſſibus diſcedas, illud adnotabis, quod extrinſecus aſſidet, illo durius eſſe multò, quod eſt ſuppoſitum, cùm illi natura hoc ipſum tãquam propugnaculum cõſtituerit. Quinque ſuturæ iam explicatæ ipſius capitis ſunt propriæ; ſexta ſutura illa erit, quæ ab extremitate labdoidis deducta per medium lapidoſorũ oſſium fertur tendens ad capitis baſim, vbi caput prima cum vertebra iungitur, quam partem Galenus additamenta labdoidis ſuturæ nuncupat. Inde itaq; incipiens ſexta ſutura ſurſum vtrinque repetit ad caua tẽporum, vſq; ad fines coronalis, ac reflexa deorſum ad extremos dentes, atque ad palatum: & ibi capiti, ac maxillæ ſuperiori communis eſt, vniuerſúmque os cuneale in ſe comprehendit.

Oſſa ſquamoſa cur dicta ſint, & qualia.

Squamoſorum oſsium figuram aliis exemplis illuſtrat.

Ex oſsibus ſquamoſis cur ſuperius eſt durius.

Suturæ ſextæ deſcriptio.

Additamenta labdoidis quid ſint Gal.

Vbi ſexta Sutura cõmunis eſt cap. & maxillæ ſuperiori.

Septimæ Suturæ descriptio. Septima propria os capitis, quod octauum numerabitur, ab osse frontis distinguit, ab omni parte illud separans. *Octauæ Suturæ descriptio.* Octaua, & vltima sutura nobis fuerit, quæ à cauis temporum ortum habet, vbi sexta, quæ reflectitur, rectâ incipit descendere, ac per mediam minoris canthi regionem, mediámq; oculi orbitam serpit, & ad summum nasum transuersim delata maxillam superiorem à fronte diuidit: at in interna caluaria iuxta basim os cuneale ab osse frontis disiungit. *Suturæ extrà conspicuæ sunt, intrà vix apparent.* Et hæc de suturis breuiter dicta sint. in quo vnũ illud animaduertendum est suturas omnes extrinsecus magis apparentes esse. Intrinsecus enim suturarum imaginem non referunt, sed in harmoniam potiùs degenerant. *De oßium capitis numero.* Reliquum est, vt tandem capitis ossa explicemus. Ossium caluariam constituentium numerus non est idem vbique apud Galenum. *Gal. lib. de oßibus. Aristot. de Par. Animalis. Galeni 11. de Vsu Partium.* Nam in libro de ossibus sex enumerat, & hoc ei cum Aristotele conuenit: at in x i. de Partium vtilitatibus septem esse dixit. *Vesal. opinio de numero oßium capitis laudatur.* Ego verò octo vnà cum Vesalio numeraui. Duo sincipitis siue bregmatis. *Bregma quid sit.* bregma enim dicitur pars superior cranij iuxta suturam coronalem, quæ infantibus, ac nuper natis tenerrima est, paulatim autem durescit, ita vt temporis progressu ossea fiat. *Aristotelis opinio de bregmate.* Aristoteles obseruauit, pueros non priùs vocem dearticulare posse, quàm vniuersa caluaria in os concreuerit. *In Bregmate pueri Diastoles & Sistoles conspicua est.* In bregmate, cùm adhuc molle est, Sistolẽ, ac Diastolem planè perspicimus: id quod nobis optimè mè confirmat perpetuò constrictionis, ac dilationis motu cerebrum donari. Prætereà sciendum est vulnera in bregmate accepta lethalia esse solere: ossa autem hæc illa sunt, quæ inter labdoidem, coronalémq; suturam clauduntur, quæ sagittalis dirimit, atque intersecat: itaque vtrinque alterum constituitur, ambo verò descendunt in vnionem squamosorum ossium, & quadrilateram fermè formam habent, atq; hoc modo circumscribuntur, superiore parte per rectam penè lineam à sagittali, anteriore à coronali, posteriore à labdoide, inferiore autem à squamosis cõglutinationibus. Tertium os quod occiput vocamus, à sutura labdali fines habet, præterquàm quòd in basi per sextam suturam transuersim incidentem ab osse sphenoide disiungitur. Hoc os partibus constat inæqualibus, aliis quidem crassioribus, aliis verò tenuioribus: in media enim basi crassissimũ est, necnõ etiam ab eo foramine, per quod in spinalem medullam cerebrum deriuatur, insurgit prominentia quædam, quæ sursum ad summum vsque ascendit: vt vbi os validius fieret. Ergo si quando in supinum quis laberetur, minus ex eo casu pateretur ossis huius robore munitus. semper enim natura conseruãdi operis sui studiosa vbi maius periculum impendet, ibi quoque maiora struit præsidia. Cùm itaque ictus occipitis neque propulsari possent, neque oculis præcaueri, ossis crassitié munimẽti instar esse voluit. Vt videatis

Cerebrum mouetur motu dilatationis & constrictionis.

Bregmatis vulnera lethalia.

Bregmatis ossiũ descriptio.

Occipitis circũscriptio.

Cur in occipite prominẽtia sit.

Cur occipitis os crassissimum.

Arist. opinio 3. de hist. Animal. quod occiput sit tenuissimũ reprobatur.

quàm longè erret Aristot. qui primo de animalium Hist. infirmissimum, tenuissimúmque ossium omnium occiput esse dixit, reliquæ partes ab eo, quod diximus, tuberculo tenuissimę quidem sunt: sed admodùm densæ, ac solidæ, neque excarnes, siquidem à musculis tegũtur posteriorem colli sedem occupantibus. In hoc ipso osse cerebellum residet, neque vllo pacto est

Aristoteles falsa putauit occiput esse inane.

Vesalius falsò Galen. citat in lib. de ossibus.

inane: sicuti falsò asseruit Aristoteles. Vesalius Galenum inquit in calce libelli de ossibus temerè scripsisse in cerebro quoddam os dari, idque esse processum illum in canibus conspicuũ, qui inter cerebellum ac cerebrum iacet. Sed falsò Galenum citat hoc loco Vesalius. nusquam enim, quod ego viderim, huius ossis mẽtionem

Occiput constat quinque lateribus non tribus vt Gal.

Galenus fecit. Occipitium iam à nobis descriptum non tribus lateribus, vt Galeno placuit, sed quinque mihi constare videtur: quorum

Occipitis laterũ descriptio.

duo prima incipiunt ab infima parte suturæ labdoidis iuxta temporum ossa, & sursum à sutura nunquam declinantes ascendũt, donec ad mucronem eiusdem suturæ coëant. duo verò alia ab eiusdem suturæ calce secundum os mammillare, ac deorsum tendunt vsque ad eam lineam, seu suturam, quæ dirimit occiput à sphenoide, cuius suturæ transuersim deductæ beneficio quintum occipitis latus necessariò conficitur.

Occiput in infantibus nunc quinque nunc septem ossibus cõstare videtur.

Scire insuper licet occiput in adultis vnicũ esse: at in pueris ex quatuor, quinque, & septem ossibus constructum videri. Ad amplum enim

foramen,

foramen, per quod medulla dorſi egreditur, quatuor diſcrimina apparēt, quibus in quatuor partes os ipſum diſiunctum dixeris. Ex his autē interſtitiis effluit cartilago, quæ ligamenti vice caput primæ, ac ſecundæ vertebræ cōnectit, vt moles tanta capitis paruis oſsibus firmiùs hærere poſſet: de qua articulatione miranda multa refert Gal. lib. de Part. Vſu XII. Sed de his ligamentis plura ſuo loco dicemus. Illud poſtremò animaduertendum eſt ab ipſo ſinu dorſalis medullæ iuxta occipitis baſim prominere duo tubera, longa illa quidem, & cartilagine in cruſtæ modum obtecta, verùm minus acuta, quàm cenſuit Galenus, qui illa coronę aſſignauit, quę ideo facta ſunt, vt immittantur in ſinus primæ vertebræ ad capitis articulationem conſtituendam. Quartum eſt os frontis, quod ſimplex atque vnicum eſt, exceptis caluariis quibus recta ſutura, ſiue ſagittalis vſque ad ſummū naſi pertingit, quod tamen raró inueniri diximus. Proinde vnicum os frontis, quale in omnibus ferè comprehenditur, circumſcribemus. Illud quidem primum coronali ſutura à ſincipitis oſſibus diſiungitur, à cuneali autem diſſidet ea ſutura, quam ſextam fecimus, præcipuè quæ per temporum caua ſubiugalibus tranſiens, & coronalis finibus accedēs ad interna penetrat: vbi perſpicuum eſt, quod ponimus diſcrimen. Tertiò ſeiungitur per ſeptimam ſuturam ab oſſe capitis octauo. Vltimò à cuneali, ac etiam à maxilla

Occipitis multifidi in pueris vtilitas.

Gal. 12. de Vſu Part. capiti cū prima & ſecūda vertebra articulationem effert.

Tubera duo in occipite qualia & cur talia.

Tubera duo occipitis non ſunt vt coronæ contra Galen.

Os frontis ſimplex.

Quibus os frontis duplex eſt.

Oſſis frontis circumſcriptio.

ſuperiore, cuius interuentu ſuturæ, quę à cauis temporum orta per medias oculorũ ſedes perreptat, vſque ad ſummum naſum peruenit, vbi

Oſſis frõtis ſubſtantia qualis.

ſupercilia deſinunt. os frontis craſſum eſt, ſed non æquè ac ipſum occipitium, tenuius tamen ſe ipſo redditur, vt in oculorum regione. atque vbi cum octauo oſſe committitur, ac tandem ſupra ſupercilia, vbi veluti duas in partes diducitur: vt ſinum amplum ibi conficiat ad aërem

Sinus amplus in oſſe frontis ſupra ſupercilia.

continendum, qui ſinus ferè ſemper duplex reperitur, tam ad dextrã quàm ad ſiniſtram vergens: quod ita eſſe in publicis, priuatíſque diſſectionibus obſeruaui. hanc cauitatem Galenus

Gale. ignorauit cauitatẽ in oſſe frontis.

ignorauit. Frontis oſſis figura rotunda eſt, qualis ſphæræ compreſſæ portio eſſe debet. os iſtud

Os frontis vbi tenuius & cur.

quà committitur cum verticis oſſibus, & ſagittali ſuturæ occurrit, tenuius eſt, & infirmius, neque mirum eſt, cùm in nuper natis pars illa membranea ſit, qualem paulò ſuprà diximus eſſe ſincipitis portionem coronali ſuturæ finitimam.

Oſſa temporũ.

Sequuntur oſſa temporum, quæ ſuperiore parte, quam ſagittalem ſpectant, ſquamoſis agglutinationibus circunſcribuntur. Poſteriore autem ab additamentis ſuturæ labdoïdis, & á ſexta ſutura, quæ infimam quoque eorundem oſſium partem à Sphenoïde, anteriorem verò

Temporalium oſſium figura.

à maxilla ſuperiore diſiungit: oſſa hęc ad triangularem figuram Galenus reuocauit. Sed ego cum Vaſalio potiùs, circularia dicerem: cùm talia maximè videantur ſuperiore ſui parte, niſi hanc

hanc formam multi processus obscurarent, & primùm mammillaris, de quo etiam suprà meminimus, rupis similitudinem referens. Mammillaris ideo nuncupatus, quòd vaccini vberis formam imitetur, Græcis μαστοειδὴς vocatur, qui processus nō solùm musculorum insertioni deseruit, de quibus posteà dicetur, sed etiā vt intus excauatus amplam sedem relinquat auditus organis apprimè necessariam. Ideo vacuum illud intus reperias, ac diuersis veluti speluncis excauatum. Deinde non procul hinc erumpit processus alter in eiusdem ossis basim implantatus, pertenuis, longus, ac durus, qui diuersis nominibus donatus est pro diuersarum figurarum ratione, quibus comparatur. Ab acus enim imagine βελονοειδὴς, à styli scriptorij similitudine γραφοειδὴς, vel στυλοειδὴς, ac demum à galli calcaris specie πλῆκτρον appellatur, nos vbique styloïdem dicemus. cuius nomine, quidā perperàm intellexit totam eam partem, per quam meatus auditorius in cerebrum ducitur, & hūc Galeni testimonio βελονοειδῆ, seu γραφοειδῆ nūcupari asserit. Adest quidem processus alius iuxta hunc ipsum in longum protuberans interiore caluariæ parte, in quo effingitur labyrinthus, reflectendis aëris ictibus quàm appositissimus, auditorium sinum excipiens: sed non is est, quē acui, aut stylo similē esse diximus. Ad hos processus accedit quart⁹, qui portio est iugalis ossis, de quo sequēti capite agemus: & ab auris meatu

Mammillaris processus etymologia.

Mammillaris processus vsus.

Idem est βελονοειδὴς processus. γραφοειδὴς. στυλοειδὴς & πλῆκτρον.

Error cuiusdā de processu styloide.

Processus tertius ossis temporalis descriptio.

Processus quartus ossis tēporalis.

incipit, in primúmque maxillæ ſuperioris deſinit, quo cùm per obliquam ſuturam coniungitur,& pontis quodammodò formam conſtituit ſuperequitantis caua temporum. Ab ortu eiuſdem proceſſus iuxta meatum auditorium ſinus eſt altus cartilagine incruſtatus,non oſcitanter omittendus, in quem inſeri, atque articulari ſolet proceſſus alter maxillæ inferioris, qui longior eſt: quem ſinum non rectè Galenus deſcripſit libro de oſſibus. ponitur namque inter aurem, & proceſſum conſtituentẽ iugalem. Iam verò temporum oſſa infrà ad baſim anfractuoſa ſunt, & aſpera rupes ceu lapides imitantia, vnde græci λιθοειδῆ quaſi petroſa,vel lapidoſa vocarunt, ſupra autem leuigata, & quamuis tenuiſsima ſint, ac præcipuè vbi aſsident muſculi, duriſsima tamen exiſtunt mirabili naturæ prouidentia, cùm vix frangi ſine certo vitæ diſpendio poſsint. locus admonet ne ſilentio prætercam, quod feliciſsimè ceſſit prudentiſsimo, ac doctiſsimo ætatis noſtræ chirurgo Ioanni Antonio Plato cognomento Lonigo, quo pręceptore ſeptennium vſus ſum, adeò vt quãtum in hac medendi arte profecerim: me nũquam pœnitere poſſit. Hic Patauij puerum in Diui Antonij collegio, qui ex alto cadens temporis os ad ocularis formæ magnitudinem fregerat: miro ingenio, atque arte ſanauit,quamuis certa mortis ſigna omnia adeſſent. Eundem ego fortunæ, curationiſq; exitum in Romano puero ſum

Gal. error.

Oſſa λιθοειδῆ quæ.

Naturæ prouidẽtia in oſsibus petroſis.

Lonigus præceptor meus.

Hiſtoria pueri cui os petroſum fractum erat.

Hiſtoria alia ſimilis.

ro ſum aſſecutus. Os capitis ſeptimum varias formas præ ſe fert. propterea Græci πολύμορφον id vocauere, quod etiam σφηνοειδὴς alio nomine dicunt, hoc eſt cuneiforme, quãdoquidem inter oſſa capitis, ſuperioríſque maxillæ veluti cuneus quidam immittitur. barbari os baſilare vocant, quòd non ſecus ac baſis quædam cerebro ſubſternatur: nam in media capitis baſi ſedet circumſcriptum vndique à ſexta ſutura, quam diximus totum hoc os in ſe cõprehendere: præter quàm in anteriori parte, vbi terminum ab octaua etiam ſutura capit. In ipſa baſi craſſum eſt, atque intus antrum habet, quod cõtinuum eſt cum cauitate oſſis frontis, in qua diximus aërem ſurſum per nares attractũ ſeruari, vſquequò in hoc ipſum antrum delabatur. Ex quo fortaſſe materia cerebro ſuppeditatur ad animales ſpiritus gignendos, quidquid alij de hac re ſenſerint, vt infrà oſtendemus. Huiuſmodi antrum in omnibus ferè amplum eſt, & vacuũ, in aliquibus tamen ſpongioſæ cuiuſdã ſubſtantiæ plenum. Squama itidem tectum eſt dura, & denſa, nec vllis foraminibus peruia, quanquam Galenus foraminibus refertum eſſe voluit cribri ſpeciem referentibus, per quæ cerebri pituita percolaretur. In internæ caluariæ medio hoc os ſinum quendam habet perelegantem, equi ſellæ ſimillimum, in quo ſita eſſe ſolet glandula quædam pituitam ſuſcipiens, vnde poſteà defluit in palatũ, ac nares per meatus ad palatum

Tertium os πολύμορφον & σφηνοειδὴς.

Os cuneale.

Os baſilare.

Sphenoidis oſsis deſcriptio.

Sphenoidis antrum.

Noua opinio de ſpiritibus animalibus.

Galeni error.

Sella in Sphenoide.

Glandula ſuſcipiens pituitam.

ea in regione vtrinque tendentes, de quibus agemus tractatu proprio de capitis foraminibus. Ad latera, quæ temporum caua respiciunt, duæ sunt partes intrinsecus cõcauæ, extrinsecus verò conuexæ. Item ea parte, quæ cohæret cum extrema maxilla superiore, vbi molares infixi sunt, ad caluariæ basim geminos vtrinque processus inuenies alarum vespertilionum effigiem exprimẽtes, propterea à Græcis dicti πτερυγοειδεῖς.

Sphenoidis processus πτερυγοειδεῖς.

in horum processuum medio sinus est profundus, vnde exoriuntur musculi in ore delitescẽtes, vt illud claudant.

Octaui ossis capitis delineatio.

Octauum os capitis in media frontis basi positum à sphenoïde per septimam suturam, interna caluariæ sede seiungitur, extrà verò ad secundum, tertiúmq; os maxillæ superioris terminatur. Tenuissimũ id est, crebrísq; foraminulis distinctum. quamobrem

ἠθμοειδὴς os cur ita dicatur.

Græcæ ἠθμοειδὴς dicitur, quòd imaginem cribri referat, per quæ foramina patere solet ascensus odoribus cerebrum petentibus: cuius rei argu-

Cur laborãs coriza odorem nõ percipiat.

mentum inde sumimus, quòd coriza, vel graui destillatione laborantes odorandi facultatem interim amittunt. opplentur enim foraminula hæc pituita spirituum grauitate detenta, atque olfactitia organa ita impediuntur, vt ne vllum quidem odorem sentire queant, aut sensili virtuti suggerere. Media huius ossis regione prominet altus, subtilísque processus sedem vtranque interfecans, quà olfactus instrumenta sunt sita, qui etiam in nares descendens nasi septum constituit.

constituit. Hoc os Galenus missum fecit in libello de ossibus, de quo tamen IX. de Partium Vsu meminit.

Gal. non meminit de ithmoide in lib. de ossibus

De Osse Iugali. CAP. VI.

OS Iugale Græcis ζύγωμα describi solet separatim ab ossibus capitis, ac maxillæ superioris, quamuis vtriusque portio existat: nam ex duobus processibus constitutum est, quorum alter à maxilla superiore sub paruo oculi angulo enascitur, alter verò ab ea parte ossium temporum, quæ auditorio foramini superposita est. Hi duo processus committuntur per suturam. quam in medio obliquam habent, atque ita os vnum efformant, quod iugo simile est: ac etiam pontis cuiusdam instar esse videtur, quod sit propositum temporis musculo, ceu propugnaculum quoddam à natura paratum, propterea foris gibbũ est, intus autẽ cauum, & vt extrinsecus occurrentibus pertinaciùs resistat, durissimum est ac penè solidũ. Non enim omni prorsus cauitate destituitur, aut omnino expers est medullæ quẽadmodũ Vesalius existimauit. Id namq; effractũ cauernosum protinus apparebit, ac intus nutrimẽtũ cõtinẽs. Factũ præterea fuit iugale os, vt ab eo mãsorius musculus principiũ duceret, sicuti ostendetur vbi de musculis agemus.

ζύγωμα.

Iugale est portio ossium capiti & maxillæ superioris.

Iugalis descriptio.

Iugale instar pontis.

Vsus Iugalis primus.

Iugale non caret medulla cõtra Vesalium.

Secunda vtilitas Iugalis.

De ossiculis organi Auditorij.

CAPVT VII.

ANTEQVAM maxillæ superioris ossa pertracto: operæpretiũ est explicare nonnulla

Gale. ignorauit ossicula organi auditus.

oſsicula, quorum cùm apud Galenum mentio nuſquam fiat, coniiciendum eſt veteribus anatomicis ignota fuiſſe, atque à recentioribus tãdem inuenta. quis tamen inuentor fuerit, me planè latet. Equidem Veſalium horum inuentorem libenter agnoſcerem, cùm Anatomicæ artis ſtudioſiſsimus ſit, & de illa optimè meritus: niſi Carpus de his ante illum ſuis ſcriptis meminiſſet. Auditus organi cõſtructionem ingrediuntur, de quo hîc non eſt ſcribendi locus, ſed infrà cum reliquorum ſenſuum inſtrumentis. Ex his oſsiculis recentiores duo duntaxat nouerunt, quæ etiam deſcripſerũt. At ego cùm hæc accuratè perueſtigarem, tertium præterea inueni, quod deſcribam poſt aliorum duorum deſcriptioné: vt videas nemini præcluſam eſſe philoſophandi viam. Inter oſſa temporum, vt ſuprà attigi, adeſt proceſſus ad cerebri baſim, qui in iugi modum extenditur, in acutum deſinens, cauernámque intus habet inſtar labyrinthi, in cuius propè media regione adſtãt oſsicula ſuis membranis adnexa. Ideo per auditorium meatum iter eſt ad horũ oſsiculorum inuentionem, quorum primum propinquius eſt foramini interiori, longiuſculum, ac femoris figuræ quàm ſimillimum, à quo tamen aliquantulum euariat: ſiquidem parte inferiore nõ depreſſis eſt capitibus, vt femur, ſed mucronis ritu in acutum tẽdit: parte verò altera capite eſt oblongo, rotundóque. Prætereà duobus proceſſibus

Veſalij laus.

Carpus ante Veſal. meminit oſsiculorum meatus auditorij.

Inuenit tertiũ oſsiculum.

Nemini præcluſa eſt philoſophandi via.

Oſsicula organi auditus membranis inuoluuntur.

Quomodo inueniantur oſsicula hæc.

Figura primi oſsiculi.

cessibus donatur similibus iis, quos rotatores in femore vocabimus. Parte sui acuta, ac tenui in membranulam inseritur, quæ intenditur ipsi, ac illi, quod succedit, ad quam pariter extenditur, & adhæret veluti ad eam stratum: parte altera, quæ crasſior eſt, & capite inſignita, illam ipſam membranam tympani modo quatit. Icirco ab vſu magis, quàm à forma malleũ hunc dixerunt: quemadmodum alterum, quod immediatè ſequitur, incudi ſimile eſſe voluerunt, quòd incudis vices gerat, excipiens quodammodo ictus permoti, ac percutientis malleoli iam deſcripti. Id ſecundum oſſiculum, quod incudis nomine donarunt, parte ſuperiore craſſiuſculum eſt, qua planam incudis partem refert: & in duos tenues, acutóſq; proceſſus tanquam crura deſinit: quorum alterum immittitur in tertium oſsiculum, de quo mox dicam, & in membranula ibi aſſiſtẽte detinetur, ac ſtabilitur. Oſsiculum hoc me iudice molari denti aptiùs comparaueris, qui duas radices habeat, alteram longiorem, ac tenuiorem, alteram verò craſſiorem, ac breuiorem. Cæterùm vſus gratia, vt dicebam, incudis nomine dictum eſt. Natura non temerè duo hæc oſsicula ita cõſtruxit, vt craſsiore parte mutuo ſe reſpicerent, ac penè contingerent. Nam cùm ex aëris motu auditio fiat, ictus aëris in meatum ad hæc oſſicula defertur: fitque ibi quædam repercuſsio ad eum ciendum ſonitum, qui ſentitur. Hæc igi-

Cur primũ oſsiculum dicatur malleus.

Cur ſecundum oſsiculum dicatur incus.

Incudis oſsiculi deſcriptio.

Secundum oſsiculũ ſimile eſt denti molari.

Vſus duorũ oſſium organici auditus.

tur oſsicula cedente membrana moueri,atq; in‑
uicem confricari neceſſe eſt:vt cùm primum o
aëris ictu percuſſum in alterũ impingat,illúdq;
feriat,meritò malleoli,ſecundum verò incudis
officio pariter, & vocabulo donatũ eſt, vbi iſt
articulata ſunt, cartilagine incruſtãtur. His ter‑
tium accedit nemini, quod ſciam,ante nos co‑
gnitũ. Iacet hoc,vel latitat potiùs in cauernul
quadam fermè rotunda intra ſinũ auditoriun
exculpta, quo fit,vt ad organi auditus fabrican
nõ pertinere nõ poſsit: cauum eſt,& perforati
egregiè. ferrei inſtrumẽti naturã imitatur, quo
ſtapham nouo vocabulo nuncupamus, in qu
equorum ſellis inſidentes pedes ſiſtunt. Vna r
tamẽ à ſtapede differt, quòd caret eo foramine
in quod lora immittuntur ad ſtapedem ſellæ v
trinq; alligandã. At huius loco capitulũ quod
dam extat rotũdum, quo ad incudis proceſſun
accedit. Quocirca cũ oſsicula hæc inter ſe con
iuncta ſint,& colligata: ex eo coniectare hau
dubiè poſſumus auditus organo ſimul omni
deſeruire. Oſsicula hæc cùm minima ſint:ide
Veſalius illa more ſuo ſolida eſſe affirmauit: at
tamen in iis cauernulis quamuis exiguas reperi
mus:intus enim ſpongioſa ſunt,& medullã pr
magnitudinis proportione cõtinent: præſertin
illa duo,quę ab aliis deſcripta fuere. Etenim te
tiũ propter nimiã ſui tenuitatẽ ſolidum omni
no eſſe crediderim. Si quis hæc oſsicula inueni
re cupiat,leuiter,paulatímq; incidat, quæ circ
meatun

Situs tertij oſsiculi.

Stapha comparatur figura tertij oſsiculi.

Oſsicula tria auditus organo ſeruiunt.

Oſsicula organi auditus nõ ſunt ſolida contra Veſal. tertio excepto.

Adminiſtratio oſsiculorum.

meatum auditorium cõsistunt: & sensim meatum aperiat, donec cauitatem illã detectam, patentémq; videat: & vbi deuentum fuerit ad mediam ferè ipsius sinus regionẽ iuxta membranam, que ibi obducitur, ac implet cauernulas in eo sinu existentes, statim perquirenti occurrent forma à nobis descripta. Quæ administratio cũ est iucunda visu, tum etiam admirabilis, & quæ nos in sapientissimi opificis amorem volentes, nolentésque trahit, rapítque.

Ossiculorum organi auditus ad optimum & maximum Dei amorem inuitat.

De Maxilla superiore.

CAPVT VIII.

QVAE nam sit maxilla superior, facillimè quidẽ vel digito demonstratur: at nihil fortasse difficiliùs est quã verbis explicare, qualem figurã habeat, quot, quibúsq; ossibus cõstet, quomodóue à cæteris capitis partibus distinguatur. Maxilla superior animãtibus omnibus motu caret Crocodilo excepto, cui mobilis existit inferiore quiescente, & Psitaco, qui vtranq; eodem tempore mouet, separatímq; alterutrã: quod ego primus, quod sciã, obseruaui. Ex penitissimis naturæ arcanis perquirendum esset, cur hoc solùm animantium genus ab aliis euariet: satis tamen interim nobis esse debet effectum nosse: etiam si causa ignoretur. Verùm in hominibus venustati est, ne dum commodo inferioris maxillæ motus: nam maxillam superiorẽ hominibus, æquè ac Crocodilo moueri, quid ridiculũ magis, ac deformius humana facie fiat?

Difficilis est explicatio maxillæ superioris.

Crocodilus mouet maxillam superiorem.

Psitacus mouet maxillã vtranque.

Cur homo maxillam superiorem nõ moueat.

totam ſiquidem contrahi, rugaríque oporteret: vnde ea vultus forma, atq; indoles corrumperetur, qua nihil intuẽtibus gratius, nihil iucundius offerri poteſt. In humana autẽ fabrica decus, & ornamẽtum conſiderari quis admiretur, cùm illa Deus Opt. Max. nihil abſolutius creauerit, perfectius nihil? Adde quòd breuior facta eſt ſuperior maxilla, vt rotundior, atque elegantior eſſet facies, nec promineret queadmodum in brutis. Ex pluribus etiam oſſibus conſtructa fuit, non ob eam cauſam tantùm, quam Anatomici tradunt, ne ſi partes illius omnes in vnum coactæ vnicum os efficerẽt, parte vna laborante labor in vniuerſam maxillam diffundi poſſet: verumetiam vt ex eis ſuturis prodirent ligamenta muſculorum conſtructionem ingredientia, per quæ illi firmiùs principiis ſuis inhererent. Neque id obſeruatu eſt difficilè, quando ex ipſa ſectione, ſi muſculos ita perſequare, vt eorum ortum inuenias: cùm ad principiũ ventum fuerit, non obſcuræ tibi erunt ligamentorum propagines ex mediis ſuturis prodeuntes, in muſculorum ſubſtantiam diſpergendæ, quarum beneficio cùm muſculi tenaciùs oſſeæ parti, vnde ortum ducunt, alligantur: tum etiam validiores fiunt, vt ſuprà dictum eſt in appendicum vſu. Cùm igitur ex pluribus oſsibus conſtrui maxillam ſuperiorem neceſſe fuerit: vidẽdum eſt, quot ea ſint, & quibus finita terminis. In variis Galeni locis varius horum numerus

In hominis fabrica ornamẽti ratio habetur.

Cur maxilla ſuperior ſit inferiore breuior.

Cur maxilla ſuperior cõſtet ex pluribus oſsibus

Cauſa ſecunda.

De numero oſſiũ maxillæ ſuperioris.

Gal. nõ conſtat ſibi in numero oſsium maxillæ ſuperioris.

rus traditur: nam libello de ossibus quindecim enumerat: XI. de Partium Vsu nouem: in Introductorio, siue Medico, Galeno adscripto, duodecim, cui numero Vesalius subscribit: at ego tredecim semper esse obseruaui. Nã quinque in vtraque parte perspectis vnum sine pari adinueni, quod vltimo loco explicabitur. Ossa igitur hæc tribus suturis à capitis ossibus separantur: sexta, quæ ab extremitate coronalis deorsum subiugali ad dentes extremos delata ad palatum terminatur: octaua, quæ à cauis temporum principium sumens sursum repit transuersim faciem in summo naso intersecans. demum ea sutura breui, atque obliqua, per quam duo processus committũtur temporali musculo superpositum os, quod vbique iugale dicimus, constituentes. Hæc itidem ossa priuatim suis terminis ad hunc modum circumscribuntur. Primum, cuius figura varia est, quatuor habet ossa contigua, quibus cõmittitur. nam posteriore parte processum emittit alterã iugalis portionem efformantem, atq; ibi cum altera eiusdem portione, hoc est cũ tẽporis processu per obliquam suturã coniungitur, deinde in cauis temporum cuneiformi cõmittitur sextæ suturæ beneficio, vbi sese illa reflectit, vt deorsum ad postremos dentes feratur. Siquidem descriptione nostra sexta sutura totũ illud os ambit, quod est ueluti cuneiformis brachium in vtrunque latus subiugali extẽsum, per quod ipsum cuneiforme

Gal. lib. de ossibus.
Gale. 11. de Vsu Part.
Gale. in Introduct.
Contra Vesal.
Ossa maxillæ superioris sunt tredecim.
Ossium maxillæ superioris descriptio in vniuersum.
Primum os maxillæ superioris.
Sexta sutura quid sit.

temporali muſculo in mediis cauis ſubſidet, ac ferè ad coronalẽ vſq; protenditur. Huius igitur particula ad oculũ vergens tãtùm cũ primo maxillæ ſuperioris oſſe cõtinetur, quantùm ſutura ipſa recta deſcendit. Parte autẽ ſuperiore iuxta ſupercilij extremitatẽ idem os cum frontis oſſe coaleſcit per octauam ſuturã, quæ per mediam oculi cauitatẽ ducta tranſuerſim ſummũ naſum ab ima fronte ſecat: inferius à tertio malæ oſſe diſiungitur quadã ſutura, quæ ſub temporis cauo à ſexta recedens ſurſum ad faciem repit: ac per mediã ipſam ductu ſinuoſo lata in oculi orbitam intrat: per quã aſcendit, donec octauum attingat, ibíq; deſinẽs exteriorem oculi angulũ circumſcribit, quem totum os iſtud in ſe cõprehendit. Secundũ omniũ minimum in magno oculi ſedis angulo iuxta naſum aſsidet, ac ſtatim eiuſdem anguli initio ſeſe offert, vbi foramẽ eſt in nares peruium, cui præſidet caruncula glandulæ vice pituitam à cerebro manantẽ ad oculos excipiens, vt illa ad ipſas nares exprimat. Quam rem vt apertiùs comprobaret Galenus, addidit medicaméta in oculos immiſſa per nares effluere ſolere. Id quod hactenus mihi experiri minimè licuit. Et mirũ profectò eſt quomodo membranã, quæ ibi aſsiſtit, ocularia hęc medicamenta penetrare poſsint. Animaduertendum tamen eſt hoc loco abſceſſus illos fieri, quos Græci αἰγίλωπας nominant: qui ſi negligantur, in fiſtulas lachrimales abeunt ad os vſq; penetrantes.

Secundi oſsis maxillæ ſuperioris deſcriptio.

Gal. opinio de medicamentis in oculos immiſsis ad nares refluentib. reprobatio.

Vbi fiunt ægilopes.

Ægilopæ ſi negliguntur tranſeunt in fiſtulas.

penetrātes. Oſsiculum id ſuperiore parte octaua ſutura terminatur, quia ſæpe iam dictum eſt os frontis à ſuperiore maxilla diuidere. Idem quoq; ab illo diuidit, & ſimul etiā à tertio, quibus pari ratione cōmiſſum eſt. Tertium, quod à Galeno os malæ dicitur cæteris lōgè maius, varium eſt, ac variis ſuturis definitur: illud autem eſt, quod omnes ſui lateris dentes cōtinet: quanquam Galenus inciſorios excipiat: cùm ſuturā ponat inter caninum, inciſorióſq; dentes, quæ licet in hominibus nuſquā reperta ſit, in ſimiarum tamen, canúmq; maxillis conſpicua eſt: diſtinguitur autem id os tertium à primo maxillæ oſſe communi ſutura per mediā faciem ſub genis in oculi orbitā repente, qua itidem diximus primum os huic ipſi tertio committi. ſuperius per octauam ſuturā ab oſſe frontis terminatur. In interno oculi angulo à ſecundo diſsidet linea totum id oſsiculum ambiente. Quà verò naſum ſpectat, ab eius oſsibus per ſuturam ab octaua deſcendentem diſiungitur ſub palato ab eo oſſe, quod quintum numerabimus, inſigni ſutura, quæ tranſuerſim per palatum incedit: vbi quoque lineam reperias per palati longitudinem deductam, ſurſumque inter inciſorios dentes vſque ad imum naſum aſſurgentem, cuius opera tertium os in dextrum, ſiniſtrúmque diuiditur. Illud præterea notare libet, aliam ſub palato ipſo ſuturam dari tranſuerſim, & ad vtrunque caninum dentem terminatam, quæ

Os malæ eſt tertium os maxillæ ſuperioris.

Galeni error in oſſe malæ.

Gal. dictum verum eſt in ſimiis & canibus.

Fines oſsis malæ.

Sutura tranſuerſa ſub palato in pueris.

in pueris conſpicua eſt, in adultis autem ſic aboletur, vt nullum ſui veſtigium relinquat. Poſtremò ſphenoïdi finitimum eſt os iſtud, vbi ſexta ſutura, poſtea quàm diremit primũ à temporum oſsibus, in amplam cauitatem diſcedit, ibíque diſperditur, vſque dum extremis dentibus appropinquat. hoc inſuper de tertio hoc oſſe adnotate, illud preter quàm quòd multis partibus perforatũ eſt, ac etiã ſpongioſum, amplam in ſe cauitatem continere intus, extráq; ab oſſe veluti ampulloſo, attenuatóque obtectã: quod fortaſsis à natura leuitatis gratia factum fuit. Ex his oſſibus, quæ hactenus deſcripta ſunt, omnia colligere potes, quæ ad oculi ſedẽ cõſtiutẽdam neceſſariò cõcurrũt. Nam partẽ ſuperiorẽ, atq; etiam interni anguli dimidium os frontis: reliquum tertij oſſis portio, quę cũ naſi oſsibus cõmittitur, inferiorem, ac ſimul externum angulum totum primum os ſtruit. Quod autem ad interiorem ipſius ſedis partem attinet: ſecundum os ithmoïdes, & demum cuneiforme ſuã operam, materiámque ſubminiſtrant, quam oculi ſedem, quòd in orbem exculptam cernerent, ideo poſteriores orbitam nuncuparunt, eáque ab omnibus in magnum angulum interiorem nimirum, & in paruum, qui exterior eſt angulus, nec non etiam in ſuperiorem partem, quæ ſuperciliis ſubiacet, atque inferiorem diuiſa eſt, quæ genis ſupereminet. Verùm ad reliqua maxillæ ſuperioris oſſa, vnde digreſſa

Oſsis malæ ſubſtantia qualis.

Sedes oculi ex quibus oſsibus conſtat.

Orbita cur dicitur oculi ſedes.

Orbitæ diuiſio.

eſt

est oratio, reuertatur. Quartum itaque sequitur os, quod alterum ex duobus nasi ossibus Vesalio est. Nos verò nostrum ordinem sequẽtes quartum illud esse dicimus, quod ille pro sexto, atque vltimo accipit. Idq; repositum est iuxta palati extremum, cuius non minimã portionem occupat, distinctum ea sutura, quam dictum est transuersum palatum secare, terminatur quà nares in fauces pertinẽt. Dirimitur prætereà sphenoidis processibus, quos alis Vespertilionum comparauimus, sextæ suturæ beneficio ad intimos dentes decurrentis. Quintum os partem nasi superiorem, quæ verè ossea est, geminum existens constituit. Inferior verò nasi pars cartilaginea est, vt cum ictibus, casibúsque maximè exposita foret, non ita facilè frangi posset, quẽadmodum assiduè contingeret, si ossea facta esset. Quod igitur osseum est nasi, cùm duplex sit communi sutura in dextrum, ac sinistrum distinguitur, ac frontis ossi inter supercilia committitur per octauam suturam, de qua sæpè meminimus. In descensu autem ab vtraque parte cum osse tertio per suturam communẽ vtriusq; coniungitur. At in interna parte, vbi ambo hęc ossicula communi linea iunguntur, adhærent septo illi, quod ossis cribri speciem referentis partem esse diximus. & hæc dicta sint de maxillæ superioris ossibus: quæ cùm in vtroque latere quina sint, omnia simul erunt decem. Cæterùm his vnum mihi addere libet vndecimum,

Quartũ os maxillæ superioris quid sit Vesalio.

Quid sit quartum os maxillæ superioris & eius termini.

Sphenoidis processus similes alis Vespertilionum.

Quintũ os maxillæ superioris.

Cur nares sint cartilaginosæ.

Terminus ossis quinti.

Vndecimi ossis descriptio.

Vndecimi oßis descriptio. quod ſupra medium,intimúmque palatum,intra naſi fauces poſitum eſt: atque ab ea parte, qua caput pertingit à lata rimula ſecundum totam longitudinē diſſecatur,cuius bifurcata baſis,quæ craſsior eſt, in cuneiforme incūbit, extenditúrque per nares ſepti partem imam conſtituens, quod tamē ab altera parte leui momēto diuellitur. huius formam aratri vomer imitatur,quod imaginem cultri ſeruat, præter quàm quòd & manubrio caret,& ſinuoſa,atque inæquali exiſtit acie. Præter vndecimum addi poteſt duodecimum, & tertiumdecimum. Duo ſcilicet oſſa ſpongioſa in interno naſo ſita,ſatis inęqualia,vbi muccus retinetur.quę oſſa gallica lue laborantibus facilè eroduntur, vt praxim exercentibus videre facilè eſt.

Vndecimum os aratro ſimile.

Oſſa ſpongioſa in naſo facile eroduntur in morbo gallico.

De inferiore maxilla. CAP. IX.

Epilogus præcedentis capitis.

PRÆCEDENTI capite maxillam ſuperiorem in animātibus omnibus, Crocodilo excepto,immobilem eſſe dicebamus: addidimúſque inferiorem in Homine ſolā moueri,in Pſitaco vtranque. Cauſa verò,quāobrem hominis ac brutorum maxillæ figura non eadem ſint, ea eſſe poteſt: quod animalia cætera manibus deſtituta inclinari oportebat ad cibum ab humo capiendum:proinde ſapientiſsimns rerum opifex Deus maxillis oblongis, ac prominentibus illa muniuit, quibus manuum vice vterentur. Cæterùm homo cùm manus obtinuerit, quarū opera ori cibum admouere poteſt, breuiorem

Cur brutis ſint maxillæ oblongæ.

Cur homini ſit rotunda facies.

ac pę

ac penè orbicularem maxillam est adeptus: itaque elegantiorem, venustiorémque: cui maxillarum figuræ, & elegantiæ simia proximè accedit, quippe quæ non multùm ab humana facie recedat, cùm manibus & ipsa quodammmodo vtatur. Verùm inferior maxilla ex durissimo osse, magnáque ex parte penè solido cõstare debuit, vt validior esset, ac variis, fortissimísq; motibus in mandendo, mordendóque sufficeret: & in arcum veluti obducta amplum sinum reliquit, vt leuior fieret, minúsq; incommodi mouentibus musculis præberet. In hominibus simplex, atque ex vnico osse constructa, quãuis duplicem esse Galenus scripserit, eámque in summo mento laxari. Talem sanè reperias in canibus, equis, bobus, atque id genus animalibus, quando longo ductu adhærere possunt. Hominis verò maxillam bipartitam nusquam reperias. At Galenus hoc, vt alia etiam multa, ex simię simulachro in hominem non transtulit. Etenim nullum inuenias discrimen inter humanam, simiæque maxillam inferiorem. Verùm sanè oportet in pueris lineam à summo mento protendi, ac mediam quodammodo maxillam superficietenùs peruadere, quæ non multo pòst tempore cùm prorsus aboleatur: ideo huic geminum esse maxillæ os coniici non potest. Hęc autem linea suturæ ratione interim habet, dum ex ea producuntur, atque exeunt ligamẽta, quæ musculos ibi existentes ingrediuntur. Inferior

Simiæ facies similis humanæ.
Simia manibus vtitur.
Maxilla inferior cur ex osse duro constat.
Sinus maxillæ inferioris cur.
Os maxillæ inferioris non est duodecimũ contra Galen.
Simiæ maxilla inferior vnico osse constat.
Ex quo coniecerint maxillæ inferioris os esse bifidum.
Lineæ in mento puerorum vsus.
Processus duo inferioris maxillæ.

maxilla in duos processus vtrinque desinit, quorum prior in mucronem tendit, posterior verò capitulum, ceruicémque habet. Acutus processus factus est, vt excipiat temporalis musculi tẽdinem, qui in illum validissimè implantatur. Alter autẽ, qui oblongo transuersim capite donatur, in sinum sibi proportione respondẽtem inseritur: atque ita cum temporum osse inter iugalis radicem, auditoriúmque foramen articulatur. Hunc sinum, & capitulũ maxillæ processus cartilago crustæ modo obducit; sed inter sinũ, ac processus caput intercedit quædam cartilago mollis, & mobilis, quæ non modò ligamenti munere fungitur, ad continendum in suo sinu processum: verùm etiam lubricum magis eius articulationis motum reddit, ac simul efficit, ne asiduo motu confricata ossa vel rumpantur, vel saltem atterantur. hunc sinum Galenus posuit sub mammillari processu, cùm tamẽ à mammillari distet. Maxilla inferior parte anteriore aspera est, atque inæqualis, vt ibi inserti musculi tenaciùs hæreant: suáque habet foramina, per quæ arteriæ, venæ, ac nerui transmittuntur, de quibus in capite de foraminibus capitis agemus. Præter hæc foramina sunt quam plurimi sinus tanquam alueoli, in quibus dentes insident: ita in maxilla inferiore infixi, quẽadmodum in superiore, quos aliquando cernimus in seniorum maxillis penè deperditos: cùm scilicet erutis, aut delapsis dentibus maxilla ea

Acuti processus vsus.

Alterius processus maxillæ inferioris descriptio.

Cartilagines in sinu & processu secũdo maxillæ inferioris vsus.

Gal. error in sinu maxillæ inf.

Cur maxilla inferior sit aspera ante.

Foraminũ vsus.

Alueoli dentiũ

Quando alueoli dentium in senibus obscurantur.

parte

parte comprimitur, vſqueadeò vt os ipſum vndique cohæreat, cõſtipetur, ac tandem vniatur. Id quod præter cætera mihi obſeruare contigit in vetulæ cuiuſdam caluaria, in cuius maxillis vix bini, aut terni dentes prodiiſſe videbantur: adeò erant oppleta alueolorum veſtigia, & in vnum ſolidè coiuerant. Quot autem eſſe debeãt alueoli in vtraq; maxilla, ſequenti capite de dentibus planum fiet.

De Dentibus. CAP. X.

QVEMADMODVM reliqua oſſa omnia minimè ſentire, ita dentes ipſos ſenſus participes eſſe, rerum magiſtra experientia docuit. Vtriuſque autem cauſam perquirentibus facillimè conſtare poteſt, ex neruorum id propagatione euenire. Etenim molles quoſdã, ac tenues neruulos à tertia neruorũ cerebri coniugatione ad dentes deriuari, ac per ipſorum radices ingredi, liquidò apparet, qui cùm per interna dentium diſſeminẽtur, ita eorum ſubſtãtiam efficiunt, vt notatu dignam ſentiendi facultatem inuehant. Verùm ad cætera oſſa nulla neruorum portio pertingit, per eorum ſubſtantiam transfundenda, quanquã per illa nonnunquam, quemadmodum per capitis, ac vertebrarum oſſa nerui tranſeunt, ſed aliorſum tamen ſenſum laturi. Quamobrem ſenſus omnino expertia eſſe fatendum eſt. In quo familiaris meus ac ciuis Io. Baptiſta Mazzolarius, egregius ſanè iuuenis, moribus ac literis perornatus, vix ſatis

Dẽtes ſentiunt.

Cur dentes ſentiant.

Tertiæ coniugationis nerui ad dentes.

Cur oſſa non ſentiant.

Nerui trãſeuntes per caluariæ ac vertebrarũ oſſa aliò ſenſum deferunt.

Ioan. Baptiſtæ Mazzolarij Cremonenſis opinio quòd dentes ſentiant experientia confirmata.

mirari poterat illorum amentiam, qui aut ossa cuncta sentire aiebant, aut ne in dentibus quidem sensum inesse oportere, quos aut sensum negantes indignos penitus iudicabat, qui audirentur: atq; ipsis precabatur, quod ipse per multos annos summo cum suo malo expertus fuerat, quando à septimo ætatis suæ anno ad vigesimum sextum vsque dentium dolore adeò grauiter laborauit, vt cùm frustrà reliqua medicamenta adhibuisset, ad ignem sæpe confugere sit coactus: addebátque quod pars illa dentis, quę extra gingiuas extaret, nihil penè sentiret: pars verò, quæ in alueolis delitesceret, atque à gingiuis tegeretur, acerrimi esset sensus, cùm scilicet neruus, neruíque virtus ad eam vsque regionem extenderetur, vbi cauitas dentis interna desinit, & gingiuarum terminus est. Quòd autem pars dentis, quæ nuda cernitur, atque à gingiuis prominet, insensibilis existat, ex eo probari potest: quòd dentes in ea parte secantur, limis atteruntur, æquari, decurtari, ac læuigari solent: necnon etiam candentibus ferris vri, & tamen vix sensus indicia deprehenduntur: quanquam ab iis animus abhorrere videatur, qui aliquam inde lęsionem non potest prima facie non pertimescere. Dentium dolore Galenus & ipse vexatus diligentius inuestigans num dentes dolerent: non modò eos ipsos dolere, verùm etiam pulsare deprehendit: nec meherculè iniuria, quando certum est, sicuti ego in publicis dissectionibus

Dētis quæ prominet pars non sentit: sed quæ iacet in alueolis, & cur.

Probatio quòd dentis pars denudata gingiuis non sentiat.

Gal. dentiū dolore laborauit.

Dentium dolorem pulsatilem sentiri posse cū Galeno probatur.

bus ostendere solitus sum, vnà cum neruo venam, atque arteriam valdè exiguas ad singulos dentes perferri: quo factum est, vt quemadmodum per neruos sentire dentes cognoscimus: ita quoque credamus per arteriam pulsare, & per venam nutriri, vnde alterum inter ossa, & dentes non leue discrimen habetur, quòd scilicet dentes perpetuò aluntur, & augentur, ossa verò alia non secus ac aliquæ corporis partes ad statum vsque annorum numero augentur, ad quem vbi deuentum fuerit, protinus cõsistunt, atque ab auctione ipsa cessant. Quamobrem videas dentes exemptis oppositos crescere, & aliis qui in eadem sunt serie, prominentiores, exertósque magis fieri, cæteri nanque oppositorum è regione mutuo congressu, atque attritu, quãtum augentur, tantum pariter imminuuntur, id quod læuigandis cibis potissimum euenit. Dentes, etsi numero euariãt, cùm modò plures, modò pauciores reperiantur: attamen trigintaduo plurimum sunt, nam sexdecim in vtraque maxilla continentur. Atque hi tres in partes diuidi solent, in molares, seu maxillares, caninos, atque incisorios: quatuor primi anteriores incisorij dicuntur, propterea quòd ea figura prædicti sunt, vt incidendi munere fungi possint: lati enim sunt, & acutam aciem præ se ferunt, vt cibum oblatum cultri modo secent, quod facillimè præstant, cùm in totidem sibi aduersos, & ad eundẽ vsum fabricatos impingũtur, ac com-

Per arteriam dentes pulsant.

Dentes semper crescunt, ossa nõ semper.

Cur exempto dente, qui illi à regione respondet alios sui ordinis excedat.

Dẽtium numerus variat.

Dentes plurimum triginta duo.

Dentiũ diuisio.

Incisorij dentes qui & cur ita dicti.

primuntur. iuxta hos molares versus tendentibus canini occurrunt, qui vtrinque singuli pares sibi, ac respondentes habent, ampli ea parte, quæ gingiuis proxima est, in apice verò acuti sunt: vt ad frangendum quàm maximè idonei reddantur. itaque fit, vt cùm incisoriis aliquid offertur, quod præ eius duritie ab iis diuidi nequeat: tunc caninis traditur ita dictis, quoniam exertis canum dentibus quàm simillimi existũt. Postremò succedunt maxillares quini ab vtroque latere tam superioris, quàm inferioris maxillæ, qui & molares nuncupantur, quoniam facti sunt ad terendos, læuigandósque cibos molarum exemplo, quibus cereales fruges moluntur. Itaque ampli, duri, magni, atque asperi constructi sunt, alioqui cõminuendis cibis ineptiores futuri. Cur enim asperi esse debeant molæ ipsæ satis demonstrant, quæ cùm diu molendo asperitatem deposuerint: rursus arte solent exasperari. Iam verò durissimos fore dentes necesse fuit: vt cibis conficiendis sufficerent, neque ab iis contererentur. ampli quoque, & magni facti sunt: vt diutiùs, & cõmodiùs munus suum obirent. Dentes in maxillis per Gomphosim veluti claui infixi inhærent, dentiúmque sinus in maxillis tanquam alueoli interstitiis suis distincti sunt, atque ita præsepiola quædam esse videntur. Ideo Græci φάτνια dixere. Sciendum insuper est non paribus omnes radicibus implantari. siquidẽ aliqui vna tantùm, aliqui duabus,

Canini dentes qui & eorum vsus & etymologia.

Dentes molares quot.

Molariũ vsus.

Cur molares asperi.

Cur dentes durißimi.

Cur molares magni.

Dentes articulantur maxillis per Gomphosim

φάτνια quid Græci vocent.

De dentium radicibus.

bus, nonnulli tribus, quidam etiam quatuor radicibus inseruntur. Anteriores dentes vt canini, atque incisorij vna tantùm radice donantur, molares autem pluribus. Verùm ex ijs, qui inferioris maxillæ finibus continentur, binas, qui in superioris ternas radices, possident. Nõnunquam etiam videre est & inferiores, tribus, & superiores quatuor radicibus donatos: sed id rarissimum est. Ad hæc quandoque inuenias molares duos superiores canino denti proximos ex binis radicibus constare: inferiores autem illis vtique ipsis respondentes singulis. Ex quibus varietatum formis in vniuersum percipito molares inferiores vna semper radice à superioribus sibi oppositis superari, radicésque ipsas inferioribus breuiores esse: superioribus autẽ longiores, neque id sine consilio. Quando quæ pendent, cùm faciliùs labi, ac discuti possint, quàm quæ in imo quasi solo insident: iccirco illa tenaciùs, atque altiùs infigi debent, vt firmiùs, validiúsque hæreant. Obseruatu quoque dignum est, intimos, atque omnium postremos maxillares breuissimas radices obtinere, tum quia minimum cæterorum in leuigandis cibis exerceãtur. Adde etiam quoniam illa maxillæ portio profundiorem insertionem non admittit. Hos genuinos appellari libuit, qui plerunque in causa sunt, cur varius dentium numerus habeatur: modò enim vno superaddito triginta tres constituuntur: sicuti mihi sæpe videre contigit in

Caninis & incisoriis radix vna

Molares dentes maxillæ inferioris habent plures radices quã superioris.

Dẽtes superiores quatuor radicibus præditos videre rarum est.

Cur radices dẽtium maxillæ superioris sint longiores.

Molaribus postremis breuissima radix & cur.

Molares postremi à pubertate enasci solent.

Molares postremi genuini dicuntur.

Dentes quãdoque triginta tres.

viro quodam nobilissimo: modò duobus detractis, aut vno, numerum decrescere, in aliquibus etiam viginti octo, quod minimum est, inuenti sunt. Licet ego obseruauerim Nicolaum Ardinghellum Cardinalem, quem honoris causa nomino, in ore sex tantùm supra viginti dentes habere, neque tamen vllus desiderabatur. Praeterea animaduertendum est dentium radices omnes esse perforatas, quae foramina deducuntur ad ipsorum cauitates, quas intus habẽt, exiguas quidem, verùm notatu dignas, vt scilicet leuiores sint, & commodiùs nutrimentum sumant. Admittunt autem foramina hęc venã, arteriam & neruum, de quibus suprà dictum est. Quę tria vasa ad cauitatem illam, vsque ad dentis basim penetrant, ibi complicantur, & ex se membranulam quandam gignunt, quae imbibi nonnũquam solet materia à cerebro defluente, vnde pariuntur dolores illi ingentissimi, qui perseuerant, quousque humor in membranula detinetur, vel purgato cerebro fluxionis causa tollatur. Quod autem ad dentium generationem attinet: scito non paucos putare eos tunc gigni, cùm ex gingiuis prodeũt, qui manifestè errant. Nam dentes in ipso matris vtero efformari certò comperi, sicuti ego persaepe ostendi magna astantium admiratione, dum ex demortuorum infantium in matris aluo gingiuis ex suis alueolis perexiguos dentes eruerem. Idem in nuper natis, quod in extractis ex vtero, atque etiam in arbortibus

Dentes viginti octo.

Cardinalis Ardinghelli dẽtes viginti sex.

Radices dentiũ perforatae.

Vsus foraminis radicis dẽtium.

Mẽbranula ex vasis in radicẽ dentium.

Cur dolores vehementissimi sint quandoque in dentibus.

Dentes in matris aluo gigni, licet non prodeant.

arbortibus ſeptem & octo menſium explorare mihi licuit. Ea autem diligentia rem hanc perquiſiui, quòd de his plerique ne verbum quidem, re nondum illis fortaſſe cognita, aut perquiſita. Puerorum dentes appendices habent, quæ temporis proceſſu, quanquam non omnes, laxari, ac vacillare ſolent: itaque vel ſponte decidunt, vel vnguibus, aut filo non difficili negotio eximuntur. quæ autem manent, vt in molaribus frequẽter accidit, ita cum dentibus committuntur, atque cohærent, vt ipſorũ partes eſſe videantur, nec ita facilè demi poſſint. Dempta itaque appendice cùm ſeruata ſit radix: non mirum eſt, ſi non multo pòſt tempore dens denuò creſcit, & deperditæ appendicis locum occupat. Quamobrem cauendum eſt, ne cùm pueris dentes caſu aut aliquo ictu effranguntur, quæ reliqua ſit portio eruatur. Sed accuratiſſimè radix ipſa, quoad eius fieri poteſt, ſeruari debet. In ea enim veluti in ſemine quodam, ipſius dentis regenerandi ſpes reſidet, eáque radicitus euulſa, dentes non ampliùs vel rariſſimè renaſcuntur. Dentes humani ordinem vnicum ſeruãt, etſi aliquando duplex ordo inueniatur. licet raró in hominibus, triplex tamen in puero meo Phœbo conſpicuus, qui rarus eſt, quemadmodum & ipſe rarus eſt ordo.

Dentes in vtero matris gigni.

Dentes habent appendices quæ decidunt.

Molarium appendix non decidit frequẽter.

Radix dẽtium in pueris nõ eximenda.

Radice dentiũ euulſa raró emergũt denuò.

Phœbus filius habet triplicem ordinẽ dẽtium. Phœbus puer rarus.

De *Capitis Foraminibus*. CAP. XI.

DE foraminibus capitis acturi Galeno duce vti non poſſumus: nam cùm in libello de

Gal. non ſcripſit quod extet de foraminibus ca.

ossibus tractationem hanc consultò prætermisisset: déque huiusmodi foraminibus in libro de neruorum, ac reliquorum vasorum dissectione acturum polliceatur: in libello de neruorum anatome, qui Galeni nomine circũfertur, nihil de his scriptum reperitur. Quamobrem hîc foraminum descriptionem cum Vesalio instituemus, vt cùm hæc ipsa fuerint explicata, faciliorem nobis viam relinquant ad ea scribẽda, quæ tradere opus fuerit de venis scilicet & arteriis, ac neruis per caput ipsum meantibus. Cùm igitur natùra reliquarum corporis partium gratia ossa construxerit, sicuti primo capite adnotatum fuit: ita illa efformauit, vt non modò illis adhærescere partes aliæ, verũ etiam per eadem sine læsione transire possent. Iccirco ossa tanquam infimas nostri corporis partes aliis cedere necesse fuit, alioqui sua duritie multa incommoda allatura. & quod proposito nostro nunc deseruit, vasis transmittendis perforata sunt, ac præcipuè ossa, quæ vndique foraminibus scatent: per quæ tum nerui à cerebro demittuntur, tum venæ, atque arteriæ sursum feruntur ad cerebrum, partésque alias in capite positas. ea primùm commemorabimus, quæ septem neruorum coniugationibus famulantur: quarum coniugationum cùm nobilissima illa sit, quæ opticos constituit: non immeritò ab eius foraminibus exordiemur. In interna itaq; caluariæ sede, quæ cerebri est basis, vbi exculptũ est

Ex hoc posset aliquis conijcere de neruorum dissectione librum non esse Galen.

Vesa. scripsit de foraminibus capitis.

Tractatio de foraminibus capitis quàm sit vtilis.

Ossa sunt facta gratia aliarum partium.

Ossa sunt partes ignobiliores.

Ossa cur perforata.

Foraminum ossium vsus.

Prima neruorũ coniugatio oculis deseruit.

De foraminibus seruiẽtibus primæ coniugationi neruorũ.

est os cuneale in sellæ modum iuxta processus ipsi sellæ supereminentes: adsunt duo foramina in eodem cuneali, dextrum scilicet ac sinistrũ, rotunda,& in oculorum sedem tendentia,quæ ad ipsorum radicem iuxta latus interni anguli penetrant: ibíque oculi orbitam introspicienti primo occurrent. Per hoc foramen à cerebro neruus insignis emanat,& in medium oculum radicis instar implãtatur opticus,& visorius appellatus: siquidem ad oculum ipsum virtutem visilem defert. Post hæc ad fines doctorum sinus est semicircularis perfectũ aliquãdo orbem efficiens,per quem fertur secunda neruorũ coniugatio. Atque inde per magnam rimam, quæ mox discribetur: in oculos deducitur ad motum ipsorum musculis largiendum. Rima verò hęc ea est,quę in ima oculi orbita apertè perspicitur: ac versus externi anguli regionem infernè foraminis rotũdi formam imitatur, quod tamen superiore parte effractum in lõgam,amplámque cauitatem extenditur, vt nõ solùm aditum præbeat secundæ neruorum coniugationi,quæ per oculorum musculos dispergitur ad ciendum motum: sed etiam aliis neruorum ramulis,qui à tertia proueniunt, & ad faciem per id foramen exeunt,quod est in superciliis supra internum oculi angulum.Itémq; rima hæc musculis oculorum cedit,qui inde ortum ducunt, ac demũ admittit & venas,& arterias trãsmissas ad oculos, oculorúmq; musculos enutriendos,

Sphenoides instar sellæ in basi capitis excauatum.

Foramẽ neruorum opticoeũ.

Opticus neruus cur dicatur.

De foraminibus deseruientibus secundæ cõiugationi neruorum.

Secunda coniugatio neruorum mouet musculos oculorum.

Rimæ magnæ in ima orbita descriptio & vsus.

Ramuli a tertia cõiugatione.

Foram. quod est in superciliis vsus.

Oculorum musculi vnde ortũ ducant.

& fouendos. In hac itidē ampla rima parte inferiore, vbi rotunda est, versus internum angulum latitat foramen, quod cæco quasi ductu ad palatum, narésq; tendit, per ídq; à cerebro per glādem suscepta pituita naturaliter ad ipsas nares, atq; ad palatum descendit. Et quoniam pituita hæc in rimam illam priùs decidit, quæ ad oculos pertinet: hinc fortassis via est gignendis lachrymis, cùm scilicet fluidus ille humor excernitur in oculos emanans, & ab oculis postmodum in genas delabitur. sub eadem rima in decliuiore sphenoïdis regione modico interuallo discernitur foramen in vtraque parte, vbi à sella decliuis fit recessus, quod orbiculare est, ac longiusculum, ídque in oculi sedē rectà tendere videtur: sed tamen flectitur ad latera, vbi tēporalis est musculus, ac masseteris ortus, quādo per hoc foramen ramus octauæ neruorū cōiugationis ad hos ipsos musculos transit: quem pariter comitatur tertiæ coniugationis ramus, qui ad faciem per oculos parte inferiore fertur, & cum musculis temporum, atque etiam cum massetere permiscetur. In ipsomet sphenoïde aliud est foramen, quod ad extremitatem alarum vespertilionis pertinet, penè ouale: per id portio tertij neruorū paris ad dentes transmittitur, atq; etiam cum tēporali musculo miscetur: per idem foramen, vnà cùm illa portione quarta neruorum cōiugatio cùm ad palati tunicā, tum etiam ad superiorem linguæ partem gustus gratia demitti-

Quomodo gignantur lachrymæ.

Foramē in sphenoide.

Masseteris ortus vbi.

Ramus octauæ cōiugationis ad musculos masseteras.

Ramus tertiæ cōiugationis ad faciem per oculos.

Foramen aliud in sphenoide.

Ramus tertiæ cōiugationis ad dentes & muscul. temp.

Quarta coniugatio neruorum ad palati tunicam & supremam partem linguæ.

mittitur. Iuxta foramen iam cõmemoratum ad radicẽ tẽporis oſſis, quod iugi modo eminere di ximus auricularis labyrinthi efformandi gratia, aliud reſidet maius quidẽ, ſed perfractum, atq; inæquale rectà deorſum tendens, per quod tertiæ neruorum coniugationis portio permeat, quódque nõ minus patet iugularis venæ ramulo ad partes anteriores repenti. At vbi à ſuperiore foramine paululum verſus temporis os receſſeris, tibi occurret foraminulum, quod propter ſui paruitatem in nonnullis caluariis, vel altera ſaltem parte deficit, peruium exiguæ arteriolæ, & venulæ per craſſam menyngem diſſeminandæ. verùm vbi obturatũ eſt, ac prorſus deletum, arteriola hæc, & vena viam ſibi ſtruit per foramen amplũ, & inæquale, quod paulò antè deſcriptum eſt. Non procul ab amplo illo foramine. aliud videre eſt interna caluariæ parte vix conſpicuum, ac rotunda tamen cauitate, oblongáque in ſuprà dictum foramen deſinente notatur, & ſub interiore ſtyloïdis radice inſigniter apparet: obliquum verſus anteriora ductũ pręſe ferens, qualis debebat eſſe ſoporalis arteriolæ progreſſus, cui foramen id natura parauerat. In eodem tẽporis oſſe, quia occipitium verſus declinat, foramen ineſt, quod in ſuperficie oblongum, ac veluti ouale viſitur cæco ductu in labyrinthum: ac demũ ad extremam auris regionẽ finitur, iccirco cæcum appellatũ, aditum pręſtat quinto neruorũ pari, facultatem ſenſificã audi-

Foramen tertiæ neruorum coniugat. portioni & iugul. anterioris ramo ſeruiens.

Foramen paruũ quod quandoque deletur.

Vide Naturæ induſtriam.

Foramen ſoporalis arteriæ.

Foramen cæcũ.

Quinta neruorum coniugatio ſenſum auditus organo deſeruit

tus organo ſuggerenti, ſub quo foramine inter os temporis, atq; occipitium abrupta ſedes conſpicitur magnū item, & inequale foramen con-

Sexta coniugatio ad viſcera.

ſtituens, per quod deducitur ſextum neruorum

Quintum par neruorum efficit neruos recurrentes.

coniugium, qui ad viſcera tendunt, atque interim recurrentes cognominatos efficiunt, vnde formādæ vocis virtus penè omnis depromitur.

Nerui reuerſiui formant vocē.

hoc itidē foramen internæ iugulari venæ famulatur, dum per idem ingreſſa ad vniuerſam ce-

Iugularis interna vniuerſum cerebrū enutrit

rebri molem enutricandam cōſcendit, ſimúlq; menyngi craſſæ inſidet gemino ſinu euecta, ac denique in partē poſteriorem delabitur, oſſe illi

Vbi cedat os cranei craſſæ menyngi.

plurimùm cedēte, in eo ſiquidem profunda eſt cauitas in hāc formam ? curuatæ verſus labdalem occipitis ſuturam. In occipitis oſſe prope foramen omnium internorū capitis maximum vnum adeſt, haud amplum obliquè ad interiora

Septima coniugatio neruorum per quod foramen feratur.

vergens, per quod defertur ſeptima neruorum coniugatio, quorū partem laryngis, & linguæ, parte temporū muſculi ſibi vēdicant. In eodem

Septimæ coniugationis neruorum.

occipitis oſſe ineſt foramen illud, quod paulò antè diximus interna omnia capitis foramina

Foraminis in occipite max. vſus.

magnitudine ſuperare, cùm tamen externa oculorum orbita ſit minus capax, quod cùm ſit ſine pari mediam occipitis regionem occupauit: ſpinalíque medullæ à cerebro defluenti deſtinatum fuit. Ex reliquis foraminibus in anterioribus ſpatiis primum illud eſt, quod cùm vnicum, paruúmque ſit neq; admodū penetrās, ſinus fortaſſe potiùs quàm foramen dici debet:

inter

inter os frontis, ac medium ithmoïdis interual-lum iacet, quo terminatur, ac pertinaciùs incũ-bit tertius duræ cerebri mẽbranæ ſinus, de quo aliàs dicetur. In ithmoïde ad vtrunq; dicti in-terualli latus iuxta frontis os aſſident duo lon-giuſcula foramina rimulæ ſpeciem referentia, quæ odoratus organorum terminis opplentur. Cæterùm ithmoïdes quamplurimis foraminu-lis in cribri morem effingitur, quæ odorum ne, an aëris, an ſuperfluitatum cauſa facta ſint, non eſt noſtri inſtituti diſputare. ſed vbi opus fuerit, non prætermittemus. In oſſe frontis in regione ſuperciliorum duo foramina vtriq; vnum, per quod tertiæ portio neruorum coniugationis ad muſculos frontis, & palpebrarũ diſſeminatur. Foramina hæc tamen ſemper ſunt orbicularia, ſed aliquando ſunt media, ac ſi quis vngues in ceram immitteret, detraherétque. Media fron-te ſupra naſi ſummitatem eo nempe ſpatio, vbi ſpongioſum interſtitium gemina caluarię tabu-la diſiungitur, cauitates reperiũtur, quæ in na-res penetrant antiquis (vt opinor) prorſus i-gnoratæ, illæq; nunc binæ, nunc ternæ, in qui-bus cùm nihil vnquam præter membranam re-pererim, licet aliquando & muccus reperiatur, aërem tantùm per nares attractum detineri exi-ſtimaui, de cuius vſu quid ſentiamus alibi pla-nùm fiet. Os malæ, quod tertium diximus, ſub regione inferiorum palpebrarum, quatenus in genas dilabitur, foramen habet rotundum,

Vſus foraminis inter os frontis & ithmoidis.

Ithmoïdis foramina.

Ithmoidis figura.

Tertiæ coniugationis portio ad muſculos frontis & palpebrarum.

Cauitates in frõte a veteribus ignoratę.

In cauitatibus mediæ frontis plurimum aer ſolus quadoque mucus reperitur.

Foramina oſsis malę.

quod ab interna, inferioréq; parte orbitæ oculorum principium ſumit ex rima longa, profundáq; in foramen ipſum deſinente è regione primi molaris dentis. per id tranſmittitur tertiæ neruorũ cõiugationis portio, quæ ad naſi muſculos, & ad eos pariter, qui labrum conſtituunt defertur. In oculorum angulo maiore parte inferiore, quæ inter tertiũ & ſecundum os maxillæ ſuperioris intercedit, non modicum ineſt foramen, cui ſinum facit ſecundum os, vt illi quodammodo cedere videatur. hinc deſcendit ad nares humida materia internam oculorum partem obſidens, cui excipiendæ præſtò eſt glandula quædam inſtar ſpõgiæ ad ipſum foramen aſſidens. Vnde Galenus falsò arbitratus eſt medicamenta oculis appoſita, tum in nares, tum in palatũ defluere, vti ſuprà attigimus, vbi de maxillæ ſuperioris oſsibus loqueremur. Hoc loco ægilops gigni ſolet, quam lachrymalẽ fiſtulam Latini vocarunt. Verùm in exteriore angulo, qui minor dicitur, parte item inferiore ampla rima ſita eſt, quæ partem oſſis temporum, partem etiam maxillæ ſuperioris perforat, cui adfigitur temporalis muſculus, qui cùm maximam cum oculo affinitatem habeat, non mirum eſt, ſi laborante oculo temporalis iſte muſculus ſæpe afficiatur, quemadmodũ crebrò experti ſumus, cum ratione experientiam coniungentes. Faciei foraminibus ſi oculorũ ſedes, orbitas dictas annumerare libeat, ſcito illas temporum, frontis, maxil-

Tertiæ coniugationis portio ad naſi muſculos & labri.

Vnde humiditas ad nares & oculos deſcẽdit.

Glandula excipiens humiditatẽ oculorum.

Gal. error.

Locus in quo ægilops naſcitur.

Cur oculo laborante afficiatur muſculus temporalis.

Orbita oculorũ ſedes.

maxillæque ſuperioris oſſe conflatas. Inter eas ſi deſcenderis, duo reperies naſi foramina ad palati fines, & ad fauces penetrantia. Iugale etiam os ex duobus veluti oſſium proceſſibus pontis inſtar conſtitutum, magnum foramen, oblongúmq; efficit, in quo temporalis ipſe muſculus reſidet. In anteriore palati regione inter inciſorios dentes medium eſt foramen, per quod vena, arteriáque pertrãſit: & deſcendit pituita ad humectandã palati membranam, quæ in eo ipſo foramine illigatur, non ſecus quàm duram cerebri membranam, paulò ſupra ithmoïdis interſtitium foramini modico innecti dixerimus. In extremo palato non procul à poſtremis dentibus vtrinque foramen videre eſt in eo quinto oſſe, quod quartum maxillæ ſuperioris fecimus. Id autem foramen in geminos, acutóſq; angulos producitur: admittit cùm venulam, atque arteriolam, tum verò quartæ neruorũ coniugationis portionem, qua palati tunica guſtãdi ſenſu particeps redditur. Inferior maxilla binis vtrinque foraminibus donatur, totidem intus, quot extrà: verùm interna foramina maiora multò ſunt externis, per quæ vena, arteria, neruus demittuntur ad ſingulas dentiũ radices nutrimentum, vitam, ſenſumq; illis adferẽtes, vt ſuprà Cap. De Dentibus memorauimus. Nerui tamen eiuſdem portio extra mentum egreditur, & ad muſculos inferioris labri permeat, cui aditum præbent bina illa foramina

Naſi foramina.

Iugale inſtar pontis.

Temporis muſculorum ſedes.

Palati foramina.

Quà deſcendat pituita ad humectandã membranam palati.

Quarta coniugationis portio tunicam palati guſtandi ſenſu donat.

Foramẽ maxillæ inferioris.

Ad ſingulas radices dentium fertur vena, arteria & neruus.

externa iuxta circularia. In capitis basi, in ea temporum ossis parte, quæ cuneiformi proxima est, datur geminum foramen, vnde quintæ neruorum cõiugationis portio ad temporalem musculum transmittitur. ad posteriorem styloïdis processus radicem, qua os mammillare respicit, foramen intueberis, per quod vena, & arteria antrum ingreditur ad auditus organũ enutriendum. Iuxta processum mammillarem parte posteriore aliud foramen est aditum venæ, & arteriolæ præbens ossa nutriendi gratia. Tam superiori, quàm inferiori maxillæ insunt foramina multa, quæ pręsepiolis aliàs cõparauimus, in quibus dentes fixi sunt, quæ non solùm dentiũ numero respondent, verùm etiã pro eorundem radicũ diuersitate variant. Ideo certus eorum numerus vix assignari potest. Habes insigniora foramina capitis: alia verò per quæ venulæ, atque arteriolæ ad internam ossiũ capacitatem, & ad membranã crassam pertranseunt: quoniam neq; firmam sedem habent, neque ordinem vllum obseruant, minimè digna nobis visa sunt, quæ describerentur. aliquando nonnulla reperies, quæ à latere ad latus perforant ossa sincipitis.

Quintæ neruorum cõiugationis portio ad musculum temporalem.

Alueoli dentiũ respondent numero radicum numero.

Quæ foramina neque sedẽ neque numerum seruent.

Quandoque foramina os sincipitis penetrant.

De Osse Hyoïde. CAP. XII.

SATIS constare arbitror ob hanc præcipuè causam genita fuisse ossa, vt super his musculi consistere possent. Quamobrem cùm in ore linguam natura formasset organũ apprimè necessarium

Ossium vsus.

Lingua voci articulandæ præcipuè vtilis.

ceſſarium tum voci articulandæ, tum aliis quoque functionibus, opus erat os aliquod parare, in quod ea commodè inſereretur. nam cùm ſit corpus molle, facilè concideret, niſi ab aliquo duro, ſtabiliſque ſuſtineretur. Proinde os conditum eſt, quod linguæ peculiare eſſet, illique vni deſeruiret, quando non potuit neque in occiput, neq; ad dorſum, neque ad latera vtriuſque maxillæ implantari, quin aut fauces tegeret, impediretque: aut certè magnam ſuarum vtilitatum partem amitteret. Hyoïdes id Latini cum Græcis appellant: ídq, voce contractiore, ὑψιλοειδὴς ſiquidem dicendũ eſſet, quòd ὕψιλον literæ formam exprimat. à nonnullis quoque vocatum eſt λαβδοειδὴς, ſed quoniam vbi coniunctum eſt, ac ſinum facit, non ita acuto angulo terminatur, rectius illud υ figuræ quàm λ ſimile dicemus. quòd ſi quis os iſtud maxillæ inferioris imagini comparare velit, non malè fortaſſe fecerit, cùm non modò in arcum eiuſdem maxillæ more curuetur, verùm etiam in duos, ſicuti illa, proceſſus deſinat: quanquam hi non omnino eãdem cũ illis ſpeciem ſeruent. Hyoïdes os ita hac figura fuit à natura exculptum, vt quamuis faucibus, ac laryngi præpoſitum eſſet, liberum tamẽ cùm inſpirationi, tum etiam cibo, potuíque tranſitum relinqueret. Quocirca medium ipſius oſſiculũ aliud maius anteriore parte, qua os reſpicit connexum eſt: & in valde obtuſum angulum coit: poſteriore

Hyoïdes os linguæ peculare.

Cauſa ſitus hyoidis.

Hyoides os & hypſiloides & labdoides idẽ.

ὑψιλοειδὴς rectius dicitur os linguæ quàm labdoides.

Oſsis hyoidis cũ maxillæ inferioris figura collatio.

Cur ea contigerit figura oſsi hyoidi.

Hyoidis oſsis deſcriptio.

autem, quæ interna magis,& ad fauces vergit, concauum, ſuperiore item gibbũ,inferiore verò ſimum. pars anterior,ac ſuperior linguæ inſertionem ſuſcipit ex duobus muſculis conſtructam, quorum diſcrimen exiguũ quodam proceſſu terminatur,qui in ſuperiore huius oſſis regione ad flexionis medium eminet:at poſterior inferiórq; eiuſdem oſſiculi portio caua,& in ſinum adducta fuit, vt cederet aperienti, ac ſeſe attollenti lingulæ, quæ tanquam clauſtrum laryngi ſupereminet,atq; ob id Epiglottis Græcè eſt appellata. ad laterum fines huius medij oſſiculi duo alia cõmittuntur in duos longiuſculos proceſſus diducta,qui extremas appendices habent, atque ij cum ſuperioribus laryngis lateribus ſuis ligamentis innectũtur. ab horum proceſſuum appẽdicibus enaſci ſolent muſculi, qui linguæ motibus deſeruiunt, quemadmodum in libro de muſculis dicetur. Iam verò cùm os iſtud veluti penſile exiſtat,ſatis firmitudinis,ac roboris habiturum non erat, ſi vnam tantùm, quam diximus,in ipſam laryngem inſertionem habuiſſet. Ideo natura duos alios eidem oſſi proceſſus addidit: non ita prolixos tamen, vt qui iam deſcripti ſunt: iuxta quos hi pariter exurgunt: at ſuperiore parte, qua maius oſſiculum, quod in medio ſitum eſt, hinc inde terminatur. nã per hos proceſſus os hyoïdes proceſſui ſtylum referenti, qui temporũ oſſi vtrinque affigitur, inſigni ligamento connectitur,

Epiglottis cur ita dicitur.

Muſculi linguã mouentes unde oriantur.

Cur hyoïdes habeat plures proceſſus.

Quomodo hyoïdes ligetur ſtyloidi.

atque

atque ita firmat vt in medio facilè consistat, ac neutram in partem distrahatur. ad hunc itaque modum ex quinque ossibus hyoïdes constructum habes, quod tamen aliquando priuatum inuenies processibus: nunc verò altero tantùm, quorum locum tunc subeunt ligamenta lõgiùs à medij ossiculi finibus ad processus styliformes prætensa. & hæc de Hyoïde sat sint, quod in libello de ossibus missum fecit Galenus, fortè eius descriptionem parum necessariam arbitratus. Nihil igitur mirum est, si quidam de hoc ipso nihil meminerit, quem sicuti certò affirmare ausim cuncta, quæ de Anatome scripsit, ex Galeno transtulisse: ita dubito nunquam humanum corpus secuisse, aut aliorum sectionibus minimè interfuisse. Galenus tamen de Hyoïde lib. XI. de Partium Vsu nonnihil meminit. huius dicta excipiens Oribasius suo de ossibus libello in proprium caput redegit.

Hyoïdes ex quinque processibus.

Sagacitas Naturæ deficientibus processibus hyoïdis.

Gale. in lib. de ossibus non describit os hyoïdes.

Gale. 11. de Vsu Part. meminit de hyoïde.

Oribasius caput habet de hyoïde.

De Larynge. CAP. XIII.

SCIO non paucos admiraturos, quòd in hoc libro, vbi de ossibus duntaxat agere instituimus, laryngis explicationem interseramus: de qua in tractatu de cartilaginibus cæteri Anatomici meminere, à quibus veluti cartilagineum corpus describi solet. Ego verò cùm in his anatomicis nomen meum profitear, qui in nullius placitum iurauerunt, licere mihi arbitror, meam, quæcunque fuerit, sententiam

Cur in Tractatu de ossibus tractetur de larynge.

Anatomici cõplures describunt laryngem tãquam corpus cartilagineum.

in medium proferre, vt vobis cum re ipſa licebit conferre. Cum igitur ex innumeris propemodum ſectionibus obſeruauerim humanã laryngem in prouectioris ætatis corporibus oſſeã eſſe, non cartilagineam: (quanquam à teneris annis cum nondum ad ſuam duritiem, ſoliditatémque redacta eſt, ex cartilaginea ſubſtantia constructa eſſe videatur) non poſſum non opinari eam magis ex oſſea natura, quàm ex cartilaginea cõſtare. Hoc igitur in cauſa fuit, quamobrem in oſſium numero laryngem adiudicantes de illa in oſſium tractatu agamus. Vt igitur alios nunc omittam anatomicos, ac de Galeno, & Veſalio tãtùm dicam, ambo ſunt accuſandi: Galenus quidem primo, quòd neglecto humano corpore ſimias diſſecandas curauerit: deinde quòd vel in ſimiis ipſis laryngis ſubſtantiam oſſeam prorſus non animaduerterit. Veſalius autem, quód in humanorum corporum ſectionem profiteretur, non humanam tamen laryngem, ſed bruti ſecare ſemper ſolitus eſt. ídque publicis theatris, quibus ego perſæpe interfui. Nos igitur laryngem inter oſſa connumerantes dicimus eam eſſe aſperæ arteriæ caput, quod ad os, atque ad fauces pertingit, in cuius poſtremam ſuperficiem præcedenti capite diximus, Hyoïdes os duobus proceſſibus oblongis implantari, atque ita cum larynge ipſa committi. organum eſt, per quod ſpiritum admittimus, ac eundem reddimus, nec nõ etiã vocis formãdæ, quemad-

Larynx hominis ſenis oſſea eſt.

Larynx in tenella ætate cartilago videtur.

Gale. reprehenditur.

Gale. ſimias ſecuit non homines.

Larynx ſimiæ oſſea eſt.

Veſalius ſecabat laryngem bruti non hominis.

Laryngis deſcript.

Larynx oſſea eſt.

Larynx eſt caput tracheæ.

Laryngis ſitus.

Laryngis vſus.

Quot concurrant ad laryngē componendam.

quemadmodum ex eius descriptione patefiet, quam licet osseā dixerimus, ad eius tamen compositionē concurrunt non ossa tantùm, verumetiam cartilagines, ligamenta, musculi, ac mēbranæ: vt interim missas faciam venas, arterias, & neruos.

Ossa laryngis quinque.

Cæterùm ossa, ex quibus larynx pręcipuè conficitur, quinque sunt, ex quibus duo maxima corpus ferè ipsius laryngis cōstituunt.

Scutalis cartilago ab Anatomicis dicta quæ pars sit laryngis.

Parte posteriore latè disiuncta sunt, anteriore verò testitudinis ritu per acutum angulum vniuntur, cuius imaginem scuto, quod fortasse veteres in præliis gestabant, assimilantes, Anatomici scutiformem cartilaginem, siue scutalem, siue peltalem, Græcè θυρεοειδῆ vocarunt.

Quomodo processus hyoidis & laringis committantur.

Eius posterior pars suprà infráque processus habet, quos ex suis vtrinque lateribus singulos educit superioribus procesibus, qui inferioribus longiores esse solent. Primi cōmittuntur hyoïdis processus, ac membraneis vinculis inuicem firmantur. Inferiores autem scutiformis processus posterioribus lateribus eius nempe partis quam reliqui secundam cartilaginem innominatam appellant, nos verò tertium os innominatum facimus, cuius forma circularis est similitudine referens illos Parthorū anulos, quibus pollicem muniunt, vt validiùs sagittas eiaculentur.

Tertium os innominatū quod alij secundam cartilaginē innominatam appellant.

Tertij oßis innominati figura.

nam parte posteriore gulam, seu stomachum spectante latius est, & in acutum spinæ modo extenditur. Deinde quo magis ad anteriora pergit, magis extenuatur, donec quā diximus figuram effingat. Vndequaque teres est, nec vllam asperitatem præfert, præterquàm quòd posteriùs nonnihil eminet: vt duorum ibi existentium musculorum insertioni subseruiat, qui ab hoc tertio osse in quartum, ac quintum recto ductu feruntur, vt in libro de Musculis docebimus. Id autem os perfectè circulare natura fabricauit, vt esset basis, ac firmamentum laryngis, nec non etiam quoddam asperæ arteriæ propugnaculum, cuius est initium. nam nisi interna parte coalesceret, neque ea duritie præditum foret, periculum immineret, ne deglutiendo re aliqua crassa, vel dura, arctiùs respirationis via comprimeretur, vnde fieret suffocatio. Vndique igitur continuum os istud factum est, vt asperam arteriam validiùs tueretur.

Asperitas in osse pro insertione musculorum.

Cur tertium os circulare.

Quartum, quintúmque os laryngis nobis erit, quod alij vnam, ac tertiam cartilaginem numerarunt. nam si partem hanc membranis, quibus obtegitur, liberatam sedulò intueberis: & laxari deprehendes, & in duo diductam cognosces. Quamobrem visum est nobis in duo partem hanc ossa distinguere, quæ ab apice tertij ossis intrò spectantis exurgunt. Huic enim tuberculo inarticulantur, atque inde à sua basi duas veluti pinnas emittunt, quæ ad imam scutiformis regionem parte anteriore copulantur, ac rimam constituunt modulandæ voci quàm maximè accõmodatam: sursum verò in duos processus tendunt, qui mutuò dexter cum sinistro vniuntur,

Quartum & quintum os laryngis appellatur tertia cartilago ab aliis & cur.

Rima qua vox modulatur.

vniuntur, & vasis cuiusdam imaginem præ se ferunt, quo abluendis manibus aquam affundimus. Iccirco Græci partem hanc laryngis ἀρύταιναν, & ἀρυταινοειδῆ vocarunt. Hæc duo ossicula inæqualia sunt, atque inuicem per ligamentum, ac per cartilaginem vniuntur: & supernæ membranæ ibi copiosissimè assidẽtis beneficio molliuscula esse videntur, vbi in duos processus desinunt, quibus scilicet natura veluti lingulis quibusdam vti voluit, non modò ad claudendum laryngis amplitudinem, & asperæ arteriæ meatum, ne quid, ex vomitu præsertim, quod lædat in internam illius capacitatem decidat, atque ad pulmones deferatur: sed etiam vt rimam illam moderetur variarum vocum efformandarum gratia, non secus atque in fistulis, aut tibiis lingulæ quædam imponi solent, ex duabus arundinum laminis cõpactæ. Propterea istorum processuum id genus lingulam constituentium vnio γλωττὶς nũcupatur. Quòd autem ossa hæc sint, quæ hactenus exposuimus, non diu anceps ille fuerit, qui eorum ipsorum colorem, duritiémque considerarit, ac præterea medullosam substantiam conspexerit, qualem ego sæpenumerò deprehendi, quo vno potissimùm cartilagines ab ossibus differunt. Siquidem cartilago omnis ex omnium sententia medulla penitus caret. Ad hæc succedit cartilago vna, propterea illa quoque explicabitur. Hanc ἐπιγλωτ-

Quid significet ἀρυταινοειδής.

Duorum processuum quarti & quinti ossis laringis vsus.

γλωττίς quid vocetur.

Quomodo ossa esse nõ cartilagines. Quæ laringem constituunt cognoscat.

Differentia præcipua ossis & cartilaginis.

τίδα Græci vocant, quòd lingulæ modò enarratæ supereminеat, atque operculi vicem gerat, ne quid cibi, potúsve in laryngem defluat, nec non etiam vicissim clauditur, ac reseratur ob mutuam inspirationis, & expirationis operam. Hæc modicè curuati scuticuli formam imitatur, superiore parte ampla est, ac sensim arctatur in mucronem desinens, quo anteriori, ac superiori scutiformis parti, vnde ortum habet, inseri videtur. Reliquum esset, vt describerem, quibus membranis,& quomodo larynx intus, forísque inuestiatur: ac præterea quot, quíve sint musculi motum hisce ossibus largientes: verùm ne doctrinæ ordo interturbetur, congruè magis alibi hæc declarabuntur.

ἐπιγλωττίς quid significet. *Epiglottidis vsus.* *Epiglottidis figura.* *Cur de mēbranis & musculis laringis nunc non doceatur.*

De Dorso in vniuersum.

CAPVT XIIII.

NIHIL in vniuersi corporis humani fabrica, quò ad ossa pertinet, magis quàm dorsi contextus admirabilis parentis nostræ industriam attestatur, in quo vix satis mirari possumus quàm incredibili vsa sit artificio, vbi tot vertebrarum situm, varietatem, ordinémq; intuemur, quarum compositio instar carinæ cuiusdam esse videtur. Etenim si oculos in nascētis nauis exordium conieceris, facillimé percipies, cum nauis fundo rectè dorsum comparari posse, ~~ad se~~, ad quod ipsæ costæ veluti curuatæ trabes

Dorsi structura admiratu digna. *Vertebrarum compositio instar carinæ.* *Dorsum dat robur corpori.*

trabes affixæ adhærescant: atque ita corpus efficiant. quò fit, vt dorso corporis ipsius stabilimentũ, & robur non immeritò tribuatur. Dorsum autem totam regionem interim nobis significet, quæ à basi occipitis vsq; ad extremum coccygem pertingit, quæque triginta quatuor vertebris perficitur. Vertebræ verò siue spondyli nobis erunt ossa quædam egregia, formæ varietate distincta, ex quibus tanquam partibus dorsum cõflatur, quemadmodum infrà pleniùs demonstrabitur. Dorsi beneficio præsertim humani (hoc enim duntaxat describẽdum suscepimus) recti stare, rectíque ambulare possumus, qui legitimus est hominis motus, ac præterea antè, retrò, ad latera, & in gyrum quoquo modo flectere corpus valemus. Quãobrem ex vnico, integróq; osse constare minimè debet, quãuis enim ita promptiùs dorsalem medullam ab externis iniuriis vindicasset: homo alioqui diuinum animal quoddã veluti lapideũ, ligneúmve animal, neque sese erigere, inclinaréque potuisset, neque tam varios motus edere, qui ad multos vitæ vsus maximè sunt necessarij. Iam verò minus debuit ex paucioribus, vt quatuor, aut quinque ossibus constare. Nam licet motus iidem fierent, difficiliùs tamen fierent, ac deinde dorso luxando occasio preberetur, id quod citra vitæ periculum vix vnquam euenire posset: quod luxationis genus animaduertens diuinus Hippocrates lib. de Articulis inquit. Si

Dorsi significatio.

Dorsum 34. vertebris.

Vertebra quid.

Dorsum hominis describitur.

Dorsi vsus.

Ambulatio est legitimus motus homini.

Cur dorsum constet ex pluribus ossibus.

Cur dorsum ex paucioribus ossibus non constet.

Dorsi vertebrarũ luxatio quã pertimescenda.

Hippocratis locus lib. de Art.

plures vertebras, quæ ordine se consequerentur luxari contingat, graue quidem, sin verò vnam exilire, & à reliquarum compage dimoueri perniciosum fore. neque id iniuria. Nam si

Luxata vna vertebra spinalis medulla redigitur in acutũ angulum.

Spinalis medulla sapit naturã cerebri.

vna vertebra luxetur, spinalem medullam ita secum diuellit, vt in acutum penè angulum illam cogat. Iccirco vel frangatur ipsa, vel comminuatur necesse est, id quod lethale est: siquidem medulla hæc cerebri natura prædita est.

Pluribus vertebris luxatis spinalis medulla redigitur in semicirculum.

sin autem plures vertebræ simul luxẽtur, in angulum obtusum, vel magis in semicirculum diduci eandem oportet, ex qua distractione patitur quidem, verùm non adeò, vt mors necessariò consequatur. Ergo ex pluribus ossibus

Curdorsum constat ex tot vertebris.

veluti crebris, breuibúsque intermediis constructũ est dorsum: vt, quoad eius fieri posset, immune redderetur ab eiusmodi luxatione: necnon etiam vt vertebrarum corpora sic affabre facta in quencũque motum procliuiora forent.

Vertebræ tuentur medullam.

Spinæ situs & causa.

Ad hæc vertebræ spinalem medullam, quam intus habent, mirum in modum tuentur. hinc non spinam modò tot processibus conspicuam habuere, qui mediam dorsi regionem extrinsecus occupant, quod præcipuum est medullæ propugnaculum, vnde à potissima dorsi parte

Cur spina ita dicta.

Cur vertebræ dorsi habẽt processus in spina & lateribus.

totum Greci ἄκανθα hoc est spinam vocarunt: verumetiam ex lateribus hinc inde processus alios producunt promptioris, maiorísque tutamenti gratia. quos interim tamen musculorum implantationibus subseruire natura voluit: quę

æquè

æquè sollicita fuit de spinali medulla, ac de cerebro muniendo quoniam huic ex cerebri substantia productæ, & oblonquo tanquam cerebro gignendi erant nerui. In mediis vertebris foramen extat, in quo dorsalis medulla sedet. ipsæ vertebræ quò magis à ceruice recedunt, eò magis augescunt, & processus longiores, ac robustiores habent. sustinent enim superiores Quæ igitur in imo positæ sunt, aliarum maximæ corpore constiterunt: vt vniuerso oneri ferendo sufficerent. Nam rationi consentaneum est, vt quod gerit, re lata maius existat Præterea vertebrarum, processuúmque magnitudo conferre plurimum videtur ad tuenda maxima vasa, venam scilicet concauam, arteriámque magnam, quæ sub ea regione resident. Dorsum quinque in partes diuiditur: in ceruicem, collúmve, thoracem, lumbos, sacrum os, & coccygem. Quinque hæc suis vertebris constituuntur, quæ in vniuersum triginta quatuor numerantur. Nam collo septem tribuuntur, thoraci duodecim, quinque lumbis, sex sacro ossi, postremæ quatuor coccygi. Cæterùm ex his viginti quatuor iure optimo vertebræ nũcupantur. quippe quarum munere corpus in varias partes vertatur, & hæ ad sacrum terminantur. quæ autem ad os sacrum cum coccyge attinent: potiùs à similitudine, quàm cum superioribus aliqua ex parte obtinent, quàm quòd vertebrarum munere fungantur: vertebræ sunt

Processus laterales vertebrarum musculis etiam seruiunt.
Natura est sollicita de spinali medulla vt de cerebro & cur.
Spinalis medulla est cerebrum productum.
Locus medullæ spinalis.
Cur vertebræ inferiores habeant corpora maxima.

Vertebræ corpora & processibus magnæ melius tuentur venam cauam & arteriam magnam.
Dorsi diuisio.

Colli vertebræ 7
Thoracis vertebræ 12.
Lumborũ vertebræ 5.
Ossis sacri vertebræ 6.
Coccygis vertebræ 4.
Vertebræ propriæ quæ & quot.

Differentia vertebrarum ab iis quæ per similitudinem ita dicuntur.

appellatæ quæ pariter alio articulationis genere à superioribus inuicem componuntur. illæ namque Arthrodia articulantur, hæ verò postremæ per Symphysim vniuntur. Sed clariùs hæc in priuata singularum tractatione sequentur quatuor capitibus.

De vertebris ceruicis, & capitis motibus.

CAPVT XV.

Quæstiones quas omittit dedita opera.

AC PRIMVM ab illis vertebris supremis dorsi exordientes illud disputare omittemus, cur omnibus animalibus ceruix non conueniat: & an illam pulmonum, vocísve gratia natura finxerit, quando hæc, atq; id genus problemata ex Aristotelis, aliorúmque rationibus abundè discussa sunt. Quòd autem ceruix ex vertebris constare debuerit: rei natura nobis apertissimè demonstrat. nã cùm emanet à cerebro spinalis medulla, in vertebrísq; cõtineatur, capiti vertebras contiguas esse oportuit, totum id spatij occupantes, quod à capite ad summum Thoracem interest, colli siue ceruicis nomine donatũ. Cæterùm hæ vertebræ septem numero sunt, nõ solùm à cæteris, verumetiam à se inuicem differentes. prima nanq; à secunda, & hæ rursus à subsequẽtibus diuersæ sunt. At quatuor à secunda ad septimam vsq; sibi similes in figura conspiciuntur. verùm septima ab omnibus distincta est, sicuti ex singularum descriptione patefiet. Ceruix autem non modò hunc

Cur ceruix constet ex vertebris.

Septem vertebræ colli a seipsis differunt & quomodo.

Ceruicis usus.

vsum

vſum præſtat,vt caput fulciat, ſed etiam vt eius motibus potiſſimùm conferat. Quamobrem operæprecium eſt cognoſcere, quinam ſint capitis motus, quóque illi ipſi modo fiant. Nam quod Galenus de iis ſcripſit, prorſus à veritate alienum exiſtimatur,quemadmodum ſummus Anatomicus Veſalius longè hac in parte Galeno diligentior ex rei natura deprehendit.neque verò Galeni error librariorum incurię,aut inſciatiæ aſſcribi poteſt, cùm pluribus in locis idem repetat. vt in XII. de Part. Vſu. in lib. de oſſibus.& IIII. de Aggreſſibus Anatomicis, quos mira diligentia ſe conſcripſiſſe profitetur. Cùm itaque caput pluribus motibus moueatur:cùm illud Galeno teſte XII.de vſu Part.nullo motu careat, ſcire oportet illud partim ſuos, ac proprios motus edere,partim ad alienos motus cõſequi. Peculiares capitis motus duos eſſe non ſemel eodem lib.Gal.aſſeruit,vnum,cùm caput antè retróque flectitur annuendo,renuendóq;, alterum cùm ad altera circumducitur, hóſque fieri manente ceruice. cùm autem caput valdè in pronum,ac ſupinum demittitur,atque etiam ad humeros vehementer adducitur, tales motus non ſunt ipſius capitis proprij. ſiquidẽ cum tota ceruice fiunt,neque vllo modo ea quieſcẽte cieri poſſunt, & ceruix moueri nequit, quin ſimul etiam caput ipſum moueatur, nimirum qui eſt proprius ceruicis motus,hunc pariter capitis communem iudicamus.Iam verò proprios

Gale.errauit in capitis motibus.

Veſ.in deſcribẽdis capitis motibus Gal. diligentior.

Gale.errores de capitis motibus non poſſunt excuſari.

Gale.eſt ſibi ſimilis in doctrina de motibus capitis libro de Vſu Part.de oſſ. & quarto de Anat.Aggreſ.

De motibus capitis.

Gale.12. de vſu parti.

Diuiſio motuũ capitis.

Proprij motus capitis qui.

Quod motus Gale.fiant manente ceruice.

Motus capitis & ceruicis communis.

Quomodo motus ceruicis proprius fiat capiti communis.

Motus proprij capitis fiunt ſuper prima, & ſecunda vertebra.

Prima & ſecũda vertebra cap. alligantur.

Cur occiput in pueris ſit ex pluribus oſſibus.

motus ſuper primam, ſecundámque vertebram tantùm fieri certum eſt, cùm hæ duæ cum capite potiſſimùm colligentur. Ab occipitio enim multis partibus ligamenta fluunt, propterea diſtinctum eſt in rimas ab initio, adeò vt puerorũ occiput ex pluribus oſſibus cõſtructum ſit, quæ poſtmodum ætatis proceſſu ita coaleſcunt, vt ne vlla quidem diuiſionis nota appareat, atque ideo vnicum ab omnibus cenſeatur. His ligamentis vndique annectuntur occipitio primæ duæ vertebræ, ne caput huc, atque illuc temerè delabi poſſit, quo fit, vt firmiſſimè cum ceruice cohæreat. At ſuos vt motus commodiùs efficere queat, pereleganti artificio cum primis duabus vertebris occiput articulatum fuit, quæ articulatio ad hunc habet modum. Ad eam occipitij partem, vbi amplum eſt foramen, per quod in dorſum ſpinalis medulla deſcendit, anteriora verſus duo aſſident prominentes, & in longum diducti proceſſus, vtrinque videlicet vnus, qui primę vertebræ ſinus ſubeunt, quos in ſuperiore ſui parte aſcendentium proceſſuum media ſede exculptos cernimus. Huius articulationis ope Galenus falsò putauit caput in gyrum verti poſſe. Nam huic ſententiæ aduerſatur eiuſdem articulationis forma, quandoquidem illa, quæ verti, ac circumagi debent, rei vni veluti axi inniti ſolent, non autem duabus oppoſitis partibus infigi. Nam ſi caput moueretur, vt cenſuit Galenus, circumduci non poſſet, niſi alteruter proceſſus

Caput ceruici firmiſſimè iungitur.

Articulatio occipitis cum primus duabus vertebris colli quomodo habeat.

Gal. error.

Quæ circumaguntur axi innituntur.

processus semper è sua sede exiliret: vnde luxari caput perpetuò necessum esset, quod nunquam sine vitæ dispendio accidit. Ergo solùm ex hac articulatione colligere possumus eũ motũ, quo caput modò inclinatur modò reclinatur. Circumducitur autẽ ad latus altera articulatione, quæ in secundæ vertebræ cũ prima cõpositione miro modo celebratur. Exurgit enim è medio corpore vertebræ secũdæ processus quidã rotũdus, ac longus crassitie mediocri, quẽ nõ inuenustè Græci ὀδοντοειδῆ & ὀδόντα nuncuparũt, quoniam caninũ hominis dentem quodammodo referat. Propterea Hippocrates huius partis gratia totam secundam vertebram dentem nominauit. quod perperàm intelligens quidam processum posteriorem huius dentis loco accepit. Huiusmodi itaque dens primæ vertebræ sinu suscipitur, qui eo exculptus est loco, qui vertebræ corpori destinatus fuisset: nisi eius ipsius sinus gratia corpore priuatum iri oportuisset. quo itidem loco teres, ac solidũ hinc atq; hinc ligamentũ ducitur, dentem adeò claudens, vt ne ibi dorsalem medullam appositam cõuulneret, aut certè comprimat, & tamen laxam articulationẽ illam relinquat, cuius beneficio circumagi vertebra superior possit, in quam infixum, ac persistens eo quo diximus modo caput simul ad latera circumuertatur. qua in re Galenus quoque reprehensione non vacat: quippe qui non animaduertit eiusmodi esse hanc articulationem,

Caput sine vitæ discrimine non luxatur.

Caput inclinatur & reclinatur ope articulationis eius cũ prima vertebra.

Caput circumducitur articulatione secundæ vertebræ cum prima.

Quid sit processus odontoides.

Cur Hippocrat. vocat secũdam vertebram dẽtem.

Error cuiusdã.

Describitur articulatio secundæ vertebræ cũ prima.

Ligamentum processus dentis dicti.

Gal. error.

qualem in valuarum, hostiorúmque cardinibus intuemur, quibus ostia ipsa, valuæque sustinentur, & tamen non sursum, neque deorsum mouentur, sed solummodo circumaguntur. Ex his iam tandem constare puto qui sint proprij, quíue communes capitis motus, & quomodo cùm hi, tum illi fiant: quanquam ad hos ciendos necessaria sit vertebrarum cum capite coniunctio. ac demum veritatis cultoribus cum Galeno errandi occasionem sustulimus. nunc reliquum est, vt ad vertebrarũ colli descriptionem redeamus. Prima ceruicis vertebra aliis quidem tenuior, verùm densior, ac solidior existit corpore: processúque superiore caret. Etenim sciendum est vertebram in corpus, ac processus multiiuges diuidi solere. corporis nomine partem magnam, ac veluti corpulentam intelligimus. reliquum verò, quod à corpore superat, partim foramen dorsali medullæ paratum constituit: partim in processus absumitur. Processus autem cùm dicimus, eas vertebræ partes intelligimus, quæ ex iis qualibet sede protuberant. Parte igitur anteriore primæ vertebræ, vbi corpus esse debuit, adest portio quædam pertenuis, quæ intrinsecus, quà respicit foramen, per quod spinalis medulla pertransit, in sinum excauatur: extrinsecus verò in œsophagum pertinẽs tuber quoddam emittit, quo tanto crassior, firmiórq; redditur, quanto ob posteriorem dictam cauitatem gracilior, ac imbecillior facta fuerat. Hoc sinu

Valuarum cardinibus articulationem comparat.

Epilogus.

Primæ vertebræ cum aliis comparatio.

Vertebra diuiditur in corpus & processus.

Corpus in vertebra quid.

Processus in vertebra quid.

Primæ vertebræ anterioris figura.

Tuberis primæ vertebræ vsus.

Sinus primæ vertebræ vsus.

ſinu(ſicuti paulò ſuprà dictum eſt)dentem à ſecũdæ vertebræ corpore productum excipit,cui cruſtæ modo cartilago innititur, cuius beneficio & lubrica magis in edendo motu fit articulatio,& cauetur ne nimio motu atterantur oſſa, Id quod in omnibus aliis vertebrarum articulationibus obſeruatum cernimus. Pręterea operępretium eſt,vt diligenter annotes aſcendentes, ac deſcendentes proceſſus,quibus æquè omnes vertebræ donatæ ſunt. Nam in aliis altera tantùm parte ſinus habentur, quemadmodum ſuo locò dicam . In prima verò vtrinque ſunt excauati : vt ſupernè quidẽ admittant occipitij proceſſus,infernè autem ſuperiores ſecundæ vertebræ. vnde colligere potes primam vertebram nulla ex parte ſuſcipi: ſed vtrinque tam ſuperiorum,quàm inferiorum oſſiũ inſertionem ſuſcipere. Item è lateribus eiuſdem primæ vertebræ verſus anteriora erumpunt duo alij proceſſus prælongi,ac perforati, qui & maiores ſunt, quàm in cęteris vertebris,& foramen quoq; maius habent,per quod vena,arteriáque tranſeunt ad caluariã, & ex ſe propagines aliquas ad medullam dorſalem trãſmittunt. Ad proceſſus ſuperiores & inferiores, quos aſcendentes & deſcendentes nominauimus: verſus poſteriora, ſi primam ſpectes,ſin autẽ reliquas anteriora verſus ſinus vtrobique ſinguli iacent, quibus effingendis non modò vertebræ os, quod ambit foramen dorſali medullæ paratum , ſed poſtre-

Cartilaginis in prima vertebra articul. cum ſecunda vſus.

Obſeruatio in omnibus vertebrarum articulationibus.

Omnes vertebræ habent proceſſus aſcendentes & deſcendentes.

Cur prima vertebræ proceſſus ſint vtrinque excauati.

Prima vertebr. vtrinque ſuſcipit non ſuſcipitur.

Proceſſus laterales primæ vertebræ quales.

Foraminis proceſſuum lateralium vſus.

Proceſſus ſuperior & aſcendens idem, & proceſſus inferior deſcẽdens.

ma quoque processuum portio cessit: id quod cõmune est omnibus ferè dorsi vertebris, quas incisas esse comperies, vbi inuicem committũtur, ita vt tam superioris, quàm inferioris vertebræ substantia participent. Hi sinus in prima, & secunda vertebra oblongæ rimæ speciem seruant, in reliquis orbiculari sunt figura, præterquàm in Thoracis vertebris, vbi in longum excauantur. Per hos sinus effluunt neruorũ coniugia numero distincta, quemadmodum & ipsę vertebræ distinguuntur. Quamobrem è sinibus superioribus primæ vertebræ producitur primũ neruorum coniugium: ab inferioribus autem, qui nihilominus sunt secundæ vertebræ communes, exeunt secundæ coniugationis nerui, ex aliis verò alia paria pro vertebrarum situ, ac numero. Hi verò sinus, quos diximus, non modò neruis, verùm etiam venarum, atque arteriarum ramis aditum prębent: vnde nutrimentum tam dorsali medullæ, quàm vertebrarũ ossibus suppeditetur. Secunda vertebra præter cæteras dotes, quæ primæ tribuũtur, & corpus, & processum posteriorem habet. Ex summo corpore dẽtem illum promit, de quo satis suprà dictum est, cuius superficiem asperam quoquomodo, acutámque natura construxit, vt inde commodiùs vinculum prodiret, quo occipiti alligaretur ea parte, quæ ab vtroque occipitij processu memorato ęquè distat, vbi adnatũ est exiguum, asperúmque tuberculum, cui tenaciùs adhæres-cat.

Vertebræ penè omnes dorsi incisæ sunt vbi committuntur.

Sinus inter primam & secundam vertebrã ab aliis differentia.

Thoracis vertebrarum vbi cõmittũtur sinus qualis.

Sinuum vertebrarum vbi cõmittitur vsus.

Cõiugia neruorum tot sunt quot vertebræ.

Primi neruorũ coniugij & vertebræ ortus.

Secundi cõiugij neruorũ ortus.

Venæ & arteriæ ortus in sinibus neruorum coniugiis communibus.

Secundæ vertebræ descriptio.

Dens oritur in secunda vertebra ex corpore ipsius.

Dentis superficies cur aspera & acuta.

Tuberculi asperi in secũda vertebra vsus.

cat. Proceſſu item poſteriore inſignita eſt, vt inde enaſci poſſint muſculi duo in occiput inſerendi, quibus muſculis ſurſum petentibus ne quicquam poſterior primæ vertebræ proceſſus officeret, illum prorſus natura ademptum voluit: poſterior autem ſecundæ proceſſus in extremitate ſcinditur, ac vt ita dicam, bifurcatur: vt commodiorem muſculorum nexum efficeret, quam bifurcationem in reliquis etiam colli vertebris obſeruabis. Hanc Galenus ignorauit ſuis deluſus ſimiis, in quibus integri ſunt: & ſi poſtrema nõnunquam illum integrum, nec bifidum gerat. Prætereà ſecunda vertebra laterales proceſſus longè breuiores obtinuit, quàm prima, in quibus peculiare illud eſt, quod foramen obliquè, non autem rectè vt in aliis exculptum eſt. Dantur item huic & aſcendentes, & deſcendentes proceſſus: ſed aſcendentes leuiter extuberant, ideo in humiles inferiorum primæ vertebræ proceſſuum ſinus immittuntur, ac deſcẽdentes exilibus pariter ſinibus præditi ſunt, vt ſequentium proceſſuum inſertionem admittant. Iuxta hos proceſſus adſtant illi ſinus, ſiue illa foramina, de quibus anteà dictum eſt, quà tranſmittitur ſecundum neruorum coniugium à ſpinali medulla deſcendentium. Iam verò ſcire oportet ceruicis vertebrarum corpora, prima tamen excepta, quam corpore deſtitutam eſſe diximus, in longum aliquo modo extendi, ac partem anteriorem planam exigere: cùm illi

Cur ſecũda vertеb. habet proceſſum poſteriorem.

Cur prima vert. careat proceſſu poſteriore.

Cur poſterior proceſſus ſecundæ vertebræ ſit bifidus.

Proceſſus poſteriores vert. colli omnes ſunt bifurcati contra Galen.

Proceſſus laterales ſecundæ vert. ſunt breuiores & foramine obliquo.

Proceſſus aſcendentes.

Proceſſus deſcẽdentes.

Sinus per quos exeunt nerui vena & arteria ſunt iuxta proceſſus.

Corpora vertebrarum colli qualia.

Cur anteriora corpora vert. colli ſint plana.

ſubſtratus ſit œſophagus in ventriculum deſinens,ac ſimul aſſidet aſpera arteria ad pulmones tendens.Harum itaque committendis corporibus aliam à cæteris rationem natura excogitauit: nam præcedentis pars inferior decliue ſenſim exciditur, ſuperior verò ſequentis modicè quoque decliuis eſt,vt portio illius portionem excipiat modo haud abſimili à temporum oſſium commiſſura. Colli vertebrarum corpora,prima tamen excepta,appẽdicibus vtrinque decorantur: inter quæ locum habent cartilagines craſſæ, ac molles, vt flectendi munere in quamcunque partem liberiùs fungantur. Cæterùm,vertebræ,quæ ſecundæ ſuccedunt, proprium id habent,quòd earum laterales proceſſus bifidi ſunt, quod ob muſculorum implantationem factum fuit, vt etiam in poſteriore proceſſu ſuprà adnotatum eſt. Septima vertebra, cùm finitima ſit thoracis vertebris, non nihil eſt earum naturæ particeps: itaque à ſuperioribus diſtinguitur. Aliquando enim illius poſterior proceſſus integer eſt,non bifidus. Præterea inferior huius corporis pars, quà ſpectat primam thoracis vertebram, non obliquè,nec decliuè extenditur, ſed plana eſt aliquantulum: quò ſequẽtis corporis parti æqualiter cohæreat.

Oeſophagus deſinit in ventriculum. *Aſpera arteria tendit ad pulmones.* *Committuntur corpora vertebrarũ colli pene vt oſſa tẽporũ.* *Prima vertebra caret appẽdice.* *Omnes vert.colli præter primã habent appendices.* *Cartilago craſſa & mollis cur ſit inter appendices vertebrarum.* *Cur proceſſus laterales vertebrarũ colli poſt ſecundum ſint bifidi.* *Septima vertebra colli qualis.* *Poſterior proceſſus ſeptimæ vertebræ nõ eſt ſemper bifidus.* *Cur plana ſit inferior pars poſterioris proceſſus ſeptimæ vertebræ.*

De Vertebris Thoracis. CAP. XVI.

Thoracis vertebræ 12.

THORACI deſeruientes vertebræ duodecim numero ſunt, quibus ſingulis binæ coſtæ articulantur, ita vt numero ſint viginti-

quatuor.

quatuor. Tametsi quandoque superesse vna, quandoq; desse inueniatur. rarissimum quidem vtrunque est, verùm rarius multò est, vt desit. Variant hæ à ceruicis vertebris, si quidem maiore sunt corpore, quanquam ab illis densitate, ac soliditate substantiæ superantur. & profectò maius corpus sortiri debebant, quando maiores non esse non poterant superioribus sustinendis addictæ. verùm obseruabis ea, quò magis mole augentur, eò rariore, ac fungosiore substantia prædita esse, ac prætereà foraminibus quamlibet exiguis referta, vasorum nutrimentum deferẽtium excipiendorũ gratia. At corpora hæc, præterquã quòd & rariora, & fungosiora sunt: figura, & situ à ceruicis vertebrarum corporibus non parum discrepant. Etenim minimè lata sunt, nec depressa, qualia illa esse dicebamus. Sed in medio protuberant, & in rotundum adducuntur: præter duas primas, quę ob colli vicinitatẽ quoquo modo corpore sunt depresso, ac lato. Horum itidem corpora suprà, infráque plana existunt, & multam cartilaginem interiectam possident. In eo prætereà ab iisdem ceruicis vertebris diuersæ sunt, quoniam posteriores processus nec bifidos, nec rursum latos, atque in extremitate rotundos gerunt: sed oblongos, & acutos quadrangularis pyramidis ritu, ac deorsum decliues, neque transuersis sunt processibus bifurcatis, sed longis & magnis, necnon in rotundum, & crassiusculum

Costæ quandoque 24.
Costæ quãdoque etiã 23. vel 25.
Rarius est vt ex costis vna desit quam supersit.
Differentia vertebrarum thoracis à vertebris colli.
Cur corpus vertebrarum thoracis sit maius corpore vert. colli.
Corpora vertebrarum quanto maiora eo fungosiora.
Foram. in corpore vert. vsus.
Figura corporũ vertebrarũ thoracis lata.
Plana.
Processus vertebrarum thoracis quales.

caput desinentibus, qui primo exortu sursum feruntur, inde verò flectuntur deorsum tendentes, partéque interna excauati costarum tuberibus commodam articulationem præbent. quæ cauitates in tribus primis inferiorem regionem, in tribus autem postremis superiorem occupant, adeò vt illæ deorsum, hæ verò sursum respicere videantur. at quatuor mediæ medio se habent modo. Cæterùm transuersi vndecimæ, ac duodecimæ processus non sunt eiusmodi. namque iis nothas costas veluti breuiores atque intumescentibus intestinis plerunque cessuras, tam validè alligari minus expediebat. Quamobrem vnica illa, & mediocri articulatione vertebrarum corporibus duntaxat committuntur. Reliquæ omnes validissimis ligamentis nectuntur, atque vt firmior sit huiusmodi nexus: ad latera corporum vertebrarum sinus adsunt costarum capitula excipientes, qui tamen non in omnibus eundem seruant situm. Nam præter primam, vndecimam, ac duodecimam sinus isti communes sunt, siquidem ad corporum extremitates, quà vertebræ mutuo vniuntur, iacent iuxta foramina transmittendis neruis parata: sed prima, vndecima, & duodecima hos sinus in suis ipsarum corporibus exculptos habent, quos omnes cartilaginea crusta oblitos licet animaduertere. Iam verò thoracis vertebræ aliis quoque nominibus inuicem distinguuntur. Etenim posterio-

Costarum tubera articulãtur cum cauitatibus processuum vertebrarũ thoracis.

Thoracis verte. tres primæ deorsum, tres posteriores sursum respiciunt mediæ medio modo.

Processus transuersi vndecimæ & duodecimæ vert. quales.

Costæ nothæ cedunt quãdoque intestinis tumẽtibus.

Quomodo vertebræ costis validißimè alligentur.

Prima vertebra vndecima & 12 quales sinus habeant.

ſteriores proceſſus, qui ſpinam conſtituunt, neque ita longi, neque acuti in tribus poſtremis conſpiciuntur: ſed lati quodammodo ſunt, & & in extremitate in orbem circunſcripti, nec abſimiles vertebrarum lumborum proceſſibus in eadem ſerie conſtitutis, vbi adnotare operæpretium eſt, poſteriorem duodecimæ proceſſum omnium breuiſſimum, & minus alijs deorſum ſpectantem. Hîc non eſt prætermittendum, quòd quæ nos cum rectè ſentientibus duodecimæ tribuimus, ea Galenus decimæ aſcribit: verùm illi canes, & ſimiæ impoſuere, in quibus decima eſt dorſi vertebrarũ medium, ac veluti punctus & axis quidam: quo omnino quieſcente cæteræ hinc inde moueantur. quod in duodecima hominis verum deprehendes, quæ parem articulationis ſpeciem ab vtraque parte eſt conſecuta. infrà namque ſupráque proceſſus mediæ extuberantes habet, vt vtrinque ſuſcipiatur, contrà quàm primæ ceruicis vertebræ vſu venit, quam vtrinque ſuſcipere capite ſuperiore demonſtrauimus. Quòd ſi quis huius articulationis varietatis diligentiùs rationem requirat, animaduertere oportet eandem motus rationem in ſuperioribus vertebris ad duodecimam vſque ſeruari: inde verò à ſubſequentibus nempe lumborum vertebris contrariam. Quocirca contrarius quoque in illarum ſuperioribus, inferioribúſque proceſſibus articulationis modus reperitur, & fortè præcedẽtium

Proceſſus poſteriores vertebrarum thoracis quales.

Decima vertebra in cane & ſimia eſt mediũ vertebrarum dorſi, ſed in homine 12.

Gal. error.

Duodecimæ verteb. vſus & figura.

Duodecima verteb. vtrinque ſuſcipitur.

Prima vertebra vtrinque ſuſcipit.

Cur non ſit eadem in omnibus thoracis vertebris articulatio.

Dorsum quomodo in anteriora flectatur. *Qua ope dorsum ad posteriora curuetur.*

articulatio aptissima est ad dorsum in anteriora flectendum: cùm verò illud ipsum ad posteriora toto penè corpore curuatur, id muneris tunc lumborum vertebræ præstiterint. Thoracis vertebræ illud postremò commune habent, in quo à superioribus maximè differunt, quòd quinis appendicibus sunt donatæ, binis ad ipsorum corpora suprà infráque totidem ad trãsuersos processus, ac demum singulis ad extremitatem spinæ.

Vertebræ thoracis habent quinque processus & quos.

De *Lumborum Vertebris.*

CAPVT XVII.

Ex ijs, quę suprà de colli, ac thoracis vertebris dicta sunt, non pauca eliciuntur, quæ ad vertebrarum lumborum explicationẽ attinent, quæ repetere nullo pacto est opus. Lumborum igitur vertebræ quinque numero sunt, atque hæ superiorum omnium maximæ: verùm substantia rarissima, & foraminibus crebris peruia constant. Harum superiores processus sinus speciem referunt inferiores autem in hos immittendi paululum eminent, atque ita sua & ipsi cartilagine tecti cõmittuntur, contrà quàm in superioribus fiat, quoniam hęc articulatio oppositam motus rationem præstat. Transuersi processus longiores multò his, quàm thoracis vertebris, attamen tenuiores, atque inter se dispares. Prima enim & quinta lumborum vertebrarum breuiores illos habent, quàm mediæ: qui à se inuicem præterea dissident, quoniam

Vertebræ lumborum 5.

Substantia vertebrarum lumborum qualis. *Processus superiores & inferiores quales.* *Cur vertebræ lumborum committantur diuerso modo.*

Processus transuersi.

Prima & quinta vertebra.

niam ſuperiores deorſum, inferiores ſurſum, vnius verò, quæ media eſt tranſuerſi proceſſus, nec ſurſum, nec deorſum vergunt: quicquid de his ſenſerit Veſalius. Tales autem proceſſus coſtularum vicem quodammodo gerunt peculiare maximis vaſis propugnaculum allaturi. Non enim eo loco iuſtæ magnitudinis coſtæ produci potuere: ſiquidem non conducebat eam inteſtinorum regionem oſſium mole, ac duritie comprimi, quam ad immodicam extenſionem nonnũquam deuenire oportet, præſertim in fœminis, quando vterum geſtant. cui rei natura conſuluit accuratiùs: cùm duas poſtremas coſtas, & breuiſſimas efformarit, & ſenſim à pectoris oſſe obduxerit: ſatis fore exiſtimans ſi tranſuerſos lumborum vertebrarũ proceſſus tantum porrigeret, quantum venæ cauæ, magnæque arteriæ muniendis opus foret. Non procul ab his proceſſibus duo alij, vtrinque ſinguli, exoriuntur exigui admodum iuxta nerui exortum, quos Veſalius in homine nunquam, in canibus verò, ac ſimiis ſe animaduertiſſe aſſeuerat. Cui ego hac in parte ſubſcribere nullo pacto poſſum, & veriſſimã eſſe ſententiam Galeni cogor fateri, cùm ſæpe in cadaueribus publicè ſectis Patauij, Piſis, Romæque eius generis oſſa animaduerterim: & pleno theatro attrectanda propoſuerim, quæ haud dubiè nuper dictis proceſſibus abundabant. Quid? quòd apud me ſceletos adhuc perſtat, in cuius lumbo-

Tranſuerſi proceſſus mediæ vertebræ lumborum quales.
Error Veſalij.
Tranſuerſorum proceſſuum vſus.
Cur in loco proceſſuum tranſuerſorum coſtæ non ſint productæ ad maiorẽ longitudinem.
Productio tranſuerſorum proceſſuum vertebrarum lumborum quanta ſit.
Proceſſus alij duo.
Contra Veſal. pro Galeno.
Proceſſus eſt anatomen, Patauij, Piſis, Romæ
Sceleton habet domi.

rum vertebris tales processus insigniter apparent. Hi tamen non in omnibus apparent. Aliquando inueniuntur vertebræ, in quibus obscurissimi sint. Atque hæc prolixiùs dicta sint, vt omnibus perspicuum sit, me in rebus Anatomicis non tanti Galenum & Vesalium, quos plurimi facio, quàm veritatem ipsam facere: veritatem appello, vbi cùm rei natura oratio maximè concordat. Dantur prætereà lumborum vertebris posteriores processus, neque longi, neque acuti, neque ita deorsum tendentes, quales in superioribus vertebris visuntur: sed validi sunt, crassi, ac lati, & in extremitate circulari linea definiti. Hæ tandem vertebræ aliarum more appendicibus exornantur, quæ quanto cæteras magnitudine antecellunt, tanto etiam cartilaginem, quæ inter ipsarum corpora mollissima intersidet, maiorem, & crassiorem adepta sunt, neque foraminibus illis destituuntur ante inferiores, superioresque processus exculptis, per quæ tam patet ingressus vasis nutrimentum afferentibus, quàm exitus neruis ex dorsali medulla progredientibus. Hæc autem foramina à superioribus differunt. non enim verè orbiculata sunt, neque magis in vnius, quàm alterius vertebræ parte excauantur, sed parem vtriusque portionem exemptam postulant, quemadmodum videre est in quibusdam ceruicis vertebris. id quod si minus obseruatum videris, non magni referre putato, si humilior isto-

Galeno & Vesalio in rebus Anatomicis veritatē præfert.

Processus posteriores lumborū quales.

Vertebræ lumborum habent appendices.

Cartilago inter corpora vertebrarum qualis.

Vsus foraminū ante processus inferiores ac superiores.

Differentia foraminum vertebrarum lumborum ab aliis.

istorum foraminum sedes inferioribus vertebris tribuatur. Illud autem omnium vertebrarum dempta ceruicis prima commune fuerit, quòd in posteriore corporis parte, quam vtique spinalis medulla parte sua anteriore attingit, adsistit foramen patens, ac peruium subintrantibus venis, atque etiam arteriis, vt alimentum abundè suggerant. Atque hæc hactenus de ceruicis, thoracis, ac lumborum vertebris: quarum descriptio à Galeno tradita omnino reiicienda est, quando cum brutis potiùs, quàm cum humanis conuenire videtur. In sacro item, & coccygis osse Galenum eadem ratione non sequemur, vt sequenti capite palàm erit. Illud insuper adnotabis posteriorem processum, quem spinam vocari diximus, deorsum tendere à secunda ceruicis vertebra vsque ad vltimam lumborum, quamuis secus Galenus senserit, qui dixit processus sub decima sursum vergere.

Commune omnibus vertebris præter primam ceruicis.

Galen. errat in vertebrarum sacri & coccygis descriptione.

Spina tēdit deorsum à secunda vertebra colli ad vltimam lumborum.

Gal. error.

De Sacro, & Coccygis osse.
CAP. XVIII.

DORSI duæ iam postremæ partes restant, quarum alteram sacrum, alteram verò coccygis os nuncupamus, vtroque à Græcis sumpto vocabulo, siquidem illi hoc ἱερὸν, illud autem κόκκυγα dixere, nonnunquam etiam sacrum πλατὺ vocarunt: latum id, amplúmque intelligentes. superat enim non modica amplitudine reliquas omnes vertebras, quibus veluti basim

ἱερὸν.

κόκκυξ.

Cur πλατὺ vocent os sacrū.

ſubſtratum animaduertimus. idem verò apud veteres ἱερὸν, quod magnum ſonat. Illud de hoc oſſe ſatis abſurdum eſt, atque à rei natura maximè abhorrens, quod nonnulli magni etiam nominis authores commenti ſunt: os iſtud fœminis, dum pariunt, ita dilatari, ac retrocedere, vt percommodè fœdus edi poſſit: ac propterea ſacrum appellari. Neque mihi adducenda videntur, quæ Galenus variè de hoc oſſe tradidit, cùm ſatis conſtet, non humanum os ſacrum, ſed bellumum, quale eſt canum, ac ſimiarum, ab eo fuiſſe deſcriptum, quemadmodum pluribus verbis quàm fortaſſe neceſſe fuit, Veſalius oſtendere conatus eſt. Verùm enimuero hæc, atque alia quandoque in medium afferri debent, vt nonnulli diſcant legendis authoribus iudicium adhibere, neque Pythagoricorum more ſatis eſſe ducere, quod ipſe dixerit. cuius tantum opinio præiudicata poterat, vt etiam ſine ratione valeret authoritas. Quis enim non videt magnum Galenum quandoque dormitare. cùm oſſa non diſtinxerit, quantum à brutorũ oſſibus humana diſtarent? Illud enim ne à ſacro oſſe diſcedamus, quod ſcripſit Galenus in ſacro oſſe tria tantùm inueniri foramina, quæ in oſſium, ex quibus id ipſum conſtat, compage exculpta ſunt: videre non poſſum, quo pacto veriſimile ſit tribus foraminibus donari poſſe, cùm duas tantùm commiſſuras obtineat. quandoquidem vult ex tribus id oſſibus conſtru-

ἱερὸν, id eſt, magnum.

Etymologia ſacri oßis quod ita vocetur quia in parientibus dilatatur abſurdißimum eſt.

Gale. deſcripſit os ſacrum belluinum.

Veſalij ſermonis prolixitas.

Authoribus legẽdis iudicium adhibendum.

Pythagoricis ſatis erat αὐτὸς ἔφα.

Gal. quãdoque dormitat.

Galeni error.

construꝯum, quem ſimiæ, vel canis, vel leonis os ſacrum inſpicienti non obſcurum erit, minus veró tria hæc foramina ſacro oſsi humano tribuentur: quòd videlicet non ex tribus, neque ex quatuor (vt ille arbitratus eſt) verũ ex quinque, & ſex plurimum oſsibus conflatũ eſt. Quæ tametſi in ætate adhuc tenera laxari, ac ſeparari poſſunt, neque tunc multum à reliquis vertebris differre videantur: tamen cùm facta ſint, vt conſiſtant, ita coaleſcunt, vt niſi interna parte, quæ anterior eſt commiſſurarum notæ ſeruarentur, vix quiſquam crederet ex pluribus illud oſsibus conſtare. Cæterùm oſſa hæc nõ ſecus inuicem commiſſa ſunt, atque ſuperiores vertebræ, præterquam quòd interſtitio cartilagineo carent, quo minimè opus erat immobilibus futuris. Quamobrem in vertebrarum numero habentur, non quia vertebrarum vſum præſtent, cùm nulla ratione moueri poſſint, verùm quia ſimilitudinem quãdam retinent, per quam cum illis conuenire videntur. Nam ſi à teneræ ætatis corpore ſumpta hæc oſſa decoxeris, & à ſe inuicem diuulſa conſideraueris, & corpus in iis, & proceſſus, ac demum eandem penè figuram obſeruabis, quam vertebræ ipſæ præ ſe ferunt. Porrò non aliam ob cauſam os iſtud à natura paratum fuit, quàm vt ſuper eo quieſcente reliqua oſſa inferiora, æquè ac ſuperiora mouerẽtur. licet enim ad oſſa partes corporis vniuerſæ adhæreſcant, atque iis motis eæ-

In ſimia cane & leone verum eſt quod ſcribit Galen. de oſſe ſacro.

Os ſacrum hominis ex quinque vel ſex oſſibus.

Os ſacrum in ætate tenella laxatur & ſeparatur.

Vbi ſeruetur veſtigium commiſſuræ in oſſe ſacro.

Quomodo intelligatur os ſacrũ haberi in numero vertebrarũ.

Oſsis ſacri vſus.

dem ſimul moueantur, ex naturæ tamen lege vnum præcipuum os eſſe debuit, ad quod reliqua oſſa ſtabilirentur. quod profectò commodiùs alibi, quàm in medio penè corpore locari non potuit: vt tam ſuperioribus, quàm inferioribus mouẽdis aſſiſteret. At quoniam dorſalem medullam admittere debebat, tranſmittendíſq; ab illa neruis vias recludere: iccirco in eo foramina ſunt inciſa, per quorum medium ſpinalis medulla deſcendit, quæ adeò dura, ſolidáq; exiſtit, vt nerui magis, quàm medullæ naturã ſapiat. Quapropter in neruos plures, ceu in ramulos deſinit, qui extra fines ſacri oſſis parte poſteriore progreſſi ad nates, & aliquot vtriuſq; femoris muſculos deferũtur. ad latera item antè, retróq; perforata ſunt oſſa iſta, quà ſcilicet inuicem cõmittuntur. foramina verò rotunda ſunt, & æquè ſuperioris, ac inferioris oſſis portionem occupant, vnde nerui fluunt. Cùm autem ſex oſſa (totidem enim illa ſępenumerò eſſe ſolent) quinque neceſſariò commiſſuris vniantur, quinis etiam vtrinque foraminibus donari oportet: quorum duo prima maxima ſunt omnium: reliqua verò quo longiùs à primis abſcedunt, eo minora fiunt: verùm extrinſeca omnia ſi cũ intrinſecis conferantur, minora cernũtur. Quòd ſi etiam addas partem illam, qua cum poſtrema lumborum vertebra ſuperior primi ſacri oſſis portio coniungitur, cùm illic extent duo alia foramina: dicendum eſt ſacrum iis pariter foraminibus

Os ſacrum cur vnum.

Cur in medio ſitum eſt.

Cur in medio ipſius ſunt foramina.

Spinalis medulla tranſiens per os ſacrum nerui naturam ſapit.

Nerui a ſacro oſſe ad nates & aliquot muſcu. femoris.

Os ſacrũ ad latera antè & retrò eſt perforatum.

Si oſſa ſacri ſunt ſex foramina vtrinque ſunt quinque & qualia.

Foramina vtrinque in oſſe ſacro extra minora, intrò maiora ſunt.

foraminibus abundare. Ex quibus omnibus, qui nerui transmitti soleant, suo loco docebimus. Huius ossis figuram non video cui rei cõferre possim, nisi protuberantis propugnaculi formam imitetur. Etenim supernè planum habet corpus, cui incumbit quinta neruorum vertebra, & se in bina latera protendit, crassa illa quidem, ac geminis processibus parte posteriore munita, atque ita respondet secundo: postmodum descendens semper fit angustius, quousque in acutum ferè tendat, vbi primum os coccygis coalescit. Præterea parte anteriore leue est ac simum, vt organis, quæ subsunt, cedat, neque abesse vllo pacto possit. posteriore verò parte gibbum est, vt firmiùs hæreat, ac eas partes, quas munire debet, validiùs tueatur: nec minus asperum quoque est, multósque sinus, ac processus facit, quæ potiùs tubercula quædam mihi esse videntur. Posteriores item processus breuiores sunt, nec secus atque ossa, vnde prodeunt, inuicem committuntur, ac vnam veluti spinam constituunt: quod tamen in quatuor, vel tribus primis ossibus obseruabis. At quæ sequuntur posteriores processus in duas quodammodo partes diducunt: vt exerenti sese medullæ, ac in plures, vt dictum est, propagines diuisæ sinum parent, qui tamen hinc inde prominentes aliquantum illam tueri videntur. Primum os sacri hoc habet peculiare, quòd superiores emittit processus leui-

Neruorum descriptionem alio reiicienda.

Figura ossis sacri.

Os sacrum cur anteriore sit leue ac simum.

Cur posteriore gibbum.

Cur asperum.

Sinus ac processus ossis sacri.

Os primum sacri quid habeat peculiare.

ter cauos, quibus immittuntur inferiores postremæ lumborum vertebræ processus modicè protuberantes. Demum notandi sunt tres sinus in extimis trium superiorum ossium lateribus, quorum medius maior est, ac profundior cæteris. in hos tenaciùs inseruntur prominentes iliorum partes, atque ita cum trāsuersis processibus eorūdem cartilaginis, ac ligamenti interuentu cohærent, vt vix diuelli possint. quin etiam videre est iliorum ossa adeò sacro ipsi cōnexa, vt connata quandoq; videantur. Nec mirum id cuiquam videri debet, quando hisce oculis vidi os sacrum, cui sinistrum os ilij connatum erat deficiēte dextro, ac illud ne ferro quidem cōuelli poterat: vnde firmior redditur sententia, neque ossa iliorum, neque sacrum moueri vllo pacto posse. Quinta, & vltima dorsi portio ex quatuor ossiculis constructa, ab ossis sacri extremitate veluti cauda quædam pendet: ideo caudam recentiores, siue os caudæ dixere. Græcè autem coccyx nūcupatur, quoniam cuculi auis rostro persimilis apparet. rubescit enim os istud præsertim in iunioribus, & ductu ad interna obliquo in mucronem tendit. Primum coccygis ossiculum, quod cæteris latius est, ac maius, supernè sinum habet, quò imam postremi sacri ossis partem media cartilagine excipit, atq; in eo vertebrarum inter se compagem imitatur ad aliquem fortè motū, cùm tempus postulat, edendum. Quocirca verò simile admodum

Tres sinus in intimis lateribus trium ossium superiorum sacri.

Connexio iliorū cum sacro quales.

Ossa iliorum & sacri neque mouentur, neque moueri possunt.

De coccyge. Coccyx. Cauda. Os caudæ. Coccyx os cur ita dictum. Descript. coccygis.

Coccyx aliquē quādoque motum edit. Parturiētes cruciantur cū coccyx flectitur.

dum videtur, os istud à sacro laxari, ac versus posteriora flecti, cùm mulieres fœtum emittũt: id quod nõ sine aliquo patientium cruciatu cõtingit. Huic primo officulo dátur quatuor processus, duo è lateribus, ac totidem posteriores acuti & superiora spectantes. reliqua verò tria officula rotunda quodammodo sunt, ac sensim in acutum tendunt: vt rostri illius, quod referunt, mucronẽ constituant. Hæc inter se adeò arctè compacta sunt, vt vnicum os esse videantur, nonnullis foraminibus peruia: fungosa tamen existunt, qualia sunt ossa pectoris.

Processus quatuor primi oßis coccygis figura trium reliquorum oßiũ coccygis.

Ossa coccygis sunt fungosa vt ossa pectoris.

De Thorace. CAP. XIX.

A VERTEBRARVM descriptione ad explicandam thoracis naturam aliorum exẽplo aggredi decet: quando illæ duodecim, quę inter ceruicem, ac lumbum locum habent, ad thoracis constitutionem necessariò cõcurrunt. etenim costæ præcipuæ thoracis partes, cũ exactiorem illius figuram efficiant, maiorem firmitudinem, ac robur à vertebris, quàm ab osse pectoris sortiuntur, quibus omnes gemino ferè nexu copulantur. Quamobrem si pectoris os thoracis partem censemus, multò certè magis fatendum est, vertebras iam commemoratas ad thoracem pertinere. Non immeritò igitur ex vertebris, costis, ac item ex osse pectoris integra thoracis constructio constat, quod descripturi, de costis, pectorísque osse tantũ agemus. Nam satis, supérque de vertebris meminimus.

Quæ vertebræ concurrant ad constitutionem thoracis.

Thoraci maior à vertebris quã ab osse pectoris inest robur.

Thorax ex quibus constat.

Tractatio de vertebris prolixa est.

Cur membrum princeps in thorace. *Pulmonum situs, & vsus.*

Cæterùm in thorace cor princeps membrum contineri nemo eſt qui neſciat, cui veluti calidiſſimo, & aſſiduo penè feruore æſtuanti partem aliquam adeſſe oportuit eius refrigerandi gratia. Propterea in thorace geminos pulmones natura fabrefecit, vt hinc inde aſſideant ceu cor ipſum medium complexuri: quorum perenni motu, atque agitatione tāquam flabello ventiletur, vt ita dicam, & æſtus ille ingens miteſcat. cùm verò pulmones per aërem viciſſim inſpiratum, atque expiratum continenter moueri neceſſe fuerit: Thorax modò attolli, modò cōprimi debuit, prout reſpirationis beneficium poſtulabat. quāquam dixerit aliquis, thoracem cōmodiſſimè huic neceſſitati obtemperare potuiſſe, ſi muſculis tantùm, ac pelle abdominis more tegeretur. Verùm enimuero ſaluti pariter ac tutelæ tam nobilis, & principis membri conſulendum fuit. parandúmq; etiam, vnde muſculi eiuſmodi motui famulantes exoriri, aut quo inſeri quàm appoſitiſsimè poſſent. Sapientiſſima ergo rerum cunctarum genitrix natura eam conſtructionem molita eſt coſtis tali figura, atque inarticulatione conflatis, vt leui momento contrahi, ac rurſum dilatari poſſent: nec non etiam percommodam pulmonibus, & cordi ſedem ſtruerent. hinc facilè ſibi quiſque rationes comparare poteſt, quò ſatisfaciat ſciſcitantibus cur Thorax non totus oſſeus, aut nulla ex parte oſſeus: vel denique cur ex coſtis, ita

Cur thorax modò attollatur modò comprimatur. *Occurrit obiectioni.*

Cur thorax non eſt totus oſſeus. *Cur nulla parte oſſeus.* *Cur ex coſtis*

ita per interualla distinctis fuerit efformatus. Verùm costæ vigintiquatuor numerari solent: quando vtrunque latus duodecim admittit, qui tamen numerus non semper idem reperitur. in aliquibus enim aliquando tredecim, aliquando vndecim costæ insunt: multò tamen rariùs deesse videas, quàm superesse. Abundantem vna tantùm costula mulierem Sanctam nomine à me publico Pisarum Theatro dissectam, ac demum ad sceleti formam compositam apud se detinet familiaris meus Bartholomæus Strarensis medicinæ Pisis publicè professor, quam aliquando expositam memini cernentes idiotas penè iureiurando affirmare solitos illam ipsam costam esse, qua fœminæ viros superant: cum tamen idem sit numerus costarum in viris pariter & mulieribus. Quòd si quandoque aut in his, aut in illis vel deficiunt, vel superant: id nimia materiæ copia, vel eiusdem inopia certum est prouenire: quemadmodum cõtingit, cum natura aberrans plures in manu, paucioré sue quinque digitis producit. Verùm quod de thoracis vertebris superiùs dictum fuit, idem quoque de costis affirmandum est. Cùm enim singulæ vertebræ geminas costas excipiant, & illæ, si modò variari numerum contingat, rariùs pauciores, quàm plures duodecim existant, ita rariùs imminuitur costarum numerus. quæ quidem varietas, æquè in maribus, ac fœminis deprehendi solet. Quamobrem non

per interualla distinctis superioribus patet.

Costæ non sunt semper 24.

Costæ 13.

Costæ 11.

Sancta habebat viginti quinque costas.

Sceletus Bartholomæi Stratensis.

Tot costæ sunt in mulieribus quot in viris.

Cur costæ quãdoque deficiant vel superent numerum.

Costarum numerus pro portione respondet vertebris.

Aristoteles præcipuus naturæ filius. *Aristotelis in numero costarũ error.* *Vndecim costas vidit Patauij.* *Quando primũ Anatomiam Patauij publicè professus est.* *Ioannes Antonius Leonicus præceptor.* *Sceletum misit ad Ioannem Baptistam Picinardum.* *Duodecim vt plurimum sunt costæ in Thorace vtrinque.* *Quot sint costæ veræ & vnde dictæ.* *Vniri per Arthrodiam.* *Costæ spuriæ cur dicantur.*

possum satis mirari Aristotelem alioqui præcipuum naturæ filiũ, scribere ausum esse octo costis homines constare, atque apud aliquas nationes septem solummodo costis donatos esse. Vndecim mihi semel tãtùm dinumerare licuit, cùm primùm Patauij Anatomicã administrationem publicè profiteri cœpi. Etenim cũ Vesalius abesset, ac diutius in germania detineretur, vt opus suum de Humani corporis fabrica imprimendum curaret: me tum Venetiis primario Chirurgo, ac præceptori meo Ioãni Antonio Leonico, graui morbo laborãti, omni officio, ac potiùs pietate assistentẽ vniuersa Schola Patauina dignum iudicauit, quem in Vesalij locum sufficeret, ac non contemnẽdo præmio accersiuit. In ea igitur dissectione cadauer vnũ vndecim costis munitum fortè fortuna obtigit, cuius deinde ossa decocta, & æneis vinculis cõpacta, ad præstantem medicum Ioãnem Baptistam Picinardum Cremonam misi. Verumenimuero ad ea, quæ ferè semper talia sunt, respiciẽtes dicimus duodecim vtrinq; costas thoraci constituendo adesse oportere, quarum aliæ veræ sunt, ac legitimæ nominatæ, aliæ verò nothæ, ac spuriæ. septem superiores veræ ideo dictæ sunt, quoniam verè pectoris ossi media cartilagine per Arthrodiam vniuntur. Quinque verò aliæ sequentes nothæ sunt. quãdoquidem cum osse pectoris non coniunguntur: nam suis cartilaginibus ad os pectoris non pertingũt, sed ſuperiorum verarum cartilaginibus cõmittuntur, ac eo pacto inter ſe iunctæ vniuntur, præter duodecimam, quæ omnino ab vndecima, ſicq; à cæteris abſcedit: neq; tamen proprio adminiculo deſtituitur. nam cum ſepto trãſuerſo colligatur, id quod interdum vndecimæ contingere ſolet. Coſtæ cum vertebris etiam duplici (vti antea diximus) nexu coarticulantur, vt validius ibi inhæreant: tamen ſi nõ omnes duplicem hunc articulum obtinent, quando poſtremæ duæ, vndecima ſcilicet ac duodecima vno tantum loco ſuis vertebris cõmittuntur. Deſinunt omnes poſteriore parte in proceſſum quẽdam capitatum, ſed acutum potiùs, quàm rotũdum, quod caput in vertebrarum corpus immittitur, quà latera ſinus quoſdam habent, ſed diuerſo modo celatos: non enim admodum altè excauati ſunt illi ſinus trium inferiorum coſtarum inarticulationi ſubſeruientes. Habent præterea nõ longè à capite proceſſum alterum: pa ſi quidẽ illæ vbi à capite progrediuntur: nõ parum excauantur, eo præcipuè latere, quo protuberare rurſus incipiunt, atque alterũ hunc proceſſum emittere, qui cum tranſuerſis vertebrarum proceſſibus validis vinculis alligatur. Quæ nihilominus vniendi ratio minimè omnibus eſt communis. nam vndecima, & duodecima hoc ſecundo articulo priuantur: id quod etiam in prima coſta frequentiùs obſeruatur. & quoniam huiuſmodi proceſſus, tam qui ad extre-

Coſta duodecima vbi alligetur.

Coſta 11. quandoque colligatur cum ſepto tranſuerſo.

Coſtæ quomodo vertebris articulẽtur & cur.

Vertebræ vndecimæ, & duodecimæ cũ vertebris articulatio qualis.

Proceſſus coſtarum poſteriore parte.

Sinus in lateribus coſtarum.

Proceſſus alter.

Coſtæ vndecimæ & duodecimæ peculiare.

Proceſſus cum appendicibus.

mitates costarum prominent, quàm qui transuersis processibus vertebrarum inhærēt appendicibus sunt præmuniti. Vbi etiam cartilago posita est, excipiendæ erunt, quæ vnico articulo committuntur: singulos enim appēdices hæ tantùm habent. Constant costæ omnes partim

Costarum substantia.

ossea, partim cartilaginea substantia: nam totus earum ductus à vertebris versus anteriora propè os pectoris osseus est, quà verò cum osse pectoris legitimæ, aut cum aliarum cartilagi-

Cartilaginis in costarum coniunctione vsu.

nibus nothæ coniungi debent: cartilaginem multam producunt, vt ne dura cum mollioribus immediatè cōponantur. Iam verò substan-

Costarum extrema.

tia illa ossea non vsquequaque est persimilis, aut æqualis: siquidem costarum extrema tenera quodammodo sunt, ac etiam fungosa.

Media.

media verò ipsarum regio durior est, ac intus me-

Costæ latiores pectus versus.

dullosa. Porrò ab ea parte, quæ vertebris vicinior est, glaciliores existunt, ac veluti teretes: quantò autē magis ad pectus adducuntur, tan-

Quo signo distinguantur costæ dextræ à sinistris.

to quoque latiores fiunt. Prætereà pars superior crassior est inferiore: vnde certam propemodum notam colligito, qua dextras à sinistris secernas. hanc verò tenuitatem, ac latitudinem in omnium ferè animalium costis deprehende-

Leonis costæ quales.

re licet leone excepto. cuius quidem costæ crassiores, ac prorsus teretes visuntur, quæ nihilominus insignem cauitatem habent, in qua nisi medulla contineatur, inanem omnino eam ipsam fore necesse est: quod eò dictum est, vt obiter

obiter animaduertant operum naturæ ſtudioſi, quàm verè dicat Ariſtoteles leonum oſſa penitus eſſe ſolida, nec medullam intus continere: vt ſcilicet incredibile horum animalium robur hoc argumento probaret. Equidem dum Florentiæ cum Mazzolario Academiæ Piſanæ moderatore ad viſendos leones adducti eſſemus, quos florentiſsima illa ciuitas ſuis clauſtris, & publico loco, publico etiam ſumptu alit, idque in ſignum maiorum ſuorum, ac perpetui cuiuſdam hominis ergò: in eum ſermonem deuenimus, an verum id eſſet, quod Philoſophus de hiſce animalibus, ac præſertim de ipſorum oſsibus tradidit: cúmq; ille me dubium, ancipitémque cerneret, quid (inquit) obſtat cur id oculis noſtris nõ exploremus: quãdo hic demortuorũ leonum ſepulchra adſunt? itaque cuſtodiæ præfectum rogauimus: vt per illum liceret ex leonum ſepulchris oſſa tantiſper effodere, dum quod maximè cupiebamus intueremur. ille comiter non modò eruendi ſed exportandi etiam quotquot voluimus copiam fecit. quamobrem noſtro illa arbitratu fregimus, ac medulloſa conſpicati ſumus. quid quòd non modò grandiora oſſa amplis cauitatibus prædita; ſed minora etiam caua offendimus? Tales ergo leonum ſunt coſtæ, quales antea diximus. cartilagines item in quas coſtæ ipſæ parte anteriore deſinunt: diuerſæ ſunt. Etenim verarum cartilagines non adeò molles

Oſſa leonis non ſunt ſolida contra Ariſtot.

Mazzolarius præfectus academiæ Piſanæ.

Florentiæ aluntur leones.

Florentiæ adſunt ſepulchra leonum.

Leonis oſſa maiora omnino infregit medulloſaque reperit.

cognoſcuntur, quales ſunt ſpuriarũ: quod non ſine conſilio factum intelliges, ſi priùs conſideraueris illarum cartilagines duriores fore, quæ cum duriore ſubſtantia, nempe cum oſſe pectoris coniungendæ fuerint: inferiorum verò, quæ nothæ dicuntur, ideò molliores, quoniam cum cartilaginibus copulari debebant: id quod nobis res confirmat: cùm in ſenio affectis corporibus intuemur ſuperiores illas cartilagines, quæ cum pectoris oſſe cohærent, iam penè totas in oſſium naturam abiiſſe. Ad hæc coſtarum ſextæ, ſeptimæ, octauæ, nonæ cartilagines cæteris ſunt longiores: at ſpuriarum tenuiores, anguſtiores, & in mucronem tendentes. Poſtremæ tamen cartilago breuiſsima eſt, quemadmodum eſſe ſolet primæ, ac legitimæ: quanquam in eo differũt, quòd acuta illa eſt, & gracilis, hæc verò lata, & ampla: ſicuti etiam ipſa reliquas omnes coſtas latitudine ſuperat: quæ amplior etiam redditur, quò propiùs ad os pectoris accedit: ſecus autem aliis contingit, nam earum cartilagines initio ſunt, quàm in progreſſu ampliores: coſtis autem tam longæ cartilagines appoſitæ fuerunt, vt ex aſſiduo motu minus læderentur, ac vel dormientibus ſurſum attolli, itémque deprimi pro pulmonum naturali agitatione poſſent. Quæ quidem cartilagines cum ſint veluti vincula, quibus pectoris oſſi coſtæ alligantur: non immeritò coſtarum interualla conſtituunt, quæ tamen inter ſe poſitione,

Cur cartilagines coſtarũ quæ cum oſſe pectoris coniungũtur ſint duriores.

Cartilagines coſtarum notharũ quales & cur.

Cartilagines coſtarum verarũ in valde ſenibus penè oſſeæ.

Cartilagines coſtarum comparantur inter ſe.

Cur coſtæ habeant tam longas cartilagines.

Cartilagines coſtarum ligant coſtas oſſe pectoris.

Interualla coſtarum.

tione, ac situ variant: nam sex superiorum costarum cartilagines æquis à pectore spatiis dehiscunt, atque eo modo æqualia costarum interualla efformant. Sextæ autem parte solummodò inferiore, qua septimam respicit, & septimæ, octauę, ac nonæ varius est ductus, & earum cartilagines sic adhærent, vt continuæ fiăt, nec quicquam spatij, quo separentur, relinquăt. Præterea costarum verarum cartilagines in tuberculum, ceu capitulum quoddam terminantur, quo pectoris osi vbi sinus est committi, atque inarticulari debuerunt. Costarum figura semicircularis esse videtur, vt duplici veluti medio, hoc est continuò duodecim vertebrarum ductu, ac pectoris osse circularem formam thoraci suggerant, quæ cum validior est, & constantior, tum ad plura continenda accommodatior. primæ superiores, ac postremæ inferiores, cum breuiores sint mediis, hanc sphæricam thoracis non minimùm adiuuant: in quo illud obseruatu dignum est, quòd superiores curuæ magis, postremæ autem lentiores, ac minus gibbæ sunt. Iam verò tam superiores, quàm inferiores arctiores existunt; mediæ verò longiores, ac latiores: primam tamen excipito: quæ vtique omnium latissima est, ac breuissima. verum quia costæ interna sui regione membrana succinguntur, quę Græcis πλευρὰ dicitur: non decebat partem illam asperitatem vllam obtinere, quæ membranam hanc sensu non modi-

Quomodo veræ costæ articulantur osi pectoris.

Figura costarũ.

Vnde adueniat circularis figura thoraci.

Cur thorax sphæricus.

Costæ superiores sunt magis curuæ.

Mediæ costæ quibus sunt latiores & lõgiores.

Prima costa latißima & breuißima est.

πλευρὰ succingit costas.

Interna pars co-

starum cur non sit aspera.

co præditam lædere potuisset. Ea igitur parte leuissimæ sunt, quamuis sinus ibi adsit, qui ad imam earum regionem secundum longitudinem iacet, vt susciperet venam, arteriam, & neruum illac vnà repentes. hæc autem interna cauitas costis omnibus æqualiter haud inest. ea enim longiùs protenditur, ac profundior est in mediis costis: in primis verò, ac extremis paruus inest sinus: quoniam admittere debuit vasa, quæ minora essent pro costarum paruitate. quanquam iste sinus non ita conspicuus est in duabus vltimis costis, atque etiam in prima, cuius locum interdũ maior subit costarum tenuitas, vt vasis ipsis cessisse quodammodo videatur. Huiusmodi vasorum ductus maximè animaduertendus est propter affectũ, quem Græci ἐμπύημα vocant: in quo si quando per musculorum intercostalium incisionem pus exhauriendum fuerit, sectio administranda est ad supernam costæ regionem, non autem sub ima eius parte, vbi resident vasa ipsa, quæ facilè incidi possent: nam maximum incommodum consequeretur. Cæterùm costas extrinsecus parte posteriore, qua vertebris alligantur, asperas esse, ac inæquales necesse fuit, vt inde commodiùs prodeant ligamenta, quibus vertebrarum corporibus, ac earundem transuersis processibus alligantur: nec non ibidem tubercula emittunt, quæ vertebrarum sinibus articulationis gratia vniuntur, ac postquam à vertebrarum processibus

Vena, arteria, neruus quo sinu costarum suscipiatur.

Naturæ industria.

In empimaticis vbi sit secandũ.

Cur costæ sint asperæ extrinsecus vbi vertebris iunguntur.

processibus non procul recedunt, tuberculo a- lio donantur, qui musculo dorsalium longissimo est destinatus. eadem item costarum sede, qua distant ab iisdem vertebrarum processibus trium propè digitorum interuallo, asperitatem, ac propemodum extuberantiam habent, quo ibi aptiùs inseri posset musculus thoracem mouentium quintus. Illud addendum ab ea parte, vbi costarum radix est, atque illæ in vertebrarum corpora implantantur, vsque ad transuersorum processuum nexum costas superiora petere, inde verò deorsum flecti, ac tendere, atque ad pectus conuersæ cartilagini appropinquare, rursus sese attollere, & ita ad medium os pectoris, atque ad anteriora ferri. Sed hæc hactenus de costis.

Insertio musculo dorsali longissimo.

Insertio quinti musculi thoracem mouentis.

Qua parte costæ superiora petant, qua deorsum ferantur, cum qua rursus attollantur.

De Osse Pectoris. CAP. XX.

PECTORIS os, quod Græcis στέρνον, & στῆθος nuncupatur, quanquam στῆθος ea regio potiùs intelligitur, quam ipsum os vnà cum costarum cartilaginibus circumscribit, quam partem propriè pectus appellamus: in humanis latum est, ac breue, ex paucioribúsque os constructum, quàm Galenus sensit: quando ille putauit tot in eo ossa esse oportere, quot essent legitimæ costæ, vt singulis esset, cui adhærescerent. Septem igitur illa sanxit: cum tamẽ plurimum sint quatuor, minimũ verò tria: quod in simiis, & canibus falsum non est, in quibus verum & illud est, quod Aristoteles ait: cor mediam om-

στέρνον, id est, pectus.

στῆθος regio pectoris.

Figura pectoris in homine.

Gal. error de numero ossium pectoris.

Ossa pectoris plurimũ quatuor, minimum tria.

Gal. sentẽtia de ossibus pectoris verificatur in simiis & canibus.

Aristotelis opinio cor esse in

medio pectoris vera est de canibus & simiis.

Substantia ossium pectoris qualis.

Ossa pectoris vniũtur per symphysim.

Ossa pectoris mouentur ad motum costarum.

nino pectoris regionem tenere, quasi rectam in medio positionem habeat. Sed de hoc infrà, vbi de corde agemus. Pectoris osſiũ ſubſtantia minimè ſolida eſt, qualis eſt reliquorũ, verùm mollis, & fungoſa: attamen ipſa oſſa inuicem cartilaginis ope vniũtur per ſymphyſim, cum nullum ne obſcurum quidem motum edant: licet coſtarum elationẽ, & depreſsionem ſequantur. huius pars ſuperior cũ cæteris amplior eſt, tum etiam craſsior: vbi parte interna, quæ in medio reſidet, ſinus exculptus eſt, vt cederet aſperæ Arteriæ illac deſcendenti: eiuſdem partis ſuperioris latera ſinibus pariter duobus abũdare oportuit, extrinſecus tamen celatis, quibus exciperent iugulorum capita, quæ cum iis articulantur. Pectoris os intus, extráq; læue deprehenditur, præterquã ſupernè, vbi aſperitas quędam exiſtit, vnde naſcitur, detinetúrq; muſculus longus, & validus tẽdens ab huius oſsis ſummitate ad mammillarem proceſſum, in quem vtrinque implantatur. habet præterea alios ſinus ab vtraque parte deſcendentes, quos ſubeũt coſtarum cartilagines modicè quidẽ illæ in ſuperficiè protuberãtes, ſicuti ſuprà diximus. quod iccirco factum eſt, vt aptiùs, ac tenaciùs inhærerent. Ad imam eius partem extat cartilago quædam longa, & triangularis, nonnunquam bifida, aliquando etiam leuiter mucronata, quæ ideò plura obtinuit nomina, nã Græci Xiphoïdes dicta eſt, à Latinis autem clypealis, gladialis,

Sinus cedens aſperæ arteriæ.

Quibus ſinibus coſtarum iugulorum capita excipiantur.

Cur aſperum ſit supernè os pectoris.

Sinus excipientes cartilagines coſtarum.

Cur cartilag. coſtarũ in ſuperficie protuberent.

Figura cartilaginis quæ eſt in imo pectore.

Nomina cartilaginis imi pectoris.

dialis, ensiformis, & mucronata nominatur. Alij malum granatum appellant, propterea fortasse quòd vnius balaustij formam referre videtur. Hanc nonnulli credidere pro ventriculi oris munimento stare, & illud ab extrinsecis tueri, cùm tamen os ventriculi ab ea regione multum distet; quod ad dorsum vergit, ac iuxta illud prorsus situm est. Cùm ergo mucronata hęc cartilago vsum hunc pręstare nequeat, dicerem subditorum propugnaculum esse, ac præcipuè septi transuersi, quod eo loco maximè nerueum est, siue tendinosum: cuius partis læsio ad cor ipsum ibi pene substratum pęnetrare potest: námque humani cordis inuolucrum, quod pericardion Græci vocāt, diaphragmati adnexum est. pectoris ossis figura gladij, vel pugionis imaginem retinet: iccirco non defuere, sicuti Galenus libro de Ossibus testatus est, qui totum id os gladiale nuncupauerint.

Cur malum granatum appelletur cartilago imi pectoris.

Cur Xiphoides non potest tueri os ventriculi.

Os vētriculi situm est iuxta dorsum.

Verus vsus Xiphoidis.

Læsio septi trāsuersi potest penetrare ad cor.

περικάρδιον, id est, inuolucrū cordis.

Pericardion est annexum cum septo trāsuerso.

Gal. lib. de ossibus.

De *Scapulis*. CAP. XXI.

ANTEQVAM ad scapularum enarrationē aggrederemur, dicendum nobis esset de cordis officulo. Cæterùm quando in humanis id minimè reperitur, nihil huius interesse negotij arbitrati sumus. cuius tamen si quis nimium curiosus fuerit, illud in grādioribus animalibus quærere poterit, nempe bobus, equis, elephantis, ac fortasse etiam in ceruis senioribus, & si quidam negant, atque, illud quod pro ceruini cordis osse venale circumfertur, bubulum di-

In corde hominis non est os.

E numero animaliū in quorū corde est os.

Os de corde bouis pro ceruino venditur.

Gal. error. cant. mirari profectò licet Gal. VIII. de Admi-
Cor ſimiarum caret oſſe. niſtrat. Sectio. libr. & VI. de Part. Vtilitatibus,
ac demum in fine libelli de oſſibus mentionem
Simiæ quid habeant in corde loco oſsiculi & vbi. huius oſſis feciſſe, cùm nec in ſimiis quidem,
quas crebriùs ſecare ſolitus fuerat, os iſtud cer-
nas: cuius loco membranas duas prope cartilagineas offendes, quæ inter arteriæ magnæ, &
venæ arterialis radices inſtar firmamenti iacẽt.
ſed de his alibi. Cordis itaque oſſe dimiſſo, ad
ſcapularum explicationem deueniamus. Sca-
ὠμοπλάται, id eſt, ſcapulæ. pulæ quas ὠμοπλάτας Græci vocãt, geminæ ſunt,
altera dextram, ſiniſtram altera parte obſidet,
Numerus ſcapularum. ambæque poſteriùs in ſuperiore regione ſum-
Situs. mis coſtis adhærent propugnaculi vicem geren-
Vſus. tes, non ſecus ac ſi tergum aliquod hinc inde
porrigatur ad extraneos ictus propulſandos.
Forma. Proptereà ſcapulæ ſcutatam formam obtinuere: ac roboris maioris gratia interna parte, qua
Cur cõcauæ intro. coſtas reſpiciunt, concauæ ſunt, externa verò
Spina ſcap. prominent, & ſpinam quandam veluti iugum
producũt, quod eminet, inque ſuperiorem partem aſſurgit ad earum validitatem augendam.
Scapulæ articulantur cũ iugulis & humero. cum iugulis, atque humero aliorum oſſium more articulantur: verùm ad thoracis, ceruicíſque
Nexus ſcapularum cum aliis partibus. vertebras, ad os hyoïdes, ad occiput, ac tandem
ad coſtas muſculorum, de quibus poſteà dice-
mus, interuentu adnectuntur. Ex quibus omni-
Scapularum neceſsitas. bus colligitur neceſſaria ſcapularum conſtructio, quæ non modò poſteriorem partem mu-
niret, ſed muſculorum etiam tum ortum, tum
inſer-

insertionem susciperet, ac denique quod caput est, brachij articulationem exciperet, quæ apprimè infirma, imbecillísque futura erat, nisi scapularum nexum, compositionémque habuisset. Scapulæ triangularem figuram præ se ferunt, non tamen æquilateram: pars enim supera longè breuior est duabus hinc inde ad inferiora tēdentibus, quæ pariter in angulum obtusum desinunt: ita quod ima hæc portio tantum spatij occupat, vt ego magis eam pro basi accipiēdam putem, quàm latus illud, quod ad spinā vergit. tribus processibus donatæ sunt, quorum vnus breuissimus est in caput latum, sinuatúmq; desinens, excipiēdo summo humero paratus. Proptereà cùm hic sinus longè minor sit, ac depressior, quàm altum, & rotundum humeri caput requirat: operæpretium fuit, ne humerus quocunque leui momento exiliret, huiusmodi sinum adaugeri. Neque enim magis scapulæ substantia poterat excauari. Ergo cartilago crassior ad internam sinus labiorum partem obducta, atque exporrecta magnam, & idoneam profunditatem constituit. Id verò sinuatum scapulæ caput sua ceruice non caruit, quamuis ea modica, & breuis appareat. Ab hoc processu nō longè alter est coruini rostri, aut anchoræ persimilis, quem ideo ancyroides, aut coracoides appellant, per quem brachium à costis diducitur, ac distat. hic os humeri in sua sede continet, atque ad eius partis validitatem confert. in hunc tan-

Brachij articulus absque scapulis infirmus esset.

Scap. figura.

Quid sit basis in scapulis.

Processus scapularum.

Quomodo natura augeat sinū scapulæ excipiendo humero dicatum.

Ceruix capitis scapulæ.

Processus anchyroides situs & vsus.

dem inſeritur muſculus, qui ad anteriora ſcapulam trahit, & qui cubitum flectit. Tertius proceſſus ille eſt, quem iugi, ſeu ſpinæ ſpeciem referre diximus: longior, ac prominentior: quocirca dictum fuit à Græcis ἀκρώμιον quaſi humeri apex, & ſummitas. Atque ita ab Hippocrate ſuperior hæc articuli ſedes perpetuò nuncupatur. cùm hoc proceſſu clauicula coniungi debuit: quamobrem illo ferè omnia animalia carere videas, quæ clauiculis priuantur. Inter acromion & clauiculam Galenus voluit quoddam os dari, ídque in ſolis hominibus addens acromion à nonnullis & κατακλεῖδα vocari, quod mihi adhuc non eſt compertum, niſi ſi quis Galenum Hippocratis auctoritate tueatur, qui lib. de Articulis idem ſenſiſſe videtur. quem tamen fortaſſe non ineptè dixerimus per tertium illud os appendicem quandam intellexiſſe, quæ ad Acromij extremitatem aſſidet, & in iunioribus facile deprehenditur. Quod & ſi detur, neſcirem tamen cur Galenus aſſerere potuerit ſolos homines eo ipſo oſſe abundare: cùm nihilominus in ſimiis reperiatur. Cæterùm, acromion ſcapulam validiorem reddit, & locum clauiculæ conſtituit, cui commodè annectatur, nec minus etiam tutam, atque aptam muſculis inſerẽdis ſedem parat. Scapulæ non vndique ſunt æquales, nam toto eo ductu, qui ab ancyroïde proceſſu verſus ſpinam flectitur, ac deſcendit ad baſim vſque tenuiſſimæ ſunt, ac multo etiam in medi[...]

Proceſſus acromion cur dicatur.

Hippocrates quid vocet Acromion.

Clauicula iungitur cum acromio.

Clauiculis carẽtia non habent acromion.

Opinio Galeni de oſſe inter acromion & iugula.

κατακλεῖδα quid vocet Gal. Hippocr. lib. de Artic. Galenũ excuſat.

Galenum inexcuſabilẽ reddit.

Vſus Acromij.

Scapularũ inæqualitas in tenuitate & craſſitie.

medio tenuiores. At in ipſis proceſſibus, atque eo latere, quo brachium reſpiciunt: inſignem craſſitudinem oſtendunt: vbi eorum ſubſtantia medulloſa, fungoſáque conſpicitur. Neque etiam deſunt foramina venarum, arteriarúmque ingreſſui deſtinata, quæ ipſis ſcapulis nutrimẽtum deferant. Interna ſcapularum regio ſinus tranſuerſim obliquè tendentes habet, longo tẽporis progreſſu ad crebrum coſtarum motum, quibus adhærent, celatos. Extra tametſi gibbæ ſunt, ac protuberant, non minimos tamen ſinus obtinuerũt, quatenus muſculos excipiunt, quãquam iis ipſis cedere illos omnino oportuit. Vbi animaduertendum eſt prudentiſſimę naturæ artificiũ. Etenim ne propter iſtos ſinus ſcapulæ nimium tenues fierẽt: cernere eſt ab altera parte os ſuccreuiſſe ad augendas, firmandáſq; partes huiuſmodi ſinibus è regione ſubiectas. Iam verò in ſcapulis appendices quinq; ſunt. Appendices verò diſcernũtur. Tres enim ad latus internum iuxta ſpinæ deductũ, atq; ad baſim adhæreſcũt, vnde muſculorum quorundam origo trahitur. reliquæ duæ ligamenta ſuggerunt, quibus vinciũtur humerus accetabulo, clauicula acromio, nimirum acromion harum duarum appendicum alteram ſibi vendicat, alteram acceptabulum. Prætereà in ſummitate, nempe inter acromion, & ſupremam ſcapulæ partem concauitas non minima reperitur, facta vt muſculus commodè cunctos circumactionis humeri motus

Scapulæ vbi fungoſæ & medulloſæ.

Foramina venarum & arteriarum.

Interni ſinus ſcapulæ.

Naturæ artificium in ſinibus externis ſcapularum.

Appendices quinque ſcapularum.

Appendicum ſcapulæ vſus.

Cauitatis inter acromion & ſupremam ſcapu. vſus.

efficiat. In ea item regione foramen ferè orbiculare vasis cessurum reperitur.

Foraminis orbicularis vsus.

De Clauiculis. CAP. XXII.

Cur tractandũ erat de iugulis post os pectoris.

κλεῖδες, id est clauiculæ.

Clauiculæ hærent superiori pectori.

DIGNVM profectò nobis videbatur, vt ab eo capite, in quo de osse pectoris egimus, statim illa ossa explicaremus, quæ à Græcis κλεῖδες, à nostris autem clauiculæ, siue iugula dicuntur: propterea quòd illæ ad superiorem pectoris partem adhærent, & cum primo eius osse vtrinque coarticulantur: scapulæ verò nullum peculiare munus habẽt cum pectore, neque nisi mediantibus clauiculis eidem vniuntur: verùm quando id parum refert: neque rei naturam hic ordo tractationis immutat: ab aliorum instituto minimè recessimus. Scapularum itaq; præmisimus descriptionem, quam nunc iugulorum enarratio sequetur. A supremo pectoris osse singula hinc inde ossa discedunt flexuosa, & rotunda, quæ transuersim delata sensim supra summum humeri caput ad scapulæ processum ascẽdunt, quem acromion vocari diximus. Hæc ossa clauicularum nomen obtinuere: quoniam humerum cum scapula coarticulatum ita claudũt, vt ne ad thoracem, pectúsue brachium delabi possit, atque adeò dehiscat, distẽtque: vt ad pectus manus admoueri, suásque innumeras propemodũ actiones edere valeat. quod quàm vtile, atq; necessarium sit, vnicuiq; constare potest, si vel ab humano pectore clauiculas demeris, vel bruta clauiculis priuata accurate fuerit con-

Alios sequitur in ordine tract. de clauiculis.

Iugulorum descript.

Cur dictæ clauiculæ.

Vsus.

cōtemplatus. quo factū est, vt vulgares furculas appellent ad egregium hoc ipsarum munus alludentes, cùm veluti fulcra quædam ab osse pectoris deducendo, sustinendóque humero parata sint. alterum eisdem iugulorum nomē Latinis inditum est: quia fortasse iugi, quod boum collis alligatur, similitudinem referāt. Vnde iugulari animal tunc dici solet, cùm venæ, atque arteriæ dissecantur, quæ sub his iugulis positæ sunt. Clauicularum substantia intus fistulosa, fungosáque tenui crusta ossea obtegitur. maximè reliquorum ossium frangibilis est, earum figura non multum differt à nostro ʃ ita delineato, bis enim clauiculæ curuantur, bis gibbę, bis etiam simę fiunt. nam ab eo ductu, qui à pectoris osse incipit, ad mediam vsque regionem intrinsecus cauæ sunt, extrinsecus verò conuexæ tuberis in morem. At à media regione ad Acromion opposito se habent modo, vbi latiores apparent, & capite sunt depressiore, quo cum acromij summitate coniunguntur. Verùm alterum caput rotundum quodammodo existit, & magis ea parte, quæ sterni sinu excipitur. ad vtrunque caput appendices assident suis obductæ cartilaginibus: adnotaréque oportebit alteram superaddi cartilaginem illi capiti tantum, quod in summo pectoris osse residet: quāquam vterque articulus ad Arthrodiam sit referēdus. Cùm autem ex clauiculis musculi partim exoriantur, partim ad eas terminētur: iccirco non-

Cur furcula dicuntur clauicula.

Iugula cur dicantur.

Iugulari.

Substantia clauicularū qualis.

Clauic. figura.

Clauic. appendices.

Articuli clauicularum referuntur ad Arthrodiam.

nulla in eiſdem tubercula, nonnullas lineas, atque aſperitates cernimus inferiore præſertim parte, qua coſtas reſpiciunt, atque hæc omnia muſculorum gratia. Quòd vero parte anteriore potius, quàm poſteriore extrorſum promineāt: ſummo conſilio factum intelliges, ſi diligentius inſpexeris ea regione ſubiecta eſſe non minimi momenti vaſa: nempe arteriam inſignem, ac venas cum axillarem, tum etiam cephalicam, quas comitātur nerui quinque ad manum progreſſuri, quibus omnibus incuruata clauiculæ pars nō inconcinnè cedere, ac ſimul propugnaculi vicem præbere videtur, clauiculæ ſuis foraminibus non caruere: vt illac penetrarēt vaſcula nutrimentum tranſmittentia.

Cur antè, quàm retrò promineant magis clauiculæ.

Clauicula tuetur arteriam, venam axillarē cephalicam, & quinque neruos

De Humero. CAP. XXIII.

MANVM Hippocrates totum id appellat, quod à ſcapula ad extremitatem vſque digitorum porrigitur: quod ex pluribus oſſibus conſtat. primum inter ſcapulam, & cubitum reſidet, humerum omnes vocāt: deinde cubitum conſtituentia vlna & radius, his ſuccedit pars illa, quam proprie manum dicimus, quæ brachialis, poſtbrachialis oſſibus, ac ſummis digitis conſtruitur. Verùm à ſummo humero ad extremam vſque manum totus ille oſſium ductus humeri ſcilicet radij, atque vlnæ brachium nuncupatur. His hoc modo diſtinctis ad ſingulas partes explicādas accedamus. Ergo humerus illud os erit, quod parte ſuperiore cum ſcapula, inferiore

Manus quid ſit Hippoc.

Humeri ſitus.
Cubitus conſtat ex vlna & radio.
Brachiale.
Poſtbrachiale.
Summi digiti.

Brachium quid vocetur.

feriore cum radio, vlnáq; coniungitur. vnicum est, teres, longum, ac manus ossium maximum, non tamen omnium, femore excepto, maximũ, vti Galenus scripsit: quandoquidem neque magnitudine sacrum, neque latitudine iliorum ossa, neque longitudine tibiam superet, à qua cæteris quoque dimensionibus facile vincitur: & quamuis teretem figuram ostendat, tamen finibus non est expers, quasdam planities, ac summitates in longum producit, & inæqualis est ob musculorum nexum, vt alij inde ortum ducant, alibi ibidẽ implantentur. Pars superior in caput magnum, rotundúmque desinit, cui donata est appendix non exigua ex ea parte maximè cartilaginea crusta oblita, quæ in scapulæ aceptabulum inseritur. quoniam verò caput id altum necessariò profundum sinum postulabat, quod in scapula fieri minimè poterat: ideo circa scapulæ sinum natura addidit alteram cartilaginem, atque eminentem, quæ sinum ipsum maiorem efficit, & articulationem hanc in omnem ferè motum proniorem reddit. supra id caput rotundum duo processus eminent, qui oblongo, insigníque sinu dirimuntur: ex his anterior posteriore minor est. amborũ maxima portio in appendice continetur. illa verò inter ipsos interiecta cauitas musculo cedit, qui à scapula duplici principio fluens hàc iter habet deorsum ad cubitum flectendum delatus. inferior humeri pars capite haud rotundo sua appendice do-

Humeri descript.

Teres longum.

Galeni error.

Sacrum os est humero maius.

Ossa iliorũ sunt latiora humero.

Tibia est longior humero.

Sinus.

Cur humerus est inequalis.

Humeri appendix.

Cartilago augẽs sinum scapulæ excipientem caput humeri.

Processus.

In appendice processus humeri.

Caput inferius humeri habet appendicem,

natur, quicquid ſentiat tum Gal. tum etiã Veſalius, qui opinatus eſt hanc humeri partẽ appendice omnino priuatã eſſe: at mihi ſemper cõſpicua fuit in natu minoribus. Cæterùm pars hæc inferior ampla eſt, ac in tria veluti capita exurgit, iiſque in æqualibus, ac diſtinctis, quæ ideo trochlearum formam effingunt, quòd à lateribus eminent duobus ſinibus leniter cõcauis appoſita: tertio, quod eſt in medio, eoſdem ſinus diuidẽte: in quorum ſinuum alterum incumbit vlna, & circa eundem flectitur, extenditúrq; cubitus. qui motus vt commodiùs fieri poſſit: pars huius humeri capitis poſterior ampliter excauata fuit: vt ſuperior vlnæ proceſſus ibi conſidêret: vt abſoluta fieri poſſet cubiti extenſio: ſicuti cùm flectimus, ne quicquam impedimento eſſe poſſit. ſinus quoque paratus in anteriore, atque interna eiuſdem capitis ſede, quo pertingit ſecundus vlnæ proceſſus, dum cubitus ita contrahitur, vt extrema manus ferè humerum contingat. externo humeri capiti aſſidet ſinus, qui poſitus eſt in ſuperficie radij, cui inhęret multa obductus cartilagine. at eius caput, cùm ſit depreſſum, & expanſas oras habeat: interna ora ſinum alterum obſignat, circa quem & ipſe agitur, ac demum vlnæ validitati confert: quando illi ita annectitur, vt ſinum quendam ſubeat in interna ſecundi eius proceſſus regione. At propria radij cum humero articulatio maximè ſpectat, vt manum obliquè ad latera deducere valeamus.

Gale. & Veſalij error.

Inferioris humeri deſcriptio.

Trochlearum forma.

Vlna & cubitus quomodo articulentur humero.

Vbi ſit excauatum caput inferius humeri & cur.

Extẽſio cubiti.

Flexio.

Sinus vtilitas.

In magna cubiti contractione quo pertingat ſecundus vlnæ proceſſus.

Alius ſinus.

Vſus propriæ articulationis radij cũ humero.

mus. cùm verò vnà cum brachio extenditur, aut flectitur: talis vtique motus ab vlna prouenit sequente radio. hanc humeri cum cubito coniunctionem nō bene Aristoteles nouisse videtur: quādo existimauit articulum illum, quo cubitus cum humero connectitur: contrà se habere in quadrupedibus, atque in humanis habeat. Siquidem affirmauit homines antrorsum, quadrupeda retrorsum cubitum flectere. At nō rectè animaduertit, quem situm hæ partes in brutis teneant. non enim cubiti, atque humeri illa est articulatio, quam ipse putat: sed cubiti, ac brachialis compositio, de qua sequenti capite dicemus. Latet autem in brutis ipse humerus, quem si rectè consideres: non aliud tum articulationis, tum motus genus in brutis reperies, quàm in hominibus: aut statuendum erit eiusmodi animalia humero destituta esse: quod omnino falsum est. Hæc tria humeri capita sua cartilagine crustæ ritu munita sunt, quorū protuberantius est internum, ac externum maius quodammodo cernitur. præter hæc extant duo processus ad vtrunque latus, quorum internus longè maior est. His hærent principia musculorum tendentium ad extremam manum. quod autem humeri os tota sui longitudine modò gibbum, modò simum conspiciatur: talem formæ varietatem varius musculorum vsus postulauit, sicut clariùs ostēdemus: vbi musculos manum mouentes explicabimus. os idem intus ca-

Qui motus ab vlna proficiscatur.

Aristotelis error.

Cubiti flexio diuersa in homine & brutis Aristot.

Cubiti & brachialis compositio est quā Aristoteles esse cubiti & humeri.

Humerus in brutis latet.

Trium humeri capitum in inferiore hum. descriptio.

Processus duo & eorum vsus.

Cur humerus in longitudine sua modò sit gibbū modò sinum.

Humeri cauitates in medulla. Foramina per quæ venæ.

uum eſt, ac medulla refertum, quam pariunt venæ per foramina in eo ſita ſubeuntes.

De Cubito. CAPVT XXIIII.

Cubitus quid ſignificet. Structura cubiti qualis.

CVBITI nomine totam illam partem intelligimus, quæ inter humerum & brachiale ex duobus oſſibus conſtituta eſt longis illis quidem, ſed humero minoribus. appendicibus vtrinque donantur: verùm parte ſuperiore, qua cum humero articulantur, appendices breui coaleſcunt, atque in oſſium portiones tranſmutantur. Tam hîc, quàm in ima humeri parte Veſalius Galenum ſequutus perperam putauit appendicem non adnaſci. parte autem inferiore diutiſſimè in ambobus appendices ſeruantur. horum os alterũ, quod eſt inferius: vlnam, quod etiam cubiti nomine ſæpenumero donatur: alterum, quod ſuperius exiſtit, radium appellamus. hæc cùm inter ſe, tum maximè humero, ac brachiali iunguntur: quanquam vlna parte inferiore radio tantum committitur, ſicuti mox dicemus. Superior ergo pars vlnę craſſior in duos proceſſus oblõgos triangulares, ſed obtuſo potius, quàm acuto angulo, tãetſi Galenus acutos eos accipiens coronas appellauit, terminatur. Hi proceſſus ita prominent, atq; attollũtur: quoniam ſectum eſt id ſpatij, quod in medio reſidet, ac in ſemicirculi ſpeciem excauatũ, qui ſinus protuberantibus hiſce proceſſibus cõcluſus C Latinum refert, quod nõ abſimile eſt, C Gręco. Propterea Galenus Sigmoïdes nuncupauit.

Cubitus habet appendices vtrinque. Superior appendix cubiti breui fit oſſea. Gale. & Veſalij error. Appendix inferior cubiti & radij diu durat. Vlna dicitur etiam cubitus. Radius. Vlna & radius committuntur inter ſe, & cum alijs. Vlna inferiùs cõmittitur radio. Superior vlna qualis. Galeni error in proceſsibus vlnæ. Sigmoidis vſus.

pauit. Factus autem fuit iste ſinus, vt aptiſſimè proceſſus ipſi ſinum imi humeri complecti, & circa illum verti poſſint. Quamobrem cernere eſt in medio Sigmoïdis lineam prominentem, quæ funiculi modo, vt in trochleis contingit, rimam inſiſtit, ne huc illúcue vlna dilabatur, vnde mutuus exoritur vtriuſque partis oſſium ingreſſus: ita quòd huiuſmodi articulatio Ginglymo iure tribui poteſt. ad priorē proceſſum, qui poſteriore minor, interna parte, quà radium reſpicit ſinum offendimus, in quem incumbit radij caput: verùm cùm ab his proceſſibus receſſeris, ulna fit accliuis, ac ſenſim attenuatur: vſque dum in caput deſinat, quod ad internam partem magis aliquantulò propendet: vbi leuem radij ſinum ſubiens cum eodem articulatur. Quòd autem Galenus ſenſerit eiuſmodi caput cum brachiali coniungi: id ego nullo vnquam modo aſſequi potui. cùm videam nullam brachialis portionem ad infimum vlnæ caput adhæreſcere. Prætereà cùm ex hoc ipſo capite extrinſecus producatur proceſſulus quidam tenuis, oblongus, & acutus, quem ideo ſtyloïdem Anatomici vocarunt. Hunc Galenus iudicauit in externum brachialis os infigi, atque ea ratione conferre ad manum in obliquum agendam. Quod à veritate alienū eſſe omnino experimēto cōprobatur. Hic enim proceſſus tantum abeſt, vt hūc vſum præſtet, vt impedimento ſit, ne manus ad eum modū moueri queat: ſicuti opti-

Linea in medio Sigmoidis vſus.

Humerus & vlna articulantur Ginglymo.

Sinus excipiens caput radij.

Quomodo vlna cum radio parte ſuperiore articuletur.

Galeni error.

Styloïdes proceſſus non agit manum in obliquum.

Veſalius laudatur in explicatione vſus ſtyloidis.

mè Veſalius probauit, vbi cubiti hiſtoriam recẽſet. neque non hic proceſſus à quarto brachialis oſſe multum diſtat, licet Gal. octauum innuere videatur, quod in ſimia veritatẽ habet: at in homine tertium quoque brachialis os reſpicit. Interſidet tamen quædam craſſa, mobiliſque cartilago, quæ cùm ſpatium id repleat, quod interpoſitum eſt, vlnã cum brachiali cõiungi innuere videtur, cùm tamen minimè cõiungatur. Verùm hic proceſſus nõnihil roboris ipſi brachiali addit, ne prorſus in eam partem decidat: quando tantùm ab ipſo vlnæ capite dehiſcit. Iam verò vlna parte exteriore leuis eſt, & admodum teres, parte verò qua radio reſpondet, in tenuem aſperámque lineam ſecundũ ſuiipſius longitudinem extenditur, & humiles quoſdam ſinus habet. ex quibus locis naſcuntur muſculi pollici famulantes, necnon muſculus ille, cuius beneficio indicem à pollice abducimus. Alterum ſequitur os ſuperius, quod Græcis κερκίς dicitur, nos radium vocamus, exteriorem ferè totam cubiti partem occupat, in capita craſſiora deſinit, ſed ſuperius minus eſt, ac rotundius inferiore: inferius autem & maius eſt, & latius. quod non temerè factum intelligitur, ſi perpendatur, quomodo ſuperius cum humero, inferius cum brachiali articuletur. Nam cùm humerus ibi deſinat in caput quodammodo rotundum: depreſſius, ac ſinu præditũ radij caput exegit, qui quoniam in pronum, atq; ſupinum obliquè manum

Dictum Galen. in ſimia verificatum.

Cartilaginis craſſæ, & mobilis vtilitas.

Proceſſus vlnæ vtilitas.

Vlna exterius qualis.

Sinus ex quibus muſculi.

De Radio.

κερκίς, id eſt, radius.

Radij ſitus.

Capitis ſuperioris & inferioris in radio comparatio.

Caput ſuperius cubiti articulatur cum humero, inferius cum brachiali.

Radius agit manum in pronum & ſupinũ obliquè.

agere debuit: rotundum ſui capitis ſinum rotũdo humeri capiti inhærere oportuit, quo circumagi commodè, munúſq; id obire poſſit. cui rei non parum deſeruit ſinus ille, quem diximus inſculptum eſſe ad internam vlnæ prioris proceſſus regionem, cui aſſidet interna radij capitis portio. Nec minùs fit, vt per hanc geminam articulationẽ leui momento cùm ſequatur, tum etiam adiuuet cubiti flexionem, & extẽſionem. Id caput copioſa obductum eſt cartilagine ad motionis agilitatem augẽdam. In ceruicem deſcendit teretem, oblongámque, ad cuius extremitatem, quà vergit in vlnam, tuberculũ emittit, quo terminatur muſculus primus flectendi cubiti auctor: necnõ etiam recipit alterius portionem eodem munere fungentis, qui ferè totus in ſuperiorem vlnæ partem implãtatur. Cæterùm inferior pars radij (vt diximus) capite eſt maiore, depreſſo, ac lato, appendicis ope nõ minimum aucto, quod vel in grandioribus conſpicuum eſt: in ſuperficie non modò deprimitur, ſed etiam in amplum, ac geminum ſinum excauatur, in quo inſident, atque inarticulãtur duo ſuprema brachialis oſſa: quibus quoniam reliqua brachialis oſſa arctiſſimo ceu vinculo vniuntur, meritò dicere poſſumus totũ brachiale eiusvnius articulationis opera cum ipſo radio copulari: vnde manum ipſam modò ſurſum, modò deorſum inuertere licet, eámque itidem ad latera ducere. cùm verò in pronum, ac ſupi-

Sinus ad internam regionem prioris proceſſus vlnæ vſus.

Cartilaginis multæ circa radium vſus.

Ceruix.

Tuberculum.

Appendix capitis inferioris radij vel in grãdioribus videtur.

Sinus excipiens duo ſumma oſſa brachialis.

Quomodo manum ſurſum & deorſum inuertamus.

num obliquè manum flectimus: id radij meritò consequitur, quādo is solus quiescente vlna mouetur. At quemadmodum radius cubiti flexioni suppetias laturus ab vlnæ sinu, cuius præcipuus est cubiti motus, supernè suscipiebatur: ita etiam quasi mutuam vlnæ operam requirens in ducenda manu, dum cubiti motum sequitur, eius inferioris capitis insertioni sinum ipsa quoque parauit. Quamobrem suprà suscipitur ab vlna, infrà verò vlnam suscipit, quā tamen compositionis speciem sub Arthrodia ponendam existimo. inferius radij caput parte anteriore planum penè redditum est, atq; in decliue tendit, vt ita substratum esset, liberúmque aditum præberet musculorum tendinibus, qui secundū, ac tertium digitorum articulum flectendi partes sibi vendicant: eodē modo posterior pars tendinibus cedit, musculorum ad exteriores articulos tensionis gratia trāseuntibus, propterea plures in ea sinus conspiciuntur. exterior eiusdem capitis portio pollicem spectans maxillarū, quēdam processum promit non aliam ob causam, quàm vt ea parte brachialis luxationem difficillimam redderet. Ad hæc radius extra non secus atque vlna teres est, ac leuigatus: intus autem acuta acie, quæ longo ductu extenditur è regione alterius lineæ, quam eidem persimilem in interna vlnæ parte descripsimus. Ex harum linearum alterutra fluit membrana quædam in alteram lineam inserenda, qua ambo hæc ossa,

quæ

Quomodo manum in pronum ac supinū obliquè vertamus.

Quomodo radius adiuuat flexionē & extensionē cubiti.

Ab vlna est præcipuus motus cubiti.

Quomodo radius ferat opem vlnæ in ducenda manu.

Radius suprà suscipitur ab vlna, infrà etiam suscipit.

Compositio vlnæ & radij sub arthrodia.

Inferius caput radij cur planum, & in decliue tēdat anterius.

Cur plures sint sinus in posteriore parte inferioris capitis radij.

Processus mammillaris in radio vsus.

Radius extra qualis.

Linea in radio comparat lineæ in cubito.

Lineæ in radio, & cubito vsus.

quæ laxiùs à se inuicem dehiscunt, colligentur, confirmentúrque. quæ membrana simul etiam interstitium quoddam exhibet, quo interiores cubiti musculi ab exterioribus separantur. ambo hæc ossa cubitum constituentia caua intus sunt, ac medullosa, vt & leuiora sint, ac debito pabulo minus frustrentur.

Membrana.

Ossa cubiti cur caua.

De Brachiali. CAP. XXV.

SVMMAM manum alibi tres in partes diuisimus in brachiale, postbrachiale, ac digitos: qui & ipsi suis articulis constant. A prima igitur parte exordientes dicimus brachiale, quod Græci κάρπον appellant, totam eã osium struem intelligi, quæ inter cubitum, & postbrachiale sita est, quæ octo osibus constat: & ea duplici ordine iuncta duas veluti acies cõstituunt, quarum vtraq; quatuor ossa capit. Prima osium acies parte superiore radij capiti ita committitur, vt primum, secundúmque osiculum in sinum ipsius capitis inseratur: tertium autem paulum inhærere videtur: sed quartum nulli alteri osi iungitur, præterquam tertio, cui soli pertinaciter annectitur. Secunda item acies parte posteriore cum postbrachiali articulatur, priore autem cum cæteris brachialis osibus, quæ inter se cartilagineis ligamentis ita connectuntur, vt connata esse videantur. quæ ligamenta cũ nõnulli detrahere minimè studuissent, hæc ossicula nõ inuicem iuncta, sed cõnata prorsus credidere. ossa hæc adeò varia sunt, vt nulla ex parte

Summa manus diuisio.

κάρπος, id est brachiale quid.

Brachialis ossa 8.

Prima acies brachialis ex quatuor osibus.

Secunda acies osium brachialis.

Ligamenti cartilaginei in osibus brachialis vsus.

Cur aliqui crediderunt ossa brachialis esse connata.

Ossa brachialis non conueniunt inter se figura.

conueniant, ac singula quæq; variam formam præ se ferant, vt, quanquam nō facilè inuenias quibus illa rebus rectè compares, non ideo tamen difficilè sit discernere, & quæ, qualiáque sint, diiudicare. cùm verò propriis nominibus singula careant, solo numero, atque ordine dignoscuntur: eáq; ratione perdiscitur, quomodo inuicem, ac etiam cum aliis ossibus componantur. Is ergo erit ordo istorum ossium. Primum brachialis os illud est, quod in priore acie constitutum ab interno latere versus pollicem nobis occurrit. Secundum, quod illi statim succedit. Tertium, quod cum secundo cohæret ad externum latus versus minimum digitum, aut cubitum vergēs. Quartum, quod omnium minimum vni tertio annectitur. Quintum, quod in posteriore acie iuxta pollicem primo assidet. Sextum præterea, septimum, atque octauum ita numerantur, vt ordine consequuntur. Iam verò non solùm numero, ac figura, sed etiam magnitudinè differunt. Maxima omniū sunt primum, ac septimum, quorum vtrum maius sit, vix discernere queas. His minus est secundum, quod tamen cæteris maius est: deinde sequitur octauum. Postea quintum, cui succedunt sextum, ac tertium, quartum minimum est omniū, vti paulò antè diximus. Quod autem ad ipsorum vnionem attinet, sciendum est primum os, præterquam quòd cum radio articulatur (superius enim cum in rotūdum protuberet, in illius capitis

Ossa brachialis carent proprio nomine.

Primum os brachialis.

Secundum os.

Tertium os.

Quartum os.

Quintum os brachialis.

Sextum os, septimum, & octauum.

Comparātur in magnitudine ossa brachialis inter se.

De vnione ossium brachialis.

Primum.

capitis ſinum ſubintrat) inde ſenſim adhærere ſecundo, eiúſque ſinum ſubit, deinde cauo admodum ſinu ſeptimi tuber rotundum admittere, ac inferiore parte quinto, ſextóq; cohærere. Cæterùm ſecundum & ipſum supernè radij ſinum ingreditur, parte anteriore cum primo: inferiore autem, quà cauum eſt, cũ ſeptimo, poſteriore cum tertio connectitur, ac ita tertium ſecundo iungitur. ac præterea inferiore latere octauum attingit, poſteriore ſed interno verſus vlnam quartum. quod quidem quartum alteri oſsi non committitur. Quintum ſuperiore parte primo, poſteriore ſexto, ac prominenti ſecundi poſtbrachialis (vt interim quinque eius oſſa conſtituamus) proceſſui adhæret. At inferior eiuſdem portio primum poſtbrachialis os, quod Galenus primum articulum pollicis facit, excipit. Sextum primo, quinto, ac ſeptimo, quà illa reſpicit, nititur: inferiore autem tubere in angularem poſtbrachialis oſsium ſinum inſeritur, ac ſubinde vergit ad tertium eiuſdem poſtbrachialis, cuius primam, & lõgiùs productam portionem ſuſtinet. Septimũ omnium ceu medium primum, ſecundum, ſextum, atque octauum, terminos habet, eiſdémque non pari ratione committitur, cum aliis ſimis, aliis gibbis lateribus exiſtat. Verùm latere inferiore cũ tertij, tum quarti, poſtbrachialis oſſium portionem fulcit. Demum octauum, quod eſt altiſsimum: reliquis lateribus ſecũdo, tertio, ac ſeptimo co-

Secundum. *Tertium.* *Quartum.* *Quintum.* *Galen.* *Sextum.* *Septimum.* *Octauum.*

pulatur. at inferiore parte basim præstat quarto, & quinto postbrachialis ossibus, quibuscum idem coarticulatur. Atque hi sunt veluti quidam termini, quibus brachialis ossa discernuntur, ac etiam cùm inter se, tum verò cum aliis vniuntur. Brachialis ossa motu non carent, tametsi nullus iis adest musculus peculiaris eorũ motus auctor: & ob id obscurus censetur, ac sensus nostros omnino latet. Totius verò brachialis motus in agendo extremã manum, tum ad latera, tum in pronum, atque supinum rectà consumitur. Huic edendo motui præstò sunt musculi, de quibus loco agetur suo. Quãobrem dicimus Brachialis ossa cũ radio per Diarthrosim secũ inuicem, per Synarthrosim cum postbrachialis osSib⁹, partim per Synarthrosim, partim verò per Diarthrosim esse coniuncta. Cæterùm brachiale parte interiore latum, ac profundum sinum habet, quo excipit non paruos musculorum tendines in digitorum articulos inserendos: ibíque claudit, ac ne defluant quodãmodo continet validum ligamentum, quod ex processu longo octaui ossis producitur, ac in latiusculam quinti ossis pòrtionem è regione illi positam inseritur. Hic autem processus introrsum pendet, vt ad hoc veluti munus paratum sese ostendat. At exterior brachialis pars tendinibus quidem substrata est ad digitos extrinsecus adeuntibus, nihilominus gibba est, neque cauitatem vllam insignem præ se fert, quando illi

Epilogus.

Brachialis ossa obscurè mouentur.

Brachiale mouet manum ad latera in pronũ & supinum rectà.

Articuli brachialis cum radio secum, & cũ postbrachiali quales.

Totius brachialis descriptio & vsus.

Ligamẽtum ex processu octaui ossis.

Brachiale exterius quale & cur tale.

illi ipſi tendines cùm longè minores interioribus exiſtant, minus quoque ſpatij occupare debuerũt, ac præterea decuit externam regionem in circularem formam diduci, internam verò in planum redigi. Veruntamen ab extrinſeca brachialis regione prodeunt quatuor ligamenta, quæ dictos tendines vinciunt, ac in ſua ſede continent: de quibus alibi dicemus. Scire licet hæc oſſicula, quamuis exigua ſint, ac dura: non tamen ſolida prorſus exiſtere. cauernulas enim intus habent medulla oppletas, inter quæ duriſſimum, ac penè ſolidum eſt, quod quarto loco numeratum fuit. cui addendum exiſtimo, quod Gal. aſſeruit, nimirum oſſiculum id ſinu quodam eſſe præditum, in quem immitteretur proceſſus ille ſtyloïdes ab vlnæ capite productus: de quo ſuperiore capite mentionem fecimus. Sed hoc in humanis locum minimè habet, in quibus neque oſſiculum id vllo ſinu donatur, quod propè ſphæricum eſt, neque ſtyloïdes ad illud pertingit. Vtrunque tamen in ſimia perbellè obſeruatur.

Quatuor ligamentorũ à brachiali parte extrinſeca vſus.

Oſſa brachialis nõ ſunt ſolida.

In ſimia verificatur quod Gale. dicit de ſinu quarti oſſiculi.

De Poſtbrachiali. CAP. XXVI.

PARTEM, quæ cum Brachiali ſequitur, & ad digitos terminatur: nos cum cæteris Anatomicis poſtbrachiale dicemus, quam Græci μετακάρπιον vocant, quãquam nonnullis hac voce libuit manum vniuerſam brachiali excepto intelligere. Poſtbrachiale autem ex Gal. ac Veſalij ſententia quatuor oſſibus conſtruitur. qui-

μετακάρπιον id eſt, poſtbrachiale quid.

Metacarpium quid aliquibus ſignificet.

Poſtbrachialis oſſa ſunt quatuor Galen. & Veſal.

Primus articulus pollicis poteſt numerari cũ oſsibus poſtbrachialis.

bus tamen ſi quis adnumeret primum pollicis articulum, non incongruum fuerit: quando & illud os ſtatim brachiali ſuccedit, ac non minus eidem committitur, quàm faciant reliqua poſtbrachialis oſſa, licet laxior ſit huius, quàm ipſorum articulatio. ex qua item euidentior motus editur. Verùm quicquid eſt, ſiue quinque oſſa

Tractat de primo pollicis articulo hoc cap.

hæc, ſiue quatuor numerentur, nobis placet in horum explicatione tractare quoque de prima pollicis articulatione, vt oſtẽdamus illum cum

Primus articulus pollicis iungitur quinto oſsi brachialis per arthrodiam ſub diarthroſi.

quinto brachialis oſſe per diarthroſeos ſpeciem, quæ arthrodia dicitur, coarticulari: quanquam pro ratione ipſorum oſſium, quæ parua ſunt, huiuſmodi articulatio ad enarthroſim referri poſſet. Nam quintum brachialis os ea parte ſinum ſatis inſignem habet, atque in angulum

Quomodo referri ad Arthrodiam ſub Enarthroſi poſsit horum oſsium articulatio.

excauatũ: in quem caput articuli quoquomodo oblongum, & verſus anteriora protenſum immittitur. Secundum poſtbrachialis os, quod

Secundum os poſtbrachialis.

Gal. primum eſt, in angularẽ ſinum altum terminatur parte quidem ſuperiore, qua excipit protuberantem ſexti oſſiculi brachialis partem: atque interim latus coniungit quinti oſſis lateri, cui eo modo adhæreſcere videtur. Tertium

Tertiũ os poſtbrachialis.

in ſinum deſinit, ac parte interna: quæ ad pollicem ſpectat, in proceſſum veluti oblongum protenditur: cuius ſuperficies aſſidet ſexto brachialis oſſi. quod reliquum eſt eius ſinuati capitis, cum ſeptimo coniungitur. At quartum ca-

Quartum os poſtbrachialis.

pite eſt quadrato, quod duobus inſidet oſſibus.

nam

nam cùm ſeptimi, tum etiam octaui partem occupat: quæ iunctæ planam ſedem quodammodo huic plano capiti efformant: licet intrinſecus id aliquantulum decliue fiat. Vltimum ſimiliter caput quadratum habet: paulùm tamen ad exteriora tendit, atque ad extremam vltimi brachialis oſſis portionem adhæreſcit: atq; ad hunc modum poſtbrachialis oſſa cum brachialis oſſibus componuntur. Verùm infrà cum digitorum articulis vno, ac eodem modo articulantur. In caput enim rotundum omnia deſinunt, quo leuiter excauatam ſubſequentiũ articulorum ſuperficiẽ laxa articulatione ſubeũt. Oſſa hæc quatuor primo pollicis excepto à capite priore intus, extráque attenuantur ad mediam vſque regionem: inde verò craſſiora fiũt, ac interna præſenti regione angularem lineam conſtituunt, quæ per medium ſecundum longitudinem ipſorum ducitur, quæ facta eſt pro muſculorum ibi exiſtentium ratione, quibus muſculis parare etiam oportuit commodam ſedem, ne vola nimia mole ad comprehendendum minus idonea redderetur. Iccirco oſſa hæc hinc inde attenuata ſunt, & ita interualla nõ modica muſculis occupãda præbuere: quorum muſculorum enarrationem ſuo loco trademus. Ad hęc poſtbrachialis oſſa intus ſima ſunt, extrà verò gibba, infrà ſupráque appendicibus muniuntur: ex quibus ligamenta fluunt, quorum gratia oſſa hæc inter ſe vtrinque nectũtur.

Vltimum os poſtbrachialis.

Poſtbrachiale ſuprà cum oſſibus brachialis infrà cum articulis digitorum iungitur.

Deſcriptio quatuor oſſiũ poſtbrachialis pollice excepto.

Lineæ angularis vſus.

Cur oſſa poſtbrachialis ſint attenuata hinc inde interna parte.

Figura oſſium poſtbrachialis.

Appendicum oſſium poſtbrachialis vſus.

Intus quoque cauitatem nõ paruam,& medulla refertam habent.

De Digitis. CAP. XXVII.

SVPEREST vt de digitis iam dicamus: vt tandem abſoluta oſſium manus fabrica tradatur. Digitorum oſſa quindecim illi numerabant, qui primum pollicis articulum à poſtbrachiali diſiungũt ſingulis digitis terna internodia tribuentes: qui verò eundem inter poſtbrachialis oſſa recẽſent, ſicuti nos fecimus, duobus tantùm articulis pollicem donãt, atq; quatuordecim ſolummodo ſtatuunt digitorũ oſſa: vt interim vngues miſſi fiant, quos in tractatum de cartilaginibus coniiciemus: atque etiam ſeſamina oſſicula, quibus poſtremum caput dedicauimus. Oſſa igitur digitos conſtituentia ſubſtantia dura ſunt: vt innumeris functionibus, quibus manus parata eſſe debuit, prompta & abſq; noxa vteretur. Non prorſus tamen ſolida ſunt, quemadmodum Galeno placuit: cùm non minus inſignem cauitatem habeant, quàm diximus ineſſe in poſtbrachialis oſsibus: qua cauitate ſimiarum quoque digitorum oſſa minimè deſtituuntur, & quam in leonibus ipſis adnotauimus. Galenus verò ſolam ipſorum paruitatem conſiderans ſolida eſſe certò putauit: neque articulum aliquem fregit, vt periculum facèret, an internus ſinus adeſſet, in quo medulla ſeruaretur. Ex his alia ſunt longiora, alia breuiora: quædam craſsiora, quædam etiã tenuiora

Oſſa digitorum quibus quindecim ſint, & quibus quatuordecim.

De vnguibus tractabitur libro de cartilaginibus.

De ſeſaminis hoc lib. cap. vltimo.

Digitorum ſubſtantia qualis, & cur talis.

Oſſa digitorum non ſunt ſolida contra Gal.

Oſſa digitorum in ſimiis & leonibus cauitatẽ habent.

Quid Gal. decepit in ſubſtãtia oſſiũ indicãda.

Differentia oſſium digitorũ.

nuiora conſpiciuntur, pro digitorum,articulorúmque ratione : nam digitis craſſioribus craſſiora quoque oſſa meritò obtigerunt,atq; etiam quò lõgiores iidem,aut breuiores ſunt , eò breuioribus, longioribúſue oſſibus donãtur. Similiter articuli primi maiores ſunt ſecundis, ſecũdi verò tertiis,tertij autem omniũ minimi ſunt.

Forma oſsium digitorum.

Præterea oſſa hæc duplici forma ſunt prædita: in quarum altera articuli omnes conueniunt, alteram verò, & multum priori diſsimilem,ſibi tamen communem articuli vltimi obtinẽt. Etenim horũ oſſa cæteris ſunt depreſsiora.Cúmq; initio latiuſcula ſint, quò magis progrediuntur, eò magis attenuantur , anguſtioráq; fiunt . donec ceruicem ſuperpoſito capitulo,in quod deſinunt, præparent . id autem capitulum longũ, ac rotundum vnà exiſtit, verùm primus pollicis articulus, itémq; primus , & ſecundus aliorum digitorum , initium ac finem craſsius habent, quaſi duobus extremis capitibus cõſtent, quorum ſuperius maius eſt inferiore . at in toto deductu, qui à priore ad alterum fit caput,ſemper tenuiora redduntur.

Oſſa digitorum deſinunt in capitulum.

Cur oſſa digitorum interna regione ſint plana.

Iam verò oſſa exteriùs curua ſunt, ac teretia,ſed interna regione plana,& quodammodo ſima : neque id temerè factum, ſiquidem interna veluti cauitate opus erat , cui ſuperſtrati eſſe debuerunt tendines non exigui, ac rotundi , qui & magnitudine , & rotunditate ſua eiuſmodi planitiem implẽt,atque eo modo teretem digitorum formam faciunt. alioqui

Cur digiti ſint teretes & plani interna regione.

nimia moles indidem extuberasset, illósque minus idoneos ad apprehendum reddidisset: præterquam quòd nõ æquè commodè suis sedibus, tendines, eò porrecti adhæsissent, sed in hanc, atque illam partem potiùs declinassent. siquidem gibba fuisset interna hæc digitorũ regio. Secus autem in externa contingit: nã illuc mẽbranæ ritu tendines subtilissimi producuntur. propterea curua, & teres esse debuit, vt digitorum quam præ se ferunt venustati consuleretur. Interna item regione notabis lineas quasdam vtrinque per longitudinem ductas, vnde ligamenta ortum habent, quæ iam commemoratos tendines complectuntur, vt firmiùs in sua sede maneãt. Et hæc quo ad ossium digitorum figuram. Porrò sic illa articulantur, vt alia suscipiant tantùm. alia tum suscipiant, tum suscipiantur: vt obiter colligamus veram non esse Galeni sententiam, cùm voluit prioris ossis caput in subsequentis sinum semper inseri. Nam prima digitorum ossa supernè per enarthrosim cum postbrachiali iunguntur. etenim ipsorum capita sinuata sunt, & cartilagine incrustata, quibus rotunda postbrachialis ossiũ capita succedunt. quo articulationis genere facilè præstatur, vt digiti in omnes partes moueri possint: necnon etiam circularem motum edere, quanquam Vesalius minimè concedit. at leui opera quilibet experiri potest, si digitum circulari linea circini more obducat. Inferiore parte duo

Cur ossa digitorum extra sint curua & teretia.

Ortus ligamentorum ex lineis quæ sunt in interna regione.

De articulatione digitorum.

Gal. error.

Ossa digitorum iunguntur cum postbrachiali per Enarthrosim.

Articulationis digitorũ ratio.

Vesalij error confutatur.

paruula

paruula capita vtrinq; prominēt angulari quodam ſinu illa dirimente. Hunc ſinum media ſequentis oſſis capitis portio protuberans ſubit: capita verò in illius ſinus vtrinque exculptos inſeruntur. Quò fit, vt hæc internodia & ſuſcipiantur, & ſuſcipiant, cùm priora duntaxat ſuſciperent. Illum ideo articulum ad enarthroſim retulimus, hunc verò ad ginglymum, quod articulationis genus in aliis pariter internodiis obſeruabis, quæ omnia cartilagine ſua infarciuntur. vt quouis momento prompta, & lubrica magis in edendo motu articulatio reddatur. Ad hæc digitorum oſſa ſuis vtrinque appendicibus munita ſunt, exceptis vltimis, quorum pars inferior cùm articulatione non egeat, neq; eguit appendice: cuius tamen ſuperficiem vngues ipſi obtegunt. horum oſsium, ſimul etiam digitorum vſus, præterea cur ex tot, támque variis articulis conſtructi fuerint: neque ex pluribus, paucioribúſue, aut alius modi conſtare potuerint, longùm eſſet recenſere. quæ tamen ſiquis noſſe velit, Galenum legat primo & ſecundo de Part. vſu, ad amuſsim hæc multa cum admiratione tractantem. Illud verò obiter ſcias eiuſmodi oſſa talem inter ſe ſtructuræ portionem adepta eſſe: vt licet, alia breuiora, alia ſint longiora: ad rectam tamen lineam, & æqualem digiti omnes perducuntur: cùm ad aliquod ſphæricum apprehendēdum mutuam operam conferunt.

Quæ internodia per enarthroſim, & quæ per ginglymon articulentur.

Cur internodia ſint cartilagine obducta.

Quæ oſſa digitorum appēdicem habeat, & quæ nō & cur.

Vngues quid faciant.

Gale. primò & ſecundo de Vſu Part. docet exacte cōſtructionem & vſum digitorum. Gal. laus.

Digiti licet inæquales coeunt tamen cum aliquod ſphæricū eſt apprehendendum.

De Ilium Osse. CAP. XXVIII.

Idem os in pueris & iuuenibus triplex videtur, in aliis vnum.

Os ilium quid vocetur.

Os pubis quid vocet.

Os coxendicis quid vocetur.

Vsus ilij, pubis, & coxendicis.

Basis ossium.

Tria ossa quæ cum sacro committuntur non mouentur, sed alia circa ipsa.

OS illud, quod transuersis sacri ossis processibus committitur, etsi vnicum in adultis esse videatur, cùm id nulla linea intersecet: perinde tamen censetur, ac si triplici ex osse constaret. Constare autem cernitur in pueris, & iuuenibus triplici linea cartilagine oppleta illa tunc distinguente. ea propter tres in partes diuidi solet, triáque diuersa nomina sortiri. nam suprema eius pars omnium latissima, quà cum sacro coniungitur, ilium os ab omnibus appellatur: anterior, quæ & ipsa lata, minus tamen quàm superior, ac vtrinque foramen amplum habet, pubis os vocatur. quæ verò media, & angustior quidem, sed crassior, & extrinsecus in magnũ, ac profundum sinum excisa, coxendicis os dicitur. Duo autem sunt huiusmodi ossa, singula scilicet vtrinq;: quæ quanquam sacro apposita sunt, dorsi tamen scapulæ vsui proportione videntur respondere. Hæc enim femur non aliter, atque illæ humerum, excipiunt, nec non etiam variam musculorum originem, insertionémq;. Verùm sacro iuncta vniuersæ ossiũ compagi per necessariam illam basim suggerunt, de qua capite de sacro osse loquuti sumus. nã cùm hæc perpetuò maneant, ac nullo vnquam motu sint prædita, circa ipsa reliqua omnia moueri iure optimo debuere. id quod facilè attestari possumus, cùm videamus superiorum partium, ac inferiorũ motus sigillatim percurrentes omnes,

nes tădem in hæc oſſa veluti ad centrum quoddam terminari. Enimuero ilium oſſa ita ipſi ſacro committuntur, atque adeò pertinaciter inhærent, vt connata prorſus eſſe videantur. & nos adhuc oſtendere ſacri oſsis compagem poſſumus, quam domi data opera diligenter in ſtudioſorum gratiam aſſeruamus: cui ſiniſtrum ilium os vſque adeò connatum eſt, vt nulla ratione diuelli poſsit. eadem quoq; inter ſe parte anteriore vniuntur, ac peluis imaginem elegătiſsimè conformant, quæ vtero, veſicæ, ac inteſtinis tutiùs continendis à natura parata eſt. Atque hos potiſsimùm vſus ilium oſſa præſtant, aliis interim omiſsis, quos opportuniùs alibi recenſebimus. Horum oſsium figura varia eſt, ſiquidem parte poſteriore lata ſunt, duobúſq; latis ſinibus inſignita, in quos tamen curuari potiùs, quàm excindi videntur: quando videre eſt partes ab altero latere hiſce ſinibus oppoſitas protuberare, ac gibbas fieri, vbi multæ aſperitates viſuntur, extrinſecus preſertim muſculorum nexibus percõmodè ſeruientes Huius partis ſuprema regio ſemicirculari linea obducitur; quæ ſecundum totam ſui circũferentiam appendice munitur: cuius ſedes quoniam aliquantũ extra prominet, ideo ſpina dicta fuit. ab hac præcipuè ligaméta fluunt, & eorũ muſculorum exortus, qui nates conſtituunt, deorſumque in femur, ac tibiam, & etiã ſurſum ad thoracem, ac dorſum feruntur. Quatenus autem cũ oſſe ſacro copu-

Ilium ita ſacro hæret, vt connatũ videatur.

Oſſa ilium pelui ſimilia.

Iliorum vſus.

Iliorum figura.

Aſperitatum in Iliis vſus.

Superioris partis ilij deſcriptio.

Spina in Iliis quid & eius vſus.

 lantur,

Naturæ industria in coniunctione iliorum cum sacro.

natura mutuum ipſorum congreſſum excogitauit, vt is validior, ac pertinacior foret. Quamobrem tranſuerſi ſacri proceſſus ſinibus partim amplis, ac profundis, partim etiam leuibus exciſi ſunt, inter quos extuberant partes. Similiter ilium oſſa & ſinus, & tubera præ ſe ferunt. Horum ergo ſinus ſacri tubera excipiunt: eminentes autem partes illius pariter ſinus ingrediuntur, quam vnionem intercedens leuis cartilago glutinis modo continet quæ quanquam eodem fiat modo, quo ſolet, cùm oſſa ginglymo articulantur: cùm tamen nullus ex ea motus proficiſcatur, ſymphyſi magis ſubiiciemus. & hæc eſt partis ſuperioris deſcriptio. Quæ autẽ ab ea verſus anteriora diſcedit, mediúmque oſsis ſpatium occupat, cui nomen os coxendicis inditũ eſt, craſsiſsima facta fuit, vt commodè ſinus ille amplus, ac profũdus fingeretur, in quem immittitur longum, ac rotundum femoris caput: ideo ſinus iſte acetabulum nuncupatur, qui tamen cùm non adeò profundus eſſe potuerit, vt plenè femoris caput contineret: cartilaginem eo modo adiicere oportuit, quo adhibita eſt, vbi humerus cum ſcapula coniungẽdus fuit. ſinus iſte non ſolùm partem coxendicis, verùm & ilij, & pubis occupat. Nam præter eam cartilaginem, quæ cruſtæ ritu circundatur tam femoris capiti, quàm acetabulo: exurgit ex labris ipſius ſinus craſſa quædam, & circularis cartilago, quæ acetabuli capacitatem auget, atque

Cartilago glutinis modo.
Cur ad ſymphyſim potius quã ad Ginglymon redigenda ſit compoſitio ilij cum ſacro.
Coxendicis deſcriptio.
Cur craſsiſsimum.
Vſus coxendicis acetabula.
Cartilago veſtiens acetabulum.
Articulatio femoris cum coxendice proportione reſpondet articulo humeri cum ſcapula.

ita

ita complectitur altum femoris caput, vt ne de sua sede egredi, luxaríve tam facilè posit. atque vt huiusmodi capitis insertio firmiùs in eodem acetabulo resideat, è medio eius incrustatæ appendicis teres, ac validum ligamentum nascitur, quod in medio sinu figitur, sicque articulationem hanc alioqui laxam maximoperè colligat, continétque. Pars inferior, quæ ilium, coxendicísque os intersidet, ingenti sinu donatur, qui ad vtrunque latus patens, & peruius, ac infernè abruptus dehiscit: atque hic vtriusque ossis communis esse videtur, quem ideo paratum animaduertimus, quòd illac pateat aditus pluribus, nec exiguis neruorum surculis à spinali medulla per sacri ossis foramina profluentibus: qui non inde procul in vnũ coëunt neruum omnium nostri corporis neruorum maximum, qui per penitissimos femoris musculos delatus ad crus disseminatur, sicut alibi ostendemus. Ab hoc sinu cùm recesseris versus anteriora, exurgit processus quidam acutus: vnde ligamentum prodit in sacrum os inserendum, paratum vt claudat anum, atque neruum illum maximum, de quo paulò antè diximus. Præter hunc processum iuxta coxendicis basim alter adest sinus, latus quidem, sed humilior, ac rimis quibusdam intersectus, cui inhærent tendines quatuor in suo ipsorum musculo, tanquam in crumena recõditi: qui tandẽ in vnum coëunt in femur inserendũ. Inferior coxendicis

Acetabuli descriptio.

Cartilago circularis augens acetabulum & cur.

Ligamenti in acetabulo situs & vsus.

Sinus inter iliũ & coxendicem.

Sinus vsus.

Neruí maximi ortus & iter.

Processus acutus.

Sinus iuxta basim coxendicis vsus.

Tendines quatuor contenti in suo musculo, tanquam in crumena.

Cur crassissima sit pars inferior coxendicis. *Cur basis coxendicis habeat appendicem.* *De ossibus pubis.* *Foramẽ pubis.* *Quomodo os dextrum pubis cum sinistro iungatur.*

portio crassissima est, quã basim propterea paulò antè nuncupauimus. Hæc vna ex omnibus coxendicis ossis partibus appendice donatur, vnde tres musculi tibiam flectentes enascũtur. Superest nunc, vt anteriorem partem, quæ os pubis nominatur, absoluamus. Ergo pubis ossa suprà, infráque tenuiora sunt cæteris. quò autem magis ad medium accedunt, eò magis attenuantur, vsque dum in amplissimum foramen desinunt. supernè iunguntur: ac dextrum cum sinistro multæ cartilaginis interuentu coalescit. quem nexum adeò tenacem, ac solidum offendimus, vt difficillimum sit cultro, aut scapello abscindere.

Ossa pubis in partu dehiscere ridiculum est dictu. *Os coccygis in partu retrahitur.*

Propterea risu magis, quàm reprehensione dignam illorum sententiam iudicamus, qui proferre in vulgus non verentur, ossa hæc in partu laxari, atque dehiscere, vt faciliùs exeat fœtus. Nulla enim ratione dimoueri possunt: tantùm abest vt laxiter aperiantur. verùm autem id est de coccygis osse, sicuti suprà suo loco dictum fuit. Illud enim certum est retrahi, ac eo modo parientibus non parum auxiliari: neq; de hac re ambigere quisquam debet, quando vtrunque facili experimẽto comprobare licet, si tactus adhibeatur.

In osse pubis differunt mares à fœminis. *Quomodo distinguantur ossa pubis fœminæ à maribus.*

Porrò scitu dignum est, ossa hæc in maribus nõ ita ampliter produci, vt in mulieribus, in quibus latiùs hæc patent, & capaciora multò sunt, & quam diximus peluis similitudinem tenere. Animaduertendúmque est hinc facilè discerni posse

posse fœminarum ossa à virorum ossibus. Horum enim suprà, infráque strictiora, angustioráque sunt, illarum verò ampliora: vt faciliùs credatur ossa pubis minimè dilatari, quando si aperiri possent, frustrà ipsa natura differentiam hac constituisset, vt latiùs hæc, quàm illa paterent. Cæterùm ab ea, quæ fit per cartilaginem coniunctione, quò magis deorsum tendunt, eò etiam magis, ac magis disiunguntur: vt vacuam ibi sedem subsistentibus testibus, ac peni relinquant. Ex superiore parte, qua ossa pubis coniunguntur, quáque aspera sunt, ac gemino tuberculo abundant: exoriuntur tum recti abdominis musculi, tum etiam illi, qui ad femur, tibiámque deferuntur. Necnon illuc inseruntur abdominis musculi obliquè descendentes, inferiore verò, quæ munitur appendice, producuntur musculi penem sustinẽtes, cuius corpus statim sub ipsa ossium vnione affigitur. At foramẽ illud, quod in medio est amplissimum: leuitatis potiùs, quàm alius rationis gratia factum implent duo musculi internus, atque externus, qui deorsum tendunt, & in femur implantãtur, eius circumagendi munere fungẽtes: inter quos media est membrana non leuis, & foramen identidem obturans, & alterum musculum ab altero distinguens. Per huiusmodi foramen Anatomici imperiti putãt seminaria vasa ad testes descendere: sed falluntur, quando illa musculum abdominis perforant, ac super hæc ossa ferun-

Ossa pubis non dilatari.

Cur ossa pubis deorsum disiunguntur.

Qui musculi ex superiore parte pubis oriuntur.

Pubis inferior pars appẽdicem habet.

Situs & origo musculorum sustinentium penem.

Foramẽ in medio ossium pubis cur factum.

Membrana inter musculos circum agentes femur.

Error anatomistarum de vsu foraminis pubis.

Iter vasorum seminariorum.

Sinus vasorum seminalium nō est in oßibus pubis mulierum.

Substantia ossium quæ committuntur cum sacro qualis.

Foramina pro nutrimenti delatione.

tur, vbi sinus quidam obliquè decliuis adest, per quem demittuntur simul tam deferentia, quàm præparantia vasa. qui sinus in mulieribus non reperitur: & hac potissimum differẽtia ossa mulierum à virorum distinguuntur. Atq; ad hunc modum se habent ossa, quę cum sacro committuntur, quorum substantia non multùm ab ipso sacro diuersa est. fungosa enim plurimùm sunt, nec nimis dura, foraminibus crebris referta, per quæ nutrimentum allatura vasa perducuntur.

De Femore. CAP. XXIX.

Homo & Simia habẽt os femoris maius alijs oßibus.

Femur est breuius tibia in alijs animalibus ab homine & Simia.

Femur in animalibus iuxta clunes.

In animalibus quod vulgo femur creditur est tibia.

Aristotelis error, qui ponit humerum loco cubiti.

Aristotelis error existimãtis aues carere femore.

In auibus vbi sit femur.

Cur in omnibus fere quadrupedibus femur est breuius tibia.

FEMORIS os tum humanum, tum etiam simiarum reliqua ossa omnia magnitudine superat. Cætera verò animantia femur ipsum breuius multò quàm tibiam habent, in qua fortasse nonnulli decepti sunt, existimantes in brutis femur illud esse, quod extra primum articulum constituit, neque considerarunt id ipsum in animalibus iuxta clunes latitare. Ea verò pars quæ primò sese exerit, non femoris est os, sed tibiæ. In quo item errore versatus est Aristoteles, qui non contentus cubiti loco humerum ponere, sicuti suprà etiam capite de Humero diximus, propriam & femoris, & tibiæ sedem ignorasse, palàm fassus est: quando asserere non dubitauit, aues femore destitutas esse, quod omnino falsum est. siquidem illæ femur habent, verùm id delitescit, quemadmodum in omnibus ferè quadrupedibus, in quibus breuius esse oportuit, cùm longius situs, in quo residet, minimè

nimè patiatur. secus autem in simia, hominéq; contingit. Propterea os tibiæ & his duobus femoris, & cæteris ossibus longè maius existit, illud suprà cum osse coxendicis, ilij, pubis: infra verò cum tibia articulatur, cuius figura longa est, & teres, at non vsquequaque recta. nam media propè regione curuatur, anteriore quidem gibbum, posteriore autem, ac exteriore simum, supernè in caput crassum, rotundum, & cartilagine incrustatum desinit, longiorem ceruicem obtinens, quæ sursum altè protenditur ad interiora plurimum incumbens. Caput autem huic præpositum ceruici ab orbiculari appendice ferè totum efformatur, & coxendicis acetabulum subit. quæ articulatio validissima esse debuit, propter immensum pondus, quod femori sustinendum fuit. Iccirco natura non modò altiorem insertionem effinxit, & cum profundo acetabulo cartilaginem composuit, vt ipsum adauctum, altiúsque redditum femoris caput faciliùs susciperet: verumetiam teretem, ac robustam copulam parauit, quã è sinu quodam non leui in medio penè capitis vertice, magis tamen versus interiora produxit: atque id in acetabuli fundum immittendum curauit vinculi, ac firmamenti validioris gratia. Quæ cùm ita habeant, eos refellere meritò possumus, qui huius articuli luxationem minus integram putantes, notham illam, mentitámq; vocarunt: cùm perfecta, veráque sit, in qua sæpenumerò accidere

Cur homo & Simia habeant femur maius tibia.

Femur cũ quibus articuletur.

Femoris figura.

Ceruix.

Caput.

Cur articulus femoris cum coxendice sit validißimus.

Cartilago vestit profundum acetabuli coxendicis.

Ligamentum femoris cum acetabulo quale.

Luxatio articuli femoris cum acetabulo legitima est contra quosdam.

Cur difficile restituatur luxatio articuli femoris. solet, vt ligamentum illud laxius, & prolixius fiat, vnde restitutio difficilis admodùm redditur. Ab ipsa ceruice statim os istud in portionem quandam latiusculam descendit, ex qua processus duo veluti nodi educuntur, qui in nuper natis appendicum naturam tenent, cúm facilè diuellatur. Temporis autem progressu ita *Processus femoris in nuper natis videntur appendices.* cohærent, & cum partibus vnde prominent, confunduntur: vt ne signum quidem appendicum ostendant. Itaque femoris processus nu- *Processuum femoris descriptio.* merantur, qui ad posteriora magis vergunt: alter tamen altero superior est. Superior extrorsum spectat, & maior existit: inferior verò longè minor est, ac in interna sede potius. maiorem *γλουτὸν quid.* γλουτὸν Græci dixerunt: ambos verò τροχαντῆρας, *τροχαντῆρες quid.* quasi rotatores dixeris, cùm videlicet rotando femori facti esse videantur. Etenim eorum mu- *Processuum femoris utilitas.* sculorum insertionem admittunt, quorum opera femur tum extrorsum flectitur, tum circũagitur. quanquam prætereà octauo musculo tibiam flectenti originem suppeditent. Parte posteriore linea quædam eminens ab externo ad *Processus femoris quomodo iungantur.* internum ducta hos ipsos processus simul iungit: hinc femoris os teretem formam sumit. *Vnde femur teres.* Cúmque mediam regionem transierit, crassum magis efficitur, quò magis descendit: necnon etiam dilatatur, atque introrsum magis deprimitur, ac tãdem in duo magna capita exit: aspe- *Quid efficiat cap. interiora femoris.* ra illa quidem extrinsecus, at in superficie leuia, leui quodãmodo crusta peruncta, quæ magnæ appendi-

appendicis interuentu constituuntur. Non paruus (inquit Galenus) sed ingens quidã, ac profundus sinus, & asper, capita ista, parte posteriore nõn exiguo interuallo disiungit. parte item anteriore sinum leuiter depressum communem habent, cui innititur os quoddam orbiculare, quod Molam nominant, de quo suo loco dicetur. Hæc capita à se prorsus inuicem differunt: nam interius crassius est, exterius autem latius, ac depressum magis, ídque vt ne ambo cum tibia æqualiter inarticularentur, atque obliquus motus edi posset, cùm tibia præsertim ad exteriora flectenda veniret: cui motui destinatus est musculus sub poplite delitescens, qui ab externo iam commemorato capite nascitur, extrinsecus scilicet versus posteriora, vbi pars quędam inest aspera, & sinulis quibusdam impressa. Atque hæc diligenter intuearis Lector optime. nam huius musculi munus non satis rectè perpendit Vesalius, cùm minimè nosse posset, quomodo tibia in obliquum adduceretur. iam verò femur infrà cum tibia per Ginglymum cõponitur. superius enim tibiæ caput duobus sinibus refertum est, inter quos educitur tuber eminens. Capita verò infimi femoris tibiæ sinibus inhærent: at eiusdem femoris posterior sinus mediam portionem tibiæ eminentiorẽ excipit, vnde fluit ligamentum validum, quo arctissimè femur cum tibia colligatur, non secus ac superiore articulo fiebat, vbi per Enarthro-

Galen. de rima in femore.

Vesalius decipitur in musculo flectente tibiam ad exteriora.

Femur componitur cum tibia infrà per ginglymon.

Origo ligamẽti femoris cum tibia infrà.

Femur copulatur coxẽdici per enarthroſim.

Cur ligamentũ femoris ſupra infráque ſit dignum annotatione.

ſim femur coxendici committur eo, quo ſuprà diximus modo. Hoc autem ligamentum teres. quo femur ſuprà infráq; inſignitur, articuli detinendi gratia, in aliis articulationibus minimè reperitur. Idcirco obſeruatione dignum eſt. neque enim ob id hiſce deſunt communia cæteris ligamenta, quæ extrinſecus obducta partes cohærentes inueſtiunt, & vndique colligant: ſed de his priuatim agemus.

De ligamentis priuatim aget.

Lineæ quæ eſt in poſteriore femore delinatio.

Prætereà notanda eſt linea quædam inſignis, multúmque aſpera, quæ in poſteriore femoris regione prominet, nec procul ab interno rotatore incipit, ac per longitudinem eiuſdẽ regionis defertur: deinde vltra medium in duas partes ſcindi, & caput vtrunque petere videtur, ſed ad externum euidentius terminatur.

Octauus muſculus femoris eſt omnium maximus.

Quomodo recti ſtemus.

Huic lineæ inſeritur, ac tenaciter adhæreſcit octauus femoris muſculus omnium noſtri corporis maximus, cuius beneficio recti ſtamus.

Aſperitates ab inſertione muſculorum.

Aliæ nihilominus ibi adſunt aſperitates, ac nonnullæ etiam impreſſiones, muſculorum tantùm occaſione fabrefactæ, vt ſuo loco patebit, vbi muſculi tam femur, quàm tibiã mouentes deſcribentur.

Femoris vſus.

femur & ſiſtimus, cùm recti ſtamus, & quâque verſum agimus. nullum enim motionis genus illius cum coxendice articulatio excludit, quemadmodũ in ſeipſo quicunque experiri facilè poteſt.

Cur cauitas femoris ſit magna.

Vena.

Os id ampliſſimum ſinum habet intus, quò leuius ſit, & medullam multam pro nutrimento ſeruet. Huc ſcilicet pertingunt venæ per ſummam, imámque præ-

præſertim ipſius oſſis partem plurimis locis perforatā. De femore ſatis: nunc de tibia, fibuláq;.

De Tibia. CAP. XXX.

QVEMADMODVM inter humerum, ac ſummam manū oſſa duo deſcripſimus, quæ iuncta cubitum conſtituebant: ita à femoris oſſe ad extremum pedem regio duplici oſſe constructa pertinet: quæ modò tibiæ, modò cruris nomine donatur. Alterum os, quod maius eſt, totius nomine tibiam nuncupamus: alterum verò longè gracilius quandoq; ſuram, quandoque fibulam vocamus. Tibiam Græci κνήμην, fibulam verò περόνην appellāt. Tibia ea magnitudine prædita eſt, vt vel humerum ſuperet, quem tamen Galenus omnium oſſium maximum, excepto femore, credidit. Hæc infrà, ſupráque appendicem habet. ſuperior ipſius pars latior eſt, & craſſior: duos ſinus leuiter inque ſuperficie ſortita eſt, inter quos currit tuberculum quoddam prominens atque aſperum. Hiſce ſinibus excipiuntur ima femoris capita, in quibus ne incommodiùs inſiderent, cùm præſertim depreſſiores ſint, quàm capitum altitudini cōueniat, Natura præter cartilagineam cruſtam vtrique ſinui affixam, alteram appoſuit mobilem: cuius figura lunam imitatur, & noſtrum C ſimilitudine refert, initiò ac circa ſinum oras craſſior: quò verò introrſum magis centrum recipitur, eò tenuior ſemper fit, prius quidem deſinēs, quàm centrū attingat. ita ſinuū

Tibia & fibula proportione reſpondent cubito & radio.
Tibia idē quod crus.
Cruris os maius tibia quoque dicitur.
Fibula eſt os gracilius cruris.
Idem ſura & fibula κνήμην περόνην.
Tibia eſt maior humero.
Humerus non eſt maior tibia contra Gal.
Femur reliqua oſſa magnitudine excedit.
Tibia habet appendicē vtrinque.
Sinus.
Tuberculum.
Sinuum vſus.
Cruſta cartilaginea.
Cartilaginis lunatæ figura & vſus.

profunditatem maiorem relinquit: ad quam augendã potissimùm facta esse videtur: quanquã quòd lubrica est, læuis, mollis, & vnctuosæ humiditatis plena, ligamenti vice fungitur, & articuli mobilitatem plurimùm adiuuat. Accedit etiam non nimium firmandi huius articuli adiumentum: nam id tuber, quod è media tibiæ superficie emergere, & alterum sinum ab altero dirimere conspicimus: in amplum sinum immittitur, qui partem posteriorem vtriusque femoris capitis intercipit, ibíque valido ligamento vincitur. quod ligamentum ex tuberis apice prodit, & in medio sinu impensè admodũ infigitur, atque ita articulus omni ex parte probè munitus in sua sede cõtinetur. A superiore hac parte deorsum procedens tibia sensim attenuatur longioribus lineis, ac sinibus variis distincta, ita vt triangularem formam imitetur: at obliquè tendit, ac tribus præcipuè partibus incuruatur, perspicuè cedens musculis illac descendentibus. Ibidem extrinsecus versus posteriora iacet sinus quidam læuis, & cartilagine obductus, cui adiacet internæ fibulæ capitis portio, itaque supernè fibula tibiæ agglutinatur. Educitur prætereà è media posterioris partis summitate sinus decliuis, quà transeunt vena, arteria, & neruus, ac deorsum feruntur. verùm antrorsum non procul à summæ appendicis fine, extat eminentia quædam horrida musculorum in primis insertionẽ admittens tibiam extendentium.

Cartilago lunata ligamẽti vicem gerit in tibia.

Quomodo articulo tibiæ cum femore robur detur.

Tibia deorsum versus triangulum imitatur.

Cur tibia tribus præcipuè partibus incuruetur.

Quomodo fibula tibiæ agglutinetur.

Sinus vasa excipiens.

Musculorũ tibiæ extendentium insertio.

tium. Inde verò producta linea in media regione acuta prominet, veluti cultri aciem effingẽs, proptereà quibusdam spina vocata est. Hinc tibiæ latus internum excarne deprehenditur, ic-circo regio hæc crea dicta fuit contrario sensu, cùm locus ille omni prorsus carne sit denudatus. alia autem tibiæ latera, maximéque posterius multa carne opplentur. Secunda item linea quæ fibulæ subest, illíque è regione respondet, ideo facta est, vt ex ea ligamentum producatur, quo fibula cum tibia cõnectitur, ac interim anteriores musculi à posterioribus seiunguntur. Inferior tibiæ pars rursum crassescit, & in caput desinit, quod superiore minus est, verùm in superficie vnico, amplóque sinu excisum, qui sua cartilagine obducitur & tali insertionem suscipit. Huius capitis pars interna producitur, ac in processum crassiusculũ euadit, qui sinui iam commemorato prominet, ac talum sinui inhærentem claudit: qui cùm alterá in partem protrudi, & è sua sede dimoueri posset, alterũ processum postulauit, quem tamen externæ tibiæ regio capere non potuit: quando in ea cælari debebat sinus oblongus sensim latescens, & in duo supercilia desinens, quem subiret, cuíque incumberet extrema fibulæ portio. Quod igitur tibia præstare non potuit, fibulam eam sedem occupantem præstare oportuit. quamobrem eius caput in acutum tendens, tantò decliuius tibiæ osse descendit, quantum tibiæ caput

Spina tibiæ quid.

Circa quæ pars tibiæ, & cur dicta.

Vbi tibia multa carne vestiatur.

Secunda lineæ in tibia vsus.

Inferior tibia describitur.

Vide naturæ artem miram.

superius fibulam excedit. Vnde inferius fibulæ caput non aliter, quàm processus quidam, alterum tali latus comprimit. Hæc autem duo tubercula malleoli dicuntur, quorum qui à tibia promittitur, internus: qui verò à fibula prouenit, externus vocatur. Ambo hinc inde talum tibiæ inarticulatum obsident, vt neutram in partem delabi possit, adeò vt si quando huiusmodi luxatio cõtingat, ad internum magis, quàm externum malleolũ talus inclinet necesse sit: quoniam externus longiùs quàm internus producitur. tibiæ processus, quem modò internum malleolum vocari diximus, parte posteriore sinum habet, vnde ligamentum educitur, quo tali os tibiæ alligatur: cui etiam firmiùs nectendo non minimum adiumentum præbet sinus ille oblongus, asper, & transuersim ductus, quẽ exigit anterior inferioris tibiæ appẽdicis sedes. Etenim hinc ligamẽtum nascitur tali ceruicem ossi tibiæ nectens. Cæterùm fibula tibiæ nõ secus inhæret, ac radiũ cubito adiungi diximus: parte tamen superiore femur nusquam attingit, verùm sub tibiæ capite eo, quo suprà diximus, modo connectitur: infrà verò longum tibiæ sinum subit, vtriusque tamen partis structura per Arthrodiam fit, quæ sub Synarthrosi ponitur. Ambo fibulæ capita in processum acutũ exeũt, quæ nonnullis asperitatibus prædita sunt, horũ superius, quod est rotundius, musculorum tibiam mouentium insertioni deseruit: inferius autem

Malleoli duo qui internus & qui externus.

Cur in luxatione malleolus inclinet magis ad internum malleolum, quàm externum.

Interni malleoli figura & vsus.

Tali ceruix tibiæ nectitur.

De fibula.

Finabula nõ attingit femur suprà.

Arthrodia sub Synarthrosi.

Asperitatum processuum fibulæ vsus.

autem, quod depressius est, ac extrinsecus gibbum magis, musculos emittit extremo pedi famulantes. Verùm quatenus bina hæc capita sinibus excipiantur, cartilagine obtenduntur. Fibula, etsi recta est, aut saltem modicè curua, plurimùm tamen ab ipsa tibia dehiscit, parte præsertim superiore, quoniam ibi tibia in sinum flectitur. In eo autem interuallo ligamentum cernes, de quo suprà meminimus, fibulam, tibiámque medio spatio complectens, ac præterea ligamẽtum id musculos distinguit, per quos spatium illud hinc inde repletur. quorum insertioni, ac nexui maximè inseruiunt inæqualitates fibulæ sinibus ac lineis comparatæ. huius muneris ergò hisce pariter fit, vt fibula æquè ac tibia angularem propemodum figurã adipiscatur. Vsum horum ossium in se ipsis omnes, si experiri non pigeat, perdiscere possunt. Fibula verò in pronũ, ac supinum non mouetur, quòd musculis huic obeundo muneri dicatis caret. Sed tam fibula, quàm tibia intus cauitatem habet medullam asseruantem, nec foraminibus deficit.

Vbi dehiscat fibula à tibia & cur.

Vsum tibiæ ac fibulæ potest quilibet in se experiri.

Cur fibula in pronum & supinum non moueatur.

Fibula & tibia habent medullã in cauitate, habent & foramina.

De Patella. CAP. XXXI.

Os quoddam genu præponitur, quod à femore, tibiáque separatum, vtrique tamen communem veluti operam præstat, sicuti mox dicemus. Ideo separatim de hoc ipso osse agendum fuit post femoris ac tibiæ descriptionem, quando neque cum hoc, neque cum illo commisceri, neque etiam ante hoc, vel illud tra-

Patellæ vsus communis est femori & tibiæ.

Cur tractatur de patella separatim à capite de femore & tibia.

Patellæ nominũ explicatio.

ctari commodè potuit. Id autem eſt, quod Græci ἐπιγουνίδα ſeu ἐπιγόνατιν vocarunt: Latini autem patellam, genu molam, vel ſcutum, vel ſcutiforme os, vel genu rotulam nominarunt.

Patella non eſt cartilaginoſa neque ſolida.

os eſt, non cartilaginoſum, ſicuti nonnullis viſum eſt, neque rurſus adeò durum, vt ſolidum exiſtimari debeat, vt alij exiſtimarunt:

Subſtantia patellæ qualis vere ſit.

at ſubſtantia eſt, qualis duræ cuiuſdam appendicis, quæ tamen prona ſit, vt nutrimentum per omnes ſui partes ſuſcipiat.

Vbi inuoluatur cartilagine lubrica patella.

Verùm intrò cartilagine lubrica inuoluitur, ídq; magis parte, qua femur, ac tibiam reſpicit, cùm altera parte muſculorum tendinibus inueſtiatur.

Patellæ vtilitas prima.

Patella hæc facta fuit, vt tegeret femoris, & tibiæ articulum, alioqui nimis patentem, ac proniorem, vt antrorſum procũberes facillimo luxationis genere. præſtat item, vt in rectum angulum genu flecti poſſit

Cur patella ſit mobilis.

mobile præterea, nec pertinaciter adhærens eſſe debuit, vt ne difficilem articuli huius motum redderet, aut longum in genu decubitũ præpediret.

Patella habet propria ligamẽta contra communem.

Suis tamen ligamentis cùm femoribus, tum etiam tibię nectitur, quicquid alij dixerint, ſibi perſuadentes ſolis muſculorum tendinibus contineri.

Ortus propriorũ ligamentorum patellæ unde.

nam ex appẽdicibus femoris, & tibiæ ligamẽta naſcũtur, quibus manifeſtò molam vtrinq; vinciri planè perſpicimus, at cũ femore ſolũ articu

Patella articulatur femori per Ginglymon.

latur eo modo, quẽ ſibi Ginglymos vindicauit. Etenim anterior imi femoris pars in duo, vti diximus, capita deſinens in medio ſinum habet, in quem media protuberantior patellæ portio immi-

immittitur, quem vt magis impleat, commodiúsque inhæreat, hinc inde & ipsa sinus natura dedit protuberantibus femoris capitibus respondentes. quamobrem femur patellam excipit, & ab eadem pariter excipitur. Formam penè orbicularem nacta est: verùm in acutum quodammodo desinit, quatenus tibiæ assidet: propterea scuti nomine donatur. in extremitatibus tenuior, quò magis ad medium tendit, eò crassior efficitur, vbi prorsus eminet, vmbonémque imitatur.

Patellæ figura qualis.

Vbi patella est similis vmboni.

De Pedis oßibus, ac primùm de Talo.

CAPVT XXXII.

SVPEREST nunc vt extremi pedis ossa describamus, quæ sex supra viginti sunt: vnde pes vno minus constat, quàm summa manus. Cæterùm in pede tres ordines similiter, ac in manu constituere placet. ídque clarioris doctrinæ gratia: vt prima pars, quæ statim tibiæ, fibulæque succedit, quámque tarsum nominamus, brachiali respondeat, secunda verò, quam pedium cũ cæteris appellabimus, postbrachialis ossibus. Tertia sit digitorum articulis destinata. cùm interim tamen eo solo inter se differant, quòd septem nobis erunt tarsi ossa, brachialis autem octo. quo fit, vt vno eo osse, quo brachiale tarsum superat, manum pariter extremã extremo pedi præstare dicere possimus. Quinque verò pedij ossa, quot etiam postbrachialis numerabũtur, quæ item supererũt vtro-

Ossa pedis 26.

Manus oßium numerus.

Tres oßiũ phalanges in pede.

Comparantur tres ordines oßium in pede cũ tribus ordinibus oßiũ in manu.

Tarsus quid.

Tarsi & brachialis conformitas.

Pedij & postbrachialis conformitas.

Tarsi ossa septẽ.

Brachialis ossa octo.

Pedij ossa quinque.

Ossa postbrachialis quinque.

Ossa digitorum tum manus tū pedis quatuordecim.
In oßibus Tarsi differt ab alijs anatomicis & quomodo.
Prima claßis septem oßiu Tarsi in pede respondet brachiali.

bique, in digitorum articulos quatuordecim distinguentur. Neque video cur à tarsi ossibus tria illa priora seiungi debeant, sicuti ab aliis Anatomicis factum fuit fatentibus quatuor posteriora, quæ sola tarsi appellatione dignantur, ad brachiale tantùm referri oportere, tribus primis absque relatione designatis. Per me itaque semper licebit cùm hæc tria, tum etiam quatuor sequentia tarsi vocabulo complecti: vt cùm à tibia, suráque recesserimus, descēdentes protinus ad vnam ossium compagem, veluti classem deueniamus, quam brachiali comparemus, quod quidem post cubitum, vlnámque nobis occurrit. Verùm hæc tarsi ossa singula peculiari nomine non sunt donata. nam prima tria alij à tarso secernunt, & vnum ex quatuor sequentibus proprium nomē obtinuere. at postrema tria adhuc sunt sine nomine. Primùm igitur omnium talus, secūdum calx, tertium scaphoïdes, quartū cyboïdes nominabitur. quæ supersunt tria, quāquā innominata sunt, attamen numeri, situs, ac formæ ratione distinguentur. Primùm ergo talus erit, quem Græci ἀστράγαλον, & ἄστριον vocāt: tibiam, fibulámq; illicò subit, quippe cui illarum appendices incumbunt: quanquam tibiæ soli substratus esse videtur. Id os homini cum cæteris commune est animalibus, quæ multifido, seu in digitos scisso pede incedunt: quicquid dixerit Aristoteles atque illum sequuti. à quorum sententia rei veritas omnino abhorret. Tali for-

Singula Tarsi ossa non habent nomen.
Talus.
Calx.
Scaphoides.
Cyboides.
Quomodo distinguātur tria ossa Tarsi carentia nomine.
Idem est ἀστράγαλος & ἄστριον & Talus.
Tali situs.
Talum habent homo & animalia pede multifido.
Aristoteles decipitur in Talo.

li forma ea fuit, vt suprà emineat, vt orbiculare tuber, ceu rotulæ partẽ imitetur, quæ in medio sinum leuem possidet lateribus hinc inde prominentioribus, quà scilicet cum tibię osse copulatur: sic enim tibiæ ossis appendicem, quẽadmodum capite de tibiæ, suræque ossibus dictum fuit, natura insculpsit, vt excipiendo talo percommodam sedem præberet, tutiorem nimirum articulationis speciem constituens, quæ ginglymos dicitur. Subseruit autem hic articuli modus pedi flectendo, ac reflectẽdo, qui motus ab ingrediente animali continenter fieri solet. qui motus vt facilior foret, minúsque membrum ex eo laboraret, aut ne ossa attritu multo tandem deficerent, naturæ solertia pars vtraque cùm tarsi, tum tali appendicis vberiore crusta leuigauit. Tali latera vtrinque sunt decliuia, ac figura veluti plana, vt illis internus tibiæ processus ac fibulæ appendix malleolos ambos constituentes adhærescerent. at externum latus longiùs descendit, magísq; est excauatum, quo inferiùs procedentem fibulæ appendicem excipiat, ad externum malleolum construẽdum, qui propterea deorsum magis quàm internus protenditur. Inferior tali pars sima est, ac sua cartilagine obducta: tota calcis ossi inhæret, ita tamen, vt anterior eius portio semicircularem sinum habeat, cui inseritur media se offerens calcis regio. at posterior quodammodo prominet, quà scilicet ab interna, atq; posteriore calcis

Tali figura.

Cur appendix tibiæ talum excipiat.

Talus articulatur tibiæ per ginglymon.

Ginglymi vsus in talo & tibia.

Cur os tali cartilagine incrustetur.

Cur tali latera sint decliuia & plana.

Quid cõstituat malleolos.

Cur malleolus externus differat ab interno.

Tali pars inferior qualis.

Per anteriorem partē quid intelligendum. portione suscipitur. nos anteriorem partē semper intelligimus, quæ à capite descendentibus primo se offert: posteriorem verò, quæ sequitur, remotiórque est. *Quid per posteriorem.* sed inter illa duo spatia cauitas admodū profunda iacet, quam etiam augere videtur calcis sinus in ea parte cauitati huic è regione respondens. Hanc ipsam non aliorsum factam fuisse coniicio, quàm vt mucosam quandam substantiam, ac pinguedinem simul contineat humectandis inungendísque hisce ossibus paratam, ne scilicet crebro motu exsiccarentur: atque ita suo munere frustrarentur, præterquam quòd ligamenta ibi præstò sunt, calcem, ac talum arctissimè colligantia. Anterior eiusdem pars in ceruicis formam producitur, qua in caput rotundū, & sua crusta obtectū desinit, quod ab osse scaphoïde in amplum, rotundúmq; sinum cælato excipitur. Is articulus præstat, vt pedem obscuro quamlibet motu introrsum, extrorsúmq; moueatur, necnō etiā aliquo modo circūducatur. Demùm parte priore talus decūbit, & in geminū quasi processulum supra calcem extenditur, quà scilicet ad internam regionem vergit, atque in hunc modum se habet tali os: quod tamen adeò sinuatum conspicitur, vt non modò ligamentorū insertionē, ortúmve admittat, sed tendinū musculorum digitos mouētium deductui cedat. huius substantiam solidā nō inuenies: vt aliquis opinatus est, verùm intus spōgiosa est, ac multis foraminibus peruia.

Cur natura cauitatem magnā in talo finxerit.

Vbi sint ligamenta calcis & tali.

Anterioris tali partis figura & vsus.

Quomodo pes obscuro motu moueatur.

Descriptio partis prioris tali.

Cur tali os sit sinuatum.

Tali ossis substantia qualis.

peruia. ſecundum,quod ſequitur calx, ſiue calcis os dicitur, alij calcaneum, vel pedis calcar appellant, Græcis πτέρνη vocatur: magnitudine ideo omnibus ſummi pedis oſſibus antecellit, non multum à tali ſubſtantia diſſidens, quanquam fungoſius eſſe videtur: neque adeò duro cortice vndique munitum, supernè tali oſſi ad eum, quem paulò ſuprà diximus, modum cõmittitur,cum ſcilicet media verſus anteriora regio partim rotundo tubere turgeat, partim verò ingentem ſinum habeat, vt talum excipiat, & ab eodem per Ginglymon excipiatur.at quæ prior eſt,in tergum tamen vergit; oblonga,rotundáque eſt, quodammodo caput in ſuperficie habet, & in ea regione appendice munitur, ac tota portiõe à tibiæ rectitudine excedit:quod ideo factum fuiſſe exiſtimo, ne pes cũ tibia poſteriora verſus delaberetur,minúſque ſic illa pedi, pes verò humi hæreret. inferiorẽ calcis partem, qua progredimur, latiuſculam eſſe oportuit: vt tutiùs ibi pes conſiſteret: eandem præterea aſperam,& tranſuerſo proceſſu abundantem, vt inde oriretur muſculus flectendo quatuor pedis digitorum articulo deſeruiens. vbi præterea ortum habet materia illa muſculoſa, vnde emergunt quatuor muſculi, qui lõgo tendine in internam quatuor digitorum regionem implantantur, & propterea eminentes hinc inde proceſſus cauitatem quandam relinquunt, vt cõmodiùs in ea tam muſculus,quàm muſcu-

Error cuiuſdã exiſtimantis os tali eſſe ſolidũ.
Calcis nomina.
Calx eſt maius os in ſummo pede.
Calcis ſubſtantia qualis.
Cur calx à tibiæ rectitudine excedat.
Cur inferior pars calcis ſit latior.
Cur aſpera, & proceſſu tranſuerſo.
Materia muſculoſa ex qua quatuor exeũt muſculi.
Cur inter proceſſus eminentes ſit cauitas.

losa illa substantia locum habeat: ne, dum pes humi validiùs incumbit, eiusmodi musculorum capita nimia compressione lædantur. Iam verò calx ea parte, quam in caput euadere dictũ est, impressionem quãdam habet leui, ac paululum celata asperitate donatam, quo meliùs in eã tendo omnium maximus, ac robustissimus inseretur: qui à tribus musculis pedem mouentibus in vnum tandem coëuntibus conficitur. parte quà minimũ digitum respicit, cum cyboïde cõiungitur: ita quidem, vt supernè, vbi leuiter effertur, plano propemodũ cyboïdis sinui aptetur. Infernè autem obliquo ceu sinu, atque ad interna vergente æquali ductu procedentẽ cyboïdis portionem excipiat. Quamobrem sub Ginglymo ad Synarthrosim referẽda talem articuli formam rectiùs posueris: quà verò maximum digitum spectat, (quam tamen regionem ad internum calcis latus concinniùs referas) processum non modicum emittit, quo sinum in interno latere celatum adaugeat, ac propterea propugnaculo sit cùm musculorum tendinibus, tum etiam venæ, arteriæ, ac neruo illac transeuntibus. Non enim ob alios vsus latus id tam insigniter excauatũ est, quàm vt hisce vasis, tendinibúsq; cederet, quibus omnibus tam confert processus iste, quàm etiam præstat, vt talus ibi aptiùs cum calce cohæreat. externum denique calcis latus depressum est, asperum, & inæquale: cui prope partem posteriorem paruus adest

Asperitas in capite calcis cur.

Articulationis forma sub Ginglymo, ad Synarthrosim referenda.

Processus vsus.

Cur internum latus calcis sit insigniter excauatum.

adest sinus sub exiguo processu conditus, vbi cartilagineam crustam offendes, quà nimirum petit musculi septimi tendo, pedi extendendo subseruientis. Tertium tarsi os à Græcis σκαφοειδὴς, à nostris autem nauiforme, siue nauiculare, siue cymbã referens nuncupatur: quoniam scapham, aut phaselum imitetur. Id os in interna pedis parte positum est: anteriore sui sede sinu est profundo, in quem oblongum, rotundúmque tali caput inseritur, qui articulus ad Enarthrosim nihilominus obscuram referri debet, quando ab eo non nisi obscurus motus prouenit. posterior pars priori quinti, sexti, ac septimi ossium nomine carentium sedi committitur ita quidem, vt non facilè sit iudicare, ab illis ne osibus excipiatur, an illa ipsa excipiat. Etenim hæ sedes nõ prorsus cõmonstrant, sinúsne, an tubercula sint: tametsi leuiter demum protuberare videntur. externum eiusdem latus amplum, rotundum, sinuatúmque est, quà præsertim cum quinto osse coniungitur. Vnde simul atque disceditur, sensim in angustum redigitur, & in internũ processum finitur: veluti nauis rostrum referens. ita internum latus prominet, vt insigne tuber constituat, cuius ope dextrum à sinistro leui momento secernimus: inferiorémque sinum, cui eminet, maiorem efficit, quà tendo sexti musculi pedẽ mouentis percõmodè reflectitur, multis asperitatibus cũ superiore, tũ etiã inferiore parte scatet,

Os Tarsi vel Nauiforme.

Situs nauiformis.

Articulatio nauiformis cum talo ad Enarthrosim.

Posterioris cymbæ descriptio.

Externi lateris cymbæ descriptio.

Reflexio tendinis sexti musculi pedẽ mouentis.

vt idoneam ligamentis ſedem præbeat, quibus oſſa hæc inuicem connectantur. Quartum os, quod cæteri primùm tarſi faciũt, κυβοειδὴς Græcè, Latinè autem cubiforme, ſeu cubum, teſſerámue imitãs, dicitur. & licet quadratum eſſe videatur, ita quòd teſſeræ figuram referat, multiplici tamen forma inſignitur: ideo πολύμορφον quaſi multiforme nuncupatum eſt. Arabes grãdinoſum vocarunt. Id quidem ad extimum pedis latus iacet, & cum calcè parte anteriore eo articuli genere iungitur, vt non magis ſuſcipere, quàm ſuſcipi videatur: ſicuti antea aſſeruimus, vbi de calce loquebamur. In poſteriore autem illius parte duos ſimiles ſinus cernere eſt, quibus ſuſcipit extrema duo pedij oſſa, quibus fulciendis veluti baſis paratum eſſe videtur. At internum latus cum externo ſeptimi oſsis cohęret, vbi non ſecus atque aliis partibus, quæ cum cæteris oſſibus copulantur, leui cartilagine incruſtatum animaduertas: cùm tamen alibi nulla cartilagine obducatur. ſolis ſiquidem iuncturis talis adeſt cartilago, ne nimis impacta ſint oſſa: ac motui quamuis obſcuro reſiſtant. extrema ſedes bifida eſt, ac duos proceſſus exerit ſinu medio illos dirimente, qui ad inferiora obliquo ductu tendit, vt obſequatur tendini ſeptimi muſculi pedem mouentis, cui ſubſtratus eſt, ac viam præbeat. ſuperior pars planior eſt, ſed extrorſum accliuis fit, quando talis reliqua pedis forma futura eſt, vt ſcilicet in medio elatior,

Cyboides os quartum.

Cyboides non est quadratum. Cur cyboides dicitur πολύμορφον. Os gradinoſum. Situs cyboidis.

Cur iuncturis adſit cartilago.

Sinus viã præbens tendini ſeptimi muſculi pedis.

in

in vtrunque latus, ac maximè in externum sensim declinet. Propterea videre est pedis ossa, præsertim postrema tarsi quatuor in orbicularem formam diducta, vt parte superiore conuexa sint: infernè autem cōcaua fornicem imitentur. Validior nempe constructio hæc futura erat, ac roboris plus habitura, quæ sufficeret tum figendo pedi, tum demum corporeæ moli sustinendæ. Ad hæc prominere huiusmodi ossa necesse fuit, vt infernæ cauitati relinquerent idoneam sedem, tutum iter exhibituræ tēdinibus ac musculis sub inferiore regione positis. Verùm hæc obiter dixisse sufficiat, vt patere possit: quare in superficie protuberantem pedis formam, ac in ima parte simam, cauāue, non planam natura construxerit. Cæterùm ad tarsi ossa reuertamus, è quibus reliqua iam sunt tria, quæ adhuc nomine destituuntur. horum quintum è regione pollicis situm est, cuius figura talis esse videtur, a antè sinuata conspicitur, & cum posteriore nauicularis portione prominente coniungitur: retrò verò primi pedij ossis, quod pollicem sustinet, sedes efficitur, quā partem si per se spectes, difficile iudicatu sit, sinuatāne sit, an promineat: quod quatuor hisce tarsi ossibus cōmune est, quatenus inuicem, aut cum pedij ossibus vniuntur. obscuri enim adeò in iis sunt sinus, vt planis seu superficiebus in modū glenes committi rectè dici possint. Attamen si consideres partem illam pedij ossis, quæ huic

Cur tarsi ossa postrema præsertim sint fornicis instar.

Cur prominent ossa tarsi.

Pedis forma in superficie protuberat in ima parte sima est.

Per Glenem committi.

quinto ossi incumbit, vbi eam videris duplicem cauitatem præ se ferre, procul dubio iudicabis necessum esse, vt altera hæc pars in duo quamlibet exilia tubercula turgeat: nisi geminas hinc inde sinuatas partes committi fateamur: quod mea quidem sententia perridiculum foret, quãdo vbique tum naturæ, tum etiam artis naturæ prorsus æmulæ ordo postulat, vt vel plana planis, vel sima protuberantibus, nusquam verò caua cauis committantur. superior pars modica est, & ad intimam sedem, quæ latissima visitur, descendit. hæc autẽ quoquomodo gibba est pro eius cauitatis ratione, quæ in externa regione cernitur: quà ad inferiora pertinet, cùm interim latus id parte sui superiore internum sexti ossis latus modico sinu contingat. verùm inferior crassior existit, quo firmiùs terræ inhæreat. Sextum os quadrilaterum apparet, si superiorem eius faciem intueamur: quæ vtiq; plana est, & quadratis lateribus respondet. At si partem inferiorem, cùm illa angustissima sit, & in aciem abeat: hoc ipsum os cunei tantùm imaginem referre dicemus, quale item esse dixeris septimum, quod illi proximum est os, de quo mox dicemus. ac mehercule ambo hæc ossa sic inter alia, quæ circumstant, posita sunt, vt cuneorum more ad ea veluti cõstipanda immissa fuisse videantur. Verùm sexti huiusce ossis pars anterior cum scaphoïde, posterior leuiter prominens cum secundo Pedij osse, intima cũ externo

Plana planis, vel sima protuberantibus committuntur non caua cauis.

Cur quintum os innominatũ infrà sit crassius.

Sexti ossis tarsi innominati descriptio figura.

Sexti & septimi ossis tarsi vtilitas.

terno quinti tarsi ossis latere, ac demum externa cum intima septimi eiusdem sede copulatur. Quibus partibus sua nõ deest cartilaginea crusta. Septimum mediũ est inter sextum, ac quartum, quod cyboïdes nuncupauimus. quadrangulare id quoque videtur: sed longiusculũ est. anteriore sui parte ad nauiforme declinat, eiúsque tuberculum exiguo admodũ sinu excipit, itaque illi committitur: parte verò posteriore tertium pedij os admittit: at suis lateribus latera tum sexti, tum quarti ossis attingit. atq; hæc de tarsi ossibus: quorum substantia dura quidẽ est, non omnino tamen solida, nec à foraminibus vacua recipiendi alimẽti gratia constitutis.

Septimi oßis innominati situs.

Oßiũ tarsi substantia qualis.

De pedio. CAP. XXXIII.

SECVNDA pedis pars, quàm Græci πεδίον appellãt, Latinis modò plãta, modò pecten, modò pedis vestigium: ea est, quã postbrachiali respondere diximus, quinque ossibus cõstans, articulos digitorum imitãtibus oblongis, ac teretibus, quorum extrema capita mediam regionem subtiliorem relinquũt. Etenim initio crassiora, ac sinuata quà cũ quatuor postremis tarsi ossibus eo quo dictum est modò componũtur: inde verò quà cum primis digitorum articulis iunguntur: in rotundum caput non secus atque postbrachialis ossa, eminent. Ex his ossibus primum maximũ est, verũ aliis longitudine cedit. siquidem omnium breuissimum est, cuius pars inferior, quæ sub capite est anteriore, in tuber-

Idem est πεδίον, planta, pecten, vestigiúmque pedis.

Planta respondet postbrachiali.

Ossa plantæ quot.

Oßium plantæ figura.

Primũ os plantæ describitur.

Tuberculi in primo oſſe plantæ vſus.
Secundi oſſis plantæ deſcriptio & vſus.

culum prominet,quo duo ſeſamina oſſicula ibi aſſidentia diſiungit. At ſecundum os, quod ſuſtinendo indici eſt efformatum , omnium longiſſimum , quantum illud quoque eſſe videtur, quod minimo ſubeſt : eius enim longitudinem adauget prominentior in externum pedis latus producitur , in quem octaui muſculi pedē mouentis tendo inditur . Cæterùm omnia parte anteriore tarſi oſſibus vniuntur, atque etiam ſibi inuicem inhærent , ſenſim deinde dehiſcūt, & à ſe mutuo abſcedunt, tenuioráque fiunt , vt in medio interualla cōſtituant , in quibus muſculi ſunt primos digitorum articulos flectentes. Tam anteriore, quàm poſteriore parte appendicem obtinuere cartilaginea cruſta obtectam, verùm appendix poſteriori parti adnata rotundum illud,de quo diximus,caput effingit,quod in ſinum primorum articulorum profundum, atque orbiculare immittitur. caua intus ſunt,ac medulloſa, & habent foraminula,per quæ cùm venulæ , tum arteriolæ ad ea nutrienda,fouendáque ſubintrant.

Tendonis octaui muſculi pedis inſertio.

Situs muſculorum qui flectūt primum articulum digitorum.
Oſſa plantæ habent appendicem.

Oſſa plantæ cur ſunt foraminulenta.

De Digitis. CAP. XXXIIII.

Digiti ſunt tertia pars pedis.
Oſſium digitorum numerus.

TERTIAM pedis partem explent digitorū articuli pedion ſubſequētes. Hæc oſſa quatuordecim numero ſunt . nam ſingulis digitis terni ſunt articuli,præter pollicem , cui duo tātùm obtigere , id quod in manu quoque,obſeruauimus. Qui enim maximi digiti primus articulus eſſe deberet, vtrobiq; pari paſſu incedere videtur,

Pollex habet duos articulos in manu pedéque.

videtur, in poſtbrachialis videlicet ac pedis oſſibus: adeò vt meritò in eorum numero collocetur. licet in manu id genus os à cæteris poſtbrachialis oſsibus differre facilè deprehēdatur, cùm in eo motus quodāmodo manifeſtus fiat. In pede autem os iſtud non alio motu mouetur, ac reliqua pedij oſſa. Icc irco rectiùs id ipſum inter illa connumeratur, atque ita duo tantùm articuli pedis maximo aſsignantur. Quemadmodum ergo digitorum pedis oſſa cum iis, quæ in manu ſunt, numero conueniunt: ita quoque parum ab eiſdem diſcrepant ſubſtantia, ſtructura, ac ſitu, prætérquam quòd prima internodia parte ſui anteriore ſinu conſtant profundiore, in quem inſeruntur prominentiora oſsium pedij capita: quod articulationis genus Enarthroſim dicimus. Cæterùm in mutuis ipſorum articulationibus Ginglymon ſemper obſeruabis. Hæc itidē internodia breuiora ſunt, quàm in ipſa manu, supernè gibba, infernè verò ſima, vt muſculorum ſecundum, ac tertium digitorum articulum flectentium tendines tutiſsimè admittant, nec appendice vtrunque ipſorum caput deſtituitur: vbi Cartilago etiam obducitur firmiorem, lubricámque magis articulationem reddens (ſummam extremorum articulorū partem excipio) vbi neque appendicem, neque Cartilagineam cruſtam inuenias: quandoquidem nulli alteri oſsi ibidem coarticulatur. medulla & ipſa in-

Collatio oſsium digitorum pedis cum oſsibus digitorū manus.

Vbi oſſa digitorum pedis articulentur per Enarthroſim cū oſsibus plantæ.

Enarthroſis quid.

Mutua articulatio oſsium pedij & digitorū fit per Ginglymon.

Tendines muſculorū flectentium ſecundum & tertium articulum digitorum.

Appendix.

Cartilaginis in articulatione vtilitas.

Cur ſummi digitorum articuli careant appendice & cartilagine.

Oſsium digitorum cauitas medullam habet.

tus referta sunt, neque inani cauitate prædita.

De sesaminis. CAP. XXXV.

Sesam. oßium figura & situs.

DANTVR ossicula quædam orbicularia, depressáque sub infimis digitorum nõ modò pedis, verumetiam manus articulis inter ipsa internodia iacentia.

Oßium sesaminis vsus primus.

Quæ quanquam non aliorsum à natura fabricata esse videātur, quàm vt infarciant vacuum illud, quod iisdem articulis reliquum est: alios tamen vsus longè maiores præstant:

Sesam. vsus secundus.

Molæ in genu vsus.

Sesam. vsus tertius.

Sesam. vsus quartus.

quippe quæ non secus propugnaculo sint articulis, quàm soleat genu mola eam partem munire, qua cum femore tibia articulatur: & apprehendendis rebus firmitatem non modicam, & in pede humi æqualiter aptando commodum maximum afferant. Præterea facta sunt, vt articuli in ipsa flexione in acutum angulum non dirigantur.

Cur sesamina sint dicta.

Hæc ossicula, quòd parua admodum sunt: nõ formæ tantùm ratione veteres sesami semini compararunt: vnde Græcis σησαμοειδῆ, Latinis verò sesamina ossicula, vel sesami figuram præ se ferentia, dicta sunt.

Differẽtia duorum sesam. ab aliis.

Excipi ab aliis iure possunt gemina illa, quæ sub interiore primi pedij ossis parte, qua cum primo articulo pollicis articulatur, reperiuntur. siquidem maiora sunt, & Cartilagine quadam incrustata, quatenus videlicet articulo inhærẽt, cùm cætera multò maiora sint.

Sesam. oßium substãtia qualis.

Medullosus succus continetur in sesaminis.

omnia substantia sunt penè solidiore, quæ tamen intus fungosa est, ac poris scatet, vbi succus quidam medullosus pro nutrimento seruatur. Numerus

merus ofsiculorum incertus eſt, in nonnullis viginti, in aliis quindecim, in quibuſdam decem, in aliis plus minúſue. Hîc obiter dictum illud velim, horum oſsiculorum cauſa nonnunquam euenire, vt luxati præſertim primi digitorum articuli minus commodè reponantur. Niſi enim quis difficultatis rationem optimè nouerit, nuſquam plenam reſtaurationem molietur. Atque hęc de oſsibus, quibus explicandis tum breuitati, tum etiam perſpicuitati ſtuduimus: vt quoad eius fieri potuit, diſcentium vtilitati conſuleremus, eandem operam in cæteris, quæ ſequuntur, præſtaturi.

Non eſt certus numerus oſsiū ſeſaminorum.

Cur luxatio in pede ſit quandoque repoſitu difficilis.

Breuitati & perſpicuitati ſtudet.

M ij

REALDI COLVMBI CREMONENSIS.

DE RE ANATOMICA.

Liber secundus.

DE CARTILAGINIBVS.

Ordo tractandorum.

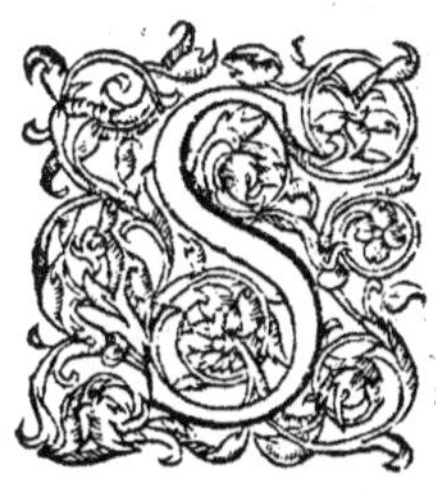

EQVENS hic Liber Cartilaginum naturã explicabit, ligamentorúmque fabricam, ac postremò sceleti componẽdi rationem. A Cartilaginis igitur, quod ea primò nobis proposita sit, descriptione exordiamur. Cartilago substantia quædam est media inter ossa, & ligamenta. Nam ossibus tantò mollior existit, quantò ligamentis durior: albedine tamen cum vtrisque maximoperè conuenit ac sensus penitus est expers. Etenim neruos sentiendi authores nullibi cognoscit, quod summa cum ratione factum esse fatebitur, qui Cartilaginum vtilitatem callebit. Nam Cartilagines sentire minimè decuit, siue operiendi, ac sustinendi munere fungantur: siue propugnaculorum vices gerant: siue præstent, vt ne ossa inuicem atterantur: siue efficiant, vt eadem simul annexa firmiùs cohæreãt siue

Cartilaginis descriptio.

Cur cartilagini sentiendum non fuit.

Cartilaginũ vsus multiplex.

ſiue ſinus augeant: ſiue articulorum motus faciliores reddant. Iam verò eaſdem ſic natura cõpoſuit, vt nullo vſquam modo frangi poſſint vbiq; ſua mollitie cedentes: neq; adeò reſiſtunt ſicuti oſſa, nec impetu aliquo decidunt, aut extenduntur attractæ, vt ligamenta plærunq; faciunt: verùm in ſeſe redeunt ſemper, neque ſedem ſuam, vel formam facilè commutant.

Natura in cartilag. compoſitione admirabilis.

De Palpebrarum Cartilaginibus.

CAPVT I.

PRIMVM locum inter Cartilagines illæ ſibi vendicãt, quæ oculorum palpebris cõtigere: binæ quidẽ vtrinq; ſuprà, infràq;, at ſuperiores maiores longè ſunt homini, atq; iis animãtibus quibus palpebræ ſuperiores mouẽtur inferioribus immotis. Quibus verò contrà, vt auibus penè omnibus, inferiores ſuperioribus maiores exiſtunt. Cæterùm has Cartilagines inueſtiunt intus membranula, foris autem cutis, licet in palpebrarum extremitatibus tantùm ſita ſint, quas validiores efficiunt, vt arctiùs conniueant, ita propugnaculi vicem oculis præbent. cui rei non minimum adferunt adiumentum pili in vtraque Cartilagine nõ ſecus, ac in duriore ſolo infixi, vt ne molliùs iaceant, aut languidiùs pendeãt, ſed ſtent erecti ad ipſam oculorum aciem dirigendam.

Quibus animalibus cartilagines ſuperiores palpebrarũ maiores quibus minores ſint.

Cur membrana & cute inueſtiantur palpebrarum cartilagines.

Pilorum in cartilaginibus palpebrarum vſus.

De Aurium Cartilaginibus. CAP. II.

HIS proximæ geminæ illæ ſunt, quæ vtrãq; aurem conſtituunt, auditus foramini ſic

Vſus.

appositæ, vt ipsarum ope, atque opera longiùs id extendi, ac latiùs quodammodo patere videatur ad sonos promptùs percipiendos. Crassiores supernè Cartilagines hæ factę fuerunt, ac præsertim iuxta foramen, vnde ortum habent, vbi duriores quoq; sentiũtur ob temporis ossis, vnde prodeunt, vicinitatem. Nimirum id os ad meatus auditorij circunferẽtiam asperum redditur, vt Cartilagines educat, ea ratione accõmodatiùs: vbi etiã ita affixæ sunt, vt nullo momento, neque deorsum labi, neq; sursum propelli possint. Intus, extráque partibus constant tum simis, tum etiam gibbis, vt prominentes partes externæ internis cauitatibus respondeãt. Suprà rotundę sunt, infrà verò in pinnam desinunt: quæ licet ab ipsis Cartilaginum finibus dependeat, Cartilaginis tamen omnino est expers, cùm neutiquam eius ipsius indigeat. In promptu nemini esse non potest, cur non osseas aures natura efformauerit. quoniam si subtilitatem respexisset ex osse illas fabricatura, fractu faciles, & paulò momento defecturas nouerat. at si crassas, & solidas, quales esse debuerant, nimis profectò capiti onerosas. Rectissimè ergo ex Cartilaginea substantia leui, atq; ob sui mollitiem ab externis ictibus minus lædenda construxit. Quibus præterea non tam munimenti, quàm decoris gratia pertinacẽ cutim aduoluit.

Cur crassiores superne.

Vbi duriores, & cur.

Os tẽporum vbi sit asperum, & cur.

Figura cartilag. auriũ qualis & cur talis.

Cur aures osseæ non sint.

Cur aures sint cartilagineæ.

Cur aurium cutis sit pertinax.

De *Nasi Cartilaginibus.*

CAPVT III.

Extrema

EXTREMA nasi portio Cartilaginea facta est magna naturæ prouidentia, vt facillimè claudi, malorum odorum ascensus prohiberi, ac rursum aperiri dilataríque possit aëris attrahendi causa. Præterea hæc narium substantiæ ratio, vt de auribus dicebamus, cōfert, vt vix lædatur ab extrinsecis, quibus sæpe occursat: pressa enim cedit frangi omnino nescia. Quæ vtilitates adeò necessariæ sublatæ forent, si narium fabrica vniuersa ex osse constaret. Quamobrem optimè huic parti, sicuti cæteris sapientissimus rerum opifex consuluit, dum imas nasi partes Cartilagineas cōdidit superioribus osseis annectens, vt inferioribus superiores veluti basis, ac firmamentum forent, quādo hæ ab illis pendere debebant. In tres ergo Cartilagines nasi extremitas distincta est. quarum duæ latera constituunt, quas pinnas, seu alas vocarūt, quásque tertia Cartilago intersecat, vnde nasi foramina duo conficiuntur. Hæc media osseo nasi septo finitima respondet. Pinnæ autem ipsæ solæ sunt quæ mouentur, cùm propriis donatæ sint musculis extrorsum illas ipsas trahentibus, vt dilatētur: sed introrsum nullo peculiori musculo adducuntur. Tametsi Ves. internos quosdā musculos somniauit, qui mihi nusquā reperti sunt. Cæterùm labiorum beneficio claudūtur, quemadmodum loco suo vberiùs ostendetur.

Cur extremus nasus sit cartilagineus.

Cur totus nasus non est osseus.

Cur superior nasi pars sit ossea.

Tres nasi extremi Cartilagines.

Cur solæ pinnæ in naso moueantur.

Vesalij error.

Quomodo pinnæ narium claudantur.

De *Maxillæ inferioris* Cartilaginibus.

CAPVT IIII.

Situs. PRIORE libro, vbi de Maxilla inferiore loquuti sumus, duarum Cartilaginum obiter meminimus, quas inter superiores eiusdem maxillæ processus, ac temporum ossa haud dubiè reperies. mobiles quidem illæ sunt, nec alia de *Vsus.* causa fabricatæ, quàm vt frequentem maxillæ motum tãquam in lubrico ponerent. Vix enim verisimile fit articulum illum quamlibet laxum sufficere posse: quin etiam inter edendum, loquendum, atq; oscitandum ossa hæc attererentur, aut saltem labore nimio fatigata ab ipso tãdem motu desisterẽt: nisi Cartilagines istæ mobiles adessent, quarum beneficio, quandocũque opus foret, maxilla promptiùs moueretur nullum ferè quietis, aut cessationis tẽpus requirens.

De Asperæ Arteriæ Cartilaginibus.

CAPVT V.

Trachea & larinx antiquis ex cartilag. constat. TRACHEAM Arteriam, atque eiùs caput laryngem ex Cartilaginibus, nõ ex ossibus constructam esse cùm veteres, tum recentiores Anatomici existimauerunt. quorum authoritati subscribere nõ grauarer, nisi rei natura multò aliter haberet. Neque mirum videri debet, tot celebres viros hallucinatos esse in substãtia *In brutis substantia laryngis cartilaginea est.* laryngis. facilis enim est error, si brutorum, vt bouis, & huiusmodi aliorũ laryngem intueare, qualem Vesalius publicè semper secare, atque *Hominis in consistente ætate costituti larynx ex ossibus constituitur.* ostentare consueuit. Verùm si humanam inspexeris, præsertim in consistente ætate, procul dubio ossicula omnia, ex quibus conficitur, agnosces

ſces epiglottide excepta, quæ fiſtulam tegit. Ea verò linguæ formam referens lingula nũcupari latinè ſolet. Græcam vocem magis amãtibus Epiglottis dicitur. Quã Cartilagineam eſſe oportuit, vt ſine vlla noxa continuum motum admitteret, qui expirando, inſpirandóque continenter editur, præterquam quòd moueri quoque illam neceſſe eſt, dum aliquid deglutimus, dúmque loquimur, vbi modò attollitur, modò deprimitur, ac præterea in vomitu ad contraria reuellitur: quos motus facillimè cõſequitur cartilagine in quamlibet partem cedente. At reliquas laryngis partes, quoniam oſſeam naturam, vt anteà diximus, ſapiunt, nos inter oſſa connumerauimus proprio de illis capite. Quod autẽ laryngem ſequitur, aſperę arteriæ tractu finitur, ídque totum cartilagineum eſt, & crebris anulis diſtinguitur. qui tamen anuli non ex continua cartilagine conſtant: ſiquidem parte poſteriore vertebras verſus, vbi œſophagus, ſiue gulæ canalis iuxta extenditur, interſecti ſunt, mẽbranula tamen eos illic copulante. Nõ enim abrupti eſſe poterant: at nihilominus ipſi œſophago cedere illos operæpretium erat, ne deglutiẽdis cibis, cartilaginis compreſſione pateretur. Hanc membranulam ſi detrahas, protinus anuli diuulſi apparebunt, ac formam C noſtri elementi præ ſe ferent. Iam verò ſimul iunguntur veſtiente membrana, quam in acutiſſimo Anginæ affectu præſcindere fortaſſe non ab re foret.

Epiglottis quid ſit.

Cur Epiglottis ſit cartilaginea.

Cur de laryngis partibus pleriſque loquatur in libro de oſſibus.

Anulorum tracheæ ſubſtantia qualis.

Anulorũ figura detracta mẽbrana qualis.

In Angina quandoque ſe-

canda mẽbrana inueſtiens annulos tracheæ. Hic aſperæ arteriæ ductus ſub iugulis deſinit, vbi duos in ramos ſcinditur, qui rurſus in alios *Aſpera arteria progreſſus.* duos, itémque ij in alios, ac demùm omnes per pulmonum ſubſtãtiam diſperguntur aërem inſpiratum, ac expiratum deferentes.

De spinæ dorſi Cartilaginibus.

CAP. VI.

DORSI ſpina vertebrarũ ſerie producitur, quarum corpora ſuprà, infráque cartilaginibus craſſis committuntur. primam tamen vertebram excipito, quę corpore caręt, nec vlla cartilagine donatur. *Prima vertebra dorſi cartilagine caret.* Præſtant autem huiuſmodi cartilagines, vt laxior quodãmodo ſit corporũ *Cartilaginum vertebr. vſus.* vertebrarũ inuicẽ facta articulatio, quo faciliùs antrorſum, retrorſum, & in vtrũque latus flecti poſſint. *Cartilag. verteb. figura.* Hæ vertebrarum corporibus latitudine reſpondent illorum ſuperficiem æquantes. Ideo quemadmodum illa in deſcẽſu magis agentur, ita quoque cartilagines maiores, craſſioréſque fiunt, vt grauiore oſſium mole depreſſæ nõ deficerent. *Cartilago ſub ſacro.* Sub oſſe ſacro, vbi Coccyx affigitur, cartilago ſimiliter aſſidet: ac prætereà inter pri- *Cartilago inter oſſa coccygis.* mum, ac ſecundum eiuſdem os interpoſita eſt, multa quidem illa, & præcipuè in mulieribus; *Cur cartilago inter primum & ſecundũ os coccygis in mulieribus multa.* quoniam dum pariunt, cauda ipſa verſus poſteriora trahitur, cùm tamen in viris nunquã à ſua ſede dimoueatur.

De Cartilagine quæ in ſuperiore pectoris parte poſita eſt. CAP. VII.

Situs. SVMMVM ſternum vtrinquę cartilaginem habet,

habet, quatenus iugulorum annexum admittit, quæ mobilis est vsus eosdem præstans, quales in maxilla inferiore non absimilem cartilaginem præstare diximus: quanquam non tam prōpti, nec tā crebri sint hîc, quàm illic motus: in magnis tamen vociferationibus, necnon in deglutiendis cibis plurimùm inspirationi, atq; expirationi conducit, dum pectus modò contrahitur, modò assurgit: ac demum totius brachij motum expeditiorem efficit.

Vsus cartilag. mobilis in summitate sterni multiplex.

De Cartilagine medio pectore posita.

CAP. VIII.

INTER primum, & secundum os pectoris cartilago quædam sita est, quæ mollis existit, ac ligamēti vicem tenet, & idoneam motui magis superiorem partem reddit.

Cur medij pectoris cartilago mollis.

De Costarum Cartilaginibus.

CAP. IX.

COSTIS quoque adnascuntur cartilagines veluti appēdices quædam, quatenus solùm partem anteriorem respiciunt, tam veris, quæ pectoris ossi committuntur, quàm nothis costis donatæ. In quib⁹ illud animaduertere est, quòd breuioribus costis, breuiores quoque cartilagines contigere: longioribus autem longiores. Huc adde quòd superioribus rotundæ cartilagines, inferioribus verò non acutæ prominent. idque, vt costæ faciliùs pulmonis motum subsequantur. Nam thorax semper attollitur, ac deprimitur. qui motus etsi naturalis est, non adeò

Costæ tum veræ, tum spuriæ cartilaginem habent.

Costis breuioribus breuiores sunt cartilagines & è conuerso.

Cur varia sit figura cartilaginum costarum.

Cartilaginum in thorace vtilitates.

Thoracis motus voluntarius eſt.

Coſtarum notharum vſus.

tamen liber eſſet, ſi vniuerſa coſtarum ſubſtantia oſſea fuiſſet: nec prӕtereà voluntarios thoracis motus, quales in emittenda voce contingunt, diu natura ſuſtineret, niſi cartilaginum opera haud laborioſam pectoris dilatationẽ ſubminiſtraret. Coſtӕ autem nothӕ amplius prӕſtant, quòd turgeſcenti ex repletione ventriculo cedunt. quod munus haud eſt exiguum, cùm ipſa compreſſio noxӕ plurimùm afferre poſſit.

De Scutiformi Cartilagine.

CAP. X.

Imi pectoris cartilaginis figura.

Imi pectoris cartilaginis nomenclatura.

Vſus mucronatӕ cartilaginis vulgo.

Vſus verus cartilaginis mucronatӕ.

Cur vulnus acceptum in cartilagine mucronata ſit lethale.

Cartilago mucronata non decidit vt mulierculӕ exiſtimãt.

PECTORIS os, quod alio nomine ſternon appellarę cum aliis ſolemus, in ima ſui parte cartilaginem habet triangulari forma: licet quãdoque quadrangularis, nonnunquã bifida conſpiciatur. Hanc nonnulli gladiolum, alij Scutiformem, ſeu ſcutalem cartilaginem, alij mucronatam vocant, Arabas ſequentes malum granatum dixerunt. Grӕci ξιφοειδῆ appellarunt Hӕc non ideo facta eſt, ſicuti vulgo creditur, vt ventriculi os veluti propugnaculum tueatur: cùm in ſiniſtro latere ab hac cartilagine longè abſit. Cęterùm cordi pręſidet, & ſeptum tranſuerſum munit, quippe cui eius tẽdo ſubnectitur. Quocirca lethale vulnus eſt, quod huic parti infligitur: quoniam natura cartilaginem hanc, tanquam ſcutum aliquod oppoſuit. Ea verò ita cõnata eſt imo pectori, vt non niſi ſumma vi diuelli poſſit. Quamobrem deridendi ſunt, qui putant hanc nonnunquam decidere ſolere,

De

De Cartilagine Scapulæ, Coxendicis, ac Tibiæ finibus apposita. CAP. XI.

IN Scapulæ capite ſinus eſt, cui Cartilago mobilis obducitur illius augēdi gratia. ſiquidem tanta eſſe non poterat in ea parte ſcapulæ moles, neque adeò profundo ſinu, qui alto humeri capiti excipiendo ſufficeret. Natura ergo hanc incrementi rationem excogitauit, vt altior profunditas illa fieret: ac miro artificio cōſuluit, vt ex cartilaginis mobilitate agilior eſſet articulatio: atq; etiam ex ſinus altitudine difficilior humeri luxatio redderetur. Quæ licet raro accidat, tamen non ſine magno labore reparatur. Talem Cartilaginem offendas in coxendicis cauitate, cui oblongum, rotundúmque femoris caput inſeritur. Ea verò nuſquam mobilis eſt, ſed eam ob cauſam tantùm parata, vt dicti ſinus ſupercilia altiùs produceret, itaq; profunditas illa maior fieret: quando non tam altè coxendicis os ibi excauari poterat, quātum femoris capitis longitudo poſtulabat. Iam verò ab inferioribus femoris capitibus ad ſupremam tibiæ regionem binæ Cartilagines inueniuntur, altera interior, exterior altera, ſemicirculares, & introrſum perfractæ ad tuberculum illud deſinentes, quod è media tibiæ ſuperficie aſſurgit, vbi pariter annectuntur. factæ ſunt, vt ſinus in ſumma tibia hinc inde exculptos adaugerent, quò aptiùs imi femoris capita illis inſererentur, nec tamen articuli motus impediretur.

Cartilaginis mobilis in ſinu capitis ſcapulæ vtilitates plures.

Humerus raro luxatur.

Humeri luxatio difficile reſtituitur.

Cartilago in acetabulo coxendicis non eſt mobilis.

Vſus cartilaginis in ſinu coxēdicis.

Cartilagines duæ in inferioribus capitibus femoris.

Vſus earum.

De Cartilagine iuxta brachiale posita.

CAPVT XII.

Situs. *Galeni error.* *Vsus.*

VERVM ad Brachiale veniamus, de quo post omoplatæ Cartilaginem statim dicêdum fuerat. Iuxta stylum, qui ab extremo cubiti capite progignitur, quémq; falsò Galenus voluit cum quarto Brachialis osse coarticulari, sicuti capite suo probauimus: apposita est Cartilago, quæ locum illum, alioqui vacuum implet, tum verò cauet, ne manus extrema, dum ad latus deducitur, in acutum illum processum impingat, atque eo modo non minimùm lædatur.

De Cartilagine sita inter pubis ossa.

CAP. XIII.

Cartilaginis inter ossa pubis substantia, & figura. *Vsus.* *Ossa pubis aperiri in partu falsum est.*

INTER pubis ossa tibi occurrit cartilago insignis pertinaciter inhærens, quæ parte superiore lata, & crassa in descensu paulatim imminuitur, ac demum in acutum desinit ibi enata, vt ossa hæc non secus, ac tenacissimũ glutinum committeret, atque adeò connexa inuicem redderet, vt connata rectiùs, quàm coniuncta existimentur. Vnde superiore libro illorum opinionem reprobauimus, quos asserere minimè puduit in emittẽdo fœtu ossa hæc reserari. quãdoquidẽ dimoueri nullò modo posse nouimus: cùm sæpe non modico labore nostro cultro diuidenda curauerimus.

De Articulorum Cartilaginibus. CAP XIIII.

DANTVR præthereà articulis quibusq; cartilagines, siue motus ex iis obscurus prodeat,

deat, seu manifestus. Cartilaginibus autem incrustata ossa ibi esse debuerunt læuibus, ac lubricis, vt faciliore motu cierentur, neque tamen ex mutua confrictione attererentur. propterea videre est mucũ superadditum, quo veluti pinguedine quadam articuli ipsi inungerentur, quemadmodum locis multis est superiore libro repetitum.

Cur ossa in articulis cartilagine incrustetur.

Cur in articulorum cartilaginibus adsit mucus quidam.

De Vnguibus. CAP. XV.

QVANQVAM mediam quãdam naturam inter ossa, & Cartilagines vnguibus inesse nonnulli verè iudicarunt, quia neque ea duritie sunt, qualem in ossibus experimur, neque molles ita, vt Cartilagines, à quibus pręterea colore plurimùm dissident: nihilominus hos cartilaginum tractationi adiunximus, cùm ad ipsarum naturam propiùs accedere videantur. Earum enim ritu mollissimam digitorum superficiem tuentur, ne ab extrinsecus occursantibus lædantur: ac ideo firmamentum nõ modicum ob sui duritiem præbent, apprehendendísq; durioribus rebus vsui sunt pernecessario, cùm interim flecti, & cedere parati sint, vt ne frangantur. Vngues tum à cute, tum à tendinibus musculos digitorum extendentibus originem trahunt, quanquam tendines sub vnguibus vsque ad digitorum extremitates deferãtur. hîc enim postmodum dilatantur. Quamobrem perspicuum est, cur sub vnguibus tam exquisitus sensus delitescat. quod ego primus obseruaui, &

Vnguium natura qualis.

Vnguium color diuersus à colore cartilaginũ.

Cur de vnguibus agat post cartilagines.

Vnguium vsus.

Vnguium origo.

Cur sub vnguibus sit sensus exquisitus.

excellentissimo Medico Alexandro de Ciuitate, rei anatomicæ studiosissimo lubens ostendi.

REALDI COLVMBI CREMONENSIS DE RE ANATOMICA.

Liber Tertius.

DE LIGAMENTIS.

Nomen. LIGAMENTVM (vt à nominibus interpretatione exordiamur) à Græcis σύνδεσμος, id est vinculum, appellatur. *Substantia.* Substantia cõstat, dura quidẽ, sed quæ tactui cedit, & albicat. quæ durities minor etiam in eo est, q̃ in Cartilagine. ab osse *Situs in vniuersum.* incipit, & in os desinit, præter quædã, vt priuatim magis suo loco explicabitur. Factũ est igitur *Vsus.* ligamentũ, vt mẽbra nostra colliget, proptereáque id nomẽ sortitum est. Dissoluti nanq; absq; *Nominis interpretatio.* eo essemus, neque moueremur. Sed vt ad ligamenti substãtiam redeamus, licet neruea videatur esse, est tamen sensus omnis expers, instar ossis & cartilaginis. qua in re miris laudibus extol- *Cur ligamenta sensu careant.* lenda est naturæ prouidentia: nam si præditi essent

essent sensu Syndesmi, cùm ossa mouerentur, non possemus nõ laborare. Prætereà genita sunt etiam ob musculorum productionem ligamenta, quemadmodum, adnotauimus, cùm de appendicum vsu tractabamus. Nutriuntur autem tenui medulla: propterea inter ossa & appendicem natura collocauit ligaméta, vt suum ita ad sese commodiùs attraherent alimentum. Sed quamuis idem penè sit ligamentorum omnium situs, vt dixi in aliis, tamen plurimùm inter se differunt. nam ex iis alia crassa sunt, alia tenuia, alia magna, nonnulla parua, alia lata, angusta alia, quædam teretia, quædam verò minimè, & alia differentias diuersas sortita sunt, sicuti tunc expressiùs dicetur, cùm particularis eorum fiet distinctio Quod vt ordine fiat, à capitis ligaméntis initium faciemus. Est enim pars princeps caput, quidquid hac de re sentiant philosophi.

Vsus alius ligamentorum.

Ligamentorum nutrimentum.

Ligamentorum differentia.

Caput est pars reliquarũ princeps, quidquid dicant philosophantes.

De Capitis Ligamentis.
CAP. I.

A CAPITIS igitur ossibus, maxillæq; superioris inter suturas, atque harmonias ligamenta exoriri videbis, tenuia quidem, sed lata: quæ præterquàm quòd hæc ossa vnà valido nexu vinciunt, ob eorum etiam musculorum originem facta sunt, quæ ab hisce partibus ortum ducũt, vt musculi tum faciei, tum inferioris maxillæ & oculares, quos omnes à suturis, aut harmoniis exoriri videbis.

Situs.

Vsus.

De Ligamentis caput cum duabus primis vertebris nectentibus. CAP. II.

Articulatio capitis cum vertebris nobilissima est.

CVM articulatio capitis cum vertebris nobilior, magis excellens maiorísque momenti existat, quàm reliquæ sint articulationes, quid mirum si natura humano generi mater diuino spiritu afflata maiorem curam, diligentiámque in hac vna quám in reliquis adhibuerit? Nã cùm tanta moles, quanta caput esse cernitis, tam exiguis vertebrarũ ossibus connectenda foret, præter processus atq; in ossibus cauitates ligamenta mediata est, eáque validiora quàm cætera omnia nostri corporis. Cùm enim articulatio hęc luxationem nullo pacto patiatur, est nanque capitis luxatio lethalis, curauit eiusmodi esse ligamenta quæ partes hasce adeò arctè fideliterque continerent, vt difficillima horum sit luxatio: Licet vulgo existiment in iis qui suspenduntur, longámque literam suspensi efficiunt, caput luxari. quam sententiam ego profectò inanẽ esse falsámque deprehendi, neque semel duntaxat, sed sæpiùs Patauij, Pisis, Romæque. Tantũ etenim esse huius ligamenti robur animaduerti, vt frangi faciliùs quàm luxari secũda vertebra possit, neque secũda solùm, sed prima quoque. quã rem Ioannes Franciscus Manfredius excellens Medicus, anatomes studiosus & familiaris meus non potest satis mirari. A basi itaque occipitis ligamentum exoritur, quod vt meliùs aleretur stabiliúsque existeret, natura occipitium in pueris

Cur ligamenta capitis cum vertebris primis validissima sint

Capitis luxatio lethalis est.

In suspensis laqueo caput non luxatur.

Secunda vertebra facilius frãgitur quàm luxetur.

Ioan. Frãciscus Manfredus.

Origo ligamenti huius.

Cur occipitium

ris multifidum genuit,vt huic ſtabilimentũ eſſet maius. orbiculare eſt hoc vinculũ, & deorſum deſcendens inter primam,ſecundámque vertebram, non figitur,vt nonnulli ſunt opinati, ſed vtrique circũquaque validiſſimè adhæreret, ita vt vel in mortuis ipſis difficillimè diuelli queat. adhæret autem dictis oſſibus antè retróque & ad latera. Præter deſcriptum à nobis hactenus ligamentum,adeſt aliud quoque validum ſatis, quod denti ſecũdæ vertebræ validè adnectitur. præter hoc adeſt & tertium quod ab interiore primæ vertebræ parte,exortum ſecũdæ dentem continet (dictũ eſt autem in tractatu de oſſibus de hoc dente)eſt teres, ſed admirabili arte latera ipſius conſtructa ſunt,ne dens cùm caput nimis inclinandum eſt,ſpinalem medullam lęderet, quæ illac tranſit. Atque hoc ſe habent pacto ea ligamenta , quæ capitis motibus deſeruiunt. Et quoniam nimis prolixi eſſemus,ſi de ſingulis vniuſcuiuſque articuli ligamentis priuatim tractandi prouinciam ſuſciperemus , propterea omnia capite vno comprehendemus,eáque præſertim quæ in re alia non diſcrepant inter ſeſe, niſi quòd hæc maiora ſint , illa minora. idcirco maxillam inferiorem ſilentio præteribimus, de cuius ligamentis poſt capitis ligamenta tractandum foret. De aliis igitur agam quæ aliquo pacto differunt. Et quoniam ſcribit Gal. libro de Oſſibus, vertebras medio proprio ligamẽto nõ coniungi, ſed à tertia duntaxat tunica, quæ ſpi-

ſit in pueris multifidum.
Figura.
Error quorundam de ſitu.
Locus verus ligamenti huius.
Ligamentum dentis ſecundæ vertebræ.
Ligamentum tertium.
Vſus tertij ligamenti.
Cur de ſingulis ligamentis non agit.
Galeni error.

nalem medullam inuestit (quam tunicam mediam inquit inter vertebras ferri,eásque connectere) scito dictum hoc profectò tanto scriptore indignum esse. quo enim pacto illi verisimile videri poterat, vertebras ossa non parua à tam exigua membranula,quę est in vertebrarũ foramine,qua spinalis medulla transit,cõtineri posse? Vsus autem verus membranulæ illius est, ne spinalis medulla ossibus immediatè occurreret, à quibus lædi facilè potuit. ex qua re maximum incommodũ non sequi non poterat. Sciendum itaque est vertebras omnes (primas duas excipio) infrà supráque appendicibus præditas esse, quemadmodum suo loco dictum est, è quibus valida exoriuntur ligamẽta vertebras inter sese colligantia,cartilaginémq; inter vertebras mediam detinent. Valida verò fuêre satis,propterea quòd onus ingens vertebris gestandum fuerat,& magnis validísque motibus resistendum. horum autem ligamentorum hic est deductus: ab inferiore scilicet secundæ vertebræ parte,ad coccygis vsque extremum, circa cuius corpus sunt sita. ab eius transuersis processibus alia insuper prodeũt ob musculorum & costarum compagem,à posteriori quoque alia emergunt,cùm vt vertebras nectant,vnà,tum ob nonnullorum musculorum exortum.

Vsus verus mẽbranulæ quæ est in vertebrarum foramine.

Omnes vertebræ habent appendices primis duabus exceptis.

Ex appendicibus vertebrarũ oriuntur ligamenta.

Cur ligamenta vertebrarum sint valida.

Deductus ligamentorum vertebrarum.

Vsus ligamẽtorum à transuersis processibus.

De Hyoïdis ac linguæ Ligamentis. CAP. III.

INTER ossa hyoïdes constituentia ligamenta transeunt ob linguæ constructionẽ,à duobúsque

búſque proceſſibus maioribus duo proficiſcuntur, quibus ſummę linguę articulatur. Duo prętereà alij à ſtyloïdibus exeunt, in duóſq; minores hyoïdis proceſſus immittuntur, ídq; inſtar duarum catenarũ ſuſpenſum detineant quẽadmodũ Mahumetti arcam ferreã à magnetis vi attractam in aëre aiunt ſuſpendi. Adeſt inſuper ſub lingua ligamentum, quod multis adhæret locis ad dentes vſque anteriores. hoc linguam attolli non ſinit, non ſinit labra exire, impedimentóque eſt ne loqui poſſimus, hoc eſt dearticulatas voces efferre, propterea hoc ſecamus, vt hæc impedimenta tollantur.

Duo ligamenta ſummæ linguæ.

Duo ligamenta os hyoides ſuſpenſum detinentia.

Mahumetti arca.

Ligamentum ſub lingua.

Cur in pueris ligamentum ſub lingua ſecetur ab obſtetricibus

De Ligamento brachialis. CAP. IIII.

QVONIAM brachiale ligamẽtum ab aliis articulis diuerſum obtinuit, propterea de hoc ſeparatim agemus. Ligamentum igitur brachiali deſeruiens, oritur ab appendice inferiore cubiti radiíque, cuius munus eſſe videretur, inſtar aliorum articulorũ proſequi ad poſtbrachiale. ſed quia octo brachialis oſſa in duos diſtincta ſunt ordines, illi inter ea ingrediẽdum fuit, ne in motu è ſitu ſuo elaberentur. Prudens igitur natura ligamentum parauit validũ ſatis, quod hæc oſſicula ſubit, itaq; colligat, vt ꝓpriis motibus edendis idonea eſſe poſſint, ſed in appendicem oſſis poſtbrachialis tandem implantatur, deſeruítq; brachialis articulationi. In hac eadẽ regione alia adſunt ligamẽta articulandis oſsibus minimè deſeruientia, ſed illis duntaxat

Ortus.

Inſertio.

Ligamenta tendinum digitorum & extremæ manus.

tendinibus continendis, qui cùm digitis tum extremæ manui famulantur: ídq; ne dum mouentur hâc illac temerè ferrētur. In interno itaque brachiali ligamentum validum cernes, ídq; transuersum, quod tendines continet quarti, quinti, sextíq; musculorum digitos flectētium. In externa verò sex ligamenta cernere est, tendines item extendentium musculorum continentia. Illúdque maximè animaduertendū est, hæc quæ dixi ligamenta primo occursu vnum videri. Verùm si tendines persequi accuratè nō grauaberis occurrent tibi sex ligamenta transuersa à dictis duabus appendicibus ortum ducentia. Sed posteaquam ad hunc locum deuenimus, operæpretium facturus videor, si de iis ligamentis tractauero, quæ tendines continent per longitudinem digitorum. Animaduertendum itaque est ab internis ossibus digitorū à lateribus, iuxta eorum longitudinem adesse ligamenta, ad extremitatem tendinum vsque pertinentia, quæ hoc in loco prudenter natura collocauit, ne in flexione tendines extra ipsorum sedem attollerentur. propterea Galenus libro de vsu Partium aiebat ope tēdinum quinti musculi tertium internodium flectētium primū quoque flecti, at rei veritatem lib. de Administrād. Sect. agnouit.

Ligamenta tendinum musculorum extendentium vnum videntur, sed sunt sex.

De ligamentis continentibus tendines per longitudinem digitorum.

Galenus errauit libro de vsu Part. sed errorē agnouit libro de Administrādis Sect.

De Ligamentis femoris, tibiæque. CAP. V.

IN articulo femoris cum osse coxendicis ilij, ac pubis, præter membraneum quidem vinculum,

culum, sed crassum, quod articulis omnibus cõmune est, ligamentum videbis teres ac longiusculum, quod cùm à profundo acetabulo ortum ducat, in superius femoris caput insertũ deperditur, idq; roboris ergô, quod dum hæc pars laxatur sæpenumerò disrumpitur: & quamuis os in locum pristinum redeat, luxatus tamen semper claudicat. hoc enim ligamentum impedimento est quominus ossa illa cohæreant. Inter capita item inferiora femoris, summámque tibiam in interiore parte genu adest ligamentum crassum, quod & ab eorum appendicibus exoritur, & in ea desinit, constructum est autem vt has partes contineat. cùm etenim his duobus articulis nullus in corpore maior existat, quid mirum si natura prudens hoc loco eiusmodi apposuit ligamenta, qualia nusquam apposuerat, præterquam inter caput & duas primas vertebras. cùm ab hoc tertio ligaméto discesseris adest aliud, quod genu articulationẽ ferè circuit, sed hinc atque hinc genu rotulam ambit, à qua duntaxat detinetur. Imperiti complures opinãtur id genus ligaméti teretis inter caput humeri, scapulámq; reperiri, sed mirè falluntur, quẽadmodũ qui sensu pollet experiri facilè poterit.

Cur quandoque æger claudicet licet luxatio coxendicis sit restituta.

Ligamentum ambiens rotulã genu.

Inter caput humeri & scapulã nullũ adest teres ligamentum.

De Ligamento *quod inter sacrum os & coxendicis situm est.* CAP. VI.

QVA nates cernis, inter os sacrũ, & coxendicis ligamentum adest, quod tantum non est teres. id autem oritur ab extremo osse

Origo.

ſacri, tranſuerſúmque deſinit in acutam coxendixis partem, colligat hæc oſſa, proptereáque factũ eſt vt colligata detineat, licet alter vſus adduci poſsit, vt ſcilicet maiori neruo qui in homine reperitur aditus pateat.

Vſus.

De Ligamentis tranſuerſis in pede. CAP. VII.

IN extremi pedis articulo, inter ipſum tibiámque & fibulam, præter id vinculũ, quod iuncturis omnibus cõmune eſt, ſex alia conſpiciuntur, qualia in exteriore brachiali cernebas. Vſus horum eſt, vt eos tendines contineat, qui extremo inſeruiunt pedi, digitíſque. qui niſi hîc tendines adeſſent, à ſuo ſitu nullo negotio dimouerentur. ſubſunt quoque pedis digitis ligamẽta, quemadmodum digitis manus. Conſtruxit autem ipſa natura, vt in officio continerẽt tendines illos, qui digitos flectunt, ſecundũ inquã, tertiúmque, internodium.

Sex ligamenta extremi pedis proportione reſpondent ligamẽtis brachialis exterioris.

Vſus.

Vſus ligamẽtorum quæ pedis digitis ſubſunt.

De Ligamento reliquorum articulorum. CAPVT VIII.

ARTICVLIS omnibus ligamentum commune eſt. id verò ab oſſe vno ortum ducit: ab appendice nimirum, & in aliam deſinit Hæc verò in orbem amplectũtur, nec deſunt alia laxiora, anguſtiora alia, iuxta oſsium magnitudinem paruitatémque. Ideo hoc loci de omnibus ligamentis actum exiſtimato, quæcunque thoracem vinciunt, ſcapulas, iuguláque, necnõ inferiorẽ maxillam, humerum, cubitũ, digitos, fibulã, tarſum, oſſa pedij. quòd ſi de ligamentis

Quid commune ſit omnibus ligamentis.

Enumeratio partiũ complurium quæ ligamentis prædita ſunt.

ilij pubísq; interroges, hæc ab aliis præterquam in motu non differre, respondebo.

De Ligamentis cubito, tibiæ, ac pubi appositis.

CAPVT IX.

INTER cubitum, radiúmque, inter tibiam, ac fibulã iuxta eorum longitudinẽ membranosum ligamentũ cernere est, quod inter horum osſium interualla situm est, cuius vtilitas est nõ modò vt vniat, ac vinciat, sed vt interiores musculos ab exterioribus distinguat. eodem se habent pacto vincula, quæ sunt in pubis foramine, nonum musculum à decimo diuidentia.

Ligamentum membranosum.
Vsus.
Ligamenti pubis vtilitas.

De Ligamento hepatis. CAP. X.

HEPAR duobus præcipuis ligamentis continetur, quorum alterũ dexteram, alterũ læuam partem respicit. Ex quibus sinistrũ dextero crasſius admodum est. hæc septo transuerso hepar adnectũt, ne deorsum sua mole ac pondere procumberet. Horum igitur ligamentorũ dexterum suspensorium vocitant, at sinistrum nullo peculiari nomine insignitur.

Locus admoneret vt de mediastino, pericardio, pleura, necnõ peritonæo, verba facerẽ. nam hæc quoq; sunt ligamenta: sed de his in tractatu de membranis sermonem reiicimus: quoniã si res ad viuum secaretur, membranæ sunt potiùs, quàm ligamenta, cũ hæc sensu aliquo sint prædita, quo vera ligamenta omnino carẽt, cũ à iecoris ligamẽtis discesseris. hæc enim sola inter ligamenta, non sunt prorsus sensus expertia.

Duorum ligamentorum iecoris vsus.
Mediastinum, pericardium, pleura, peritonæum sunt mẽbranæ potius quã ligamenta.
Iecoris ligamẽta nõ sunt prorsus sensu destituta.

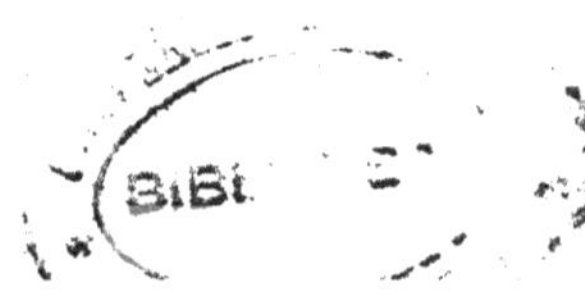

REALDI COLVMBI CREMONENSIS, DE RE ANATOMICA

Liber quartus.

DE SCELETO.

Sceletos.

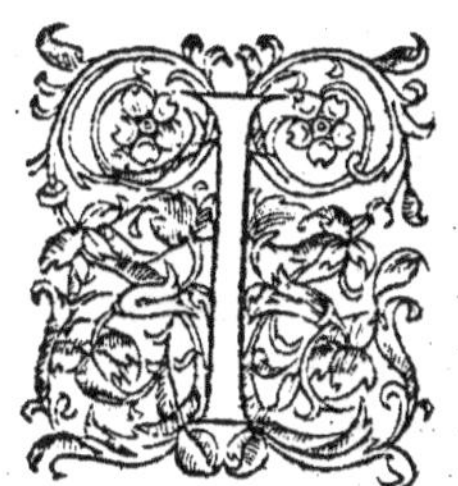

IAMPRIMVM omniũ quid Sceleti nomine significetur, explicandum est. Sceletos igitur Gręcis hominibus nihil aliud significat, quàm osſiũ exiccatorum cadauer, cuius inſpectio non modò noſtris, ſed priſcis etiam temporibus in vſu extitit, quemadmodum ex Gal. primo de Adminiſtrãdis Sectionibus colligere poſſumus, vbi hiſtoriam recitat, quo pacto ipſe diſcendi cupiditate inflammatus, ſe in Alexandriam contulit, quo loco medici aderant, qui hanc humani corporis oſſium compagem ſe docere profitebantur. Atque ibi duos ſceletos ſuis oculis vidit, quorũ alter ſuſpenſus pendebat auibus expoſitus, quæ carnem, quibus oſſa veſtiuntur, vniuerſam deuorauerãt oſſibus relictis, quæ ſuis inuicem ligamentis detinebantur: alter verò in ſepulchro iacebat, qui à Nili fluctibus vehebatur, tandẽq;

Sceleti deſcriptio.

ad

ad ripam fluminis appulit, vbi constitit, erántq; illius ligamenta exiccata. Sed profectò (pace Galeni dixerim) neuter horum oßium disciplinæ accommodari poterat. Nam in his duobus sceletis articuli omnes oßium ligamentorum velamine delitescere cogebantur: at absque articulationum ossium exacta cognitione, imperfecta est sceleti cognitio, & historia. quî enim scias, nunquid vlla adsit cauitas, tuber vllum: atque hæc omnia altiùs ne, an in superficie sita, suscipiant ne an suscipiantur: atq; alia id genus complura, quæ in ossium explicatione maximũ docenti, discentíque afferunt adiumentum: quemadmodum ingenuè fassus est excellens Franciscus Frigimelica, cui ars medica multum debet. Is Patauij hominis sceletum suis cum ligamentis calce detinebat, ídq; in illius florentißimæ Academiæ gratiá, cui semper prodesse studuit. Sed in sceleto propriis ligamentis iuncto non posse omnia disci doceríq;, optimus vir cognouit. Sceletos itaque constare debet ex ossibus, quæ prius coquere, hoc est elixare maxima cura debes, quicunque sceleton domi parare studes: cura inquam magna in ossibus elixandis adhibenda est, ne processus, cartilaginésq; in earum extremitatibus incrustante aliqua in parte lædantur. Cadauer autem, ex cuius ossibus sceletos construendus est, esto iuuenis non obesus, statura pusilla potiùs, quàm procera. nam visu pulchrior euadet. hoc ca-

Quomodo sceletos parari debeat.

Ex qua statura parandus sceletos.

dauer, quale descripsimus, excoriandũ prim est, deinde caro adimenda omnis, quoad eiu fieri poterit, visceráque omnia interna abiicië da. Illud autem obseruandum est, vt dum fa bricam hanc humani corporis expolias, aure dıligẽter adimas, seruésq; item nasi dimidium extremum illud scilicet narium, quod cartila ginosum existit: item palpebras, os hyoïdes di ctum, laryngem vnà cum frustulo asperæ arte riæ. Postquam hæc omnia accuratè effeceris cranium secandum est, supercilia versus, ídqu propterea, quòd cauitas in fronte latitãs huius modi sectione detegetur. Cerebrum postmo dum vnà cum membranis à cranio ita separan dum est, vt interna caluariæ pars munda pror sus, atque sordium expers relinquatur. Deind secundam vertebram à tertia omni industria se parato. Deinde maxillam inferiorem adimito ea tamen lege, ne cartilaginem illam mobilem quæ inter caput, maxillámque inferiorem sit est, vel tantillum labefactes: hanc chartis ser uato. Deinde costarum Cartilagines sensim costis ipsis seiungito. Sinito tamen dictas car tilagines ossi pectoris adhærentes, neque vllo pacto diuellito. Extremas item costas, cũ Car tılagine nõ iungantur sterno, aliis adimes quo que Cartilagines suas, ac in papyro itidem po nes. Summa quoque diligentia adhibenda est, ne dum has vnà cum sterno eximis, duas mobi les Cartilagines lædas, quæ inter iugula, ster- númque

Obseruatio in expoliando sceleto.

Cranij sectio.

Cartilagines pectoris ossi relinquenda.

númque ſunt ſitæ, quemadmodum de mobili Cartilagine, inter caput, maxillámque inferiorem paulò antè dicebamus. Illud autē de ſterno cum Cartilaginibus meminiſſe oportet, hæc in cacabum nō immitti. non enim coquuntur, ſed ſoli expoſita exiccantur, itáque ſeruantur. larynx item, & hyoïdes os, & aures, & nares, & palpebræ eodem modo ſeruanda ſunt ſeparatim. neque enim vllum ex his coquitur. Poſtquam hæc omnia abſolueris, coſtas à corpore vertebrarum paulatim diuelle, necnon ab eorū tranſuerſis proceſſibus. quòd ſi in oſsium ſcientia parum verſatus fueris, ſiniſtras coſtas vnà vincies, atq; à dextris ſemouebis. Dextras item à ſiniſtris ſeparatas colligabis, ne miſceantur, ídque ordine facies, vt primo primam, ſecundam deinde, & tertiam ſucceſſiuè. Ablatis coſtis, incipe eas Cartilagines amouere, quæ inter vertebram, & vertebram ſunt: ídque gladio facito, cuius acies tenuis ſit, & dictum, ac factum incidat. Inciſio verò ad corpus vertebrarum perrepter. Caue tamen, ne ad illud ita accedas, vt appendices lædas, quæ non admodum duræ exiſtunt: itaque progredere vſque ad oſſis ſacri ſummum, eaſque Cartilagines chartis impone, ídque ordine facito, vel eas acu perforatas filo excipias. idem dictum puta de Cartilagine, quæ inter ſacrum & coccygem ſita eſt, & inter oſſa pubis. Quò verò ad dorſum pertinet, vniuerſum in tres partes diuidito, & ſe-

Cartilagines nō ſunt coquendæ.

Appendices nō lædendæ.

Cartilagines filo excipiendæ vel in chartis ſeruandæ.

paratim colligito, vt in lebete meliùs aptentur. His peractis, diligenter inspicere poteris, nunquid in acromio tertiũ illud os adsit, quod Galenus in hominibus dũtaxat inueniri asseuerat, & scapulã ab humero separabis. Præterea circa scapulæ cõcauum, vbi cum humero articulatur, Cartilaginem illam tolles, quæ ibi à natura de industria apposita fuit, vt sinus ille profundior euaderet. Postmodum separabis humerum à cubito, rursus à cubito extremam manũ. quod dum agis, animaduerte, obsecro, an styloïdes processus quartum os brachialis ingrediatur (quemadmodum Galenus scriptũ reliquit) necne, suspice quoq; supra styloïdem. nam mobilem ibi quoque Cartilaginem inuenies, quam chartis recludes, vt suprà. De aliis id genus sæpiùs admonuimus. Deinde femur à coxendice diuelles, & hoc etiam loco circa acetabulum mobilis tibi occurret Cartilago instar illius, quã circa scapulam obseruaueras. seiunges etiam à tibia femur. neq; hîc desunt duæ Cartilagines eæque mobiles à natura effictæ, atque efformatæ in eundem vsum, vt scilicet tibiæ cauitates amplificarent, atque attollerent, à quibus capita inferiora femoris suscipienda erãt. illud quoque meminisse oportet, patellam adhærentem relinquendam esse, ne sinistra, dextráque confundantur. Pòst deinde extremum pedem à tibia distinguito, & Cartilagines vel chartis recludito, vel filo, vt lubet, excipito. Idem agendum

An quartum os brachialis vniatur cum styloide.

dum est, vt suprà attigi, de auribus, naribus, palpebris, hyoïde, larynge, & cartilaginibus omnibus, quas ademeris, & de sterno, quod nullo pacto aqua abluendum est. Reliqua in cacabū indes, ibíque aliquandiu sinito, vt molliora reddantur, & quod reliquum est carnis adhærens maceretur. bene abluto bis, térque, & tunc terebello paruo perforabis caput superius, inferiúsque tum humeri, tum cubiti, tum radij, tum femoris, tum tibiæ, tum fibulæ, ferrúmq; huic rei aptum per foramina dicta in horum osium cauitatem immittes: ídque, vt medulla vniuersa exeat, quę retenta ossa denigrat, deformioráque reddit, quod bonus Vesalius non animaduertit. neque enim omnia animaduertere magnus potuit anatomicus. Idem efficito in ossibus postbrachialis, digitorúmque: idem in ossibus pedij, & iugulorū sternon versus, alio minori terebello hæc ossa terebrans in capite altero duntaxat. ídque vt ex albis ossibus sceletos constet: neq; hisce foraminibus perexiguis sceleto turpitudinem accessuram esse verendū est. præ sui enim exiguitate conspicua non sunt: quòd si conspiciantur ossibus omnibus simul iunctis alba cera, aut glutine ex caseo confecto, quo fabri lignarij vtuntur, dicta foramina diligenter obturato. Postquam ossa hæc, vt dixi, iterum laueris, in promptu habeas vas amplum æneum, quale pro familiæ lineis pannis è sordibus abstergendis domi habēt matronæ. fit verò

Ossa à medulla retenta denigrantur.

Vesalij inscitia.

Qui ossa candidiora fiant.

aqua feruenti plenum, in quã ossa (vt diximus) denudata, & distincta immerges. Hoc etenim pacto candidiora euadunt. Illud præterea diligens sceleti faber obseruare nullo negotio poterit, vt manus, pedésque linteis prius inuolutos in aquam immergat, ne articuli extremi, aut sesamina ossa pereant, confundantúrue. tandiu verò bulliant, donec ab osibus caro sponte decidat. nolim tamen carnem ab osibus tam facilè abscedere, vt appendices relaxentur. nam magnum tibi negocium crearet, appēdices ita dissolutas suis osibus denuò apponere. quod faciliùs eueniet, si adolescentuli cadauer suprà dicto modo coquas. Separantur enim in hisce faciliùs ab osibus appendices. Post hãc osium elixationem partem caluariæ superiorē primo eximes, ne suturæ relaxentur. itáq; curam adhibe ne squamosæ suturæ separentur, néue pars superior temporalium osium deperdatur, cûm ab aqua eximenda ducis, lineos pannos paratos habeas crasiori filo textos, eósq; rudes adhuc, neque attritos vetustate, quibus ossa prædicta abstergas: deinde caput, costas exime, iugulá-que, postea brachia, & crura, item manus, pedes, inferiorémque maxillam, postremò dorsum cum osibus ilium. quæ ossa singula tibi per manus tradita tela exiccabis. Illud præterea ne obliuiscaris, quæso, vt dum ossa coquis, subinde spumam, & pinguedinem incitantem tollas: quæ tamen non sunt abiiciendæ, sed in vase condendæ.

Ossa elixanda vt carne denudentur.

Pinguedo seruãda nec osibus relinquenda.

cōdendæ. vbi verò coagulatā videris pinguedinem, quę spumæ subest, exime ab aqua, & serua. est enim pluribus in rebus hæc pinguedo perutilis. Exēpta ossa ab olla ænea, magna & summa diligentia mundāda sunt, cultro fabrefacto paruulo, cuius sit acies acerrima. Cauendúmq; est (vt suprà etiam attigimus) ne in cartilagines articulis incrustatas offendas. nam si has attigeris, hoc est, incideris, mox articuli fatiscunt, & dissoluuntur, hoc pacto, ne fœteant ossa. Fœterent autem, si aliquid carnium ossibus adhærens relinqueretur, in quibus denudādis accuratus admodum sis oportet. In separatione capitis à vertebris, quod nō ita facilè existimato, ob valida ligamenta, propterea sensim, atque oculatè progreditor, ne trāsuersum ligamētum in prima vertebra positum lædas: quod ligamentum dentem secundæ vertebræ cōtinet. Vertebras ea, qua diximus, diligentia nudatas ordine ponito, funéque excipito, & in tabella vento, solíque exposita tandiu detineto, donec exiccentur: id verò biduo fiet, plus minus, sed caue ne imbribus aspergantur. Brachiale cū exossas, id est ossa eius separare, & cartilaginibus exuere in animo habes, prius considera, quàm difficilis sit tot ossium tam diuersa specie repositio. Quare si diffidis, satius est, minúsq; absurdum, si relicto ligamēto, quo brachialis ossa continentur, illa in superficie deregas, vt ex pluribus ossibus constare liquidò constet: sed pe-

Ossa ne fœteant.

detentim hoc agito, ne hic ofsium nexus, cuius colligationem reformidas, si nimis penetras, corruat. Eadem, vel paulò minor diligentia in tarso adhibenda est, dum hæc ossa sole, ventóq; exiccantur. quoniam temporis iactura maximi ab optimo quoq; facienda est. Poteris interim gladiolo, qui nouaculam secando imitetur, aures, nares, palpebrásque excoriare, hyoïdis os, laryngem, sternon, atq; alias cartilagines à mébranis liberare, & ligamentis: ídque præsertim, vt sceleti fœtor inhibeatur. Caueto etiam, ne dentes omnes decidāt: immò verò da operam, ne vel vnus quidem decidat quod si exciderint, da operam vt in suum quisq; alueolum redeat, in promptúque habeas gluten ex recenti caseo, ex oui albumine, gypsóque recenti confectum, itáque struito, ne amplius labant. idem efficere poteris, si appendix aliqua è suis ofsibus diuulsa concidisset. Non desunt, qui in ofsibus cadaueris excoquendis pro sceleti fabrica calcem, cinerémque adhibeant, vt candidiora fiant, quod mihi non valde probatur. Vidi enim ossa nigrescere potius, quàm albefieri huiusmodi rebus. Neque illud aspernandum est, ossa dū coquuntur, nisi aqua continenter submersa detineantur, fumo infici solere. Dum hæc aguntur, ferrum corporis mole altius palmi dimidio (vt nunc Romæ loquuntur) fieri curabis, quódque deorsum tres in partes diuisum sit, & eas perforatas, ascendátque crassiusculum

Gluten.

Ossa ex calce, aut cinere denu data nigrescūt.

Instrumentum in ofsibus præparandis commodum.

ſiuſculum ad oſſis ſacri inferiora. quod reliquũ eſt ferri, tenuius eſſe debet, quo flecti poſſit, vt tibi ex vſu erit. huius ferri baſis erit tabella tetragona, in cuius centro alia ſit eminentior figura orbiculari, colore atra. ita enim elegãtior eſſe videbitur ſceleti ſitus, qui hiſce tabulis clauis affixus detinebitur, cuius ſceleti oſſa vt elegantiùs connectas, tria æneí fili genera adſint, quæ per tenuius, & craſſius inter ſe differant. quod æneum filum coquendum eſt, vt flexibilius reddatur, neque in connectendis oſſibus tam facilè diſrumpatur. Forcipes quoque binæ parandæ ſunt, quarum vna ſit teres, vt filum illud æneum foraminibus immiſſum torqueas: alia verò incidat quod reliquum eſt. Acus item variæ ex optimo ferro parãdæ ſunt, ligneo manubrio exceptæ, quæ & perforare, & ſecare poſſint: hiſce oſſa, vt lubebit, perforato. Præterea animaduertendum eſt, ſi digitos rectos eſſe volueris, perforandos eſſe rectà, vt à latere ad latus foramen penetret. quòd ſi obliquus illorum ſitus tibi magis arrideat, obliquè perforato, ita vt infrà magis diſtet ab oſſis capite, quàm ſuprà. Item qua forma voles, digitorum ſitum immutabis. A pedibus igitur initio ſumpto, quatuor ſeſamina apponito, illis crura ſuperpone: deinde femora. animaduertendum tamen eſt, inter tibiam, femúrq; poſterius perforandum eſſe inter duo capita inferiora femoris: necnon eminentiore parte capitis tibiæ, vbi

Quibus oſſa cõnectanda.

aderat ligamentum. Item ibi baculum appones, vt hoc fulcro præter æneum filum solidior sit connexus. Deinde os sacrum, coccygem, & lata ossa connectito, cartilaginésque apponito in genu circa acetabulum coxendicis inter ossa pubis, inter os sacrum, & coccygem. Anteà verò quàm femur suo loces loco, imponendum ferrum est in os sacrum, suáque ossa coniuncta. quod si faciliùs efficere volueris, ossis sacri tertium, quartúmue posteriùs perforato: sit verò foramen adeò patens, vt ferro excipiẽdo sat esse possit, quod postmodum foramen illud ingreditur, per quod spinalis medulla descendebat. Sistendum est autem, fulciendúmque, ne infrà crurium altitudinem flectatur. nam crura flecterentur, quod turpe esset visu. Postquam stat ferrum, vt decet, crura, & pedes fige vario situ, ne suo loco labantur, atque exeant, fies autem voti compos, si sub calce, & pollicem perforaueris, & paruo clauo, æneóq; filo has partes ligneæ, quam suprà diximus, tabellæ affixeris. His optimè dispositis patellã genu apponito. deinde quinque lumborum vertebras cum suis Cartilaginibus sacro ossi appone. Supra has tres extremas thoracis vertebras, quibus suas costas necte, hoc est, earum corpori: quanquam decima ad transuersum processum accedit. deinde reliquas nouem transuersis vertebrarum processibus prius perforatis, vt costæ faciliùs aptentur, illísque elegantiùs admoueantur,

Ferrum in os sacrum imponendum.

Crurium in sceleto flexio vitanda.

moueantur, quas prius anteriore in parte perforato, vbi cum Cartilaginibus vniuntur. Posterius autem non perforato antea, quàm mentiaris, quà ſingulæ perforandæ ſint. ſed prius vertebras harum coſtarum in ferrum indito, vt dictis vertebris ſuperpoſitæ ſint, & ex his à prima initio ſumpto, æneum, quod diximus filum bis térue circa eas, tranſuerſóſque proceſſus vertito. Caue tamen ne hunc nexũ arctes priuſquàm ſternon ſuo loco impoſueris. Illud equidem nolim obliuiſcaris, ſceleti elegantiam, & venuſtatem in thoracis concinna figura, ſitam eſſe, quam ſphæricam eſſe oportet. Id vt fiat faciliùs, inter ſternon, ac vertebrarum corpus lignum impone, quo retrocedere, atque introrſum inclinare prohibeatur. Præterea animaduertendum eſt, nonnunquam Cartilagines nimis exiccatas eſſe: propterea minus cedere, quã ſit opus artifici ſceleton componenti. quod ſi fiat, illas in tepidam aquam pauliſper ſinito, tunc enim cedent. Deinde collum, capútque impone. ſint verò oſſa capitis, quod tranſuerſim ſectum fuerat, vt quæ in ipſo continebantur auferri poſſent, vinculis excepta, ne corruant, in vertice, in ſutura recta, & lãbdalem verſus. in ſincipite autem foramen adſit, è quo exire ferrum poſſit. thorace, vt oportet, exiccato, adde iugula, ſcapulas, brachia, manúſque: ita erit Dei ope ſceletos abſolutus. ſed ſtude, vt iugulis, ſcapulæ, maxillæque inferiori

Venuſtas ſceleti in quo conſiſtat.

Oſſa capitis in ſceleto vinculis excipiẽda ſunt.

ſuæ Cartilagines apponantur: item ſtyloïdi inter ipſum, & brachiale. Pulchrior etiam videbitur ſceletos ſi ex brachiis alter extendatur, flectatur alter: quòd ſi mauis, ſcipionem manu gerat: vt lubet efficito, quem tabulę clauis affigito. Sceleti collo hæc ſuſpendito, vt per thoracem pendeant, torquis inſtar, larynga, os hyoïdes, aures, nares, vngues, quas optimè perpolies, palpebras, oſſa ſeſamina dicta, oſſa, quæ ſunt in naribus ſpongioſa, quæ dum internam naſi partem emundas, facilè decident. Tu verò caue, ne illa imprudens tanquam nullius pretij proiicias, vt Veſalio contigiſſe opinor, qui illa propterea non cognouit. Illud præterea memoria teneas, dum caluariam curas, qua aures ſunt ſitæ, id tanta induſtria, & diligentia efficito, vt ne oſſicula auditus organo deſeruientia lædas, quæ pulcherrima viſu ſunt, & ſcitu digna. Ex his duo prima nullo negocio eximes, tertiũ verò non ſine negocio: propterea caluaria ſæpiùs manu concutienda eſt, vt eximi faciliùs poſſint. hæc vnà cum aliis, quæ paulò antè memorauimus, ſceleti collo ſuſpendes, ne quid deſit eorum, quæ ſcire operæpretium eſt. quòd ſi puelli ſceleton parare cupias, caue diutiùs oſſa coquas. nam oſſium appendices facillimè relaxantur. Idem de ſimiis iuuenibus admonitum puta. Si ſceleton non modò non fœtere cupis, ſed bene olere, priuſquam caluariam ſericis ligulis vincias, cura, vt illa vincula muſcum, & ambram

Veſalij inſcitia.

Sceleti puelli oſſa non diu coquenda ſunt.

Sceletos vt bene oleat.

bram optimè redoleant, aut re huiusmodi bene olente, vt magis libuerit. Filo æneo crassiori humerum scapulæ admouebis, cubitum humero, radio extremam manum, femur acetabulo, tibiam femori, tibiæ extremum pedem. Costas autem, vertebrásque mediocri æneo filo, vt digitos, & postbrachiale tenuiori. Deo verò Optimo Maximo sit honor, & gloria.

Modus in connectẽdu oßibus sceleti.

REALDI COLVMBI CREMONENSIS, DE RE ANATOMICA Liber Quintus,

DE MVSCVLIS.

Quid sit Musculus, ac de Musculorum differentiis. CAPVT I.

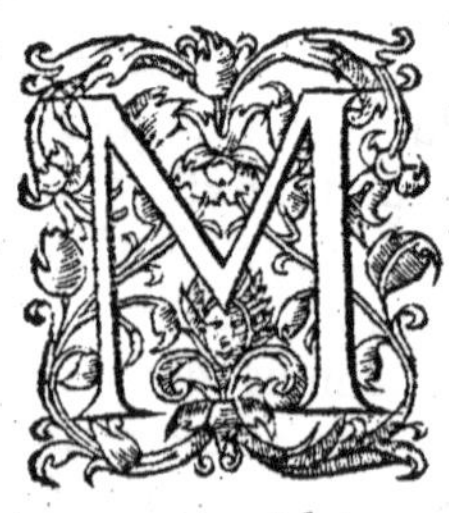

MVSCVLVS instrumentum est voluntarij motus, absque quo nihil in nobis est, quod voluntariè moueri possit. cõstructus autem est ex fibrosa carne, neruis, ligamentis, venis, arteriísque, & membrana. carne quidem, vt qua corpus ipsius cõstet, & moles: neruo, vt is virtutem motiuam defer-

Musculi descript.

Quæ musculũ constituant & quem vsum ei quodque horũ præstet.

ret, quæ à cerebro emanat: ligamento, vt sit validus, neq; in mouendo imbecillus: vena, vt ali possit: arteria, ne vitali calore destitueretur; membranæ verò munus hoc est, vt omnia hæc cõplectens detineat, musculúmq; à musculo distinguat. Musculum sunt qui à mure dictũ putent, quòd musculi quidam muris figuram præ se ferant. nam illis caput tenue existit, venter latus, cauda oblonga, angustáq;. nõ desunt, qui musculum lacertum vocent: quoniam lacerto ipsi similis figura videatur. Alij pisci similẽ magis musculum autumant: propterea pisciculum vocant. Sed profectò has formas in omnibus musculis non comperies. nam aliqui lati admodum sunt, alij trilateri, alij quadrilateri, alij orbiculares: sunt aliqui crassi, alij verò tenues, atque exiles: breues alij, alij prolixi: aliis vnũ dũtaxat fibrarũ genus cõtigit, aliis duo, tria aliis, & nonnulli musculi omnibus fibrarũ generibus mixtis præditi sunt, quibus vidẽtur intertexti. Musculi in tendines, hoc est, chordas desinunt: sed non omnes. multos nanq; tendine carẽtes videbis: contrà quibusdam musculis tendo adest in exortu, quibusdã in medio: quamuis Galenus de quarto duntaxat, maxillã inferiorem aperiente, mentionem faciat, vbi illius tendinis occasione capta miris laudibus naturam ipsam effert. sed meminisse poterat bonus Galenus quarti quoq; musculi, à quo hyoïdes deorsum trahitur, qui tendinem in media sui parte à natura benignè suscipit.

Musculus unde dicatur secundum aliquorũ opinionem.

Variæ musculorum formæ.

Musculos in tẽdines desinere, sed non omnes.

ſuſcipit, neque illi, quem tantopere Galenus extollit, ob hoc quicquam inuidet. Sed priuſquam à muſculorũ tendinibus diſcedamus: nonnulli ſunt, quibus vnicus ineſt tendo, aliquibus duo, tréſue, aut quatuor, quibuſdam complures, vt longiſſimus dorſi muſculus, necnon thoracis quintus: quidẽ longum, teretémque tendinem obtinent, alij teretem quidem, ſed breuem: aliis tendo adeſt tum oblongus, tum latus, aliis latus, & decurtatus: ita vt facilè perſpicias figurã muſculorum, tendinúmque ipſorum non vnicam eſſe, ſed multiplicẽ & variam, quemadmodum in vniuſcuiuſque muſculi peculiari hiſtoria faciliùs quoque, & apertiùs diſces. Ortum ducũt ab oſſibus muſculi, atque in oſſa deſinunt, ſed non omnes. nam aliquos cernere eſt non ab oſſibus, ſed à cartilaginibus exorientes. alij à mẽbranis exoriuntur, & in membranas quoque finem habent. alij poſt exortũ deſcendunt, aſcendunt alij. quorundam ſitus tranſuerſus eſt, quorundam verò obliquus. At exortus muſculorũ neque in omnibus eodem ſe habẽt pacto. nam aliquorum oblongus, aliquorum autem breuis: his craſſus, illis pertenuis: nonnullis carneus, aliis tendineus, licet non deſint, quibus ex carne tendini mixta videatur origo. Ex muſculorum tendinibus nõnulli perforati ſunt, alij minimè, alij vnico foramine, alij pluribus donantur. Sed locus admonet, vt antequam ab hoc ſermone diſcedo, doceam quid tẽdinem, ſeu tendonem

Muſculorũ ortus, & terminatio.

Quid sit tendo. dicunt, chordámve, vt Arabes Anatomici. Tẽdo igitur in musculo pars alba est, dura, densáq; & pellucida, quæ cùm primùm detecta est, visu pulcherrima est, ac spectatores in sui admirationem trahit. A neruo autem distat tendo, etsi magno quoque sensu præditum esse tendinem experientia facilè pateat, cùm ipso læso sæua accidentia consequantur. Si tendinem seces corpus solidum attrectabis, neruo verò cæso contrà se res habet. nam licet albicet neruus, tamen neq; adeò durus est, quemadmodum tendo, & rotũdior est, neque adeò perlucet. quòd si incidatur, corpus multis funiculis intertextum, villóque circundatum videre videberis. Adnotandum insuper est musculos organa esse motus voluntarij, qui neruorum ope illis demandatur. Hæc etenim vis neruis à cerebro demãdatur, etsi Aristoteli secus videatur esse. Idcirco musculo cuique quamuis minimo neruus obtigit: immò & nerui quandoque. Cùm ad musculũ neruum ferri dico, non itelligo prope musculos neruos ferri, aut per illorum medium rectà præterire: sed per musculorum substãtiam aio neruos disseminari: quanuis Vesalius parum in hoc Anatomicus sensui, rationíque aduersetur, inquiens musculos complures carere neruo, & inter reliquos quadratum musculũ prope brachiale, qui radium in pronum ducit. Ego verò huic quoque musculo inesse neruũ asseuero adeò perspicuum, vt quiuis alter: neque difficilis est inuentu,

Differentia inter tendinẽ, & neruum.

Musculos esse instrumẽta motus voluntarij.

Musculos à neruis suscipere motum.

Neruos in musculorũ substantiã disseminari.

Vesalij error de neruorũ in musculos distributione.

tu:idem de eo musculo dictum puta, qui latum tendinem efficit, déque aliis, quos Vesalius excipit. quod dum efficit, naturam irridere maluit, quàm suam in hoc nõ obscuram negligentiam patefacere.

De Faciei Musculis. CAP. II.

FACIEM cùm dicimus, eam corporis partẽ intelligimus, quæ capillos, mentúmque interiacet, mouetúrque voluntario motu, maxilla inferiore immota. neque enim superiorem maxillam moueri nisi crocodilinam, teste Aristotele inuenies: licet ego psitaci vtranque maxillam motu prȩditam esse primus obseruauerim. quin facies ipsa hominis mouetur quidem ad inferioris maxillȩ motum, sed non primario, verùm secundario motu.

Quæ pars faciei appelletur.

Primus animaduertit superiorẽ psitaci maxillã moueri.

De Musculis frontis. CAPVT III.

Musculi frõtis.

MVSCVLI igitur (vt ad rem redeamus) qui huic deseruiunt parti complures sunt. primi duo sunt, atque hi in fronte siti. exortus horum in superiore parte existit: in inferiore verò parte terminãtur in communi sutura, quȩ dirimit ossa capitis ab ossibus maxillæ superioris: quamuis nerui huic parti subiiciantur. Horum musculorum fibræ rectè neutiquam sunt, quẽadmodum Vesalius asserit, sed obliquæ à summo scilicet naso tempora versus: eorúmq; motus est, vt supercilia attollantur, quanuis neque Galenus ille, de re medica tãtopere meritus, neque Vesalius nostris temporibus magni vir no-

Vesalij error.

Vesalij commẽdatio, eiusdem inscitia.

minis in diſſectione corporum, neq; alius ex his qui ante me ſcripſere agnouerint. Quòd ſi maiorem diligentiam adhibuiſſent, inuenire facilè poterant. Hi duo muſculi & vniuerſam frõtem, & temporalium muſculorum tantam partem occupant, quantum ipſi obliquè aſcẽdunt, præterquam media fronte, vbi nos cutim contrahimus, corrugamúſque quoties vehementer commouemur, aut admiramur: adeò vt in multis ſeſe ſupercilia mutuo contingant. Quæ cutis frontis contractio, ſi vnus hic eſſet duntaxat muſculus, fieri nullo modo poſſet. hæc res, vt viros alios omittam minus notos, in fronte ampliſſimi Cardinalis Ardingelij, quem honoris cauſa nomino, perſpicuè videri poterat. cui cu ſiniſter muſculus ex his conuulſus eſſet ob vulnus, dimidiam frontem mouebat: reliqua motus expers relicta erat, ſed mitto hoc, ſenſum ipſum ſi tu quoque conſules, hoc haud dubiè nullo negocio comperies. nam ſi vniuerſam fronti cutem detraxeris, in media fronte nullum videbis muſculum, niſi in ſummo naſo, vbi dexter muſculus cum ſiniſtro ita coniungitur, vt vnus hoc loco muſculus eſſe videatur, & vbi carnoſiores, quàm vſquam inueniuntur. & quò magis aſcendunt hi muſculi, eò tenuiores euadũt ſuperciliáq; ſurſum trahuntur non ab his duntaxat, ſed etiã duorum muſculorum præſidio quos deinceps deſcribemus, hactenus (vt opinor) anatomicis ignotos.

Duos eſſe frontis muſculos & non tantum vnum.

Cardinalis Ardingelius, dimidiam frontem mouit.

D

De duobus Musculis Nasi.

CAPVT IIII.

POST hos bini occurrũt nasum dilatantes, adhuc à nemine cogniti. nam etsi Galenus, aliique de duobus musculis nasum dilatantibus meminerint, eos tamen cum labij superioris musculis confudêre. Præter hos Vesalius duos descripsit nasum claudẽtes, quos interiore in parte esse vult, imaginationéque duntaxat intuitus est. quo enim pacto oculis cernas, quod nusquã est? latas itaque nares reddẽtes musculi illi duo, à supradicta oriuntur sutura, estque exortus eorum acutus carnosúsque, cum musculorũ frontis fine permistus, deorsúmque tendentes latiores redduntur, & supra nasi ossa deferuntur, inque eius pinnis terminum habent, triangulúsq; penè efficitur, cuius duo sint latera oblonga, breue tertium, hi pinnas sursum trahunt, fibrásq; rectas habent, itaque dilatant: illi verò, quos alij anatomici descripsêre, portio sunt eorum musculorum, qui in superiore labro positi sunt, vt mox dicam. Clauditur nasus à musculis dicto labio opem ferentibus, non autem à propriis. Nam quoties aliquid nobis per nares attrahendum est, superius labium cõstringere cogimur.

Nasi musculi inuenti.

Vesalij error.

Nasi musculorũ exortus, progressus, forma, & terminatio.

Quibus musculis nasus clauditur.

De Musculis latis in collo positis.

CAP. V.

DVO prætereà alij sequuntur penè quadrati musculi in collo siti, quos Galenus lib. de Vsu Par. déque Anatom. Sect. se inuenisse exul-

Musculi lati in collo duo.

tat: qui labiis ancillantur, ea deorſum obliquè trahentes. Horum ſubſtantia membrana carnoſa eſt, à iugulorum regione, poſterioréque colli parte initium ſumunt, eorúmque fibræ obliquè aſcendunt, atq; eò tandem pertingunt, vbi cum ſuperiore labro inferius iungitur. Quare cùm hi lati muſculi faciei deſeruiant, etſi in collo collocentur, tamen inter faciei muſculos connumerandi ſunt, qui cum mento plurimùm cohęrent. atque in hoc oris apertioni videntur auxilium ferre.

De *quatuor Muſculis labiorum.*

CAP. VI.

Quatuor labiorum muſculi.

QVI labris famulãtur muſculi, quatuor numero ſunt, duo in ſuperiore, totidem in inferiore. Superioribus quadruplex origo eſt. nam ab extrema ſutura oſſis iugalis exoriuntur, & ab ea, quæ primum os maxillæ ſuperioris ſeparat à tertio: reliqui duo ab oſſe malæ proficiſcuntur, omnéſque obliquè verſus labrum incedunt, quos inter vnus eſt, qui narium pinnæ adhæreſcit, & propterea hunc muſculum illum eſſe dicebant, qui naſum dilataret. Ego verò prędictorum labri muſculorum portionem voco. Tamẽ ne pertinax eſſe videar, quod ſemper abhorrui, ſi cui ſeparare hunc libeat, & peculiaris muſculi loco eſſe ducere, id ſibi per me liceat. quo conceſſo, quatuor erunt naſi muſculi, qui omnes ipſum dilatabunt. Reliqui duo labrum inferius conſtituentes, ab ea menti parte oriuntur,

Muſculus ab aliquibus imperitè naſi appellatus.

Quatuor naſi muſculi.

tur, vbi quædam est in osse asperitas conspicua. Horum autem quatuor musculorum fibræ variæ sunt, atque inter se commiscentur, & implicantur. idcirco varios motus edunt, vt rectè Galenus adnotauit, & plerunque cum cute ipsa cõfunduntur. tamen si tibi musculosum corpus neque pingue, secandum obtigerit, atque diligenter excories, & eleganter, & perspicuè satis conspici poterunt. Accedunt dictis musculis alij duo buccarum, quos quidam oblitus est describere in magno quodã volumine, de humani corporis dissectione. inter vtranque maxillam siti sunt, à gingiuísq; nascuntur, & in gingiuas desinunt. Quare vnde lubuerit initium sumas licet, vel suprà, vel infrà. nihil enim interest, satis tenues, & circuli in modum sunt, fibris variis intersecti, variísq; ob id muneribus funguntur. Sunt enim manui instar, quæ cibum nunc huc, nunc illuc propellant: neque sunt inter loquendũ inutiles, cùm exsufflare, vel inflare buccas volumus, hísque musculis tibicini, tubæque canenti non mediocris est vtilitas.

Ex varietate fibrarum variantur motus.

Musculi buccarum duo.

Musculorum buccarum exortus, & finis confunduntur.

Musculorum buccarum multiplex vsus.

De *Musculis supercilium trahentibus*.

CAP. VII.

Bini adhuc in lucem reuocãdi sunt musculi, ab aliis negligentia prętereiti, quos in capitis posteriore parte licet animaduertere, qui à lambdoïde sutura supra mãmillares processus oriuntur. triangulares sunt, & in carnosam mẽbranam desinunt, quæ frontis etiam muscu-

Musculi supercilium trahentes à nullo adhuc cogniti.

los excipit, eorúmque vtilitas non contemnenda hæc est, vt frontem, cutémque capitis posteriora versus abducant, vt ego millies non sine voluptate cōtēplatus sum in capite præcellentis viri præceptoris mei Ioannis Antonij Plati, quē Lonigum nūc vocant. is enim cutem capitis vniuersam validè mouet. Sed quid ego in aliis exēplar persequar cùm domestica, vel interna potiùs exēpla non desint? Ego quoq; is sum, in quo cutē capitis manifestè moueri nullo negotio cernere posses, quippe qui caluus admodum sim, absq; vlla cutis ariditate, sed mollitie adeò laxa, vt nuper nati infantis cutē præferat.

Musculorum supercilium trahentium vtilitas.

De Palpebrarum Musculis. CAP. VIII.

NON dubito, quin nostra de Musculis palpebrarū historia grata omnibus futura sit, cùm illa, quæ hactenus ab aliis tractata sunt, parum sint cum re ipsa consentanea. Ego verò dedi operam, quantum in me fuit, vt quàm verissimè describerentur. Musculi igitur palpebrarum sex numero sunt, tres nempe vtrinq;, quorum duo extra orbitam oculorum, reliqui intrò iuxta musculos oculorum sint siti, & propterea omnes, qui ante me scripsere anatomici decepti sunt, arbitrantes hos nō palpebræ, sed oculis inseruire. Primi igitur orbiculares, fibras habentes circulares quoque nascuntur in magno cantho, in sutura communi capiti, & maxillæ superiori, acuto principio, & sursum versus frontem dilatantur, quo loco cum musculis frontis commiscentur.

Musculi palpebrarum qui numero sunt sex.

Anatomicorū error in palpebrarū musculis.

miſcentur. Poſtea verſus aurem tendentes, quò magis prope minimum canthum accedunt, eò magis amplificantur, & deorſum circa orbitam reflectuntur, vt tãdem acuto fine iuxta initium terminentur. facti ſunt, vt palpebras claudant, & validè aſtringant: vtque oculos ab externis iniuriis tueantur. Hos Veſalius diuiſit in quatuor: ſed vbi ipſe carnem detraxit, carnoſiores ſunt, quàm in reliquo deductu. Secundi erunt duo muſculi recti, lati, carnoſi in ſuperiore regione oculorũ, in interna orbita exorti ex neruo viſorio, vt reliqui oculorũ muſculi. Hi muſculi latiuſculo fine in ſupremã palpebram terminantur. facti ſunt, vt trahant palpebram ſurſum, & oculum aperiant. Tertij muſculi ſunt tereti figura, & tenues, ex eodem loco nati, qui obliquè verſus magnum canthũ in palpebra tereti ferè tendine finiuntur. in nonnullis quandoque portio huius tendinis in corneam inſeritur. In his adiuuare videtur motũ oculi ſurſum: attamen geniti ſunt ob hunc vſum præcipuè, vt palpebrã trahant, & oculos aperiãt, qui vſus, & ſitus cùm in brutis quoque idem ſit, nõ poſſum non mirari, quo pacto Galenus, Veſalius, cæteríque Anatomici hos quatuor muſculos palpebrę deſeruientes, inter muſculos oculorum numerarint, decepti fortè, quòd in orbita eorum ſiti ſunt.

Muſculi oculos claudentes.

Veſalij error.

Muſculi oculos aperientes.

Muſculi palpebram trahẽtes.

Gal. Veſa. cæterorúmque anatomicorũ caſus.

De Oculorum Muſculis. CAP. IX.

EGO hîc diligentem lectorem poſtulo. nam

Oculorum Muſculi.

de parte nostri corporis nobilissima agendum est, cuius cognitio & necessaria nobis est, & periucunda. Oculi igitur arbitrario motu cientur nunc sursum, nunc deorsum, nunc dextrorsum, nunc sinistrorsum, nunc in orbem. Galenus Vesaliúsque, & Anatomici alij, qui omnes belluinum oculũ descripsere, oculorũ musculos quatuordecim descripsere, vt septem in vnoquoq; oculo collocarent. Ego verò decem musculos in oculis pono, quinq; scilicet in vtroque. quatuor enim illi eodem in loco positi musculi, qui aperiendæ palpebræ conducunt, nequaquam sunt inter oculi musculos adnumerandi. Quatuor habes deinde oblongos musculos, qui versus radicem visorij nerui emergunt, rectásq; habent fibras, & in neruosas tenuitates desinunt, & membranæ corneę in orbem adnectuntur aliam membranam constituentes, quę ad iridem non pertingit. Positi sunt instar quatuor angulorum, quorum duo suprà sunt, alij infrà. hi vel sursum, vel deorsum, vel à dextris, vel à sinistris trahunt, cùm scilicet quilibet ex his seorsum operatur, vel duo simul. at si omnes vnà subsequenti motu operentur, motus efficitur circularis, quod nouum dictum vobis nullo pacto videri debet, cùm idem fiat à quatuor musculis brachiali seruientibus. Prętereà facti etiam sunt, vt sistant oculum, quãdo scilicet vno, & eodem tempore operantur. Quintus oculi musculus, quem ego primus inueni, atque è rei natura describam,

Oculorũ motus arbitrarij.

Qui propriè oculorũ musculi connumerandi.

Quo pacto oculorum musculi se habeant ad motus.

Qui circularis motus fiat.

Quintus musculus oculi nũc primum inuentus.

ſcribam, ita habet. Situs eſt ſub aliis quatuor oculi muſculis, & inter hunc, atque illos pinguedo intercedit: ſitu tranſuerſo locatur, & oculi medietatem complectitur: oritur à cornea membrana, atq; in eandem deſinit, adeò vt qui finis eius ſit, quíue exortus, non ita facilè inuenias. Hunc ego muſculum admirabilem iudico. nam ab oculo incipit, atque in eundem deſinit, proptereà difficile dictu eſt, quis ſit huius quinti muſculi proprius motus. Si à neruis muſculorũ initia proficiſcerentur, dicere auderem eius originem verè in medio eſſe. ibi enim ramus à ſecundo neruorum cerebri coniugio ingreditur inſignis, craſſúſque ſatis, ſi cum muſculo cõferatur, quem neruum fateor me quandoque ſuſpicatũ fuiſſe huius muſculi tendinem eſſe. Hunc neruum ſi attrahas, oculus ſurſum vertitur, & circũagitur, quamuis muſculus ſubſit. fortè hic fuit vſus huius muſculi admirabilis, vt eius auxilio cælum, diuinæque maieſtatis fabricam intueremur, ad quod nati ſumus. ad quod peragẽdum non paruo eſt hic neruus adiumento. Hic idem muſculus, quem deſcribimus, à latere (ſed ſiue latus, ſiue finẽ, ſiue initium dicas nihil nunc refert) tendine latiuſculo præditus eſt, quo adhæreſcit corneæ. Equidem magnum aliquem naturæ arcanorum perſcrutatorem mihi nunc dari exoptarem, à quo huiuſce pulcherrimi muſculi vtilitatem edocerer: mihi nunc ſat erit muſculum inueniſſe, & deſcripſiſſe. de humanis

Quinti muſculi motus coniecturalis cognitio.

Gal. & Ves. belluini, nō humani oculi anatomen assequutos esse.

nunc loquor. Vesalius enim & Galenus ocu musculos belluinos, non humanos descripsiss scire poterit, quicunque eorum historias cum ipsa conferre non grauabitur. Inter hos, & alic quatuor pinguedinem licet cernere, quemad modum inter hunc, & visorium neruum: se illum musculum in hominis oculo nullo modo repe rias, quem Galenus, Vesalius, atque alij descri psere, qui ab his nunc primo nunc septimo loc connumeratur, & in tres, plurésque musculo diuidi potest: quem tamen, vt ipsi eleganter de scripsere, in boue, equo, veruece, & aliis quadru pedibus facilè inuenias. hic musculus in bru tis inuentus iuxta ipsos oculum sistit, quo mu nere in homine illi quatuor primi tunc fungun tur, cùm omnes eodem tempore agere desistũ quietiq; permanent.

De Musculis Aurium. CAP. X.

Auriũ Musculi.

EGO musculos aures mouentes non descri bo. nam raró, imò quàm rarissimè inueniũ tur: in quodam tamen ego musculum offendi qui à buccis nascitur, & in auris pinnam desi nit, eámque mouet voluntariè versus anteriora quandoque etiam alium vidi musculum in po steriore parte à mãmillari processu proficiscen tem: sed hi duo vltimi, in brutis semper con spiciuntur, in homine perrarò.

Auriũ musculi in homine raró dari.

De Musculis Maxillæ inferioris. CAP. XI.

Maxillæ inferioris musculi.

INFERIOR maxilla hominis ob faciei ro tunditatem breuissima facta est, cui tres vo luntarij

luntarij motus contigere. aperitur enim, claudi-tur, & in circulum agitur. Musculi ipsius quatuor vtrinque sunt. Prior ex his temporalis musculus nuncupatur, validus, robustus, nobilísque admodum, propterea quòd cerebro proximus est, & varios habet neruos insertos. atque idcirco diuinus Hippocrates in libro de Vulneribus Cap. dextro tempore, inquit, vulnerato, sinistrum conuellitur. quare natura non iniuria tāta vsa est in hoc musculo diligentia. Oritur igitur à primo maxillæ superioris osse à cuneali, à fronte, à sincipite, & ab osse temporum lapidoïde dicto, partémque capitis lateralem occupat vsque ad posteriorem auris partem, & superiorē etiam, per tres digiti apices. Initium eius latum est, & semicirculare; & licet initium, vt dixi, latum sit, tamen in acutum desinit, in validúmq; tendinem, qui in acutum illum maxillę inferioris processum immittitur, quem coronon appellant, qui tendo altiusculè satis, & intrinsecus incipit. Alius etiam est membranosus tendo, qui musculum parte exteriore liuidum reddit, defertúrque sub osse iugali. huius officium vnum duntaxat est, claudere scilicet maxillam inferiorem: neq; triplex est, vt somniauit quidam, qui Galenum (pace illius dixerim) hisce in locis parum intellexit. Fibræ eius eiusmodi sunt à circumferentia ad centrum progredientes, quæ chirurgis acuratè sunt animaduertendæ, dum vulnera dilatant, & abscessus hanc partem infe-

Tres motus voluntarij inferioris maxillæ.

Temporalis musculus.

Coronon processus.

Cautio in temporum chirurgia.

ſtantes ſecant, ne fibras tranſuerſim incidant. nam ſi ita fieret, vſus ipſarũ ceſſaret, quo amoto vita deficeret: & quoniam claudendi motus, réſque duras effringẽdi robore eget, natura ſagax præter temporalem, alium effinxit muſculum in ore latitantem, (ita enim Galenus appellat, & rectè) qui validus eſt ſatis, & ab ea cauitate exoritur, quæ poſita eſt in alis cunealis oſſis, & terminũ habet in interiore maxillæ inferioris parte, vbi aſperitas eſt eius fibræ rectæ ſunt, tendinémque ſatis validum habet, qui eodem officio fungitur, quo temporalis, & craſſus, breuíſq; exiſtit. Tertius muſculus is eſt, quem maſſeterem, ſiue manſorium nominant, qui maxillam inferiorem in circulum agit. naſcitur à iugali, & à primo maxillæ ſuperioris oſſe, non autem à quarta, & tertia vertebra colli, quemadmodum voluit Galenus. originem habet tendinoſam, carnoſámque, terminum verò in inferiore maxilla penè triangularem. adhæret inſuper acuto ipſius proceſſui, vbi cum temporali coniunctus videtur eſſe. Quamobrem excuſari non poteſt magnus Galenus, qui in nonnullis locis ſcriptum reliquit, temporalem muſculum tendinem habere in medio ſui vtrinque partem carneam. fibras habet diuerſas, atq; ob id maxillam mouet antè, retrò, in latera, & in orbem, craſſúsque eſt ſatis. Quartus muſculus os, & maxillam aperit, & eſt admodũ elegans, cùm duos carnoſos ventres ſortitus ſit, initium minimum & finem.

Muſculus in ore latitans.

Muſculus maſſeteres & manſorius dictus.

Galeni error.

Muſculus quartus os aperiens.

& finem: nam media eius pars tendinosa est. Ortum ducit carnosum à styloïde processu, defertur sub maxilla, & sub aure: rotundæ, oblongæque simul figuræ particeps existit, neque est admodum crassus: carnea substãtia in medium mentum desinit, vbi asperitas quædam interior cernitur. Hunc natura adeò crassum non constituit, vt illos quibus claudendi partes delegauit. Maxillæ enim cùm suapte natura penè grauis sit, duob⁹ illis musculis, quos superiùs vtrinque sitos dixi, relaxatis deorsum inclinat, propterea exiguo musculo cõtenta fuit. at mediam partem tendinis instar effingit, vt ne maius spatium occuparet. Locus enim angustus admodum erat, in quo multa erãt organa collocãda.

De Musculis ossis Hyoïdis, cuius ossis, & eius musculorum descriptio in nonnullis, qui scripserunt, desideratur. CAP. XII.

OS hyoïdes ab octo musculis mouetur, à quatuor scilicet vtrinque qui primus occurrit, carnosus est, tenuis, rectus, qui ab interna summitate ossis, quod sternon dicitur, exoritur. Iter eius est super asperã arteriam, & laryngem, & in inferiore parte dicti ossis absque tendine terminatur, fibras rectas habet, & deorsum rectà trahit. Secundus in ordine à mento exit, atque in hyoïdis partem superiorem finit, expers est tendinis, sed carnosus totus fibris rectis rectà sursum ducit, motúmque oppositum facit

Musculi ossis hyoïdis.

Primus hyoïdis musculus.

Secundus Musculus hyoïdis.

Tertius hyoïdis musculus. illi, quem proximè memoraui. Tertius musculus subtilis est, & paruus, qui à styloïde processu oritur, & in laterales partes hyoïdis desinit. situ est obliquo. partes huic demandatę sunt sursum attrahendi. *Quartus hyoïdis musculus.* Quartus verò musculus à parte superiore scapulæ ortum ducit, & obliquè sub septimo capitis musculo sursum ascendit: subtilis quidem est, & longus, tamen neque prolixior est, neque gracilior musculis aliis, vt Leonardo Fuchsio visum est. Terminatur in partibus hyoïdis lateralibus. tendo illi in medio obtigit, quẽadmodum quarto inferioris maxillæ musculo: licet Gal. in XI. de Vsu Part. asserat illum tendinem in medio habuisse, prætereà neminem, atque hanc ob rem naturam adeò admirabatur, & extollebat, quæ in eo musculo rarũ quiddam effecerit, quod aliis denegarit. Hoc equidẽ non negauerim, huius, quem nunc describimus, musculi tendinem adeò longum nõ esse. Vsus eius est, vt hyoïdem deorsum obliquè trahat motu opposito illi, quem tertius edebat musculus. *Galeni error.* Galenus libro de musculis, hunc voluit scapulam attollere, cùm parum animaduertisset fieri non posse, vt tam tenuis musculus ab hyoïde exortus, vt ipse voluit, quod os mobile est, ingens illud scapulæ pondus attraheret, atq; attolleret.

De Linguæ Musculis. CAP. XIII.

Musculi linguæ. LINGVA organum est, quod multas nobis præbet vtilitates. nam & edendo, & bibendo, & loquendo nobis præstò est lingua. *Linguæ vsus.* gustandísque

ſtandíſque saporibus opportuna. Huius ſitum neminem arbitror ignorare: eius figura oblonga eſt, lata magis, quàm profunda, in radice, quàm in fine craſſior, quod à natura lõgè proſpiciente idcirco factum eſt, quoniam velociter vndique mouẽda erat. Quocirca nouem muſculis prædita fuit, præter ſubſtantiam ipſius peculiarem, quæ cùm mollis ſit, rara ſpongiæ inſtat, confuſáque carne, inter muſculos adnumeranda non videtur: etſi alia ratione, quòd voluntate iubẽte moueatur, nõ videatur à muſculorum numero ſeiungenda. Quod ſi fiat, duo muſculi nouem prædictis addendi ſunt. nam videntur eſſe duo muſculi, cùm lingua candidam lineam in medio habeat, quæ dextram partem à ſiniſtra diſtinguit, ſub qua ligamentum eſt, quod infantibus ſæpe incidendum eſt, eo quòd locutioni impedimento ſit. Igitur duo prædicti muſculi à baſi oſſis hyoïdis emergunt, atque in ſummam linguam deſinunt. Omne fibrarum genus habent adeò intertextum, vt aliud ab alio ſeiungi nequeat, veluti in aliis muſculis ſeiungitur. Ambit linguam tunica quædam, in quam quartum par neruorum cerebri inſeritur, quos natura guſtui præcipuè deſtinauit, eorúmque pars ad palati tunicam tẽdit, vt ſuo loco dicemus. quæ tunica tum huic, tum œſophago, tum laryngi communis eſt. Tertium verò, & quartum linguæ muſculũ cæteri anatomici nõ cognouere, tu verò, ſi diligẽter ſecueris, horum

Muſculi linguæ nouem, vel vt aliqui volunt vndecim.

Ligamentũ linguæ in infantibus incidẽdum.

Duo muſculi linguæ attributi.

Tunica linguã ambiens.

Vnde lingua habeat guſtus ſenſum.

Tertius & quartus linguæ muſculi aliis ignoti.

exortum medio in mento cõſpicaberis, vbi duæ adſunt aſperitates, quæ rectà ad linguæ radicem proficiſcuntur. fibræ ipſorum rectæ ſunt, ipſi muſculi teretes. ad hos muſculos ſpectat, linguam extra dentes, & labia exerere. neq; enim naturę miraculo nullius ope muſculi lingua exeritur, vt nonnulli credidere. Quintus autem, & ſextus cùm à ſtyloïde oriantur proceſſu, graciléſque ſint: in linguæ radicem & ipſi deſinunt: ſed in ipſius lateribus. Horum vſum ſi quæris, hic eſt, vt cùm vtérque operatur linguam verſus ſeipſos ducant, cùm verò alter tantùm mouet, ſurſum in latus trahat. Septimus, & octauus egrediuntur è proceſſibus oſſis hyoïdis, & in linguæ lateribus inſerũtur eam deorſum trahentes. At nonus, decimúſq; naſcuntur à maxilla, & in latera deſinunt. munus horum eſt, nunc huc, nũc illuc impellere, cùm mandimus, aut deglutimus. Poſtremum muſculum carnis pinguedinis, glãdulæque confuſam miſcellam rectiùs diceremus, quàm verè muſculum. poſitus eſt in radice linguæ: eſui ſuauis admodum eſt, ductúſque ipſius eſt ab hyoïde oſſe. Nihilo ſecius, poſteaquam cæteri, qui ante nos de hac materia ſcripſere, inter muſculos deſcripſere, nos quoque muſculum appellemus, ne confuſioni locus relinquatur: quod eſſet, ſi eandem partem, quam alij muſculum vocant, nos muſculum eſſe inficiaremur. Equidem, ingenuè fateor, cùm hæc particula in humano corpore

Quintus, & ſextus linguæ muſculi.

Septimus & octauus linguæ muſculi.

Nonus, ac decimus linguæ muſculi.

Vndecimus ac poſtremus linguæ muſculus.

perexigua

perexigua ſit,& nullius ferè pretij,huius ne meminiſſem quidem,cùm ad alia magis neceſſaria noſtra feſtinet oratio., vt huic perutili hiſtoriæ finem aliquando imponamus. Itaque præter muſculos vndecim, quos ſuprà memoraui, & præter neruos, & ligamenta, & membranam, adhuc reſtant venæ, arteriæ, duóque alij nerui, quos ſeptima coniugatio gignit, qui huic parti motus gratia addicti ſunt,cúmque eorum ſitus in inferiore parte collocetur,ſummopere cauẽdum ne vnà cum ligamento,quoties excindendum eſt, hi quoque ab imperitis incidantur.

Linguam conſtituentia.

In ligamẽto linguæ abſcindendo quid cauendum.

De Muſculis laryngis. CAP. XIIII.

LARYNX caput eſt aſperæ arteriæ, eſtque inſtrumentum, in quo primo vox effingitur,quod rerum omnium opifex Deus admirabili arte compoſuit. Hæc in faucibus ſub lingua, & hyoïde oſſe collocatur, cuius oſſa, & cartilagines cùm ſuperiùs ſuo loco deſcripſerimus, reliquum eſt, vt nunc de eiuſdem muſculis agamus, nóſque humani laryngis muſculos, non belluini deſcribemus, vt Galenus, & poſt illum Veſalius deſcripſerunt:ne erres. De quo Veſalio ego profectò non poſſum non ſatis mirari, quo pacto, cùm is Galenum nunquã non laceſſat, reprehendátque, quòd ſimias,& bruta, non homines ſecuerit: ipſe tamen in hoc ridiculus reprehenſor belluæ laryngem, non hominis depinxerit, neque admonuerit. Quod ipſe fortè effecit,propterea quòd larynx beſtia-

Laryngis muſculi.

Larynx quid ſit.

Vox vbi primo efformetur.

Gal.de Veſ.belluinum,non humanum laryngem ſcripſiſſe.

Veſalius ridiculus Gale.reprehenſor.

rum, cùm multò maior ſit, quàm humanus, cõmodior ſectio fieri potuit: quod non modò in larynge, ſed in oculis etiam egit bonus Veſalius vt magis admirere. ſed ad rem redeamus. Profectò humanus larynx exiguus ſatis eſt, & ob hoc ſecatu difficilis. Quamobrem ne mireris, ſi cùm cæteri de bellu ino larynge, ego verò de humano loquar, ab aliis non parum diſſenſero. neq; enim vt optimos alioqui viros oppugnem, ſed vt errores veritate duce, quoad eius fieri poterit, tollam, ab eorum opinione in hoc præſertim argumento cogor abſcedere. Laryngis itaque muſculos alij viginti ſtatuunt, octo ſcilicet communes, proprios duodecim. Ego verò quatuordecim eſſe affirmo, quorum quinque communes ſunt, proprij reliqui. Priores duo communes (ita dicti, quòd aliunde cùm oriantur, huc tamen deſinũt) à ſummo pectore enaſcuntur, vnde duo primi hyoïdis muſculi ortũ ducunt: carnoſi vbique ſunt tendinis expertes, principio acuto præditi: inceſſus ipſorum eſt ſuper arteriam aſperam, inſeruntúrque in inferiorem partem duorũ oſsium ſcuti imaginem referentium, deorſum trahendo: apprimè vtiles ſunt, quòd dum agunt, infrà quidem aſtringũt, ſuprà verò laryngem dilatant. Secundi à lateribus hyoïdis proficiſcuntur, ipſi quoque carnoſi, terminus ipſorum propè priores accedit, fibræ his rectæ ſimiliter contigere: ab his inferior pars dilatatur, conſtringitur ſuperior, contrario

Quare ab aliis diſſentiat de larynge.

Muſculus laryngis non viginti vt aliqui volũt, ſed quatuordecim verè eſſe.

Primi duo laryngis muſculi.

Muſculi ſecũdi laryngis.

trario prioribus motu laryngem ſurſum attollunt. Ex his, quos cõmunes dixi, vltimus muſculus œſophagum complectitur, opémq; cibi, & potus deglutioni præſtat. Oritur ab oſsium ſcutiformium lateribus, & tranſuerſas fibras ſemicirculum imitãtes eſt nactus, quibus partem lateralem laryngis coarctat. Hic muſculus me iudice, vnus eſt duntaxat, non duo, vt Galenus & cum Galeno Veſalius exiſtimauere qui cùm hoc diligenter conſiderauerint, arbitrati ſunt hos exoriri à parte poſteriore œſophagi, qui mẽbranoſus, mollíſque eſt, volúntq;, vt laryngem, rem duram, ac grauem attrahat. Quare nihil eſt in hoc, quod eos excuſem, cùm abſurdum maximum conſequatur, ſi eos muſculos illinc proficiſci dixerimus. Quòd ſi vel fibras ipſas diligenter intueberis, perpetuas illas, non diuiſas inuenies. Veſalius binos alios muſculos cõmunes deſcribit, quos inquit enaſci à parte hyoïdis interna, atq; in Epiglottidem inſeri, quos in boue, bubulo, & eiuſmodi animãtibus haud dubiè inuenire poteris: ſed in homine nequaquam, quamuis perdiligens, & accuratus in ſecando fueris: & ita ſi octo communibus, quos appellant, tres detraxeris, quinq; erunt reliqui. Proprij nouem ſunt, ita dicti quòd à larynge proficiſcuntur, & in eandem deſinunt, & huic vni ſeruiũt. facti ſunt hac vna de cauſa, vt glottidem aperiant, claudántque. Eſt autem glottis rima oblonga in media larynge poſita, de qua

Muſculus œſophagum complectens.

Opinio diuerſa ab opinione Galeni, & Veſalij.

Muſculos binos laryngis à Veſalio deſcriptos in homine non dari.

Muſculi nouem laryngis, qui ipſius proprij dicuntur.

Glottis quid, & vbi ſit.

Galenus inquit, ſimilem ſubſtantiam in animali nõ inueniri. Ex his nouem muſculis duo primi ab eo oſſe prodeunt, quod ego anulare appello, reliqui à Cartilagine innominata. exigui ſunt, fibráſque habent obliquas, & in oſsiũ ſcutiformium inferiore parte finem habent. Vſus ipſorum eſt, partem inferiorem rectè conſtringere, ſuperiorem dilatando. neque hoc motus contrarij loco cenſendum eſt. nam oſſa dura ſunt, quòd ſi infrà conſtringas, ſuprà dilatari conſequitur. idem in brutis faciũt ſcutiformes cartilagines. Ex his autem muſculis alterum dextrum, ſiniſtrum alterum cõperias, licet Veſalius quatuor hoc loco proprios muſculos deſcribat, quorum primos à ſcutali Cartilagine oriri arbitratur, & in innominatam deſinere. Quamobrem nequeo ſatis mirari, quoniam innominata motu caret, idcirco hi duo muſculi, ſi adeſſent, ex ipſius ſententia illã omnino mouerent. muſculi nanque verſus ſuum exortum operantur. Hi quatuor muſculi, teſte eodẽ, intercoſtalibus ſimiles ſunt, inquit ipſe. quod ita falſum eſt, vt neque in homine, ſed ne in brutis quidem inueniri poſsit. Secundi verò illi muſculi in poſteriore parte œſophagum verſus collocati, prolixi ſunt, & perſpicuitatem neſcio quàm præ ſe ferunt: oriuntur carnoſa deriuatione à poſteriore, lateralíque parte anularis oſſis, rectáque in quartum, & quintum os per tendinem finiunt, hoc eſt inferiore in parte, vbi cum

Ex nouem muſculis laryngis unde duo primi exoriantur.

Os anulare.

Veſalij error de duobus primis laryngis muſculis.

Muſculi verſus ſuorum exortũ operantur.

cum tertio coarticulatur. In hunc vſum creati ſunt, vt rectà trahant. nam rectis fibris cõſtant, & glottidem verſus lateralem partem dilatant, quæ horum duorum muſculorum auxilio crebrò referatur. Quare horum beneficio graues voces emittuntur. Tertij ferè ab anteriore parte oſſis anularis emergunt, cúmq; obliqui ſint, in quartum, quintúmque os terminum habent, prope eam partem, vbi duo ſecundi deſinunt, non autem in ſcutalem, vt Veſalius ipſe voluit. hi glottidis anteriora adſtringere, poſterioráq; dilatare poſſunt. At quarti ortum habent ab interiore parte ſcutalium oſſium, quibus cum articulantur, & obliquè incedunt, donec in dicta oſſa ingrediantur, quæ arytænoïdem conſtruunt, hoc eſt in lateralibus partibus. hi quoque cùm anteriora arctent, poſteriora amplificant. Extremus muſculus laryngis adeò paruus eſt, vt minorem in vniuerſo corpore inuenire nequeas. poſitus eſt tranſuerſim in radice eorũ duorum oſſium, de quibus proximè meminimus, & fibræ illius tranſuerſæ ſunt, haud diſſimiles fibris vltimi muſculi ex communibus, qui œſophagum complectitur. ab hoc autem poſterior pars conſtringitur, vnáque anterior dilatatur. Voluit quidem Veſalius hunc muſculum muſculos eſſe duos, qui ab arytænoïde exeant, atque in eandem redeant. Ego verò vnum duntaxat eſſe muſculum hunc conſtanter affirmo, & fibras illius eſſe continuas.

Voces graues cuius merito emittantur.

Tertii laryngis musculi.

Glottidis anteriora aſtringentes, poſteriora dilatantes muſculi.

Arytænoidis conſtitutio.

Muſculus extremus laryngis omnium minimus.

De Musculis scapulas mouentibus.

CAPVT XV.

Musculi scapulas mouentes.

Etsi de Musculis, qui caput mouent, prius loquendum videretur: tamen cùm eorum magna pars sub scapulæ musculis contineatur, de his mihi antea, déque humeri musculis loquendũ videtur, quàm de musculis capitis verba faciam. Galenus lib. de Musculis, scapulas asserit à septem musculis vtrinque moueri. At ego in homine quatuor duntaxat vtrinque reperio. Quatuor sunt scapularum motus, sursum caput versus, deorsum, antè, retróque.

Musculos scapulas mouentes quatuor non septem, vt Gale. voluit, esse.

Prioris musculi figura perelegans est. nam is cũ suo pari simul consideratus monachorum cucullæ percommodè comparari potest, aut panno, quem viduæ nostræ Cremonæ super humeros gestant: ideo cucullaris musculus non absurdè dici poterit, egreditúrque tum ab occipite, tum ab apice spinarum, vertebrarũ omnium, colli, atque thoracis, ad octauum vsque. habet verò in occipitio lineã transuersam, spatiúmq; occupat, quod occiput, aurémque interiacet. Eius exortus exilis est, & procul admodum ab occipitio vsque ad octauam thoracis vertebram. terminum in Acromio ponit iuxta totum maioris scapulæ processum, & clauiculæ partem: & cùm variis sit constructus fibris, motus etiam edit varios: superioris partis ope fibris obliquis scapulam sursum obliquè trahit, mediis autem versus dorsum adducit, inferioribus autẽ fibris deorsum

Musculus cucullaris, primus scapulæ est musculus.

Musculi cucullaris varij motus.

deorsum trahit, cuius verò figura huiusmodi est .Galenus hunc cucullarem musculum in duos diuisit, superiorémque partem trapeziam vocat, qui licet in homine vnus sit, in simiis tamen duo sunt. Nam à maiore processu acromio dicto vsque ad occipitium vnus est, ab hoc ad octauam vertebram musculus alius est. Cucullaris hic musculus in homine à Vesalio pro secundo describitur, qui scapulæ deseruit. Secũdus musculus scapulæ dicatus primo humeri musculo subiacet, enascens à secunda, tertia, quarta, & quinta, rarò autem à sexta costa, vbi in Cartilaginem degenerat, & sursum obliquè ascendẽs in angustum cogitur, & in ancyroïdẽ minorẽ scilicet scapulæ processum, tum carnosus, tum tendinosus terminatur. In hunc vsum à natura genitus fuit, vt scapulam ad anteriora versus sternon adducat. Galenus autẽ existimauit hũc musculum humero famulari, cũ tamen nullo pacto famuletur. Musculus hic, quem nos secũdum dicimus, à Vesalio primo loco describitur. Tertius prodit à transuerso processu secundæ, tertiæ, quartæ, quintæq; ceruicis vertebræ, & cũ carnosus descendat, crassescit, validus fit, & in superiorem, atq; interiorẽ scapulæ partem inseritur. Fibræ illi rectæ sunt ferè omnes. sunt enim aliquæ etiam obliquæ. Vtitur hoc natura ad scapulam attollendã, prioríq; auxilium ferendum . nam scapulæ os satis graue existit. Quartus latus est musculus, tenuis, quadrangu-

Cucullarem musculum in homine vnicum esse, non duos vt in simiis quicquid Gal. dixerit.

Musculus secũdus scapulæ.

Secũdi scapulæ musculi vsus cõtra Galenum.

Tertius scapulæ musculus.

Tertii musculi beneficio scapula attollitur.

Quartus scapulæ musculus.

laris : progreditur à ſpina quintæ, ſextæ, ſeptimæq; vertebræ colli, & à tribus primis, ſuperioribúſue thoracis : carnoſus incipit, & partim tẽdinoſus, fibris obliquis: terminus ipſius eſt iuxta vniuerſam ſcapulæ lõgitudinem, quam dorſo adducit, hoc eſt retrò trahit.

De Muſculis humerum mouentibus.

CAPVT XVI.

Muſculi humerum mouentes.

Humeri plures motus.

Humeri muſculos ſeptem non vndecim eſſe, vt Galeno placuit.

Primus ſcapulæ muſculus.

HVMERVS voluntario omni motus genere mouetur: ſurſum ſcilicet, deorſum, antè, retrò, & circulari motu: eius muſculi ſeptẽ ſunt, nõ vndecim, vt Gal. placet lib. de Muſc. Primus magnus eſt, carnoſúſque, qui anteriorem thoracis partem occupat : à media clauicula verſus ſternon progreditur, & longitudinem totius ferè oſſis pectoris ſequitur, & à Cartilaginibus ſeptimæ, & octauæ coſtæ, cui mãmilla innititur. Principium huius amplum eſt, & magnũ, ſemper tamẽ imminuitur: fit acutus, tandẽmq; in tẽdinem breuem quidem, ſed latum deſinit, qui in interiorem humeri partem ſub ipſius ceruice inſeritur. habet muſculus hic fibras varias, humerúmq; multifariam ad pectus adducit: ſuprà ſcilicet, in medio, & infrà: habet inſuper hic muſculus quinque latera. Illud obiter adnotato, in inferiore huius muſculi parte nonnunquã in quibuſdã hominibus reperiri portionẽ quandam in acutũ tendentem : ita vt muſculus alius eſſe videatur, cũ tamen nõ ſit. Gal. lib. de Muſc. ex vnico hoc muſculo ternos, ſi Dijs placet, effecit:

Galeni inconuenient.

cit: huícq; abſurdo aliud abſurdius addit. Nam in animũ induxit ſuum, brachium obliquè huius ope moueri, quod in ſimia quidem inuenire poteſt, at in homine nullo prorſus pacto. Secundus humeri muſculus triangularis eſt, craſſus, fibris varijs intertextus, ab Anatomicis ἐπωμὶς dictus, & δελτοειδὴς, & humeralis, è media clauicula, ab acromio, totóque maiori ſcapulæ proceſſu enaſcitur, initium ipſius latum eſt, tendinoſúmque: deſinit tamen in acutum. ſupra humeri caput fertur, & medio in humero in validum, tranſuerſúmque tendinem deſinit. qui tẽdo mediam humeri craſſitiẽ amplectitur, multiplicibus fibris conſtat, quibus brachium attollit, & ſuprà, & antè, & in medio, retróque. Tertium verò muſculũ humeri carnoſum, teretémq; conſpicies, qui ab inferiore parte ſcapulæ egreditur carnea origine, fibris à principio ad finem vſq; rectis, ſitúque obliquo eſt, ſuper gibbã, anteriorémq; ſcapulę partem progreditur, & in tendinem validum latum exit, qui in poſteriore humeri parte implãtatur, partes huius muſculi ſunt, vt brachiũ deorſum verſus poſteriora trahat. At quartus muſculus ingens eſt, & latiſſimus, oritur ab apice ſpinæ ſextæ vertebrę thoracis, deſcendítque iuxta apicem omniũ vertebrarum inferiorũ vſq; ad oſſis ſacri dimidium. hoc adeò prolixum principiũ neruoſum eſt vndiq;, ſed gracile: deinde ſurſum aſcendit, in anguſtũ redigitur, & in validum tendinem, breuem, la-

Secundus humeri muſculus ἐπωμίς δελτοειδὴς & humeralis.

Tertius humeri muſculus.

Quartus humeri muſculus.

túmque desinit: sub humeri caput prope eũ locum, cui musculum primũ pectus brachio adducentem adhærere diximus, inter quos Axillæ cauitas relinquitur. Varias hic musculus habet fibras, propterea brachium vario modo deorsum trahit, ídque tamẽ obliquiùs potius, quàm alio positionis genere. Tribus angulis inæqualibus præditus est. nam ex his vnus breuis est, duo verò prælongi. origo ipsorum ita se habet. breuis est à sexta vertebra, vsque ad ipsius finẽ, ex longis, alter ab hac vertebra vsq; ad ossis sacri dimidium, alter ab hoc loco ad ipsius terminum pertingit. Quintus musculus eam omnem cauitatem occupat, quæ inter summam scapulam, & maiorem ipsius processum posita est, & à posteriore parte ipsius enascitur: carnosus est, in validúmq; tendinem desinens, cùm sub eo ligamento deferatur, quod humerum cum scapula annectitur. in caput humeri superioris finit, multúmque scapulæ ipsi adhæret. Sextus musculus ambit vniuersam scapulæ partem gibbam. emanat autem è parte posteriore iuxta ipsius longitudinem: carneus est, scapulæ admodum inhærens, desinítq; in tendinem crassum quidem, sed latum: in caput humeri inseritur versus posteriora. Septimo interna cauitas scapulæ vniuersa dicatur, vbi costis inhæret nascitur à tota posteriore scapulæ parte. Situs ipsius est inter costas, scapulámque, & finis verò tendo est satis latus, & in interiorem humerum inseritur.

Quintus humeri musculus.

Sextus humeri musculus.

Septimus humeri musculus.

feritur. Vsus horum trium musculorum, quos vltimo loco memoraui, est brachij circumactio.

Brachiũ à quinto, sexto, & septimo humeri musculis circũagi.

De Musculis Capitis. CAP. XVII.

Musculi capitis.

Caput primo, et secundario motu mouetur.

Capitis motus proprij.

CAPVT tum primo, tum secundario mouetur. primario cùm dicimus, intelligimus de motu cum prima, secundáq; vertebra. secũdario autem cum toto collo. Motus ipsius proprij tres mihi videntur esse, vnus antè, retróque, alter ad latera, tertius cùm id circumagunt, licet ad duos reduci haud incõmodè possint, ad rectum scilicet, & obliquum rectus super prima fit vertebra, sub secũda obliquus, quicquid Gal. in hoc asserat, qui longa errauit via, adeò vt neq; Mathematicen, neq; Anatomẽ in hoc calluisse videri possit. Musculi verò propriis motibus deseruientes septem vtrinque sunt. primi oriũtur à spinis quinque superiorum vertebrarum thoracis, sursúmq; à colli vertebris ad tertiam vsq; ascendentes, postmodum seiunguntur, & obliquè versus occipitium incedunt, vbi desinunt inter posteriorem partem, & aures. fibræ verò iam inde ab origine sua, donec diuidantur, rectæ sunt: deinde sursum spectãtes obliquæ sunt. prædicti musculi sunt satis carnosi. Vsus illorũ est, vt caput ad posteriorem partem tunc attrahant, cum ambo vnà operantur. at cùm alter duntaxat agit, caput in latus circulariter vertunt. his musculis tria sunt latera, vnũ ab initio vsq; quo à coniuge diuiditur, aliud inde ad oc-

Gal. casus.

Musculi propriorum motuũ capitis septem vtrinque sunt.

Primi caput mouentes musculi.

ciput, tertium ab occipitio ad exortum vſque. Secundi muſculi varij admodum, qui multas figuras, & impreſſiones varias habēt, partibúſq; multis tēdinoſis, carnoſiſque etiam cōpluribus conſtant, ita vt plures quàm quinque muſculi videantur eſſe. Tamen par vnum duntaxat eſt, dextrum inquam, & ſiniſtrum. initio acuto à tranſuerſo proceſſu quartæ, quintæque thoracis vertebræ exoriuntur, cúmque ſurſum aſcēdant, tandem medio in occipitio figuntur. rectus eſt ipſorū ſitus, munus verò caput ad poſteriorem partem rectà attrahendi. Tertij muſculi ſunt graciles, qui oriuntur à ſpina ſecundæ vertebræ ceruicis, demúmque deſinunt in occiput, ſed aliquantulum diſiuncti incedunt. fibris rectis conſtant, capútque poſterius rectà ducunt. At quarti ſub tertiis occultantur, carnoſiq; omnes ſunt, quemadmodum tertij, ſed breues, à poſterioréque parte primæ vertebræ oriuntur, vbi illi vertebræ in ſpinam deſinendum fuerat, qua cauit, ne tertios muſculos læderet. medio in occipitio finis ipſorum eſt, & ipſi quoq; rectà caput retrahunt, neque cuiquam mirū videri debet naturam tot muſculos collocaſſe, qui caput retraherent. nam ita neceſſariū fuit, propterea quòd anterior pars grauis admodū erat, quippe cui facies, maxilláque inferior coniuncta eſt. Quinto pari muſculorum capitis obliquus contigit ſitus, atque hi à ſecundę vertebræ ſpina exoriūtur, & in primæ tranſuerſum proceſſum terminantur,

Secūdi muſculi caput mouētes.

Tertij muſculi caput mouētes.

Quarti muſculi caput mouentes.

Quinti caput mouentes muſculi.

terminantur, caput in orbem vnà cum prima vertebra trahũt, carnosiq; omnes sunt, licet graciles. Sexti item obliqui, sed contrarij sunt, triãgulúmq; efficiunt: è medio occipitio desinunt, emergúntq; ex primæ vertebrę processu, & versus anteriora trahunt. Itaque hi duo antè dicti, quintus inquam, & sextus proprij musculi sunt, qui caput in orbem cient à primis tamen, atque ab extremis, quos mox describemus, adiuti. Septimo loco musculi occurrũt lõgi, teretes, validi, quíq; vel nondũ excoriato cadauere apparent, imò vel in viuentibus conspiciuntur, quos maiores nostri in numismatibus tanta diligẽtia obseruauere, obliquo sunt situ, eorũ autẽ fibræ à summo pectore, atq; à clauicula oriũtur. duo habent principia, inter quæ cauitas adest: neruei sunt, in exortu lati: carnosi fiunt, & in processum mãmillarem implãtantur, quem & amplexantur. cũ vterque operatur, caput anterius inclinant. verũ quoties vnus ex his mouetur, caput in latus agitur. Validi admodum sunt, atq; hi satis idonei fuere, vt caput in pronum flecterent. Illud est insuper obseruãdum, hos musculos vnà cum quarto hyoïdis musculo magnam crucem in collo efficere.

Sexti caput mouentes musculi.

Quinti, & sexti musculi propriè caput in orbem mouentes.

Septimi caput mouentes musculi.

De Musculis Ceruicis. CAP. XVIII.

LOQVVTI iam sumus de musculis, qui primò caput mouent: nunc de iis loquemur, à quibus secundariò mouetur, qui quidem ceruici deseruiũt, qua mota, caput etiam ipsum, non

Musculi ceruicis.

Secundarij capitu motus.

moueri non poteſt: cùm ceruix capiti articulata, atque annexa ſit. Ceruix igitur tũ antè, tum retrò, tũ ad latera mouetur, & eius muſculi ſunt octo, quatuor ſcilicet vtrinque. Primi in anteriore parte poſiti ſunt, recti à corpore quintę thoracis vertebræ prodeunt, prope locũ illũ, in quo cum coſta connectitur, aſcendénſque vniuerſis vertebrarũ corporibus annectitur. Sed mediam partem, qua œſophago iter præbetur, detectam relinquunt. ſuntque hi muſculi, quos ſub œſophago latitãtes appellant, tendine acuto in anteriorem primæ vertebræ proceſſum finiũt, vbi illi in corpus (vt vocant) deſinendũ erat. Eorum vſum ſi petas, ego dicam tibi, flectunt ceruicem verſus anteriora. Verùm illud eſt obſeruandũ, muſculos, quos proximè memoraui, occipitio etiam quandoque, ſed raro annecti, vbi foramen eſt, per quod ſpinalis medulla deſcendit. Secundi à prima coſta carnoſi, amplíque naſcuntur, aſcendentes ita arctantur, vt triangulũ tantùm non efforment. fulciũtur à tranſuerſis proceſſibus vertebrarũ colli à parte anteriori. Tertiis origo eſt è radice trãſuerſi proceſſus ſextæ vertebræ thoracis, & ſurſum aſcẽdẽdo à cęteris quoq; tranſuerſis proceſſibus vertebrarum thoracis, tandémque à ſingulis proceſſibus vertebrarũ colli poſteriore in parte connectuntur. horum vtilitas, & eorũ, quos ſecũdos nominauimus eſt, vt collũ rectà ad ſcapulas flectant, id eſt ad latus, cũ vterq; eodẽ agit tẽpore. Sed

Ceruicis muſculi octo.

Primi ceruicis muſculi.

Muſculi ſub œſophago latitãtes.

Secundi ceruicis muſculi.

Tertij ceruicis muſculi.

Sed cùm alter tantùm agit, tunc obliquè mouetur. Inter binos hos musculos nerui, qui à spinali medulla prodeunt, inter vertebras colli exeunt. At quartus exortus est, à septima vertebra thoracis, supra omnes thoracis, collíque spinas, desinúntque tandem in spinam secundæ vertebræ colli. munus autem ipsorum est collum ad posteriora attrahendi.

Quarti ceruicis musculi.

De *Musculis* Dorsi. CAP. XIX.

VARIIS motibus dorsum mouetur, in anteriorem partem, posterioremque, item ad latera, & in orbem nescio quo pacto. quos motus pereleganter in saltatoribus quibusdam videas. Octo præditum est musculis dorsum ipsum. quatuor enim vtrinque habet. Primi oriuntur à cauitate superiore, posterioréque ossis ilij, & à superiore quidem, sed interiore parte ossis sacri, origo eorum lata, carnosáque existit, & in parte abdominis interiore ascendunt, & adhærent transuersis processibus vertebrarum lumborum, & infimæ costæ, carnosi sunt toti, & figura quadrilatera. Hunc autem in vsum confirmati fuere, vt dorsum in anteriora flecterent, cùm scilicet vterque simul operatur: quod si seiunctim moueant, tunc ad latus trahunt. Secundi longiores sint musculis omnibus nostri corporis. nam ab imo osse sacro ad caput vsque extenduntur. Exoriuntur autem ab extremo osse sacro, principio neruoso, validóque: deinde in carnem degenerant, hæréntque trans-

Dorsi musculi.

Musculi dorsi octo.

Primi dorsi musculi.

Primorum dorsi musculorum vsus.

Secundi musculi dorsi.

uersis processibus vertebrarum lumborum versus posteriorem partem. postmodum omnibus transuersis processibus vertebrarum thoracis ad primam vsque thoracis vertebram,& ad vnumquemque ex transuersis processibus tendinem mittunt,siue neruosam ansulam : quo loco Vesalius opinatur ipsum musculũ desinere, à processibus discedens, & ascendens in temporale os, supra mammillarem processum desinit. & hanc, quam describimus partem Vesalius cum musculis capitis confudit. Neque inutiles sunt suprà à nobis positi musculi. nam illis munus demandatum est,vt vniuersum dorsum, & caput etiam ad partem posteriorem flectant, & vt mole corporis semicirculi figuram imitari possimus. Tertij nascũtur à posteriore parte ossis sacri,initio in acutum tendente:annectuntur spinis vertebrarum lumborum, & in spinam duodecimæ vertebræ thoracis acutè terminantur: & nonnunquam in vndecimam, ansulis præterea neruosis præditi sunt, vt superiùs meminimus:lumbos flectunt,ne vsum quæras. Quarti à spina duodecimæ vertebræ thoracis oriuntur principio & ipsi acuto, & spinis omnibus vertebrarum thoracis colligantur, & in primã fine etiam acuto finiunt.in medio lati fiunt circa sextam vertebram: eorum vsus est thoracem erigere, & cum tres supradicti vna operantur, dorsum vniuersum rectum detinent. Quod si quatuor agant simul, vt vnus scilicet alterum subse-

Vesalij negligentia.

Tertii dorsi musculi.

Quarti dorsi musculi.

Quartorũ dorsi musculorum vsus.

ſubſequatur,in orbem mouent, agentibus autē muſculis,qui ex altera duntaxat ſunt parte, corpus in latus voluitur. Tres priores ſunt muſculi lumbales, quos Græci ψόας vocant,tres vltimi annexi admodum ſunt, hic fit, vt niſi optimus. diligénſque ſit Anatomicus: haud facilè inueniantur,& diſtinguantur. Ego tum in his, tum in ceruicis muſculis deſcribendis à Galeno reprehendendo volens abſtinui (licet hos malè Galenus deſcripſerit) ne ſtudio contradicendi potius, quàm quòd re ipſa ita inuenirem, hæc ſcripſiſſe cupiam videri poſſim. ſed ſi noſtram horum muſculorum deſcriptionem,cum Galeno contulerit facilè inueniet quantum interſit.

Tres muſculi lumbales,Græcis ψόαι dicũtur.

Galeni error in vltimis dorſi muſculis deſcribendis.

De Muſculis thoracem mouentibus.

CAP. XX.

THORAX pars eſt intus concaua ouum referens,in quo ea ſita ſunt inſtrumenta,quæ vitæ ancillantur, & per conſequens reſpirationi, inſpirationíque, ſine quibus ne vita quidem ipſa ſtare vllo modo poteſt. Hic tum electione, tum natura mouetur: licet Gal. ſecundo de motu Muſcul. illum electione ſolùm moueri cenſuerit. ego verò aſſero nos cùm ſomnum capimus,tunc naturaliter thoracem moueri nõ voluntate, ad quam prudētiſſima reſpiciens natura inter coſtas, ſternónque cartilagines poſuit, quæ pulmonis motui facilè cedunt. qui pulmo vigilante,dormientéque pariter homine mouetur,præterquam ſermocinantibus nobis, ac vo-

Muſculi thoracem mouentes. Thoracis deſcriptio.

Thoracē & naturali,& volũtario motu moueri aduerſus Galeni ſententiam.

ciferantibus. Tunc enim paulò amplius mouetur; quoniam musculi thoracem magis dilatãt. Ex his motibus, qui voluntarius est, à musculis proficiscitur, alter ob pulmonis dilatationem, ac constrictionem. Igitur qui hoc præstant musculi sunt proprij quidem vnus supra octoginta, & octo cõmunes in abdomine positi. qui quãuis illi famulentur: tamẽ thoraci quoque famulantur. sunt ergo omnes octoginta nouem. Animaduertendum est autem hoc, quod est pulcherrimum: quum inspiramus, inferiores thoracis partes dilatari, superioresque comprimi. cõtrà cum expiramus, constringi inferiora, superiora dilatari. Primi, qui occurrunt, bini sunt, vtrinque vnus, ab inferiore clauicula prodeũtes, initio, fineque item oblongo sunt & in partem primæ costæ superiorem inseruntur, quam dilatant. Secundus musculus magnus est, latus, carnosus totus, qui à basi scapulæ emergit, incessus eius est inter ipsam, & costas, inseriturque in primam, secundam, tertiam, quartam, quintam, sextam, septimam, & octauam costam, & quandoque in nonam. proximè verò eam partem, quà in cartilaginem desinunt fines ipsius sunt digitorum instar. factus est octo costas dilatandi gratia. Sed tertius exilis est, & paruus, à spinis trium vertebrarum colli, quæ extremæ sunt, & à prima thoracis enascitur: principium latum, membranosumque est, terminant hunc primæ thoracis costæ, & interdum in quartæ posteriorem

Thoracem musculis propriis, et pulmonis motu dilatari.

Thoracis proprii musculi sunt 18 & 8. nõ proprii.

In inspiratione inferiores thoracis partes dilatantur, superiores vero cõprimuntur, in expiratione cõtra se habet.

Primi thoracacis musculi.

Secundus thoracis musculus.

Tertius thoracis musculus et eius vsus.

rem partem desinit. hoc vsu à natura cõstructus fuit, vt hasce costas dilataret. Quartus musculus & ipse exilis, & quadrangularis, prodit à spinis vertebrarum duarum extremarum thoracis, & nonnunquam à prima lumborum. principium eius latum est, neruosum, membranosúmque: deinde carnosum efficitur, & in tres infimas costas terminum habet, finis verò est in digitorũ morem: & eas costas dilatat. Quintus carneus prodit à parte posteriore, superioréque ossis sacri, & ab interno osse ilij. adeò pertinaciter secundo dorsi musculo adhæret, vt illius portio non iniuria esse videatur. Nihilosecius, quum primùm ad costas peruentum est, planè patet hunc à musculo dorsi diuersum esse. Quò magis ascendit, eò tenuior euadit. demum neruosarum ansularum adminiculo inseritur omnibus costis posteriore in parte, nõ procul admodum à transuersis processibus vertebrarum, vbi costæ asperitatem eminentem habent. constringunt partes posteriora thoracis. Sextus positus est interna in cauitate thoracis secundum sternon, & cartilagines septem verarum costarum, oblongus est, carnosus totus, sed exilis. hunc in vsum natus est, vt anteriora thoracis coarctet. Sequuntur deinde intercostales musculi ita dicti, propterea quòd costarum occupant interualla: qui vtrinque sunt triginta quatuor. nam vndecim sunt interualla, verarum costarũ sex, quinque autem notharum: in his duo sunt in

Secundi thoracis musculi vsus.

Quartus thoracis musculus.

Quintus thoracis musculus.

Sextus thoracis musculus.

Musculi intercostales sunt vtrinque triginta quatuor.

quolibet interuallo, in illis quatuor. hanc differentiam efficit, quòd cartilagines versus pectus vertantur. In his enim fibrarũ deductus voluitur. hi sunt exteriores, interioresque fibris obliquis, sed contrariis, adeò vt exteriores cum interioribus x literam efficiant. exteriorum ortus est ab inferiore parte costarum: ac desinunt in superiora subsequentium, versus dorsum cum incipiant, in os pectoris demum inseruntur. Interiores verò initium sumũt à parte superiori costarum: & in inferiorem supra positæ terminantur. Fibræ exteriorum à dorso obliquè versus pectus ita procedunt: vt à supernis ad inferna ita descendere videantur. Interiorum verò fibræ contrario se habẽt modo, adeò vt in crucis morem coniungantur. subtiles quidem sunt, sed longi, non altiore loco siti, quod enim interest spatij inter costas, perbreue est. Illud ne te effugiat, moneo candide lector, Anatomicos omnes in horum musculorum vsu deceptos fuisse. Vesalius inter reliquos, qui Galenum reprehendit, reprehensione non vacat. nam ipse certò asseuerat interiores non secus, ac exteriores genitos esse, vt costas constringant solùm: neque sensit motum illum dilatare, quem ipse opinatus est adstringere. costã enim a costa seiungit: atque hunc in modum agit exterior musculus. Motum hunc dilatationis tunc edunt, cùm soli operãtur: hoc est vel interiores, vel exteriores seiunctim: cũ verò omnes vnà mouent, coarctant

Musculi intercostales exteriores.

Musculi intercostales interiores.

Anatomicorũ omniũ in intercostalium musculorũ vsu error.

coarctāt validè. Exteriores enim ſurſum trahūt, interiores deorſum, atque ita trahunt coſtas ſimul, validéque conſtringunt. nam vis conſtringendi in thorace valida eſſe debebat, eo quod foras expiramus, & vociferamur. & hunc motum ego ſæpiùs in viui canis ſectionibus obſeruaui, ſectionibus, inquam, quæ domi fiunt, non quæ palàm. ibi enim omnia, vt in priuatis ſectionibus, exquiſitè cōſiderari nequeunt, ob auditorū ſpectatorúmq; frequentiā. ſæpe enim tercentis, & amplius auditoribus in Academia Patauina, & Piſana, & Romæ deniq;, vbi iam decem annos profiteor, me circundatum vidi. Cauſa quāobrem Veſalius in hoc hallucinatus fuerit, hæc fuit: quòd exiſtimauerit in hoc motu primā coſtam immotam permanere. Verùm aliter ſe res habet. erigitur enim à primo muſculo thoracis, qui à iugulo emergit: quæ cum attollitur, coſtas ordine trahit: quibus ſui intercoſtales muſculi opem ferunt: atq; ita ſurſum verſus extendūtur, exterioribus auxiliantibus: cōtrà verò deorſum inferiorum adminiculo. quoniam vltima coſta deorſum trahitur à muſculo abdominis obliquè aſcendente: atq; hoc, quo diximus ordine, dilatantur. Quum verò ſimul vtrique operantur, tunc vniuerſa thoracis conſtrictio ſequitur, vt iam explicauimus.

Veſalij erroris cauſa in intercoſtaliū muſculorum vſu.

Primam coſtā moueri.

Quomodo coſtæ moueantur.

De ſepto tranſuerſo. CAP. XXI.

Diaphragma.

DIAPHRAGMA muſculus eſt mēbra naturalia à vitalibus diuidens: vt inquit Diuinus Plato, qui animam iraſcibilem à concupiſcibili diuidebat. Ariſtoteles diuiſionem hanc à natura genitam exiſtimauit, ne qui vapores à cibo attolluntur, cor læderent, in quo duas prædictas virtutes, atque alias etiam pleráſque collocauit. Quod falſum eſſe, ſuo loco dicemus. ſed, quamuis hoc non adeſſet ſeptum, aio hos vapores cor non offenſuros fore. nam per œſophagum progrediuntur. Quòd ſi hoc fuiſſet, quemadmodum ipſe in animum induxit ſuum, quo pacto ſe volatilium corda haberent, cùm ſepto careant? hic muſculus à reliquis omnibus differt ſitu, figura, nobilitate. Situs enim eſt in vltimo thorace, & corpori noſtro tranſuerſus manet. Figura ipſius orbicularis eſt, in medio nerueum tendinem habet: partibus tamen carnoſis circundatur, fibris à centro ad circumferentiam tendentibus, re contemplatu pulcherrima. Nobilitas verò eiuſmodi eſt, vt veteres medici phrenes illud, quaſi mentem dixeris, appellauerint. hoc etenim læſo, raró euadimus. Sed præter neruoſum, quem diximus, tendinē, qui multi ſenſus eſt particeps, venæ adſunt, arteriæque non paruæ. amplius multis quoq; neruis refertum eſt ſeptum, qui quidem à ſpinali medulla emanantes inter coſtarum interualla ad diaphragma properant. Inter quos neruos, duo ſunt, qui inter quartam, quintámque ceruicis vertebram incedentes inferius ſupra pericardium inſeruntur, vbi carnoſa pars ſepti in tendinem

Falſa opinio Ariſtot.

Phrenes.

Partes ſeptum trāſuerſum ingredientes.

nem degenerat: seu mauis vbi in carnosam naturam desinit tendo. & hanc sanè ob causam Galenus de exortu ipsius varius admodum fuit, sibíque dissidens. nunc enim hunc inquit à costarum notharum cartilagine, nunc à spina exoriri. Septum hoc, de quo loquimur, thoracis est musculus, qui expirationi, inspirationíque ministrat. cùm enim suo munere fungitur, retrahit sese versus vertebras, ascendénsque extrema thoracis ad se trahit, inferiorémque partem vniuersam constringit: atque hæc, cùm expiramus. at cùm inspiramus relaxatur, descédénsq; permittit inferiora thoracis dilatari. Atque hæc est septi transuersi vtilitas, quam in viua sectione spectare licet. Hic musculus tum suprà, tum infrà, quasi veste tegitur, suprà quidem à pleura, infrà verò à peritonæo. à vertebris exoritur. Alij principium ipsius partem neruosam esse existimant. Ego verò duas eius partes esse dicerem longiusculas illas, quas Vesalius ligamenta nuncupauit, quæ corpuscula prodeunt è latere corporis vertebræ duodecimæ thoracis, & à superioribus lumborum: atq; inde postea pars ipsius neruosa initium sumit, quæ cartilagini, quā gladialem vocant, cōiungitur. Gladialis verò cartilago., vt suo loco latiùs explicatum fuit. idcirco genita est, vt septi prædicti propugnaculum foret. non oris ventriculi, vt vulgus medicorū arbitratur, & huic etiam parti cor innititur. fit carnosum vtrinq; septum, & in cartilagines costa-

Septum thoracis esse musculum inspirationi, expirationi seruiens.

Gladialis cartilago.

R

rum,quas mendoſas dicunt,demum implantatur vltimam coſtam amplectens. Sed hoc idem ſeptum,licet nobile admodū ſit,vt diximus: nihilominus neceſſe fuit, vt aliis noſtri corporis partibus cederet,accommodaretúrque. Idcirco duobus præditū eſt foraminibus, quorū in dextra vnum,alterū in ſiniſtra ſitum eſt. Per dextrū vena caua aſcendit,quæ in thoracem progreditur,per ſiniſtrū œſophagus deſcendit,cuius terminus in ventriculum eſt. cum œſophago autē incedūt nerui bini, quos ſextum par neruorum cerebri conſtituit. Atque hæc propria ſunt ſepti tranſuerſi foramina. Veſalius præter hæc,tertiū ponit proprium diaphragmatis foramen: per quod arteriæ ἀορτὴ dictæ iter ſternitur. At ego hoc foramen eſſe nego. nam ipſa arteria ἀορτὴ tranſit corporibus vertebrarum adhærens. Itaq; ſeptum dum vertebras amplectitur,arteriā quoque amplectitur: non tamē propter ea perforatur. Non negauerim equidē Hippocratem diuinum hominem, nec non Galenum poſt ipſum ſcriptum reliquiſſe per idem foramen, quo aditus œſophago patet, magnæ etiam arteriæ iter præberi. ſed profecto pace tantorum virorū ſenſus aliter eſſe apertè oſtendit.

Duo ſepti trāſuerſi propria foramina.

Tertium foramen in ſepto contra Veſalij opinionem non dari.

Hippocr. & Galeni error.

De Muſculis Abdominis. CAP. XXII.

Muſculi abdominis.
Abdomen.
Ἐπιγάςριον.
Mirach.

ABDOMEN ea pars eſt humani corporis, quā nos ventrem inferiorē dicimus, Græci ἐπιγάςριον, Arabes mirach appellauerunt, in quo tum nutritionis, tum generationis membra cōtinentur,

tinentur,in cuiúsque medio situs est vmbilicus. Musculis octo præditum est abdomẽ, qui ipsius ministerio addicti sunt:licet thoraci opem quoque ferant:nam illud dilatunt: quòd si comprimant, fæcum vrinæ, & fœtus expulsioni auxiliãtur præsertim à septo trãsuerso adiuti. Quid? quòd hi musculi detinendis omnibus iis,quæ à natura in hac regione sita fuere, magno sunt vsui?Sed vt ad ipsorum descriptionem descẽdamus:sunt vtrinque quatuor. Primi duo musculi obliqui descendentes ob id nuncupantur:quòd è superioribus originem ducẽtes in inferioribus desinunt partibus.fibras habẽt obliquas,& propterea obliquorum nomẽ illis inditum fuit,lati admodum sunt,positíq; in lateralibus partibus. Emergunt à sexta,septima, octaua, nonáq; costa, anteaquàm in cartilaginem desinere incipiant, deincepsque à subsequentibus costis, & ab apice transuersorum processuum vertebrarũ lumborum,& à dimidia ossis ilij appendice, latissimum habent principium, & carnosum,digitorum vt plurimum instar,qui inter eos fines secundi musculi thoracis ingrediũtur, qui octo costas dilatant. Postea verò quàm non parum progressi sunt, in latum tendinem, neruosum, membranosúmque degenerant, qui tendo reliquæ parti appẽdicis ossis ilij,de qua dicebamus, & pubis adhæret:non autem coxendici,vt malè Leonardus Fuchsius opinabatur. in medio ventre finiunt,à mucronata scilicet cartilagine,

Musculi abdominis octo nempe vtrinque quatuor.

Primi duo abdominis musculi descendentes dicti.

Fuchsii falsa opinio.

rectà vſque ad os pubis, quo loco candidam lineam cernere eſt, vbi horum muſculorum tendines vnà cum obliquis aſcendentibus, & tranſuerſalibus coniunguntur. hæc autem pars ideo albicat, quòd illi caro non ſubiacet. Igitur candida linea terminus eſt prædictorum muſculorum: nō in oſſe pubis, quemadmodum Veſalius voluit. Nam os pubis non mouetur, quocirca munere ſuo quî fungi potuiſſent obliqui deſcēdentes abdominis muſculi, ſi in os pubis inſerti fuiſſent, & religati? qui præterquam quòd & inteſtina, & quæ diximus, alia premunt, inferiora thoracis etiam conſtringunt, & ſepto auxilium ferunt? ſcitòque eam eſſe illorum tendinis vnionem, vt muſculus vnus duntaxat eſſe videatur: cui duæ carnoſæ partes cōtigere. Verùm ſi quis terminum fibrarum diligenter animaduertit, duos eſſe muſculos planè comperiet, qui in medio vniuntur: & alios ſex ventris inferioris muſculos ſupereminent. Secundi ſunt obliqui aſcēdentes, quorum fibræ oppoſito modo ſe habēt, ac primorum fibræ, nam illæ deorſum, hæ verò ſurſum obliquè ſpectant: & quéadmodum intercoſtalium muſculorum fibræ, cruciantur, vt dicunt, id eſt crucis, vel x literæ figuram imitantur. Oriuntur igitur hi carnoſi ab appendice oſſis ilij, & tranſuerſorum proceſſuum vertebrarum lumborum initio membranam imitante, ſurſum quidem carnoſi nectuntur inferioribus coſtis: deinde in latum, neruoſum, membranoſúmque

Veſalij error.

Secūdi abdominis muſculi aſcendentes vocati.

nosúmque tendinem desinunt, qui vbi ascendit, rectísque musculis occurrit, in duos scinditur: quorum alter supra rectum musculum, alter sub ipso incedit. Qua in re non poteris studiosè lector naturæ sagacitatem, atque admirabilem sapientiam satis obstupescere. nam recti musculi hoc complexu robustiores efficiuntur, & in medio trium constituuntur. Et nisi tendo iste scissus fuisset, recti musculi in medio collocari nullo modo poterant. sed vniuntur denuo hi tendines, vbi lineam candidam sitam esse diximus. atque hîc, eo modo, quo descendentes, finiunt, & quibusdam neruosis rectorum musculorum partibus adhærescunt. Vsus eorum est, vt intestina comprimant, & costas deorsum trahant, quo thorax dilatetur. Tertij musculi abdominis sunt recti, ita dicti, quòd secundum corporis rectitudinem siti fuerint, rectísque fibris constent. incipiunt ab osse pubis, quamuis Galeno sexto Metho. in quinto de vsu Part. & in quinto de Aggress. Anat. aliter videatur. Arbitrabatur enim ipse illos à pectore, si Dijs placet, emergere, cùm in illud potius supra mucronatam cartilaginem desinant. Duo principia vt plurimum habent, neruosum alterum, alterum carneum, à superiore parte ossis pubis: quandoque tamen vnum solùm habent carnosum initium. terminantur in sternon, vt dixi, & in cartilagines vltimarum costarum verarum, ídque lato fine: tendinis expertes sunt: tribus tamen

Ascendentium & descēdentiū musculorū vsus.

Tertij abdominis musculi recti appellati.

Galeni error de rectis musculis.

tendinosis,neruosisq; intersectionibus nō carue re, quibus musculi obliqui ascendentes adhærent. Túque adnotato Galenum, quas diuisiones suprà memoraui,nullo modo adnotasse: licet vel in simiis ipsis reperiantur. At quorsum hæ intersectiones? inquis. horum musculorum roboris gratia effectæ fuere, néue admodum in profundum abdomen contraherentur, vt venter magis sphæricus relinqueretur. Sunt in exortu proximi,sed quò magis ascendunt,eò magis seiunguntur. Crassi sunt satis,validíque hac vtilitate à natura facti,vt anteriora abdominis cōprimant. Sed euidentior eorundem vsus est, thoracem deorsum trahendi, vt suprà dilatari posset. Vltimi sunt transuersales,hoc nomē sortiti sunt, quoniam transuersim in corpore collocantur, à transuersis processibus vertebrarum lumborum neruosi prodeunt,deinde carnosi euadunt,& ossi ilij,costísque inferioribus cohærent,fibras quoque transuersas habent. finis verò illorum tendo est latus, neruosus, membranosúsque in linea candida, & ossi pubis hærentes fiunt, quemadmodum obliqui ascendentes & descendentes, licet non ita adhæreant. hærent etiam peritonæo. partes eorum sunt abdomen comprimere, & hypochondria constringere. Animaduertendum insuper est, tendines musculorum obliquorum descendentiū,ascendentium,& transuersalium perforatos esse. Primò vbi vmbilicus positus est: secundò prope os pubis

Musculorū rectorum intersectiones à Galeno descriptæ.

Musculi transuersales.

Transuersalium musculorum vsus.

Tendines obliquorū,ascen.descen.et trāsuersalium perforatos esse.

pubis, & per ea foramina descendunt vasa semen testibus præparantia, ascendúntque deferentia, quæ in glandulas parastatas tandem inseruntur. atque hæc foramina sunt per quæ herniæ fiunt. sunt etiam in mulieribus perforata, quanquam Vesalius hoc nunquam animaduerterit, quemadmodum dicemus vbi de matrice verba faciemus. Inuenies etiã alios ætatis meæ Anatomicos, qui & ipsi aliquid inuenisse videri volunt, decémque musculos in abdomine constituunt. Sed hi mehercle falluntur: nam carnosum rectorum musculorum principium musculum esse distinctum volunt: quod nullo pacto est: neque enim musculi definitio illis accommodari potest. Quòd si musculi essent, vt illis placet, aliquo munere sibi fungendum esset: vt quòd Priapo ad illum erigendum præstò sint, quod agere nequeunt, eo quòd illi non adhæreant, sed ossi pubis superius affixi sint. Quòd si penis illis sursum trahendus esset, sursum quoque esset ab iisdem vulua trahenda. Nam in fœmella non secus, atque in mare deprehendun tur, quæ vulua voluntariè non mouetur. sibi in animum induxerunt prædictos ab ipsis vocatos musculos rectis opem ferre, quod verum esse neutiquam potest. Nam adeò validi sunt recti abdominis musculi, vt auxilio non egeant. sin autem velint suos musculos vesicam comprimere: tantundem est. nam ab omnibus octo comprimitur, quod verum duntaxat ex his os-

Vasa semẽ præparantia.
Vasa deferentia semen.

Error posteriorum anatomicorum.

Vuluam motu voluntario non moueri.

ficiis fungendum eſſet ſibi: quoniam nihil ſu-pereſt agendum prçter hæc. abſurdum aliud nõ minus ſequitur, quòd hæ carnoſç origines, quas diſtinctos muſculos iſti vocant, in omnibus nõ inueniũtur, quos ſequeretur his vtilitatibus carere, ob quas geniti ſunt dicti muſculi. Quarç vanum hoc dictu eſt: & hæc de decem muſculis abdominis ſentẽtia defendi nullo modo poteſt.

Improbatur opinio de decẽ muſculis abdominis.

De Muſculis Teſticulorum. CAP. XXIII.

Muſculi teſticulorum.

Δαρτὸς membrana.

BINI ſunt, tenues, oblongíque muſculi, qui teſtibus deſeruiunt. ſiti ſunt in Darto membrana, eorúmque origo eſt ſupra os pubis, vbi foramen videre eſt, per quod ſeminaria vaſa deſcẽdunt eadem membrana inuoluta. Profectò, ſi verum fateri licet ingenuè, veri muſculi formã vix præ ſe ferunt. Sunt enim fibræ quædam carnoſæ, rectæque in hac Darto poſitæ, hos muſculos antiqui cremaſteras, quaſi ſuſpenſores dixeris, appellauerunt. Hanc enim ob cauſam effecti à natura videntur, vt teſtes ſuſpenderent: ne temerè dilaberentur. Aliis placet hos non modò teſtes detinere, ne prolabantur: verumetiam teſtes ab hiſce attrahi, ídque voluntariè, dextrum à dextro, atque ſiniſtrum à ſiniſtro.

κρεμαστῆρες muſculi, ac ſuſpenſores dicti.

De Muſculus Penis. CAP. XXIIII.

Penis deſcriptio

Quatuor penis muſculi.

σφιγκτήρ.

PENIS præter eius ſubſtantiam, quæ rara eſt, poríſque referta ſpongiæ inſtar, & craſſam, qua circumuoluitur, membranam, quatuor inſuper muſculos habet. quorum primi à ſphinctere ortum ducũt, orbiculari ſcilicet muſculo, qui

qui extremo recto intestino adiacet, longiusculi sunt, subtus incedunt & media ipsius parte plus minus in meatum vrinarium implantatur, qui meatus semini quoque cõmunis existit. hũc amplectuntur, subtiles sunt, in hunc vsum producti, vt cùm lotium nobis, vel semen emittendum est, hunc meatum dilatent. reliqui duo musculi à coxendicis appendice oriuntur, sub ipsius penis exortu, qui ab inferiori parte ossis pubis initium sumit. sunt hi quidem breues, at prædictis crassiores, in ipsumque penis corpus desinunt, in meiendi munere ipsi quoque magnam opem ferentes, maiorem verò in coëundo afferunt. nam penem sustinent, erectúmque detinent, donec opus absoluatur.

Primi duo penis musculi.

Primorũ duorũ penis musculorum vsus.

Duo posteriores penis musculi.

Posteriorũ duorum penis musculorum vsus.

De Musculi Vteri. CAP. XXV.

ANIMADVERTENDVM est in lateralibus vteri partibus, vbi adsunt seminaria vasa, duas etiam adesse membranas duarũ alarum instar, quæ diuisionem ab hisce vasis factã continent, Quibus in membranis non in omnibus quidem, sed in quibusdam duntaxat mulieribus certæ sunt carneæ fibræ, velut in virorum darto. has carneas fibras Vesalius ita describit, quasi musculi sint, qui vterum sursum sensim attollant. Ego verò, si quis paucas hasce fibras, quæ neq; etiam in omnibus fœminis reperiuntur, voluerit pro vteri musculis accipere, non multum morarer. parui enim refert, has ne musculos voces, an musculos esse deneges.

Musculi vteri.

Membranæ in vteri lateribus alarum instar positæ.

De Vesicæ Musculis. CAP. XXVI.

Vesica.

παραστάται

glādulæ semen continentes.

IN hominis Vesica, cùm in collum euadit, natura duas glãdulas παραστάτας dictas, collocauit, quæ quidem semine continenter refertæ sunt, nisi vel puer sit, vel senex, vel macie consumptus. In harum glandularum fine natura prudẽs musculum tenuem posuit orbicularem, circularibus fibris, qui vesicæ collum constringit, ne vrina nobis inuitis exeat. Etenim nisi hic adesset musculus, in horas singulas lotium exire cerneres, quemadmodum in quibusdam conspicimus, quibus hic musculus relaxatus est: & vt iis euenit, quibus miseri empirici quidam qui lapides euellere profitentur, transuersum dictum musculũ incidêre: qui, cùm huius situm prorsus ignorent, hunc nolentes secant, & pro morbo morbum inducũt. nam quibus hic musculus præcisus est, semper vrina exit, nunquam colligitur. Quamobrem femoralia vrina aspersa, fœtentiáque habent semper, quo nihil quicquam fœdius dici, excogitaríque potest. Adeò vt planè videas ab hoc musculo detineri vrinã, qui, cùm meiere volumus, relaxatur, atque ita lotium exit. hic musculus & in mulieribus etiã reperitur, quanuis assistentes glandulas non habeant.

Musculus vesicæ collum complectens.

Error contingẽs imperitis lapidẽ è vesica extrahentibus.

Mulieres carẽt glandulis parastatib. cùm tamen musculum ibi existentem habeant.

De Musculis Ani. CAP. XXVII.

Anus.

Ani tres musculi.

Musculus orbi-

ANO tres musculi contigere, ex quibus vnus orbicularis est, qui sphĩcter appellatur in extremo recti intestini positus. hic latus potius,

tius, quàm crassus dici meretur: fibris transuersis cõstat, & cum cute admodum vnitur, à coccyge ligamẽtis mutuo acceptis. Eodem munere fungitur, quo fungi vesicæ musculum diximus. fœces scilicet hic detinet, ne nobis inuitis exeant, vt ille vrinam. Reliqui duo lati quidem sunt, sed subtiles: cúmque ab ossis sacri ligamento, atque ab ilio initium sumpserint, in partem sphincteris superiorem terminãtur. hoc vsu à natura producti sunt, vt rectũ intestinum sursum trahant, si fortè quibusdam conatibus, vt quandoque fit, in excernendo exierit.

culari recti intestini sphincter dictus.

Duo reliqui recti intestini musculi, eorumque vsus.

De Musculis femur mouentibus.

CAPVT XXVIII.

CVM Gal. in lib. de Vsu Part. diffusè satis loquatur, quo pacto fiat deambulatio, ego ab huius rei tractatione nunc vestra pace lubens abstinebo. Dico itaque femur & flecti, & extendi, & in orbem agi, intrò, forásque ferri: & vt breui omnia complectar, femur vndequaq; verti. Decem verò sunt musculi, à quibus mouetur: iíque magni satis, propterea quòd cum membrum tum crassum, tum oblongum mouendum esset, validis musculis opus erat, à quibus hoc efficeretur. Ex his primus ille est musculus, qui nates constituit, satis crassus, carnosus: exoritur à dimidia ossis ilium appẽdice, ab osse sacro, coccygéque. Principium huic latum est, & semicirculare, sed ita semper arctatur, vt tandem in acutum desinat. Desinit au-

Musculi femoris.

Femoris motus.

Musculi femur mouẽtes decem sunt.

Primus musculus femur mouens nates constituit.

Secũdus femoris muſculus. tem in maiorem τροχαντῆρα, & adhuc inferius in femur, per latum autem tendinem coxendicis articulum ſupereminet. Secundi femoris muſculi maior pars ſub primo latet, liuétque: oritur à tota ilij appendice carnoſa, ſemicircularíque origine, eundem articulum ſuperequitat, & in tendinem latum, & validum finit ſummo magno trochanteri adhæreſcens, quem & amplectitur. *Tertius femoris muſculus.* Tertius verò totus ſub ſecundo latitat, liuidus & ipſe, carnoſóque, & ſemicirculari initio, vt de ſecundo dictum proximè eſt, exit ab oſſe ilij, & quemadmodum de duobus aliis diximus, in progreſſu imminuitur in tẽdinem deſinens, quo magno trochanteri adnectitur, ſed in ſummitate illius interiore, vbi is nõ nihil inuertitur. Vſus horum trium muſculorum eſt, vt femur extendant, ſurſum attrahant, & ad exteriora ducant. *Quartus femoris muſculus.* Quartus eſt obliquo ſitu: oritur autem à tribus inferioribus oſſibus ſacri dicti oſſis, principio carnoſo, quod & teres videtur: finis ipſius eſt in tendinem teretem, quo in apicem maioris trochanteris, poſteriora verſus deſinit, femúrque ad ſeſe trahit, & eius circumactioni auxilio eſt. *Quintus femoris eſt muſculus lumbalis.* Quintus muſculus lumbalis eſt in abdomine ſitus, teres quidem, ſed carnoſus, & craſſus, & validus. ſitus eius aliquantulum obliquus eſt: totus liuet. Initium verò ſumit ab vndecima, duodecimáq; thoracis vertebra à tribus ſuperioribus lumborum, quà corpus vertebrarum eſt, deſcendit ſupra pubis os,

& in teretem tẽdinem finem habet, qui in minorem trochantera inſeritur. At ſextus oſſis ilij concauam internã partem vniuerſam occupat: oritur à tota illius appendice, poſitus eſt in abdomine principio ſemicirculari, deſcendit ſupra os pubis: totus carneus eſt, itâque fere ad eius extremum progreditur, vbi in tendinem degenerat, qui in minorẽ trochantera implantatur. Vſus tum quinti, tum huius, quem nunc memorauimus, eſt, vt femur flectant. Septimus exit ab oſſe pubis iuxta ipſius cartilaginem lata origine, ſitúque obliquo: deſinit tandem in interius femur ſub minori trochantere, exiguo tendine. eius vtilitas eſt, vt femur vnum verſus aliud trahat, & femur femori ſuperimponat, ſi quis rectè conſideret: non autem flectendi cauſa, quemadmodum in hoc deceptus voluit Veſalius. Octauo muſculo femoris, qui Gal. Veſalióque eſt quintus: nullus in humano corpore maior eſt, tantá fibrarum varietate refertus, vt ſi quis decipere cupiat, nõ docere, tres, quatuorúe muſculos pro hoc oſtendere facilè poſſit. Oritur ab oſſe pubis parte nimirum eius interna, & à coxendice minorem τροχαντῆρα amplectitur: deorſúmque tendit, femori adhærescens ſua illa oblonga, aſperáque linea, poſteriora carnoſa. Tandem tendinem efficit, qui quidem in caput femoris interius inſeritur. Dicti muſculi vſus eſt femur erigendi: neque hæc vtilitas paruipendenda eſt, huius enim munere

Sextus femoris muſculus.

Septimus femoris muſculus.

Octauus femoris muſculus omnium muſculorũ maximus.

femur erigimus: femoris autem rectitudine à brutis animantibus differimus. nam nos erecti incedere possumus: illa verò in terram prona perambulant. Ad hanc vtilitatem illud insuper accedit, quod octaui huius musculi beneficio septimo auxilium præstetur: vt femur femori, cum volumus, superimponamus. Nonus totum illud foramen occupat, quod in osse pubis, & coxendice positum est exteriori in parte. Principium eius latum, carnosumque est: exteriorem partem versus incedit, transuersus manet, & semper arctatur: adeò vt in satis validum tendinem tandem tendat, qui tendo dedesinit in cauitatem quandam in maiori trochanteri positam. Decimus, & vltimus femoris musculus interiore in parte est, dictúmque foramen ipse quoque occupat. Musculus hic non modo aspernãdus non est, sed est summopere animaduertendus: admirabilis enim est, & in quo summi opificis prouidentiam cõtemplari licet. Nam carnosus oritur, latúsque, vt suprà de nono memoraui, quíque ab intus ad extra feratur supra coxendicem, vbi cauitas ad trochleæ imaginem efformata. hic musculus, cùm sibi incessus flectendus est: tres sæpe tendines efficit, quandoq; quatuor, & quinque: qui postremo vniuntur, vnúmq; tendinem duntaxat neruenm, perpulchrum constituunt, cuius terminus in posteriore maioris trochãteris parte sistitur. Sed hoc, quæso, priusquam ab hoc

musculo

musculo discedimus, animaduertite, quod est pulcherrimum. Quum primùm tendinescit, tendinísque substantiam sapere videtur: natura statim prudentissima carneum marsupium parauit de industria, in quo tendinem hunc collocat, vt tutus incedat, neq; ab ossis duritie vllo pacto lædatur: quod os ab hoc musculo amplectitur. Non desunt, qui carneum marsupium, quod diximus ad decimi musculi, cum tendinescit, propugnaculum paratum: musculũ peculiarem à dicto seiunctum esse contendunt: Quod mihi nullo pacto probatur, cùm decimi musculi portionem esse plane perspiciam.

Marsupiũ carneum.

De Musculis Tibiam mouentibus.

CAP. XXIX.

TIBIA flectitur, extenditúrque secundum rectitudinem, quemadmodum palàm cernitur: mouetur etiam obliquè versus exteriora, licet obscurus sit motus iste. Quamobrem Vesalius deceptus, qui motum hunc obliquũ pernegat. Hi motus, quos dixi, à decem musculis perficiũtur, quorum quinque flectunt, quatuor extendunt, vnus vero duntaxat sub poplite latitans oblique mouet. Ex his primus tum neruosus, tum carnosus ab interiori appendice ossis ilij exoritur. Idem tamen deinceps carneus euadit, & fasciã præ se fert: obliquè incedit per femoris interiora delatus: cùm autem ad internũ caput femoris peruenit, procedit, & in neruosum finit tendinẽ, sed qui verè non est teres

Tibia.

Musculi tibiæ.

Tibiæ motus à decem fiũt musculis.

Primus tibiæ musculus.

(vt Vesalius autumat) sed latior: finit verò in anteriorem tibiam. Hunc musculum voluit Gal. tibiam supra tibiam deferre: vt pueri ludẽtes, facere consueuerunt, quod falsum est, si de homine intellexit: quanquam in simia verũ esse deprehendatur. nam hic musculus in simia, vel in media tibia desinit. *Secundus tibiæ musculus.* Secundus tibiæ musculus enascitur ab anteriore parte ossis pubis prope Cartilaginem, initiúmque illius latum est, iuxta lõgitudinem commissuræ ossis pubis, carnosus descendit, rectis fibris, fit teres apud internum femoris caput, & in nerueũ tendinem desinit, qui penè est teres: tamen deinde dilatatur, & termin⁹ eius est in anteriore tibiæ parte, quam ἀντικνήμιον Galenus vocauit, penes primo loco dictum musculum. Tertius verò ab *Tertius tibiæ musculus.* infima coxendicis appendice nerueo principio oritur, longo, & tereti: deinde circa mediũ femur carnosus efficitur, sed multiplicibus fibris, defertur per posterius femur, quum primũ autem ad genu peruenit, tendinem nerueum efficit, quo in posteriorem sed interiorem tibiam implantatur. *Quartus tibiæ musculus.* Quartus ab eodem loco oritur prope tertium, verùm eius origo tum carnea, tum neruea est, deorsúmque tantùm non teres existit. Incessus verò est per posterius femur, fibris constat rectis. propè genu in nerueũ tendinem exit, qui priusquam finiatur, dilatatur: finítque tandem parte tibiæ anteriore inter primum, ac secundum. *Quintus tibiæ musculus.* Quinti origo est ex appendice

pendice coxendicis penes exortum tertij, quartique, eâque acuta primò, deinde fit craſſior, & progreditur per poſterius quidem, ſed exterius femur. quum verò medium illius attingit, notatu dignam carnis molem ſibi aſciſcit à medio femore enaſcentem, quam fortè aliquis muſculum vnum cenſeret, ſed profectò nō eſt ea caro diſtinctus muſculus à quinto quem deſcribimus. Tamen ſi cui poſt hac libuerit dictā carneam quinti muſculi partem pro nouo muſculo numerare, quem alij nō animaduerterint, vt aliquid adnotaſſe, videri poſſit: id per me ſibi liceat, mihi ſat ſit, quid ingenuè ſentiā, admonuiſſe. Hoc eodem in loco extrinſecus incipit in tendinem degenerare, qui cū ea carne, quam dixi, vnà in finem vſque deſcendit, in termino ipſius in capite fibulæ collocato. Si verò petas cauſam, quamobrem natura illam carnis portionem huic muſculo affixerit: ego dicam propterea factum eſſe, vt muſculus validior efficeretur, voluit, vt è medio femore exiliret, vt illi magis proxima eſſet. nam in extrinſeca parte vnicus hic duntaxat adeſt muſculus, cùm interius quatuor adſint. Vſus horum quinque muſculorum eſt, vt tibiam flectant. Illud autem ſcire operæpretium eſt, hunc muſculum, quem nos, vt ordine cuncta diſtinguamus, quintum eſſe diximus, à Galeno & Veſalio pro quarto tibiæ muſculo cōnumerari. hic ille eſt muſculus, quem Galenus ait iuſſiſſe, vt curſori cuidā adi-

Quinque primorum muſculorum tibiæ vſus.

Quintus in ordine tibiæ muſculus pro quarto à Veſalio annumeratur.

S

meretur, quo adempto cursor nihilominus velociùs currere poterat. Quæ res profectò Galeno medicæ artis principe (Hippocratem semper excipio) indigna non esse non potest. Nam si hunc musculũ, quem exterius solùm esse diximus, demas è crure, flexionem rectam efficere nullo pacto poteris: at in cursu rectam fieri flexionem Galenus admonuit secundo de administrat. Ana. Immò verò oppositum re ipsa cõperi: saucios scilicet in hoc musculo, quem nos quintum, Galenus quartum vocauit, neque magno vulnere, qui licet in sanitatẽ redacti essent, non sine labore tibiam flectebant. Quòd si Galenus de vno ex intrinsecis quatuor intellexisset, ego ne verbũ quidem de hac re fecissem, quippe qui maximè omnium à contradicendo principibus in arte viris abhorream. Vos obsecro, qui nostra hæc qualiacunque legitis: huius musculi magnitudinem considerate: vsum illius animaduertite, & Galenum in hoc longè decipi facilè iudicabitis. Flexionis musculis absolutis, reliquum est, vt ad musculos tibiam extendentes deueniamus, qui quatuor numero sunt. Sextus igitur tibiæ musculus (iam enim quinque absoluimus) dignus est, quem diligenter consideres, & admireris. Oritur è media appendice ilium ossis. principium illius tum nerueum est tum carneum, breuis quidem est musculus, sed tamen crassiusculus, & maiori trochanteri coniungitur. ibi eius caro desinit, sed tendo latus membra

Sextus tibiæ musculus.

Tendo sexti ti-

membranoſus,neruoſúſq; ſequitur,quo tendine maiorē in vniuerſo corpore nullū videbis, amplectitur omnes ferè muſculos, qui circū femur poſiti ſunt,rectæ ſunt illius fibræ:tendo,quē dixi,maximę eſt nobilitatis propterea chirurgi animaduertant,ne illum tranſuerſè ſecent.rotulam genu complectitur, & in anteriorē partem tibiæ,fibulæq; tandem inſeritur. Septimus exit è magno trochantere principio nerueo:& totū trochantera circundat:femori adhæreſcit ſuperiùs,& exteriùs. craſſus admodum eſt hic muſculus,totúſq; liuidus,ad patellam vſque carnoſus rectis fibris progreditur, deinde in latum, mēbranoſúmq; tendinem deſinit,qui patellam complectitur. Octauus neruoſus emergit è ceruice femoris,& à magno trochātere,quaſi duabus cōſtet originibus:ſed immediatè fit carnoſus, femori adhæreſcit, progreſſus illius eſt anteriùs,& interiùs, carnoſus vt dixi, ad patellam vſque progreditur,variis fibris:finis eius eſt tendo, qui genu & ipſe cōplectitur. Nonus verò ortum habet ab anteriore parte oſſis ilium ſupra articulum coxēdicis,egreſſus huius muſculi acutus,nerueúſque primo eſt : deinde fit carnoſus, & teres. figura eſt huius muſculi, qua muſculum eſſe decet.rectus enim incedit ſupra anterius femur inter ſeptimum octauúmque muſculum, priuſquam ad genu perueniat,tēdinem gignit nerueum, validum, qui ex anguſto fit latior,coítq; cū ſeptimi, & octaui tēdinibus,

bic muſculi omnium tēdinum maximus.

Septimus tibiæ muſculus.

Octauus tibiæ muſculus.

Nonus tibiæ muſculus.

vnáq; patellam amplexantur, ac in anteriorem tibiam suis finibus inseruntur. Quatuor hi musculi, quos proximè memorauimus, tibiã per rectam lineã extendunt: veluti ab aliis quinq; recta quoq; linea flectebantur, quicquid Gal. de horum vsu dixerit tertio de Vsu part. qui ita in hoc deceptus est, quemadmodum in ea sententia, qua à coxendice quatuor musculos exoriri opinabatur: cùm re ipsa (si de homine loquamur) tres duntaxat exeant à coxendice. Decimus sub poplite latitãs, origine neruea, teretíq; emanat ab externo femoris capite, extra sub ligamento delatus: postea verò carneã naturam induit, situ est obliquo, fibris obliquis, & carnosus in posteriorẽ, interiorémq; tibiã implãtatur. Hic musculus tibiã obliquè mouet versus exteriora, licet hoc Vesalius inficietur, qui hunc musculum in genu articulatione minus quàm rectè perpẽdit. laxa etenim est: & quamuis velit ipse articulationes illas per ginglymũ rectà dũtaxat flectere, & extendere, agere præterea nihil, ego tamẽ affirmo ab hoc occultato musculo, quem verbis descripsi, tibiam obliquè moueri.

Musculi tibiã recta extendentes.

Galeni error.

Decimus tibiæ Musculus.

De *Musculis extremo pedi deseruientibus, qui in tibia siti sunt.* CAP. XXX.

EXTREMVS pes flectitur, extenditur, mouetúrq; ad latera suorum musculorũ adminiculo, qui in posteriores, & anteriores diuidũtur: sunt verò numero duodecim, vel summum tredecim. Primus emergit ab interno capite femoris

Pes extremus.

Musculi extremi pedis 12. seu 13.

moris ſupra genu retrò, carnoſus quidem incipit, & anguſtus, verùm progrediens dilatatur, & circa mediã tibiam plus minus in tendinem ceſſat latum, ac nerueum, qui poſtmodũ ſemper anguſtus efficitur, & in poſteriorem, ſuperiorémque calcem deſinit. Secundus priori ſimilis eſt. nam etſi exeat ab externo femoris capite, in reliquis tamen eadem agit quæ prior, adeò vt vnus duntaxat muſculus eſſe videatur duobus principiis. nam corpus vnum eſt, tendo vnus. Quòd ſi illud me euitare poſſe conſiderem, ne hoc lectorum mentes perplexas haberet: equidem hos duos muſculos vnum ſolùm muſculum eſſe profiterer. Hi duo muſculi, quos in vnum cogere meritò poſſemus, ventrem tibiæ poſteriorem conſtruunt, quam ſuram appellamus. Tertiò occurrit muſculus exiguus, ipſe quoque exoriens ab externo capite femoris propè articulum. ſui exitus initiò acutus eſt. deinde in ventrem prominet, breuis eſt, ſed in tendinem teretem, atque nerueum deſinit, quo tendine inter teretes longiorem in humano corpore non inuenies. latet hic muſculus ſub duobus, quos anteà diximus. Situm habet obliquum, obliquas quoque fibras. A parte externa internam verſus progreditur, tendini ſupradictorum adhærens, tandémque interno calci implantatur. eius vſus eſt pedem in interiora euertendi. Hic muſculus in ſimiis latum tendinẽ producit, vt Galeno placuit, at in no-

Primus pedis extremi muſculus.

Secundus pedis muſculus.

Muſculi ſuram conſtruentes.

Tertius tibiæ muſculus.

Tendo longiſſimus humani corporis.

Quartus tibiæ musculus.

bis in calcem cessat. Quartus maior est tibiæ musculus, liuétque, nascitur sub appendice fibulæ à posteriori parte: principio nerueo, & valido, postea carnosus euadit, & fibulæ adhæret tibiæque: latitudine ossa excedit. Quum verò mediam tibiam attigerit, tum in angustum tendit, & versus calcem in tendinem terminatur, quo nullus omnino robustior in homine inuenitur. qui tendo cum priorum tendine vnitur, & in posteriore calce desinit. Munus primi, secundi, & quarti est pedem extendendi, in terrámque figendi, cui rei tamen quatuor alij musculi auxiliares copias subministrant. Cùm Hector raptaretur hoc tẽdine vinctus fuisse dicatur necesse est: núncque in dies videmus lanios integra bruta hoc tendine suspensa in macello proponere, quæ res huius tendinis robur maximum testatur. Quintus à tibia, & à fibula originem ducit: ligamentóq; illi adhærescit, quod tibiam, & fibulam interiacet, anteriores musculos à posterioribus seiungens. Carnosum conspicies ferè ad extremam tibiam, prope internum malleolum desinit in robustum, nerueum, & teretem tendinem: incedit tum sub interno malleolo, tũ sub nauiculari dicto osse: demum sub planta pedis in tarso moritur. hoc vsu natura hunc musculum genuit, vt pedem versus interiora trahat: neque ligamenti expers existit. Sextus à posteriore tibia effluit longo exortu, & carnoso, etsi postmodum in tendinem

Tendo quarti tibiæ musculi est omnium robustissimus.

Musculi pedem extendentes.

Quintus tibiæ musculus.

Sextus tibiæ musculus.

nem

nem teretem degeneret, incedit sub interno malleolo: & sub calce ligamento præditum est ab appendice tibiæ exorto. Diuiditur dictus tendo sub planta in quatuor tendines teretes, perforatos, qui procedunt, donec in tertium articulum quatuor digitorum, pollice excepto, inserantur. Vtilitas non mediocris est. nam quatuor digitos flectunt, eosdémq; validè adstringunt. Septimus verò longus, carnosúsque inchoat à fibula emergens sub appendice spatio trium digitorum, vt nunc loquuntur: carnosus est, donec ad calcem perueniat, vbi in tendinem teretem commutatur, qui sub ligamento, sub malleolo, sub planta præterlabitur, & in os pollicis inseritur, quod flectit. Hactenus de posterioribus musculis extremi pedis verba fecimus: nũc de anterioribus loquamur. Ex his primus à tibia egreditur, id est ab appendice penes fibulam, ipsíque admodum adhæret. satísque crassus est, & hisce anterioribus maior existit. Vbi mediam tibiæ longitudinem præteriit, angustus redditur, desinítq; in tendinem teretem, nerueũ, & validum, cuius incessus est per superiorem tarsum, detinetur à ligamẽto, quod emanat ab appendice inferiore tibiæ, fibulæq;. Hic ille est tendo. qui adeò attollitur, itaque euidens est sub pelle: finis eius est in osse pedij pollici præposito. Vsus est extremum pedem flectendi. Secundus exit acuto initio ab appendice tibiæ, adhærétque ligamento, quod

Pedis perforati tendines.

Tendines quatuor digitos pedis flectentes.

Primus musculus anterioris pedis.

Tendo in pede sub pelle apparens.

Tendo extremũ pedem flectens.

Secundus musculus anterioris pedis.

tibiam, fibulámque interiacere diximus: deinde fibulæ ipsi ad finem ipsius ferè, carnosa quidem est huiusce musculi radix: veruntamen in quatuor teretes tendines desinit, qui detinētur sub eo ligamento, quod à tibiæ, & fibulæ appendice exoritur. Quatuor hi tendines ampliātur, postremóque in omnium digitorum superiorem partem inseruntur: pollicem hîc quoque excipio. vsus est, vt digitos illos extēdant. Tertius à media fibula carnosus exilit prope ligamētum: deinde in tendinem teretem degenerat, qui sub transuerso itidem ligamento defertur, & in vltimum pollicis articulū inseritur, quem & extendit. hic tendo in duos diuiditur, quorum alter finem habet, vt dixi, alter verò inseritur in os pedij, pedíque flectendo auxilium præstat. Secundus hic tendo à musculo quoq; oritur, quæ portio in quibusdam, raris tamen hominum corporibus, alius musculus videtur esse. Ego tamen vnum solùm musculum dicerem. licet non magnopere ægrè tulerim, si cui hunc duorū musculorum locum habere videatur: tunc duodecim, quos diximus, tertiusdecimus addetur, itáque vt initio huius capitis attigimus, tredecim erunt numero, secundum quosdam, musculi extremo pedi deseruientes. Quartus nascitur ab appendice superiori fibulæ versus exteriora: etsi quis omnia ad viuum resecaret, musculus hic, neque posterioribus, neq; anterioribus adnumerādus esse videretur.

Tendines superiores quatuor digitorum pedis.

Tertius musculus anterioris pedis.

Musculus pedis qui tertius decimus annumeratur.

Quartus anterioris pedis musculus.

Sed

Sed vt ne lectoribus obſcuritatis tenebras effundamus, inter anteriores adnumerabitur. Exortu carneo, nerueóque conſtat, fit carnoſus deinde: poſtremò exit in teretem tendinem, & ſub planta ſuis finibus in pedij oſſa immittitur. hic muſculus pedem ad exteriora euertit, & ligamento conſtat tranſuerſali. Quintus & ipſe à fibula prorũpit exortu oblongo, exterius carnoſus eſt, quemadmodum de quarto diximus: itémque ſub externo malleolo incedit, vbi vnà cum quarto in tendinem teretem finit, qui in os pedij inſeritur, quod minimo digito præponitur. pes exteriora verſus ab hoc muſculo trahitur. Illud eſt inſuper animaduertendum, licet ex his muſculis omnibus dixerimus pedem vel extendi, vel flecti, vel intrò, vel foras ferri, nihilominus, ſi omnes vnà conueniant, atque in vna actione concurrant, tunc idem ab hiſce omnibus humi affigetur.

Muſculus ad exteriora pedẽ euertens.

Quintus anterioris pedis muſculus.

Quo pacto humi pes affigatur.

De Muſculis in extremo pede poſitis.

CAP. XXXI.

MVSCVLI poſiti in extremo pede ſunt decem & octo, qui omnes digitis deſeruiũt, quãuis quotuor alios ſuprà deſcripſerimus, quorum alios flectere, alios extendere monuimus. Ita vides quo pacto muſculi, qui pedis digitis famulantur, ſint viginti duo. Primus igitur ex his decem & octo propoſitis, ſub media planta iacet, initio ſumpto à parte calcis inferiore, id eſt ab eius appendice, ſuperſtat huic tendo la-

Muſculi extremi pedis digitis deſeruientes ſunt 18.

Muſculi digitis pedũ famulantes ſunt viginti duo.

Primus muſculus pedis digitis inſeruiens.

tus,quem(vt ſuprà admonui,Galenus exiſtimauit oriri à tertio muſculo, qui à nobis inter poſteriores tibiæ tertius, à Galeno quartus numeratur lib.de Diſſect.muſcul.huic principiũ neruoſum,carneúmque contigit: ſub pedij oſſe diuiditur,& in quatuor tendines teretes,perforatóſque euadit,qui in ſecundum articulum quatuor digitorum inſeruntur,mirabile dictu, viſu verò admirabilius. Quis enim obſecro,incredibilem opificis noſtri prouidentiam non admiretur,atque ſuſpiciat, cùm in vno muſculo tot, tantáque contemplari poſſit? Vſus eſt flectendi ſecundum articulum illorum digitorum, quos dixi. latus, qui huic muſculo ſuperſtat, tendo ſenſus eſt acerrimi,tanto verò ſenſu dedita opera à natura donatus eſt,vt quàm citiſſimè externas iniurias perſentiret. Aiunt quidam plantam propterea depilem eſſe:quod ego falſum crediderim, cùm lepori non deſit hic tendo, cuius planta nihilo ſecius pilis referta eſt. Secundus & ipſe à calce prodit penes primum, ſed interiore ipſius parte, teres ferè exiſtit, oſſi pedij quod pollici præfertur, colligatur,tẽdinémque producit,quo in pollicem implantatur. hoc vſu fabrefactus eſt,vt pollicem ab aliis digitis abducat. Tertius quoque ab eodem calce exoritur prope primum.iter ipſius eſt exteriorem partem verſus,& oſſi pedij minimo digito prępoſito affigitur,vbi proceſſum illius videre eſt:deinde finit tandem tendinoſa ſubſtantia in eundem minimum

Quatuor perforati tendines,et eorum vſus.

Latus tendo pedis acutiſſimi ſenſus.

Plantam nõ eſſe depilem tendinis lati cauſa.

Secundus pedis muſculus digitis inſeruiens pollicẽ ab aliis digitis deducẽs.

Tertius muſculus digitis pedis inſeruiens.

Tendo abducẽs minimũ pedis

nimum digitum, abducítque illum à reliquis. Cùm ab his tribus discesseris, sequũtur alij quatuor, qui sub pedis planta tibi occurrunt sub ossibus pedij, quorum exortus emanat à tendinibus musculi perforantis, qui in tertio articulo quatuor digitorum cessat, sed hi musculi cùm parui, teretésque sint: carnis portionem sibi admouent, quam à calce mutuo accipiunt. De his musculis Galenus & Vesalius scribunt, vsum horum esse, vt quatuor digitos à pollice diuellant: quoniam desinunt in quatuor tendines teretes, ac nerueos, qui procedũt per externam partem quatuor digitorum, & alligantur tendini superiori, quem extendere diximus. progrediuntur autem vsque ad extremos digitos: neque desinunt in primo articulo, quemadmodum hoc in loco voluit Vesalius qui in hoc parum diligens fuit, cùm his musculis obliquum duntaxat motum cõcedat. Sed scitote lectores candidissimi, meum esse inuentum hoc, neque quenquam ex his, qui de Anatome ante nos scripsere, hunc vsum agnouisse. Non enim mouent hi musculi obliquo motu, sed quatuor digitos verè extendunt: atque ita extendunt, vt ab his magis extendantur, quàm ab aliis tendinibus: vt sensu oculorum à quouis in secando perito deprehendi facilè potest. Post hos decem sequũtur musculi in plãtę ossibus. nã singulis digitis bini musculi inditi sunt, qui ab initio pedij proficiscuntur, finémque habent in primo articulo omniũ quin-

digitum ab aliis.

Quatuor musculi pedis digitis inseruientes.

Musculus perforans.

Quatuor musculorum quatuor pedis digitos extendentium vsus non aliis cognitus.

Decem musculi singulis digitis pedis bini inseruientes.

que digitorum,carnoſi ſunt,itaq; à natura efformati,vt flexioni prõptiùs obtemperarent: quod agunt,quando bini vnà mouent eodem tempore. cùm verò alter ex his duntaxat agit, digitos obliquè trahunt intrò,& extrà. Poſtremus muſculus extremo in pede poſitus, id eſt decimus octauus poſitus ſupra tarſum & pedion, ortum ducit à ligamẽto,quod tibiam, & fibulam cum pede connectit. Eſt muſculus latus, & ſubtilis deſinens in quinque tendines,nonnunquam in quatuor. inſeritur in omnes digitos externa in parte,digitos mouet obliquè ipſos extendens.

Poſtremus muſculus pedis.

Decimi octaui pedis muſculi vſus.

Muſculi cubito ſeruientes.

De Muſculis, qui cubito deſeruiunt.

CAP. XXXII.

Cubitus.

CVBITVS flectitur, & extenditur rectè, quicquid Galeno videatur de motu obliquo,quem nunquam in homine inuenies: neq; ego hac de re longo ſermone contra Galenum diſputabo: cùm ſenſui pateat cubitum rectà extendi,flectíque,&obliqui motus prorſus expertem eſſe.quod cùm mihi in mentem venit,non poſſum ſatis mirari,quo pacto Galenus vir alioqui diligentiſſimus rem adeò abſurdam, atque à veritate abhorrentem affirmauerit, cùm in ſe ipſo periculum facere nullo negocio potuiſſet. Muſculi flectentes duo ſunt,totidémque extendentes. Primus muſculus eſt validus, qui ſub cute conſpicitur: & vulgo ab Italis dicitur Il peſcetto.ſitus eſt in parte humeri interiore: exoritur à ſcapula duobus initiis diſtantibus, quorum

Muſculi cubiti duo ſunt extendentes, & totidem flectentes.

Primus muſculus cubitum flectens.

rum alterum nerueum est, ac teres, quod originem ducit à parte suprema supercilij acetabuli, quod in scapula cernitur. Incedit supra caput humeri, & per illam rimam præterlabitur, quæ sita est in hac parte superiori, quã rimam natura huius tendinis gratia finxit. Alterum verò huius musculi initium egreditur ab ancyroïde processu, qui partim nerueus est, partim carnosus: carnosa verò pars humero adhærescit, videtúrque conniuentibus distinctus musculus, & separatus, qui humero opem præstet, illum versus pectus trahens. Deinde hæ duæ origines dicti musculi sub capite humeri vniuntur, & musculum crassum efformant propemodum teretem, validum, fibris rectis constantem, qui apud cubiti articulum in tendinẽ nerueum cessat: qui dum fini proximus est, dilatatur, radióque annectitur, vbi is tuberculum internum habet ob insertionem huius musculi fabrefactum. Secundus exit ab osse humeri carnosus totus, fibrísque rectis, sub priore latitat, carnosus defertur supra cubiti articulum, & in cubitum, ac radium infigitur. Horum duorum musculorum vtilitas est, vt cubitum rectè flectant. Tertius è scapula prodit parumper sub illius ceruice: per humeri posteriora defertur, tendinéque constat suprà lato: carnosus suo cum tendine in ὠλέκρανον tendit: atque illud etiam præterit. fibræ eius sunt rectæ. Quartus duobus initiis exit à ceruice humeri, cui multùm adhæret, & cum tertio ad-

Secundus cubitum flectens musculus.

Tertius cubiti musculus.

Quartus cubiti musculus.

modum vnitur, adeò vt tertius cum quarto vnus ſolus muſculus videatur multiplici origine conſtans: tamen duo reuera ſunt. Demum hic quartus muſculus ibi deſinit, vbi tertium deſinere diximus: fibras rectas habet. Munus amborum tertij inquam, & quarti eſt cubitum rectè flectendi.

Tertij ac quarti muſculi cubiti vſus.

Muſculi manũ mouentes.

De Muſculis ſummam manum mouentibus.

CAP. XXXIII.

Manus.

MANVS (vt Ariſtoteles & Galenus inquiunt) organum eſt organorum: eiúſque ſtructura admirabilis eſt ſummũ artificium præ ſe ferens. Hanc Deus Opt. Max. homini conceſſit, vt huius ope omnes artes exercere, ſéque ab externis iniuriis tueri poſſet. de qua cùm Galenus vir eloquentiſſimus tam longo proceſſu primo de vſu Part. loquutus fuerit, hoc argumentum lubens præteribo. Ego de ſumma manu mouentibus muſculis poſtremo loco verba facturus ſum hanc vnam ob cauſam, quòd, cùm illorum compago miraculi inſtar eſſe videatur, in calce de his loquẽdum exiſtimaui: vt memoriæ magis inhęreant, quę in libri calce leguntur. Cùm autem Galenus qui & ipſe miram hanc compagem vidit, & animaduertit, ſtatim in initio rem hanc tractauerit, non iniuria quiſpiam huius mei ordinis cauſam quæret. Ne exiſtimetis me in finem hanc materiam reiecisse, quòd illius oblitus fuerim, vt Galenus contigit libro de vſu Part. de muſculis femoris, quos obliuione præ

Quare in calce de extrema manus muſculis dedita opera tractauit.

ne præteriit,ſed vt ſuperiùs attigi, dedita opera hactenus diſtuli, vt res pulcherrimæ, & maximè vtiles,lectorum mentibus magis hærerent. Immò verò conſulo, vt dum publicè in ſcholis ſecantur corpora,hic ordo ſeruetur. nam hi muſculi diutius incorrupti perſeuerant, tum quòd dum viuimus,hos muſculos magis exerceamus, tum quòd minus pinguedinis contineant. Hos muſculos Galeni more in internos, & externos diuidam,vt eos,qui pedem mouent ſuprà diuiſi. Interni octo ſunt, de quibus prius agemus: nouem externi. Interiorum ſummæ manus muſculorum primus perelegans eſt: exoritur ab apice interni tuberculi,quod eſt in humero,exortu acuto,nerueóque: deinde carnoſus euadit,& paruus,muſculíque veram formam refert. nam illi caput paruum eſt,venter latus, cauda (vt ita dicam) longa & anguſta vſque ad brachiale. hic muſculus parum obliquè verſus manum incedit,defertur per medium cubitum retrò magis, quàm ſit longitudinis cubiti medietas. deſinit autem in tendinem teretem, atque oblongum, qui ſupra ligamentum brachialis internum ambulat,quo prætergreſſo tendo latus efficitur,qui per volam extenditur, relictis tamen duobus montibus maioribus detectis. poſtremò in quatuor digitos inſeritur. Verus vſus huius muſculi eſt digitis flectẽdis auxiliari, & vt acuto ſit ſenſu. Ergo ſi quid nocuum nobis manum cõſtringentibus occurrat,id dictum, ac factum abiici-

Muſculi extremæ manus in internos, & externos, diuiduntur.

Muſculi manus interni ſunt octo.

Primus muſculus manus interior.

Vola.

Primi muſculi interioris manus vſus.

mus, priusquam læsio procedat, non autem est vsus, vt vola depilis fiat, quemadmodum aliqui voluere. obseruaui in quibusdam furibus, ac latronibus magni nominis ob præclara ipsorum facinora, eos hoc musculo caruisse, licet tendo adesset, qui exortum ducit à ligamẽto brachialis interno. Hoc primùm Patauij obseruaui in illustri fure Cotola dicto, dum Anatomen publicè profiterer. Idẽ Pisis animaduerti in Tympanista Certaldensi, si rectè memini, & superioribus annis Romæ idem vidi, & spectatores admonui in presbytero Lucensi, qui furum Rex meritò dicebatur, & propterea aureo torque, diadema gestans aureum suspensus est, vt suarũ præclarissimarum virtutum præmia cerneret, antequam ex hac vita migraret: exemplóq; suo alios ad furta alliceret, qui furum regem viderent in tantum honorem. Secundus egreditur ab interno tuberculo humeri, principio in acutum tendente, tum nerueo, tum carneo, cubito adhæret, & per eius longitudinem progreditur vsq; ad radicem brachialis: puluinaris instar cubito præstò est: quum primùm ad brachiale peruenit, in tendinem degenerat, & in quartum os brachialis implantatur carneo, & nerueo fine. Tertio origo est ab eodem loco, & incessus obliquus iuxta radij longitudinem. cùm verò ad brachiale aduentat, in tendinem teretem, & validum exit, qui inseritur in os illud postbrachialis, quod indicem fulcit. Vsus duo musculi, cum vterque

Latrones carẽt vt plurimùm primo interiore musculo manus

Secundus musculus interior manus.

Tertius interior manus musculus.

vterque agit, brachiali flectendo dicati sunt, id est extremæ manui, cùm verò alter tantùm agit, obliquè mouet nunc sursum, nunc deorsum, duobus tamen musculis opem ferens, qui in exteriori parte siti sunt. Quartus musculus exortum habet admirabilem. nerueus etenim acutúsque nascitur ab interno humeri tuberculo, carnosus postmodum fit: & iuxta cubiti, radiíq; longitudinem defertur. vbi medium cubitum præteriit, in angustum tendit, terminatúrque in quatuor tendines teretes, nerueos, ac perforatos: qui sub ligamento brachialis deferũtur, sub quo tamen tres primi musculi non deferuntur. terminum habent hi tendines in secundo articulo quatuor digitorum, quos flectunt: & quoniam tendinibus quinti musculi, ad tertium articulum quatuor digitorum penetrandum erat: propterea natura hos perforauit, qui neruei sunt, pulchri, pellucidi: résque est & spectanda, & admiranda. hoc autem natura sagax effecit, vt digiti ordine quodam sese consequerentur. Quintus musculus quarto multò validior est, neque mirum: quoniã huic maior etiam motus futurus erat, maiorísque momenti. Etenim quatuor digitos flectit, non quinque vt Gale. lib. de Vsu Part. primóq; de Anatom. administ. & lib. de Musc. voluit, quos & optimè constringit: nascitur prope quartũ, sed maiori parte à superiore, interioréq; cubito. latet sub quarto, arctatur pedetentim, & cubito adhærescit, antequam ad

Quartus manus interior musculus.

Tẽdines manus perforati.

Quintus manus musculus interior.

Quatuor manus tendines perforantes.

brachiale perueniat. exit demum in quatuor teretes, nerueósque tendines, & perforantes, qui denique inseruntur in tertium articulum quatuor digitorum, pollice excepto. tametsi Gale. primo de Administ. Anato. vnum ex huius musculi tendinibus ad pollicem tendere dixerit. Quod tamen verum esse in simiis deprehenditur, in hominibus nequaquã. Nam hominis pollex à proprio musculo flectitur, quem mox describemus. Quintus hic musculus (vt ad illum redeamus) hæret ligamento, quod diuidit musculos anteriores à posterioribus, quemadmodũ in tibia. Sextus oritur à radio, ligamentóque illi adheret, quod interiores ab exterioribus musculis seiungit: per radij longitudinẽ iter habet: prope brachiale desinit in tẽdinem teretem, & nerueum, qui transit sub copula carpi, vnà cum quarti, & quinti musculi tendinibus: deinde in vltimũ pollicis articulum inseritur quem flectit.

Sextus manus interior musculus.

Septimus manus interior musculus.

Septimus carnosus emergit ab interno tuberculo humeri, & à superiore, interioréque cubito, obliquus repit, & in media longitudine radij terminum eius videbis partim carneum, partim nerueum, fibris obliquis constat. Octauus musculus quadratus est, positus prope brachiale, carnosus exoritur à cubito: & carnosus item in radiũ desinit: fibras transuersas habet, sitúmq; transuersum. Munus duorum musculorũ, quos suprà memoraui, septimi inquam, & octaui, est radium in pronum vertendi.

Octauus manus interior musculus.

Musculi radiũ in pronum vertentes.

De

De Musculis externis, qui manui famulantur. CAP. XXXIIII.

Musculi manus externi.

Ex his, qui primo occurrit carnosus, & nerueus: prodit ab externo humeri tuberculo: deinde carnem induit, & crassescit, inter cubitum, & radium incedit, donec ad brachiale accedat: nunc in quatuor, nunc in tres tendines teretes, & nerueos tendit, qui per sinũ pertranseunt, qui est in appendice radij: colligantur vero ab vno ex iis ligamentis, qui à dicta appẽdicẽ oriuntur. Hi tendines, quos dixi, procedẽdo lati euadunt: & finiuntur à primo vsque ad tertium articulum quatuor digitorum, id est, in indice, medio, anulari, atque auriculari. Quum verò tribus tantũ tendinibus præditus est, auricularem digitum tendinum expertem demittit. sed frequentiùs quatuor tendinibus munitũ inuenies hunc musculum, quàm tribus: qui tendines vsq; ad extremos digitos sub vnguibus progrediuntur: neque tamen eorum radicibus inseruntur. atq; hæc illa causa est, quamobrem tantus dolor excitetur, si quid carnem, & vngues intercedat, vt vetus est verbum: sed dolor carnẽ, & vngues non interiacet, sed inter tendines, carnémque. Idem fit ab aliis tendinibus extendentibus. Atque hoc à nobis primo scito fuisse animaduersum. Vsus huius musculi est, vt quatuor digitos extendat. Secundus ab eodem tuberculo emergit prope primum principio acuto, nerueóque, defertur inter primum, & cubitũ iuxta eius lon-

Primus manus externus musculus.

Primus manus exterior musculus mittit tendines ad tres tantum medios digitos.

Causa doloris ingentis in solutione continui inter carnem et vnguem aliis ignota.

Secundus manus exterior musculus.

gitudinem,& versus brachiale. Terminatur autem in tendinem teretem, nerueúmque, qui nõnunquam bifidus est: defertur supra brachiale inter radium, & cubitum: inseritur in minimũ digitum vsque ad extremum eius. hic musculus est admodum teres, eius vsus est minimum digitum à reliquis abducendi, nobísque vsui est non mediocri ad palmam gignendam. Tertius carnosus prodit medio cubito plus minus, quo loco cubito inest linea oblonga, & aspera, facta vt tribus musculis exortũ daret. situs huius musculi tertij obliquus est: terminus eius est tendo teres, qui in indicem inseritur, vt indicet, id est indicem obliquè extendat. at tendo, quem dixi, à radij appendice ligamentum sortitur: atque hic tendo bifidus est in nonnullis. Quartus principio carneo à cubito egreditur penes tertium, qui & ipse est obliquus: defertur supra radij appendicem: desinit in teretem tendinem, nerueum: inseritur in tertium articulum pollicis, quem extendit, atque ab aliis multùm abducit: hoc enim vsu constructus fuit. Quintus prosilit ab eadem cubiti linea prope quartum, longo carneóque principio, cuius progressus obliquus est pollicem versus. hic musculus varias habet inscriptiones, & in varios tendines desinit. Quamobrem, si quis ex multiplici musculorum numero voluptatem perciperet, (vt cõplures hoc ingenio sunt) posset ex hoc vno musculo tres, & quatuor efficere. sed profectò, v

Musculus minimum manus digitum à cæteris deducens.

Tertius manus exterior musculus.

Tendo manus bifidus.

Quartus manus exterior musculus.

Quintus manus exterior musculus.

liberi

liberè dicam quod ſentio : vnicus mihi muſculus videtur eſſe, qui ſupra muſculum bicornem defertur: dehiſcit verò in quatuor, & quãdoque in quinque tendines, quorum vnus ad tertium pollicis articulum procedit, alius ad ſecundum, alius ad primum, quartus ad os brachialis, quo pollex fulcitur: & nonnunquam hoc loco præter prædictos tendines alij duo inueniuntur. Vſus eſt extendendi pollicem. Sextus ortũ ducit à radice externi tuberculi humeri : cubito connectitur, quem & amplexatur, & per eius longitudinem perreptat: quum verò ad carpum peruenit, degenerat in tendinem teretem, nerueum, & validum, qui defertur ſupra cubiti appendicem in ſinum quendam iuxta ſtyloïdem (eſt autem ſtylois cubiti proceſſus) ab hac ſuũ ligamentum ſuſcipit, quod tranſuerſum eſt, inſeritur deinde in os illud poſtbrachialis, quod minimum digitum ſuſtinet, & non multò procul à brachiali. Septimus, quem bicornem appellant, carnoſus longa linea ab inferiori humero ſupra articulum oritur : & ſupra radium repit: circa medium radij deſinit in tendinem validum, craſſum, bifidúmque, cui propterea bicornis nomen impoſitum fuit : qui poſtquam ſupra brachiale iter fecit, inſeritur in oſſa poſtbrachialis, à quibus index, & medius fulciuntur. Hi duo muſculi, quos proximè dixi, extremam manum extendunt, vel ita dicamus, brachiale tunc extendunt, cùm vterque operatur.

Muſculus pollicem extendens.

Sextus manus exterior muſculus.

Stylois proceſſus.

Septimus manus exterior muſculus.

Tendo bifidus, & bicornis dictus.

Muſculi extremam manum extendentes.

Cùm verò ſeptimus vnà cum ſecundo ex internis agunt, aliis duobus cedentibus, manum obliquè deorſum ferunt. at ſexto vnà cum tertio ex interioribus mouente, tunc manus ſurſum obliquè fertur. atque hic primarius eſt eius vſus. ſecundarius autem extremam manum, vel carpum circumuertendi: quem motum edunt, quando ita conueniunt, vt vnus aliũ immediatè in agendo ſubſequatur. quamuis hic vſus ab aliis prętermiſſus fuerit: propterea quòd illis ignotus extiterit. Octauus muſculus, cui nomen longiſſimus, qui proficiſcitur ab humero, origine carnea, ſupra exterius tuberculum: incedit ſupra radium obliquè, membraneóque tendine in radij appendicem inſeritur. Nonus prodit à copula, quæ cubitum humero connectit, & è ſuperiori parte cubiti, quam ὠλέκρανον vocant obliquus progreditur, totus carneus eſt, immittitur in mediũ radium. Hi duo muſculi manum ſupinam reddunt: mouéntque radium exterius

Motus manus ſurſum, & deorſum.

Motus manus in orbem.

Octauus manus exterior muſculus longiſſimus nuncupatus.

Nonus manus exterior muſculus.

ὠλέκρανον.

Muſculi manũ ſupinã reddentes, ac radium exterius mouẽtes.

De *Muſculis in extrema manu poſitis.*

CAP. XXXV.

MVSCVLI extremæ manus ſunt vnus, & viginti, neque plures vnquam, paucìores tamen aliquãdo ſunt, decem ſcilicet, & nouem quorum ſeptem (ſi vniuerſi eſſent viginti, & vnus) pollici deſeruiũt: ſi nouẽ & decem, quinq duntaxat: minimo digito quatuor famulantur reliquorum verò vnicuique tres opem ferunt, vnúſq; lato tendini. Primus eſt muſculus paruus tranſ

Muſculi extremæ manus vnus & viginti.

Primus extre-

transuersus, supra Veneris montem positus, à membrana carnosa exoriens fibris carnosis refertus est, & inseritur in tendinem latum, què vt dilatet, constructus fuit. hunc musculum animaduertas. nam neque ex veteribus quisquam, neque Vesalius hūc musculum nouit. Quatuor alij sequuntur longiusculi, graciles, teretes, qui egrediuntur à tendinibus quinti musculi interioris, qui flectit tertium articulum quatuor digitorum. Hi positi sunt in vola, penes primum quatuor digitorum articulum. Desinunt autem in teretem & nerueū tendinem, & per internos digitos delati iuxta eorū longitudinem, adhęrescunt tēdinibus primi musculi exterioris, à quibus quatuor digiti extēdebantur, & in tertium articulum suis finibus immittuntur, non autem in primum, quemadmodū Galenus & Vesalius voluere, qui musculos quidem cognouere, sed illorum insertionem, & vsum ignorarunt. nam inquiunt adduci ab his quatuor digitos, pollicem versus. Ego verò assero ab his ipsis, licet in interiore parte positis, nihilosecius quatuor digitos extendi, meliùs quàm à priore exteriorum, vel tantundem, quemadmodum in sectione deprehenditur. Interiùs autem siti fuere, eò quòd natura periculum imminens eorum viderit, qui exteriùs sunt. Vnde sæpe euenit, vt exterioribus digitorum tendinibus incisis, digiti adhuc extendantur. Quod cùm accidit medicis quibusdam Anatomicæ artis ignaris,

Extremæ manus musculus scriptorib. ignotus.

Veneris mons.

Quatuor extremæ manus musculi.

Galeni & Vesalij inscitia.

Musculi quatuor manus digitos extendentes.

vſúſque priuatim horum quatuor muſculorum, ſe mirè efferunt, quippe quibus miraculi inſtar illius vulneris curatio ſucceſſiſſe videatur. Sextus exit à ligamento brachialis, & à quarto inſuper oſſe eiuſdem, Veneríſque montem conſtituit: per inferiorem metacarpij partem progreditur, eſt ferè teres, in tendinem finit, qui in primum os auricularis digiti implantatur. Eius vſus eſt, vt paucis abſoluam, hunc digitum ab aliis abducendi. Septimus oritur à brachiali, poſitus eſt in ſuperiori parte, muſculus eſt carnoſus totus, & in ſecundum os pollicis deſinit. Octauus prope ſeptimum emergit carnoſus & ipſe, volam verſus poſitus eſt, tendine per exiguo inſeritur in ſecundum os pollicis. Nonus ſub ſeptimo oritur ab eodem carpi ligamento, totus carneus eſt, & in primum articulum pollicis finẽ habet. Hi tres muſculi eam carnoſam pollicis partem conſtituunt, quam Chiromantiam profitentes montem Martis appellant: trahunt pollicem verſus ipſorum originem. Tres alij ſequuntur, qui prodeunt ab oſſibus poſtbrachialis indicem medium, & anularem fulcientibus: ſitu obliquo ſunt, vel tranſuerſo potiùs, ſiti ſub linea vitali dicta. hi deſinunt in ſecundum pollicis articulum. principium verò illorum ſemicirculare eſt. De his tribus dico ego, poſſe quempiam eos vnum dũtaxat muſculum dicere, quòd lato eſſet principio, fine acuto, fibríſq; variis eſſet intertextus. Sed ne data opera toties

Sextus extremæ manus muſculus.

Metacarpion.

Muſculus auricularem digitũ ab aliis abducens.

Septimus extremæ manus muſculus.

Octauus extremæ manus muſculus.

Nonus extremæ manus muſculus.

Muſculi Martis montem dictum conſtituẽtes.

toties à Vesalio dissentire videar, ego quoque tres esse aio: liceat tamē cuique per me hos tres vnum dicere. horum, vel huius vsus est pollicem flectendi volā versus: aliorum verò trium, quos antea memorauimus, munus est eundem extendendi, & procul ab aliis efferendi. Septimus pollicis musculus scaturit ab osse metacarpij, cui ossi index innititur, spatiúmq; illud occupat, quod est inter pollicem, indicémque. transuersum situm obtinuit, & in os pollicis inseritur. partes huius musculi sunt hæ, vt pollicem versus indicem trahat, atque indici superponat. Octo insuper alij musculi præter dictos inueniuntur ab ossibus postbrachialis exorti, illísque adhærentes, qui in primos articulos quatuor digitorum demum insertionem habent. Ex hisce musculis duo vnicuique digito contigere, præter pollicem, in quem nemo ex his octo inseritur. Vsus eorum est, cum duo ex his agunt, simul, vt primum articulum, in quo inseruntur, rectè flectant. Sed cùm vnus duntaxat agit: motum obliquum efficiunt flectendo. Hos musculos fatetur Galenus ingenuè primo de Anat. administ. se diu ignorasse, & tandem in eorum cognitionem deuenisse.

Musculi pollicē flectentes, extēdentes, ac ab alius efferentes.

Septimus pollicis musculus.

Musculus pollicem versus indicem trahens, illique superponens.

Octo alij musculi manus digitis inseruiētes, quorum nullus datur pollici.

Musculi manus digitos & rectà, & obliquè flectentes.

REALDI COLVMBI CREMONENSIS, DE RE ANATOMICA

Liber Sextus.

DE IECORE, ET VENIS.

Iecur, seu hepar

IECVR, siue Hepar inter principes nostri corporis partes adnumerari nemo sanæ mentis ambigit. Sed illud scitu dignum est, iecur primum esse membrum, quod in nobis gignatur. Cùm primùm enim nata est vmbilicalis vena, illi tum primùm hepar adhæreſcit. Situm est autem in dextro abdominis latere sub mendosis costis, quo loco duobus ligamẽtis adnectitur, quorum alterum circa cauam est venam, alterum suspensorium dicitur, à quadam ortum diuisione, in qua vena vmbilicalis inseritur. Hæc itaque septo transuerso affigunt iecur, quod quanquam in dextro sit latere (vt iam dictum est) nihilo secius magnam quoq; sinistri partem occupat, vbi validi ligamenti ope diaphragmati connectitur. Si hepatis figuram quæris, tantùm non exactè sphęrica est, & in homine integrum existit, non in lobos diuisum, vt Galeno placuit, licet

Iecur primum omnium membrorum in animali generari.

Iecoris situs.

Iecoris ligamenta duo.

Hominis iecur non diuidi in lobos.
Galeni error.

licet illius modi in quadrupedibus reperias. Causa verò quamobrem in nobis integrum, in illis diuisum sit hepar, ea est, quòd cùm recta figura à Deo Opt. Max. donati simus, caua sui parte ventriculum immediatè tegit. nam à dextra in sinistram tegens, vniuersam anteriorem regionem occupauit, effecítque ne ventriculus algeret. Quocirca qui cartilagini mucronatæ calida admouent vnguenta, existimantes oris ventriculi intemperiem frigidam, hisce præsidiis sublatam iri, viderint, quàm prudenter id agant, iecoris præcalidi membri xiphoïdi substrati feruorem adaugentes. Sed ad rem redeamus. Sectum fuit iecur quadrupedum in lobos complures, vt illorum ventriculum instar digitorum manus amplexarentur, quod, si integrū esset, illis pronis incedentibus effici nullo pacto posset. In auibus autem, quippe quæ rectæ potiùs stant, quàm in terram sint pronæ, in duas duntaxat partes secatur. In homine igitur nusquam diuiditur iecur, nisi anteriore in parte, atque in extremo iecore: ídque necesse fuit ob venam vmbilicalem tantisper diuidi, vt illi aditum præberet. sub hac, vbi vena porta exit, binæ, exiguæq; adsunt eminentiæ, ne vena à vertebrarum corporibus comprimeretur, pernecessariæ. has autem eminentias neq; lobos, neque fibras, neque pinnas dixeris. Habet hepar partes duas, exteriorem scilicet, & interiorem: gibba exterior est, & læuis, interior caua, & as-

Quare nostrum iecur non diuidatur.

Topica remedia cartilagini mucronatæ temere adhiberi.

Quare quadrupedibus animalibus diuisum iecur datum sit.

Auium iecur in duas tantum partes secari.

Vnica diuisio hepatis humani quare facta sit.

Eminentiæ duæ sub caua vena.

pera inſtar rupis:ídque quoniam ei gibbus ſubeſt ventriculus: tenuiſſima peritonæi membrana, in quam ſextæ neruorum cerebri coniugationis ramulus inſeritur, circundatur hepar.

Membrana iecur inueſtiens, cuius merito iecur ſentit.

Quæ ſit iecoris ſubstantia.

Propterea ſuperficietenus nõ eſt ſenſus expers. Subſtantia eius nihil aliud eſt, quàm concretus ſanguis venis compluribus, quibuſdámque arteriis intertextus, membrum eſt permagnum, & veluti in abdomine rex.

Concupiſcibilis virtus in iecore.

Naturales ſpiritus in iecore non gigni.

Sanguinem in iecore tantùm, & non in corde contra Ariſtot. ſententiã gigni.

Iecur ſanguinis fons.

Venæ portæ origo.

Falſa Veſalij opinio.

in hoc concupiſcibilis virtus reſidet. Aliqui credidere ibi generari ſpiritus naturales, quam tamen ſententiam non approbo, membrúmq; eſt ſanguificationi dicatũ. neq; enim ſanguis alibi gignitur, quicquid de corde ſcripſerit Peripateticorum princeps Ariſtot. Eſt igitur iecur omnium venarum caput, fons, origo, & radix. huius caua parte vena oritur ςιλεχιᾶια à Græcis, quam portam Latini dicunt, quæ cùm vena vmbilicali continua eſt, licet Veſalio ſecus videatur eſſe. Portæ itaque venæ radices caua in parte iecoris per illius ſubſtantiam vario diſſeminantur, quæ craſſæ ſunt ſatis, præſertim quò ad tunicam attinet, & in vnicam duntaxat venam tandem coëunt, atque craſſum truncum conſtituunt: quæ poſteaquam inter perexiguas illas eminentias integra exiit,

Portæ venæ ab Hip. appellatæ.

Primus venæ portæ ramus ad ſuperiorẽ ventriculum deferiur.

quas magnus Hippocrates portas appellauit, in multos ramos ſub ventriculo diuiditur, quorum primum ad ſuperiorẽ mittit ventriculum. cuius rami pars eius longitudinem perreptat. alius verò orificium eius ſuperius am-

plexatur

plexatur coronæ in morem. Idcirco coronalis hæc vena dicta est. Secundus portæ ramus inferiorem ventriculum petit, ibique per eius longitudinem secatur. Huc verò missi sunt hi venarum rami, vt illorum sanguine ventriculus nutriretur. neque enim nutriri chylo posset vnquam vẽtriculus, quòd crassus nimium existat, omnéque excrementorum genus in se cõtineat. excrementis autem ali nulla pars corporis potest, lienem tantùm excipio, qui atrabilario humore alitur. Tertius portæ ramus ad omentum alendum pergit, ibique variè scinditur. Quartus ad lienem se confert, vt sanguinem melancholicum ab hepate ad ipsum deferat, éstq; ramus satis insignis, & sub ventriculo fluit, quo loco natura multas illi glãdulas substrauit, eásq; vnà, ne corpora vertebrarum attingeret néue hîc comprimeretur, sursum attollitur, spleníſq; longitudinem secat, eámq; ingreditur. Ab hac autem vena alia exoritur exigua in aliquibus, in aliis maior, atque adhuc in aliis maior. hæc superius ventriculi orificium versus scandit, atque hîc finem habet. Illud sciendũ hanc quandoq; adeò in altum non ascendere. Vsus eius est, vt humorem acidum suscipiat, qui in liene gignitur, dum nutritur, atque huc demandatur, vt in nobis famem excitet, quo cibum capiamus, cuius multis sæpe, magníſque negotiis præpediti obliuisceremur. Quocirca quibus vena hæc exigua est, hi faciliùs inediam ferunt, quibus

Coronalis vena.

Secundus venæ portæ ramus, qui ad inferiorẽ ventriculũ defertur.

Ventriculũ non nutriri chylo, sed sanguine.

Lienem tãtùm excrementis ali, aliam verò partem nullã.

Tertius venæ portæ ramus ad omentum.

Quartus venæ portæ ramus ad lienem.

Vena ab liene ad ventriculum humorem acidum ad famem excitãdam deferens.

Quamobrẽ aliqui faciliùs ali-

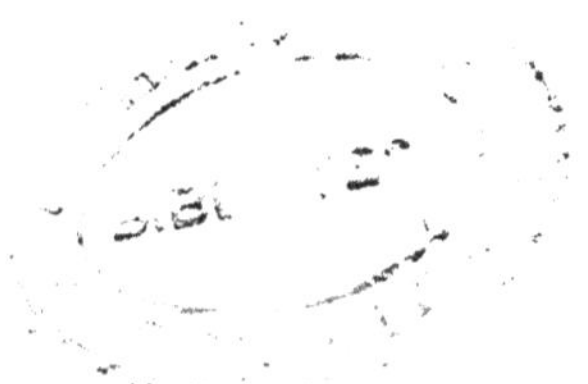

qui difficilius famen ferant. vero maior, minus ferunt. Immò nonnullos inuenias, qui si edendi tempus, quanuis minimo interuallo prætereant, in syncopen incidũt. *Qui prodiuturniore fame in Syncopen incidant.* Quintus portæ ramus ad intestinum colon demittitur. *Quintus venæ portæ ramus ad intestinũ colon.* Sextus, qui omnium est maximus, ad intestina gracilia. *Sextus ramus omnium maximus ad gracilia intestina.* Septimus ad rectum intestinum: *Septimus ad rectum intestinum.* atque hi præcipui sunt venæ portæ rami. Ex quibus tres illi, quos ad intestina ferri diximus, cùm in mesenterium peruenere, in mesaraïcas dictas venas innumeras, ac penè infinitas scinduntur, quæ intestina nõ modò amplectuntur, sed etiam ad internã vsque cauitatem perforant: *Singulas venas cauitatem intestinorum ingredientes singulis mẽbranis operientibus esse præditas in extremitatibus.* quo loco natura sagax extremæ vnicuiq; harum membranam apposuit, qualem in vesicæ cauitate extremis vreteris apposuit: quæ lotio ad vesicam descendenti aditũ præbent, prohibéntque ne ad superiora amplius reuertatur. Idem in extremitate harum mesaraïcarum, quas innumeras diximus, effecit natura. Quod à nemine, quòd sciam, adhuc animaduersum est: *Quod nemo adhuc cognouit.* licet omnes vno ore dicãt factas fuisse mesaraïcas, vt chylum ab intestinis exugerent: in eo tamen parum diligẽtes fuere, quòd finem earum persequi neglexerint: vt magnam naturę industriam facilè perspicerent: quanta scilicet arte effecerit, vt hæ venæ chylũ facilè suscipere possent. ne autem egrediatur, membranulæ illæ prohibent. *Quid sit chylus* Est autem chylus conuersio cibi, potúsq; in materiam lacti persimilem, qui posteaquam ventriculum prætergressus est, per intestinorum

ſtinorum anfractus traditus deſcendit, donec exugant quidquid eſt ſucci plenum. & quoniā huic muneri neque quatuor, neque decem venæ ſat erant, eas natura innumerabiles genuit, atq; hæ in ſuperioribus inteſtinis multò ampliores, ac frequentiores exiſtunt. deſcendentes autem ſenſim rariores, minoréſque euadunt. neq; enim tanta erat in vltimis inteſtinis neceſſitas, quoniā chylus in fœces, (hoc eſt in durum excrementum) iam redactus erat. Adhuc deſcribendus eſt ramus alius, qui tamen inter venæ portæ ramos connumeratur, at ab eo originem ducit, qui lieni dicatur qui parte læua per meſenterion deſcendens extremum rectum inteſtinum petit, venáſque gignit hæmorrhoïdales, quibus duntaxat poteſt à melancholico humore vindicari. Atque hæc de venæ portæ origine, atque deſcriptione ſat ſunt. Vſus verò tum venæ portæ, tum ramorum eius eſt, vt chylum ad iecoris concauum deferat, ac per eius ſubſtātiam diſpergat, vt ab ea coquatur, & in rubrum ſanguinem, qualis ipſa eſt, conuertatur: qua in coctione duo gignuntur excrementa, bilis inquam tum citrina, tum atra. Ex quibus flaua bilis, cùm ſit igni ſimilis, à veſicula, quam in Iecoris concauo natura locauit, ſuſcepta eſt. ſed melancholicus ſuccus per quartum ramum demiſſus eſt ad lienem, vt nutriatur. Et quamuis ob chylum deferendum hæ venæ genitæ ſint, tamen fuit alius inſuper vſus non minus neceſ-

Quo pacto chyli diſtributio fiat.

Quare venæ in ſuperioribus inteſtinis plures, ac maiores conſtitutæ ſint.

Hæmorrhoidales venæ.

Venæ portæ, eiuſque ramorū vſus eſt chylū ad iecoris cauū deferre.

Bilis vtriuſque generatio, & ſeparatio.

Venarum duplex vſus.

ſarius, vt ſanguinem ſcilicet deferrent, qui meſenterio, ventriculo, inteſtinis, omẽtóque alendis eſſet. Sed illud adnotes velim hiſce venis ſanguificandi uirtutem nequaquam adeſſe, vt Galeno placuit quarto de Vſu Part. meæ autẽ ſententiæ is facilè ſubſcribet, qui tenuem venarum tunicam, albámque ſubſtantiam diligenter animaduerterit. Quo enim pacto ſua ipſarum tenuitate, atque albedine chylũ album, craſſumq; in rubrum, tenuémque ſanguinem verterent, cùm præſertim illud natura comparatum ſit, vt vnumquodq; corporis noſtri membrum, quum aliquid conuertit, in ſui ipſius colorem trãſmutet? Idcirco ventriculus, licet alba, rubra, flaua, viridiáq;, & aliorum colorum dapes eſitemus, nihilominus in colorem vnum, eúmque candidiſſimũ omnia conuertit, ídq; propterea quòd is eſt ſubſtantiæ ſuæ color. Ita in teſtibus conſpicaberis, qui rubrum ſanguinem, quod albi ſint, in album colorem conuertunt. ita & mãmillæ ſanguinem rubrum in album lac trãſmutant. In parte verò iecoris gibba, vbi maiorem, craſſiorémque ſubſtantiam eius videre eſt, vena enaſcitur, quæ cõcaua dicitur, chylis, magnáq;. eſt enim aliarum omnium noſtri corporis venarum mater. huic variæ ſunt radices craſſæ, & magnæ, quæ in huius ſubſtantiam à ſummo ad imum inſerũtur, quæ amplam, quam diximus, venam tandem conſtituunt, ſuprà caput verſus, infrà ad pedes extenditur, &, vt ita dicam, ramificatur.

Quæ venæ ſanguificandi virtute careant. Galeni error.

Omne alterans in ſui colorem alterandum alterat.

Omnia cibaria à ventriculo alba reddi.

Teſtes ſanguinem conuertũt in album ſemẽ.

Mammillas cõmutare ſanguinem in lac.

Vena concaua chylu, et magna dicta.

misicatur. Huic eidem venæ fluminis quoque similitudo accommodatur. quemadmodum enim è flumine riuulos manantes sæpe videmus, ita complures riuuli ab hac vena deriuantur, seu varij ab hoc trunco rami, qui quidem per vniuersum corpus panduntur, vt sanguinem iam à iecore paratum, atq; elaboratum deferãt. Nam venæ nihil aliud sunt, quàm vasa concaua ex tenui quadam substantia conflata, vt sanguinem ad singula membra deferant, fabrefacta. nam sanguine alitur omnis pars nostri corporis. Sed ad rem redeamus. Hæc vena concaua dum supra iecur caput versus ascendit, transuersum septũ perforat, quo loco distat à corporibus vertebrarum, eóq; loco duas emittit venas, quæ in ramos scissæ per ipsum diaphragma distribuuntur. quod postquã effecit, vena caua immediatè ferè dextræ cordis auriculæ occurrẽs panditur, cum hac cõnectitur dextri cordis ventriculi orificium superficietenus vndiq; complexa, neque in illum intrò fertur. Quo loco venam parit, quæ cor circundat, ramificatur, atque illud coronæ instar amplexatur. propterea vena coronalis appellatur. Caua vena ascẽdens versus caput supra pulmonem scilicet fertur, ibíq; à vertebris distat, & supra cor non exiguo interuallo (non prope cor, vt Galeno visum est secũdo de Ratione vict. in acutis) ἄζυγον, id est, venam sine pari, ac coniuge nuncupatam parit, quæ quanuis in dextro sit latere, tamẽ è media parte, siue

Quid sit vena.

Omnes corporis partes sanguine ali.

Coronalis vena cordis.

Vena sine pari exortus.

ex centro concauæ venæ initium ſumit, quæ reflectitur iuxta corpora vertebrarum, & vſque ad extremum thoracem deſcendit, ſed per interualla coſtarum dextra, læuáque ſuos mittit ramos earum partium nutriendarum gratia. & licet in dextro ſit latere truncus, tamen ſub pulmone, œſophago, magnáque arteria ramos ab eo trunco exortos ad ſiniſtram partem alendam dimittit. Ab eodem dextro trunco, dum reflecti incipit, ramus alius exit, qui ſurſum aſcẽdẽs ramos mittit ſuperioribus interuallis ſupremarum coſtarum alendis dicatos, neque ſolùm in dextris, ſed in ſiniſtris quoque, aliquos tamen excipio, ſed perpaucos, quibus ſiniſtra parte ramulus adeſt ab axillari ortum ducens, qui nunc ad duo, nunc ad tria coſtarũ interualla, & quãdoque ad vnum dũtaxat defertur. Ex hiſce venis omnibus interualla nutrientibus aliæ oriuntur venæ, quæ inter vertebram, & vertebram ingrediuntur, vbi adſunt foramina ob neruorum exortum. alunt autẽ hæ venæ ſpinalem medullam, & vertebras: deinde foramen ingrediuntur, quod poſt vertebrarũ corpus ſitum eſt. Ab his, antequam ſpinalem ingrediantur medullã, vt eam nutriant, ad dorſales muſculos, & ad cutim venæ mittuntur. Supra venam ſine pari, aſcendit caua ſuper aſperam arteriam vſque ad iugulum recta: atq; ibi duas magnas emittit venas axillares dictas, quòd ſub axillam trãſeant, quæ thoracis cauitatem inter iugulum, & primam

Venæ intercoſtales.

Venæ à vena ſine pari ad ſiniſtrum latus alendũ demiſſæ.

Venæ vertebras ac ſpinalẽ medullam nutriẽtes.

Axillares venæ.

mam costam prætereunt. Deinde ex se venam promit humeralem, vel cephalicam, & capitalem dictam, quæ tamen summum humerũ non ascendit: sed potiùs ad internam regionem defertur, inter primúmque & secundum humeri musculum trãsiens ad externa tendit, ibi superficiaria efficitur. nam vbi membranam carnosam præteriit, inter hanc, & cutim ad cubitum vergit, delata extrorsum prope primum musculum, qui cubitum flectit: apud cuius flexuram in duos ramos secatur, quorum alter internum cubitum petit, & vbi à flexura eius discessit, cũ alio id genus basilicæ ramo vnitur. ex quibus duabus fit vera communis vena. alter verò ramus humerariæ in externo cubito superiùs & exteriùs ramulos quidem multos propagat: sed tãdem præcipuus ramus supra brachiale, extremámque manum inter minimum digitum, & anularem tendit, atque hîc diuisus ad vtrunque digitum fertur ad summũ vsque ipsorum. Hanc venam tum Arabes, tum qui praxim exercent ferè omnes saluatellã nuncupant, cuius sectionem in affectibus lienis mirè aiũt prodesse. Sed quantum missio sanguinis è saluatella in splenis morbis auxiliari possit, ego sanæ mentis lectori iudicandum relinquo. Posteaquam axillaris vena è cauitate thoracis emersit, &, quam dixi, venam genuit, sub iugulo apud Anchiroïdem scapulæ processum profundè immergitur, quo loco ramos cõplures profert, qui primum bra-

Venæ cephalicæ, humeralis dictæ origo.

Quo loco cephalica cum basilica vniatur.

Venæ communis vera cõstitutio.

Error Arabum de venæ saluatellæ sectione in lienis affectibus.

chij musculum enutriant, neque hunc solùm, sed scapulæ secundum, secundum quoque thoracis, quartúmq;, & septimũ humeri, & scapulã ipsam, & vsq; ad abdomen. Pręter hos in fœminis alij rami ad mammillam alendam se conferũt. Hæc axillaris vena ad humerum delata sub primo musculo cubitum flectẽte, tres in venas, atque illas insignes diuiditur, quarum vnam basilicam dicunt iecorariam, hepaticámve, Hippocrates cubiti internam vocat. hæc, quam altiùs penetrare diximus, fit sensim superficiaria, & extremo humero accedit: ac vbi cubitus flectitur, humerariæ instar in duos diuiditur ramos, quorum vnus interno cubito cum humerariæ ramo vnitur: quo loco efficitur cõmunis vena. communem autem dicũt, quod vtriusq; venæ sit particeps. qui illam constituunt rami, medianæ appellantur, quos semper ferè vulgo secant. Sed hic animaduertendum est, prope humerariam, atque eius medianam, neruum adesse nullum, quemadmodũ prope basilicam. Alius ramus & ipse per exteriorem partem diffunditur, variéq; coniungitur. nunc enim cum humerariæ ramo: nunc cum communi anastomosim efficiens: tandem verò supra brachiale, postbrachialéque ramos mittit, tum ad mediũ, tum ad indicem. Alia superficiaria vena, quæ cõmunis appellatur, medio & interno cubito obliquè supra radium fertur, variè scinditur, ramúmque inter indicem, & pollicem, atque in-

Venarum in fœminis mãmillas nutrientium exortus.

Vena basilica, iecoralia, hepaticáque dicta, interna ab Hip. appellatur.

Vena cõmunis quare dicta.
Mediana vena.

Prope humerariam venã minimè, verũ propè basilicam esse neruum.

ter indicem & medium mittit, ac in ipſorum finibus ceſſat. Hunc ramum in capitis affectibus ſecare conſueuerunt. Aliarũ verò duarum magnarum venarum axillarium, altera profundè ſatis, quinque neruos ſubit: parúmq; abeſt, quin os humeri attingat, & ramulos emittit, qui duos muſculos cubitum flectentes alant, deinde deorſum flectitur inter primũ, ac ſecundum muſculum: & ſupra flexuram cùm tranſiit, in tres ſecatur ramos: atque hinc ad internos cubiti muſculos ramulos mandat: dein altiùs penetrans ad brachiale inclinatur. hi ſub ligamẽto vbi ad manus volã peruenere, ſurculos promunt iis muſculis alendis dicatos, qui in extrema ſunt manu, deinde ſingulis digitis venulas binas diſtribuunt, quæ à lateribus ad eorum extremitatem feruntur. alius autem ramus apud flexuram id ligamentum præterit, quod inter cubitum, ac radium poſitum eſt, & ad exteriores muſculos diſtribuitur. Alia axillaris medio humero plus minus reflectitur ad poſteriorem partem, ad duos muſculos cubitum extendentes ramos relegans. Poſtmodum deorſum magis tendit ad muſculum longiſſimum, ad bicornem, necnon ad muſculos, qui ab externo humeri tuberculo, ortum ducunt, atque inter hos muſculos diſperditur. Eadem in regione ſub iugulo, vbi eſt ortus axillarium, quatuor tenues venas exoriri videbis, eáſq; deſcendentes, quarum duæ deſcendunt ſub oſſe pectoris, à parti-

Vena in capitis affectibus ſecari ſolita.

Duarum magnarum venarum ductus.

Quatuor venæ ab axillariũ venarũ exortu ad abdominis muſculos tendunt.

bus lateralibus penes costarum cartilaginem, hę deorsum vergunt, thoracémque prætereuntes per rectos abdominis musculos descendũt, quæ in nonnullis mulieribus cum alia vena coniunguntur, quæ ex inferiore loco ad dictos musculos scandit. Hæ inter quartam, ac quintam costam nunc altiùs, nunc decliuiùs descendentes exteriorem in partem se conferunt, in viris anteriores musculos nutriẽtes, in fœminis autem non modò ob hoc, sed ob lactis quoque generationem cum in mammis dispergantur. Reliquæ duæ deorsum latę supra concauum pulmonis iuxta mediastinum supráque pericardiũ feruntur vnà cum neruis duobus, qui ad tendinẽ diaphragmatis feruntur. Altiùs aliquantulum emergunt quatuor iugulares venæ: ex quibus binæ internæ sunt, externæ reliquæ. Externæ supra iugulũ immediatè pullulant venæ ad musculum ἐπωμιδὰ delatæ, & post scapulam truncus per colli latera obliquè assurgens ramulos mittit ad musculos capiti inseruientes, ac post occipitium sursum ad capitis cutem apud eam partem iugularis externæ, quæ reliqua erat: suprà inferiorem maxillam se effert ante masseterem, & obliquè per mediam faciem fertur ad maiorem oculi angulum: quosdam etenim ramulos ad faciei musculos distribuit, in angulũ verò venam supra orbitam mittit, ídq; per musculum palpebram constringẽtem: & quod reliquum est, inter supercilia per frontem ad cu-

Venæ quæ in viris anteriores abdominis musculos alunt in fœminis verò etiam lac generant.

Venæ capitis musculis inseruientes, ac in reliquas capitis, ac faciei partes se dessiminantes.

tim

tim capitis aſcendit. Illud adnotabis dextram venam in quibuſdam inter ſupercilia cum ſiniſtra iungi, deinde rurſus ſeiungi. Alia iugularis vena eſt ſatis inſignis, quæ ſurſum attollitur verſus caluariæ baſim per anteriora proceſſuũ trãſuerſorũ vertebrarum colli penes aſperã arteriã. Hæc, quam diximus, vena ſub larynge ramum profert notatu dignum, cuius ramulis glandulæ muſculíq; laryngis aluntur. Eadem vena ſub inferiore maxilla variè diuiditur, tamen minor eſt diuiſio huius cùm accedit ad glãdulas, quę ſunt ſub aure, ad muſculos hyoïdis ſeruientes & ad linguam ipſam: ídque inferiùs. Medici iubent hanc ſecari in angina, reliquum venæ tum ad φαρύγγα diſtribuitur, tum ad eam tunicam, quæ os inueſtit. Maior dictæ venæ truncus caluariã ingreditur per inęquale foramen, per quod ſextum par neruorum cerebri deſcendit. Vbi verò ingreſſus eſt, ad poſteriora conuertitur, atque in duram matrem immittitur. Verùm ſuam ſecum tunicam portat, & per occipitium ad ſummum penè lambdalis ſuturæ aſcendit: quo loco dextra cum ſiniſtra iungitur, & quà dura mater duplex efficitur, à poſteriore parte ad frontem ducitur parte ſuprema cerebri, in orbicularéque foramen inſeritur inter frontem & ethmoïdes ſitum, parte capitis poſteriore, vbi in vnum venæ coïbant, in duræ matris quadruplicationem admittitur. Indéque duæ venæ per vniuerſam ſuperiorum ventriculorum longitudinem pro-

Venas ſuperciliorũ in aliquibus dexterã cũ ſiniſtra iũgi, ac inuicẽ ſeiungi.

Venæ iugularis verſus caluariæ baſim proceſſus.

Vena muſculos, glãduláſque laryngis nutriẽs.

Vena quæ in angina ſecatur.

Vena quæ ad duram matrem inſeritur.

Venæ cerebri ſubſtantiam alentes.

grediuntur. huiusce ramuli cerebri alunt substantiam. Quadruplicatio autem duræ meningis, quam suprà memoraui, & linon, & torcular appellatur, iacétque inter cerebrum, ac cerebellum. Vena verò per superiorem cerebri longitudinem vergens admirabilem sinum cōstituit. nam suprà semicirculum præ se fert, infrà verò tres angulos habet, qui hoc in loco nūc paulò ampliores, nunc arctiores sunt. vario se modo diffundit, eiúsq; rami postquam duram membranam perforarunt, per tenuem lati nūc sursum, nunc deorsum variis modis per illam totam ramificantur. at vbi tenuem prætergressi sunt ipsam substantiam cerebri ingrediuntur. quod dictum non dubito quin vobis nouū esse videatur, cùm nemo istuc ipsum antea obseruauerit. Ego enim primus (absit verbo inuidia) obseruaui venas atque arterias cerebri substantiam introire. Sub hac substantia cerebri iugularis interna antequā craniū ingrediatur, venulas per laterales partes ad musculos mittit temporales, in cranio verò ipso ad duræ matris latera iuxta iugulum. Hæc vena, venam aliam paruulam parit dum ascendit per transuersos processus vertebrarum ceruicis, ac ramulos emittit, qui ceruicis musculos alant: ea in aliquibus ab axillari exoritur. Vbi verò inter ceruicis vertebras exeunt nerui, hæc vena ad spinalem medullam ac vertebras nutriendas properat: primam vertebrā eadem superequitat occipitium versus,

Linon, seu torcular.

Vena mirabilē sinū constituēs.

Venarum in duram, ac tenuem membranam cerebri ramificatio, ac in cerebri substantiam ingressus.

Venas, ac arterias cerebri substantiam ingredi nemini hucusque cognitū.

versus, vbi foramen cernere est, quod ad auditus organum penetrat, eóque ingreditur, vt hoc organum omne nutriat. Ab hac iugulari interna omnia ossa capitis, maxillæq; tum superior, tum inferior dentésque omnes nutriũtur. Quare nihil est quod alium venæ peculiarem ramũ describendum expectes, qui dentes ipsos alat. Caua vena, postquam sub diaphragmate ab hepate tanquam à proprio exiit fonte, corpori vertebrarum dexteræ partis adhæret, quæ post exitum paulò infra hepar venulã ex sese procreat, quæ partes ibi adiacentes alit, & variè scinditur. Postmodum truncus deorsum inclinans duas venas, quas emulgentes dicunt, parit, quæ in renes terminantur. hasce solas semper esse caue existimes. In tres enim, quatuor etiam, & quinque nonnunquam diuisas esse comperies, licet hac de re scriptorum nullus adhuc meminerit. Sunt autem emulgentes tam in dextris, quàm in sinistris. Galenus longo verborum apparatu causas reddit, quibus natura dextram sinistra altiorem voluerit esse. Sed cùm sensus cõtrarium prorsus attestetur, omnes illius rationes protinus corruant, necesse est, cùm ingeniosæ potiùs, quàm veræ existant. Equidem in brutis animantibus situm emulgentium venarum homini contrarium deprehendi, ita vt de brutis locutum fuisse Galenum tam perspicuum sit, quàm quod maximè. Nos igitur hominis emulgentes venas describentes ita dicamus. A sini-

Venæ, capitis ossa, vtranque maxillam, dentésque nutrientis descriptio.

Cauæ venæ ductus.

Venas emulgentes in plures ramos scindi solitas à nemine animaduersum.

Galenũ frustra in rationibus inueniendis de emulgentiũ situ laborasse quantum ad corpus humanum spectat.

Emulgentium venarum descriptio.

Renum situs.

ſtra igitur parte cauæ venæ ſub ventriculo ſcaturit vena ampla ſatis, & longa, emulgens dicta, quę ſupra vertebrarum corpus, arteriámque ἀορτὴν fertur, per mediúmque ſiniſtrum renem fluit (eſt autem is in homine non parum dextero ſuperior, & hoc ob lienis paruitatem) quæ illi non obſtat, cùm iecoris magnitudo plus loci occupans dextrum renem cogat eſſe inferiorem. poſtea verò quàm ad renem peruenit eo, quo dictum eſt, pacto, eius corpus ingreditur, ibi amplificatur, atque in ramos ſecatur, qui per renis ſubſtantiam diſtribuuntur. Noli tamē exiſtimare confici ex his cibrum illud magni nominis, de quo Galenus tam multa, per quod lotium percolari exiſtimabat: hoc verò dilatato ſanguinem mingi. Hîc natura membranas apponere poterat, quemadmodum meſaraïcis, atque vreterum finibus: ſed, quoniam hoc illi commodius viſum eſt, ex ipſamet renis ſubſtantia quaſdam eminentias procreauit, quæ in dictos ramos ingreſſæ, obſtant, quominus ſanguis, qui ad renes vnà cum ſeroſa parte deducitur, naturaliter delaberetur. Hoc tamen obſeruato; quod eſt pulcherrimum, cùm natura lapillus aliquis deorſum trudendus eſt, id plerunque tanta vi fieri, vt magnam vim ſanguinis cum vrina demittat. vſus harum venarum eſt, vt ſanguinis ſerum, & pro renibus nutrimentum deferant. Ab huius venæ concauo vas oritur, vreter, id eſt vrinarius dictus, vt proprio

Cribrū ab aliis fictū in renibus non dari. Galeni error.

Qui lapillus è renibus ad veſicā detruditur.

Emulgentium venarum vſus.

Vrinarium vas vreter appellatur.

prio loco fusiùs dicetur. oritur inquam in ipsius renis corpore: hîc vrinam suscipit, & ad vesicam fert. In dextra parte eadem emulgens sita est sinistra inferior, & breuior multò. nam inter cauam venam, & dextrum renem parum quid interest: inseritur autem eo pacto, quo in sinistra dictum est. Oritur à sinistra emulgente vena seminalis nuncupata, quæ obliquè sub peritonæo descendens supra os pubis deducta in testiculum inditur: quemadmodum apertiùs explicabitur, vbi de partibus genitalibus agemus. sed interim diligenter adnota ortum seminariæ venæ ab emulgente non esse, vt humor serosus ad sinistrum testiculum deferretur, quo maiorem in coïtu voluptatem pareret, sicuti plerique Anatomici in hoc parum prudentes credidere: sed vera causa est ipsa venæ exiguitas, quæ si ex venæ cauæ corpore emersisset, vt dextra, quoniam illi supra arteriam transeundum erat, periclitabatur, ne in magnis dilatationibus, ita vt fit, disrumperetur. quocirca prudens natura nō à corpore venæ cauæ, sed à sinistra emulgente sinistræ seminalis originem trahi voluit. at sub dextra emulgente apicis duorum digitorum interuallo ab ipso venæ cauæ fonte effluit vena seminalis dextera, quæ primò obliquè descendit: deinde sub peritonæum fertur, deinde super os pubis: postremò in testiculum desinit: quod in viris intelligas oportet. secus enim contingit in mulieribus. licet enim origo sit eadem, & finis,

Vena seminalis ortus.

Falsa opinio aliquorum de ratione ortus seminariæ venæ.

Quamobrē non à caua vena, sed à sinistra emulgente seminalis sinistra oriatur.

Dextram seminalem à caua nasci.

Differentia venarum seminalium inter virū & mulierem.

tamen longitudo nō est tanta, neque summum ossis sacri præterfluit: & in abdomine cessat. Illud verò magis miraberis sub seminali dextera ad quartam vsque lumborum vertebram nullam venam mitti ad superiora, sed ad inferiora duntaxat. à iecore námque ad hunc vsque locum, inter vertebras, vbi exeunt nerui, vena caua venas profert, quæ tum spinalem medullam, tum vertebrarum corpus nutriant. Quum primùm autem ad quartam vertebram lumborum caua peruenit, in duos insignes ramos diuiditur, qui obliquè super os ilij, pubísque delati ad dextrum, ac sinistrum crus iter habent. A qua diuisione primò venæ satis magnæ oriuntur, quæ deorsum latæ, primò versus anum se conferunt: vbi námque illa adhæsit ossi sacro, ramos per ipsius foramen transmittit ad spinalem medullam, ad ipsum os sacrum & ad musculos in lumbis sitos, qui ab hoc sacro originem ducunt. mittit insuper ramos ad natium musculos, qui femori deseruiunt. Ab iisdem ramis venæ illæ proficiscuntur, quæ in extremum rectum intestinum implantantur. Ab hac eadem vena prodeunt illæ venæ, quæ ad vesicæ latera proficiscuntur, vt ipsam, musculósque recto intestino deseruientes enutriant; idque in viris. nam in fœminis petunt ceruicis vteri principium, ex quo loco menstruę illis effluunt purgationes, vt latiùs capite de vtero explicabimus. Idem ramus, qui vesicam, vteri ceruicem alit. & ipsa non-

Vena caua in quarta lumborum vertebra in duas scinditur partes.

Distributio vtriusque rami caua venæ ad inferiores partes.

Ex quo loco mēstrua egrediātur.

nonnunquam principalis diuiſio venam gignit, quæ deſcendit, deorſúmque lata eo foramine excipitur, quod in oſſe pubis, coxendicíſque collocatum eſt, & ad nonum decimúmque muſculum femur circumagentes ſe recipit: vt eos nutriat. deinde ad ſeptimum, deorſúmque per internum femur ſpargitur, & terminum habet. Animaduertendum tamen eſt vaſa ſeminaria in mulieribus non finiri in teſtium capite, ſed deorſum effundi, vt matricis ſubſtantiam alant. Ab his venis ortum ducit vmbilicalis vena, cui noſtræ generationis exordia accepta ferenda ſunt. Eadem venæ cauæ diuiſio duas parturit venas dextram inquam, & ſiniſtram, quæ ſurſum caput verſus reflectuntur. Progreſſus earum eſt inter peritonæi diuiſionem, ſupráque id ſub rectis muſculis ad ſecundam vſque ipſorum interſectionem in ramos, ac ramulos degenerantes diſtribuuntur, dictis muſculis peritonæóque alimentum ferentes. Hæ ſunt illæ venæ, quarum ope (vt magnus Hippocrates, & poſt eum Gale. ſcriptum reliquere) tantus eſt vteri cum mammis conſenſus in mulieribus, quas quandoque inuenies cum illis duabus venis vniri, quæ deorſum deſcendentes ſub ſternum collocantur in rectorum muſculorum fine. in quibuſdam parte vna duntaxat, aut duabus ramulo perexiguo coniunguntur. Illud verò reticere nullo pacto poſſum, me in nonnullis mulierum cadaueribus quacunque diligentia ad-

Vaſa ſeminaria in mulieribus quomodo conſtituta ſint.

Venæ vmbilicalis ortus.

Venæ duæ peritonæum alẽtes.

Venæ per quas compatitur vterus cum mammillis.

hibita, nunquam tamen harum venarum vnionem inuenire potuisse. Hoc insuper assero, has non proficisci ab vtero, sed ab ea diuisione, vbi eius venæ oriuntur, quæ non vteri substantiæ alendæ dicatæ sunt, sed ceruicem illius nutriũt. Per eas memstrua expurgantur: quemadmodum sæpenumerò vidi hisce oculis in aliquibus mulieribus, quæ violenta morte periere, dum adhuc illis menses fluerent. neque in his modò, sed etiam in aliis quibusdam quibus instabant, & mox fluxuri erant, idque præsertim Pisis accidit, dum mulierem eiusmodi in publico theatro secarem: aderat discipulorum, ac doctorum magnus numerus: mulieri, cuius anatomen profitebar, Sanctæ nomen erat, quæ cùm ante mensem geminos peperisset, eósque miseros vix in lucem proditos luce priuasset, ac suffocasset, eam iusti iudices suffocandam iusserũt. nam vt inquit poëta ille,

Per quas venas menstrua purgentur.

Non est lex iustior vlla,
Quàm necis artificem arte perire sua.

In hac igitur muliere Sancta nomine, reuerà autem dæmoniaca potius, & venefica, huiusmodi venæ, quæ in aliis non admodum magnæ esse solent, insignes erant, & nigerrimæ, & propterea satis perspicuæ. Quamobrem licuit spectatoribus per Sanctę cadauer in animum inducere, per quas venas fluunt menstrua, eas non transire per vterum. Sed si quis ita obstinatè oppositum sentit, vt neque si oculis cernat, quod dixi,

illi

illi ſuaderi veritas poſſit, ego nihil moror, ipſe viderit. Ramus hic craſſus diuiſionis arboris venæ cauæ cùm ſupra os pubis peruenit extra abdomen, fertur in inguina: & hic ramulos complures gignit, qui glandulas ibi poſitas nutriant, in quibus glandulis fiunt bubones. Ab eodem loco venæ emergunt, quæ per penem ambulant inter pellem, & carneam membranam vſque ad extremum præputij. eius rami etiam neſcio qui per ſcrotũ diſſeminantur. Ex eodem loco, vnde venas haſce omnes exoriri dicebamus, vena exit ſatis apparens, quæ obliquè aſcẽdit ad ilium os, & ſub pelle graditur verſus extremas coſtas, ſupráque abdomen diuerſos in ramos ſcinditur, quas venas bonus Veſalius præteriit. Ramus hic inſignis, quem paulò antè memoraui, poſtquã inguen ſuperauit, trimembris euadit: quorum vnus intra pellem & membranam carneam obliquè introrſum, verſus genu deſcendit, ſupráque ipſum internè per crus deſcendens, ſupra internum malleolum progreditur ac ſupra pedem digitos verſus, pollicem præſertim, ibíque variè finditur. Hæc vena illa eſt peruulgata ſatis, quam ſaphenam dicunt, è qua in vteri affectibus ſanguis mitti conſueuit, in cuius deſcenſu ramuli complures hinc inde mittuntur, cum vt cutem alant, tum vt pinguedo gignatur. Reliqui duo craſſi rami à muſculis tecti feruntur, obliquè tamen per femoris interna deſcendunt, tranſeúntq; inter duo inferiora

Glandulæ in quibus bubones fiunt.

Veſalij negligentia.

Vena ſaphena.

femoris capita: ſub genu deferuntur, priùs tamen ramulos multos promittunt pro eorũ muſculorum nutritione, qui femur ambiunt, quà femur flectitur. A maiori autem, quem diximus, ramo vena aſſurgit, quæ ſub cute primùm, deinde per poſteriora tibiæ ad pedem vſque excurrit. ſub eadem genu flexura alia vena pullulat, quæ anteriores muſculos tibiæ, aliúmque etiam profundiorem nutrit, deorſum fertur, ligamentóque adhæret, quod eſt inter tibiam, fibulámque: vbi ligamentum perforat, & ad anteriora tibiæ ſerpit, ac deſcendens ſupra pedem cum pedis ligamento adhæret. Ramus maior adeò ima petit, vt ſub planta pedis excurrat per internum malleolum, & in tibiæ regione, nec non ſub planta variis modis ramos edit. Alius ramus notatu dignus diuiditur & ipſe per muſculos, & venam mittit ſub duobus primis muſculis poſt tibiam ſitis, vbi tendo eius initium ſumit. Hæc aſſurgit, & anteriora verſus ſub cutem fluit, & ad externum pedis malleolum trãſmittitur. hæc illa eſt vena illuſtris, quam ſciæ ſiue iſchij & coxendicis vocant, & in eius affectibus ſecant. Ramus ille, qui ſub genu fertur, poplitis vena nuncupatur: cuius apud antiquos frequens fit mentio. A quibus venis, quemadmodum ab aliis ſuperiùs deſcriptis, plures alij ramuli exoriuntur, qui à nobis de induſtria præteriti ſunt. quæ venæ & quòd exiles admodum ſuat, neque eundem in omnibus curſum tenent

Vena ſciæ, iſchij, & coxẽdicis vocata.

Vena poplitis.

nent, deſcribi nullo prorſus pacto à nobis debebant. Igitur quæ de venarum hiſtoria breuiter à nobis hactenus exarata ſunt ſatis eſſe poterunt candido, benignóque lectori: ſi tamen illud addiderimus, hanc eſſe venarum vtilitatem, vt ad omnes corporis partes ſanguinem pro nutrimento deferant. etenim membra omnia ſolo ſanguine aluntur: propterea cauas natura procreauit venas dedita opera, vt inſtar riuulorum per corpus excurrerent. Subſtantia venarum tenuis admodũ eſt, neruoſáq; cõſtat membrana: idq; non temerè. Nihil enim Deus Opt. Max. temerè agit, ſed ne ita facilè diſrumpatur.

Venarum vtilitas.

Cuncta mẽbra ſolo ſanguine nutriri.

Quare cauæ factæ ſint venæ.

Venarum ſubſtãtia tenuis & neruoſa membrana prædita.

X

REALDI COLVMBI
CREMONENSIS,
DE RE ANATOMICA
Liber septimus.

DE CORDE ET ARTERIIS.

Cor eſt inter principes corporis partes, nõ tamen princeps pars.

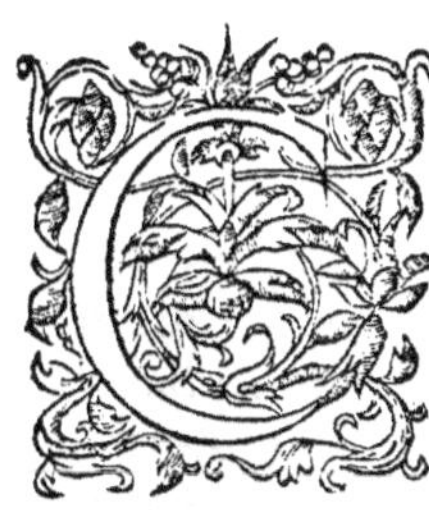OR licet inter principes partes non numerari nõ poſſit, princeps tamen non eſt, vt Ariſtoteles cẽſuit, qui actiones omnes in corde collocauit. quod profectò vitalis caloris fons exiſtit, vitaléſque ſpiritus perfectiores reddit, poſteaquam in pulmonibus elaborati ſunt: quẽadmodum planiùs audies, quando de pulmonibus, eiúſque actionibus mentio fiet: eſtque arteriarum omnium radix, fons, & origo, & quamuis in thorace à ſagaciſſima natura cor ſitum fuerit, dimidiatum tamẽ thoracem neutiquam occupauit: neque in medio corporis ſitum fuit, vt Ariſtoteli placuit. nam centrum corporis occupauit vmbilicus, quemadmodum tunc dicemus, cùm de fœtu agemus. Illud verò nullo tibi pacto in mentem veniat cor neruorum, aut venarũ principiũ eſſe. ſitus cordis in homine eſt in thoracis cauitate:

Cor ſpiritus vitales in pulmonibus elaboratos perficit.

Cor arteriarum omnium radix.

Cordis ſitus cõtra Ariſt. ſententiam.

Corporis centrũ vmbilicus occupauit.

cauitate:ísq; obliquus, & si in brutis rectus existat, in homine supra septum transuersum iacet, & illud tangit: sed in brutis non parum distat. basis eius est tantùm non in dextro latere, at cuspis sinistrorsum. membrana inuoluitur satis crassa, nerueáque, quam cordis inuolucrum appellant, cuius vsus est, vt cor cõtineat, colligétq;, ne decidat, néue os pectoris, costásque, dum mouetur attingat. Appellant autem cordis motus, tum diastolen, tum systolen, quòd scilicet & dilatetur, & constringatur. Pericardium igitur hoc, quod diximus, à corde aliquantulùm distat: quo loco aqueum quendam humorem natura collocauit, vt eo cor humectaretur. periculum etenim imminebat, ne absque hoc præsidio ob frequentes, ne perpetuos dicam, ipsius motus, qui etiam nobis fiunt inuitis, cor exiccaretur. Quem humorem non modò in viuentibus, sed in mortuis quoque deprehendes: licet de hoc Curtius Papiensis dubitauerit: at ego hoc ita esse, non semel, sed sæpius in publicis, priuatísque viui canis sectionibus apertè ostendi ita, vt nullus ampliùs dubitationi locus relinqueretur. Hoc inuolucrum, indumentúmue in homine septi transuersi tendini validè cohæret. Scito præterea cor præter inuolucrum, quod dixi, propria tunica præditum esse, quæ ipsius substantiam immediatè contingit: sed inter cor, & pericardium non parua oritur pinguedo, quæ manifestè conspicitur, & cordi adhæret: quam-

Mẽbrana cordis inuolucrum appellatur.

Diastoles & systoles cordis motus.

Pericardium.

Humor aqueus in pericardio.

Curtij Papiensis hæsitatio.

Cordis alia à pericardio propria tunica.

Cordis pinguedo

Gal. & Arist. falsa opinio.

uis Aristoteles,& Galenus afferant,neque circa cor, neque circa aliam quamuis calidam particulam pinguedinem vllam nasci. Dicebat autẽ Portius Neapolitanus Physicus, qui in Aristotelis verba nimis iurauerat,hanc, quã diximus, pinguedinem circa cor pinguedinem nullo pacto esse : huius rei testimonium locupletissimũ esse,quòd ipsa non eliquatur.Ego verò in theatro, dum Pisis publicè profiterer , nihil respondens pinguedinem eandem candelæ,quæ præstabat,eliquaui.quo viso cũ mutire amplius non auderet,tacitus abiit,ac penè explosus.Erat autem ob continentem motum pinguedo ibi valde necessaria. itaque pinguedinem in compluribus corporis nostri partibus cernimus,præsertim circa oculos, temporalésque musculos , ne partes exiccentur. Humani cordis figura pyramidem prorsus nõ præ se fert , quemadmodum in brutis: sed depressum est potiùs cor in homine. eius substantia dura admodum,densáq; est, eiusmodíque facta est , vt ne in validis motibus disrumperetur. Tribus generibus fibrarum cor præditum est,hoc est rectis,obliquis,& trãsuersis , vt & traheret , & contineret, & expelleret. nullo autẽ pacto potest cor inter musculos connumerari : quamuis diuinus Hippocrates in libro de corde ipsum musculum esse dicere non erubuerit. Vndique vena coronali circundatur, vt eius sanguine alatur : cui arteria coronalis quoque dicta se sociam præbet, & nõnunquam binæ:

Portius Neapolitanus Aristotelem defendẽs experientia victus.

Pinguedinis vsus.

Cordis humani figura.

Cordis substantia.

Cordis fibræ.

Cor non est musculus, vt Hippocrati placuit.

Cor coronalis venæ sanguine nutritur.

Coronalis arteria.

binæ: ídque vt eius ope ſubſtantia vitalis caloris viuificetur. quare dubitare aliquis poſſet, atque ex dictis argumẽtum elicere ſatis validum, non in corde, ſed in pulmonibus vitales ſpiritus gigni. Ego verò magis philoſophis huiuſmodi difficultates diſcutiendas relinquo. mihi etenim ſatis fore puto, ſi partes corporis quomodo ſe habent, earúmque vſum, quantum in me erit, verè deſcripſero. ſed, vt ad cordis hiſtoriam redeamus: Duæ inſunt cordi cauitates, hoc eſt ventriculi duo, non tres, vt Ariſtoteli viſum eſt. ex his alter à dextris eſt, à ſiniſtris alter: dexter ſiniſtro multò eſt maior. in dextero ſanguis adeſt naturalis, at vitalis in ſiniſtro. illud autem obſeruatu perpulchrum eſt, ſubſtantiam cordis, dextrũ ventriculum ambientẽ, tenuem ſatis eſſe, ſiniſtram verò craſſam: & hoc tum æquilibri cauſa factum eſt, tum ne ſanguis vitalis, qui tenuiſſimus eſt, extra reſudaret. Inter hos ventriculos ſeptum adeſt, per quod ferè omnes exiſtimant ſanguini à dextro ventriculo ad ſiniſtrum aditum patefieri. id vt fiat faciliùs, in trãſitu ob vitalium ſpirituum generationem tenuẽ reddi: ſed longa errant via. nam ſanguis per arterioſam venam ad pulmonem fertur, ibíque attenuatur: deinde cum aëre vnà per arteriam venalem ad ſiniſtrum cordis ventriculum defertur: quod nemo hactenus aut animaduertit, aut ſcriptum reliquit: licet maximè ſit ab omnibus animaduertendum. Præter hæc omnia,

Cordis ventriculi duo, nõ tres ſunt.

In dextro corporis ventriculo ſanguis naturalis, in ſiniſtro vitalis continetur.

Subſtantia vtriuſque cordis ventriculi.

Cordis ſeptum.

Vitalis ſpiritus generatio nemini adhuc animaduerſa.

Cordis auricula

quæ hactenus dicta sunt, adsunt quoque circa cor duæ aliæ particulæ, quas auriculas vocant, quæ tamen auditus sensui nullo pacto sunt dicatæ. Sunt igitur eminentiæ binæ, membranosæ, anfractuosæque, ex quibus altera dextra est, sinistra altera: & rursus altera maior est, altera minor: rursúsque harum altera ad cauam venam, altera ad arteriam venalem apposita est. harum igitur auricularũ in cordis motibus non paruus est vsus, ne scilicet dum cor mouetur, vena caua, venalísque arteria, quæ ipsa quoque venarum instar, cõstructa est, disrumperentur: nimis enim quandoque sanguine opplentur. Circa cordis basim, quę lata admodum est, quatuor vasa conspicua sunt: duo ad ventriculum dextrum, duo item ad sinistrum: in dextero est vena caua, venáque arteriosa: at in sinistro adest arteria ἀορτὴ, & arteria venalis. Neque tamen existimes id, quod multi sunt opinati, venam cauam hinc exoriri, vt iam dictum est in tractatu de venis. illa enim cor non ingreditur, vt falsò arbitrantur, sed cùm scissa sit eo loco, latáque, dextri ventriculi orificio duntaxat adhærescit. Vena item arteriosa non à corde oritur, sed à iecore. quod verũ esse facilè perspicies, si animaduerteris. nam, dum in vtero matris fœtus latitat, si eius introspiciamus, comperiemus cauam venam cum vena arteriosa continuam esse. Igitur quatenus vena, ab hepate ortũ ducit: at quatenus arteriosa, ex corde. est enim cor arteriarũ omnium

Auricularum cordis vsus.

Quatuor in cordis basi vasa.

Vena caua.

Vena arteriosa.

Arteria ἀορτὴ.

Arteria venalis.

Vena caua cor non ingreditur.

Vena arteriosa à iecore non à corde ortus.

Quare vena arteriosa dicatur.

omnium principium. Hæc ad pulmonem incedit, vt ad illum ſanguinem ferat, quo nutriatur, quémque pro corde alteret. Vena arterioſa hęc, quam diximus, magna eſt ſatis: immò verò multò maior quàm neceſſe fuerit: ſi ſanguis ad pulmones ſupra cor exiguo interuallo deferendus duntaxat erat. Diuiditur duos in truncos tum ad dextrum, tum ad ſiniſtrum pulmonem: deinde varios in ramos, quemadmodum tunc dicemus, cùm de pulmone agemus. Verùm enimuero vena illa, quam diximus, ſeu membrana euaneſcit poſt infantis egreſſum ab vtero: ídque propterea quòd incipit cor ſuum officium præſtare. Arteria ἀορτὴ, quæ eſt aliarum omnium arteriarum mater, à ſiniſtro oritur cordis ventriculo, ſurſúmque aſſurgit. Sed antea quàm huius arteriæ iter perſequamur, de arteria venoſa dicendum videtur, quæ ſiniſtro ventriculo appoſita eſt. Dicitur autem arteria quoniam ſpiritibus, arterioſóque ſanguini deſeruit: at vena etiam appellatur eò, quòd venæ corpus, hoc eſt ſubſtantiam habet. vas eſt ſatis inſigne, quod per pulmones inſtar venæ arterioſæ diſſecatur. Scribunt Anatomici in hoc (pace eorum dixerim) parum prudentes harum vſum eſſe, vt aërem alteratum ad pulmones ferant, qui flabelli inſtar ventulum cordi faciunt, ídque refrigerãt, non cerebrum, vt Ariſtoteli viſum eſt: exiſtimantes ijdem eas tunc fumos neſcio quos capinoſos (ita enim ipſi vocãt linguarũ ignoratione)

Arteria ἀορτὴ arteriarũ omniũ mater.

Arteria venoſa quare dicatur.

Anatomicorũ opinio erronea.

excipere à ſiniſtro ventriculo profectos. quod commentum nõ dici poſſet, quàm ipſis placeat; quippe qui certò exiſtimant in corde ea fieri, quæ in caminis aſſolent: quaſi in corde viridia ligna exiſtant, quæ dum cremantur, fumum edant. atque hactenus de harum vſu iuxta aliorum Anatomicorum ſententiam. Ego verò oppoſitum prorſus ſentio: hanc ſcilicet arteriam venalem factam eſſe, vt ſanguinem cum aëre à pulmonibus mixtum afferant ad ſiniſtrum cordis ventriculum. Quod tam verum eſt, quàm quod veriſſimum. nam non modò ſi cadauera inſpicis, ſed ſi viua etiam animalia, hanc arteriã in omnibus ſanguine refertam inuenies. quod nullo pacto eueniret, ſi ob aërem duntaxat, & vapores conſtructa foret. Quocirca ego illos Anatomicos non poſſum ſatis mirari, qui rem tam præclaram, tantíque momenti nõ animaduerterint: quamuis præcellentes haberi velint: immò verò à compluribus ſui ſimilibus habeãtur. Sed illis hoc ſatis eſt Galenum dixiſſe quaſi Pythagoræ diſcipulis. Quid? quòd aliqui noſtro tempore in Galeni placita de Anatome iurarunt: vt hoc audeant affirmare, Galenum Euangeliſtæ more ſuſcipiendũ eſſe, nihílque in eius ſcriptis eſſe non verum. mirúmque dictu eſt hoc dicto quantopere ſe efferant, ac Anatomiſtarum principes popello iactent. quod quàm ſit reprehendendum nemo non videt. etenim quis eſt qui nunquã offendat? ſed de his ſatis ſupérq;.

Diuerſa à cæteris anatomicis de arteria venali ſententia.

Fieri potuiſſe vt etiam Galenus falſus ſit nec omnia nouerit.

Obſer-

Obſeruandum eſt itaque orificio quatuor vaſorum, quæ ſunt ad cordis baſim, vndecim mẽbranas aſtare, quæ triſulcæ, vel tricuſpides appellantur: tres inquam ad cauam venam, tres item ad venam arterioſam, tres ad arteriã ἀορτὴν dictam, duáſque ad arteriam venalem: quarum figura non eſt eadem. nam quæ ad venam cauam, & arteriam venalem poſitæ ſunt, diuerſa ſunt forma à membranis magnæ arteriæ, & venæ arterialis. hæ námque inſtar trium literarum, quæ C à Latinis dicuntur: aliæ verò ſunt inſtar ſagittarum. admirabilis autem harũ vſus eſt, & ipſæ ſunt quarum ope multa diſcimus ex his, quæ ad cordis, & pulmonũ vſus cognitionem ſpectant. ſcito etiam quemadmodum harum figura varia eſt, ita vtilitatem diuerſam eſſe. Oſtiola itaque cauæ venæ, necnon arteriæ venoſæ ab interiore ſitu foras feruntur, vt ſanguinis emiſſioni ſeruiant: aliorum verò duorũ vaſorum oſtiola cõtrà ab exteriore intrò, vt ad incluſum ſanguinem continendum facta eſſe videantur. Illud inſuper adnotato ea oſtiola, quæ intus foras panduntur, quibuſdam filamentis referta eſſe hac, illácque per ventriculos diſperſis: quæ propterea facta ſunt, vt ipſas contineãt, firméntque. quibus fortè deceptus eſt magnus Ariſtoteles, qui filamẽta hæc, quæ dixi, neruos eſſe opinatus eſt: hincq; factum eſt, vt Ariſtoteles cor neruorũ principium eſſe ſcriptum reliquerit, & per conſequens ſenſus, motúſq;. ſed,

Membranæ triſulcæ, & tricuſpides appellatæ in orificio quatuor cordis vaſorũ vndecim.

Vndecim membranarũ vſus.

Cordis filamenta, pro neruis ab Ariſt. habita.

Quamobrem Ariſtoteles cor principiũ ner-

uorum statuerit.

vt ad supradicta quatuor vasa redeamus: duo ex his constructa sunt, vt intrò ad cor deferāt, hoc autem euenit dum cor dilatatur: duo verò alia, vt, dum cor constringitur, foras deferant. Idcirco quando dilatatur, sanguinem à caua vena in dextrum ventriculum suscipit, necnon ab arteria venosa sanguinem paratum, vt diximus, vnà cum aëre in sinistrum. propterea membranæ illæ demittuntur, ingressuíq; cedunt. nam dum cor coarctatur, hæ clauduntur; ne quod suscepêre, per easdem vias retrocedat, eodémq; tempore membranæ tum magnæ arteriæ, tum venæ arteriosæ recluduntur, aditúmq; præbent spirituoso sanguini exeunti, qui per vniuersum corpus funditur, sanguiníque naturali ad pulmones delato: res itaq; semper habet, cùm dilatatur, quas prius memorauimus, recluduntur claudūtur reliquæ. itaq; comperies sanguinem, qui in dextrum ventriculum ingressus est, non posse in cauam venam retrocedere. ex hac doctrina collige cor nullo pacto id mēbrum esse, in quo sanguis gignatur, quemadmodum sensit Aristoteles: cùm à vena caua sanguis distribuatur. éstq; hoc admirabile, maximáque arte fabrefactum. ad membranam autem cordis substantiam inuoluentem peruenit neruulus à sinistro recurrente neruo profectus. Hoc insuper velim certò scias nullum os in hominis corde inueniri: quanuis in bobus, bubalis, equis, atq; id genus magnis animantibus osseū nescio quid ostendatur:

Quatuor vasorum vsus.

Sanguinem in dextrum cordis ventriculū ingressum nō retrocedere in cauam venam.

Neruus membranam cor inuoluentem ingrediens.

In hominis corde os non reperitur cùm tamē in brutorū inueniatur.

ostendatur: quod in nobis neutiquam est. sed substantia duntaxat radicis magnæ arteriæ venam arteriosam versus, quæ cartilaginea videtur: licet os nullo pacto appellari queat, quicquid Galenus dicat, qui ridendus in hoc est, dũ veteres ridet, qui os cordis nõ descripsere: quod iudicium ipsi maximè faciendum erat. Hoc verò axioma in Anatome existimato arterias omnes à corde proficisci, quemadmodum ab hepate venas, necnon à cerebro neruos. A sinistro itaq; cordis ventriculo exoritur arteria illa, quã aorten vocant, aliarum omnium arteriarum mater, quæ satis magna est. substantia verò tum crassa, tum alba, crassa quidẽ primò ne sanguis spiritu refertus facilè euanesceret, deinde ne suis in motibus disrumperetur: mouetur enim arteria continuò non per se, sed propter spiritus. posteaquam ἀορτὴ cor ipsum prætergressa est, paruam arteriam coronalem dictam, eo quòd cor ipsum circundet, immediatè parit, quæ eius substantiam viuidam reddit, in qua variè disseminatur. illud insuper scito coronalem hanc arteriam in nonnullis non esse vnicam, sed duas: deinde ascendens altiùs duos in truncos scinditur, quorũ alter maior, minor alter existit: maior descendit, ascendit minor, maior autem factus est ille truncus, quem descendere aiebam: quoniam maior corporis pars illi viuificanda erat. truncus ascendens à sinistris arteriam emittit, quam axillarem sinistrã vocant, quæ obliquè

Galeni error.

Quod in hominis corde reperitur non os, sed portio quædam cartilaginis.

A corde arteriæ, iecore venæ cerebro nerui nascuntur.

ἀορτῆς arteriæ exortus.

Arteria nõ per se, sed à spiritu mouetur.

Coronalis cordis arteriæ origo.

Coronalis cordis arteria aliquãdo gemina.

Diuiditur arteria aorte in duos truncos.

Ascendentis trunci distributio.

Axillaris sinistra arteria.

versus axillam tendit, & ad superiores costas arteriolas mittit, & egrediens ad brachium iter tenet per internam partem, & cum basilica interna iungit se sociam, ramúmque sursum mittit, ramulos autem alios ad omnes eos musculos, qui sunt circa humerum, scapulam, eius cauitatem, necnon ad anteriora thoracis, & ad eas glandulas, quæ sunt sub ala. Truncus verò axillaris rectè per internam regionem humeri descendit vsque ad cubiti flexuram: & anteaquàm regionem hanc pertranseat, arteriolam mittit sociã quarto neruo brachij ad musculos cubitum extendentes distributam: cùm autem flexuram cubiti præteriit, in duas, sæpe in tres arterias secatur. sed prius arteriolas ad eos musculos relegat, qui sunt in humero, & cubito, & ramus vnus penes id ligamẽtũ incedit, quod inter cubitum, & radium positum est: & egressus foras ad externos musculos graditur. quod reliquũ est, cubiti longitudinem sequitur: postea verò quàm sub interno transuerso brachialis ligamento præterfluxit, in palma ipsa variis secatur modis, & ad extremos vsq; digitos extenditur: at alter ramus tendit radium versus iuxta eius deductum: & vbi medium cubitum præteriit, assurgit inter musculos: & ad cutim subit per internam partem radij. atq; hic ille est ramus, cuius motum digitis persentiscere medici solent, cùm manum in carpo apprehendunt, vt pulsum consulant. Illud præterea scias velim,

Trunci axillaris arteriæ distributio.

Arteria tangẽtibus medicis brachium se offerens.

ramum, quem dixi,in aliquibus vario ſitu locatum eſſe, vt dubites an is ſit, quē hactenus memoraui, eo quòd foras verſus feratur. quòd ſi quis medicus rei Anatomicæ ignarus huius pulſum, dum ægrotat præſertim, loco conſueto duntaxat quærat, neque inueniat, næ is hunc morti proximum eſſe falsò iudicabit, & prædicet falsò. Non equidem negauerim perrarò arteriam huiuſmodi ſitum obtinere: nam partem internam plurimũ occupat. hæc vbi à brachiali diſceſſit per partem externam, vſque ad digitorum extremitatem procedit. alter ramus iuxta ligamentũ fertur. Truncus iſte aſcendens poſtquam arteriam axillarem peperit, in arterias binas diſſecatur καρωτίδας, hoc eſt ſoporarias appellatas, quæ per partes colli laterales rectæ feruntur vſque ad caluariæ baſim, aſperæ adhærentes arteriæ, veníſq; iugularibus internis affixæ. quam caluariam priuſquam ingrediuntur, duas arterias ad faciem mittunt, & ſub maxilla inferiori ſubdiuiſæ ramulos mittunt ad muſculos tum colli, tum capitis, tum laryngis, tũ hyoïdis, tum linguę. ſed duo ramuli, iíque maiores ad linguam ducti per eius longitudinem ad extremũ vſque feruntur: quo peracto itinere aſcēdunt ſub aurem, & tum ante, tum poſt ipſam ſurſum attolluntur ad temporales muſculos, ad frontémq;, necnon ad capitis cutem: & ad faciem, hoc eſt, ad eius muſculos diſtribuuntur. alter eius ramus, quē retrò ferri diximus, diſſe-

καρωτίδες arteriæ ſcilicet ſoporariæ dictæ, earúmque diſtributio.

Duo musculi posteriores capitis nunc primum cogniti.

minatur ad duos illos musculos, quos nos primũ, pace aliorum dixerim, inuenimus: qui positi sunt in parte capitis posteriore. fertur etiam ad cutem, & ad musculos capitis. Ab eodem loco, & aliquantulum altiùs etiam arteriæ duæ ortum ducunt maxillã inferiorem ingredientes sub aure in foramen ibi dedita opera sitũ, iuxta maxillæ longitudinem, quibus cum arteriis & vena, & neruus quoque adiungũtur: dispergũtur autem ad omnes radices dentiũ inferiorum: pars verò egreditur per foramen ad mentũ positum, & per labrum incedit. Huius arteriæ Vesalius oblitus est prorsus, ita vt illius ne meminerit quidẽ. Sed anteaquam illas arterias describo, quæ in caluaria continẽtur, aliquę alię priùs describendæ sunt, quarũ pars à caluaria quoque suscipitur. Animaduertẽdum igitur est, dexterã arteriam axillarem è loco minus humili exoriri, quàm sinistra. præterea obliquè non incedit, vt illa. est autem origo eius à carotide dextera in iuguli regione: & rectà incedit per axillam sub iugulo ad brachiũ dexterum. vbi diuiditur, & progreditur instar sinistræ. at vnde hæ carotides arteriæ, & axillaris arteria ortum ducunt, ab anteriore parte duæ arteriæ nascuntur deorsum tendentes, ramos ad superiora interualla costarum & ad vertebras mittunt, quas Vesalius ignorauit: aliæ item duæ exoriũtur arteriæ paruæ, quæ sub sterno conuertuntur, descendúntque duabus illis venis comitantibus, quæ ad

Arteriæ dentiũ radices ingredientes.

Dexterarum axillarum arteriarum inter se diuersitas.

Vesalij lapsus.

Arteriæ ad superiora thoracis costarum interualla.

ad mammillas tendebant,& ad fines rectorum musculorum.itáque diuiduntur in illorum morem. In eadem penè regione retrò tamen versus corpora vertebrarum duas alias adnotabis, quę per transuersos processus vertebrarum colli delatæ (ob hoc enim illos natura perforauit) necnon per ea foramina, è quibus nerui egrediuntur, ramulos mittunt ad spinalem medullam, vertebrásque, & ad musculos ceruicem in latus flectentes: sed in quibusdam hæ duæ arterię nō à soporariis,vt in plerísq;, sed frequenter ab axillaribus originem ducunt. hę quas nūc ob oculos ponimus arterias, inter primam vertebram & caput, partem caluariæ posteriorem ingrediuntur: inter ipsam nimirum, & spinalem medullam: priùs tamen duas arteriolas auris antro subministrāt, quæ in ingressu miscentur. dextra nanque sinistræ vnitur adeò,vt longitudine semidigiti vna fiat: in duas postea diuiditur: deinde in alias complures, tendúntq; primùm ad duram, tenuémq; meningem, deinde ad cerebellum. & profectò si hæ duæ arteriæ non fuissent à natura genitæ,posteriora caluariæ arteriis caruissent.ab hisce cerebellum viuificatur, & cerebri quoque pars, & medullæ spinalis origo. Hæ duæ arteriæ, quæ per transuersos processus vertebrarum inter primam vertebram, atque os occipitij sursum assurgunt, internam caluariæ regionem ingrediūtur inter ipsam, ínque spinalem medullam. postea verò

Duæ arteriæ sub sternon.

Arteriæ per transuersos colli processus.

Membrana vtriusque cerebellique arteriæ

Posterior capitis pars non vacat arteriis.

quam caluariæ cauitatem ad dimidij digiti longitudinem sunt ingressæ, vniuntur, atque ex binis vnica fit arteria: tamen diuidũtur denuo in geminas, dexteram scilicet & sinistram, à quibus arteriæ ad duas cerebri membranas mittũtur, atque ad cerebellum. deinde per horũ substantiam parte superiore ad dimidiam vsq; caluariam maxima fit harum arteriarum distributio. Quod reliquũ est cranij, à duarum carotidum ramificatione viuificatur: vt paulò pòst dicam. quæ priusquam cranium penetrent, arteriolas auris labyrintho mutuo dãt. vbi verò hic arteriæ truncus caluariam ingressus est, vt suprà dicebam, ad spinalem medullam, ad duram, tenuémq; membranam, ad cerebellũ cerebrúmq; arterias mittit suas. Neque quemque inuenies, cui vera harum duarum arteriarum distributio cognita fuerit: neque Vesalius ipse illam olfecit. qui dum in arteriarum per transuersos vertebrarum processus ascendentium descriptione versatur, inquit ingredientes caluariam per sinum illum duræ matris tendere, quem iugulares ingrediuntur venæ. sed hoc potiùs ita esse animo concepit Vesalius, quàm oculis viderit. Quocirca nihil mirum est, si is rete mirabile à priscis Anatomicis tantopere decantatũ nescio quo pacto irrideat. nam ab hisce, quas ignorauit, arteriis potiùs quàm à carotidibus rete mirabilè efformatur: quanuis neque Galeno hæ duæ arteriæ cognitæ fuerint. nam venas, inquit, per

Auris arteriæ.

Distributio arteriarum Vesalio incognita.

Rete mirabile dari contra Vesalium.

per posteriora capitis ferri, per anteriora verò arterias. Tu verò hoc loco admirabile & arte inenarrabile constructū opus ab opifice summo diligenter adnotabis, cuius de sapientia, prouidentiáq; silere satiùs duco, quàm pauca dicere. etenim duæ, quas descripsimus, arteriæ sub spinali medulla sursum attolluntur, & præter multifidos illos ramos, quos per tenuem membranam spargit, eo loco, quem conariū, vel pinealem glandulam appellamus ingrediuntur substantiam cerebri in extremitate superiorum vētriculorum, atq; ibi grādem, atq; insignem plexum perficiunt: qui plexus mea quidem sententia plexus mirabilis ob admirabile artificiū appellari meritò potest: qui posteriore parte ad torcular affigitur. in hunc eūdem admiratione dignum plexum duæ quoq; arteriæ carotides immittuntur, vt suo loco audies. itaq; ex quatuor arteriis constructum esse rete mirabile obseruare poteris: quod antè me à nemine hactenus obseruatum fuisse comperi: ita vt & rei nouitate, & dignitate delectari, & doceri possit rei anatomicæ studiosus. arteriæ carotides vbi ad caluariæ basim peruenere, id foramen ingredi vidētur è quo sextum neruorum par egreditur: & quod venas iugulares internas suscipit: non assurgunt tamen, neque hîc duas arterias pariūt, vt Vesalius cogitatione potius, quā visu deprehendit: quas vnà cum iugularibus in duræ mēbranæ sinus ingredi voluit. sed quid, inquies,

Conarius locus.

Torcular.

Rete mirabile ex quatuor cōstrui arteriis à nullo adhuc obseruatum.

hæ agunt arteriæ ſub caluariæ baſi? Ad anteriorem partem conuertuntur, pérque id foramen tranſeunt, quod in oſſe temporali latitat prope illud, in quod ſexta deſcendit neruorum coniugatio, & iugulares internos ingrediũtur, quæ prius quàm à caluariæ parte interna ſuſcipiãtur duas promunt arterias, quarum varij ſunt rami, ad palatum nimirũ, ad internum naſum, ad ſuperiores dentes: alij caluariam ſubintrãt per ea foraminula, quæ ibi ſunt ſita: & arboris inſtar per duræ mẽbranæ latera explicantur vnà cum iis venis, quæ in membrana cõſpicuæ ſunt, propterea quòd ſinciput ibi excauatũ videbis. Poſtquam autem hæ arteriæ ad palatum, dentéſque eos ramos diffuderunt, vt ſuprà diximus, aſſurgunt in cranium ipſum per id foramẽ, quod inter ſphenoïdem, & os temporis ſitum eſt: quo loco pars tertij neruorum paris deſcendit: quãuis Veſalius hîc Galenum acriter mordeat: idq; meherclè iniuria. vbi verò ſellam, quam dicunt ſphenoïdis ſupergreſſæ ſunt, binas arterias ad oculos mittunt poſt neruos opticos appellatos, vt vitam oculis præbeant: neque oculis ſolũ vitam ſubminiſtrant, ſed etiam oculorum muſculis, iíſq;, à quibus maxilla reſeratur: maxilla inquã ſuperior: propterea magnas multáſq; harũ ſectiones obſeruare poteris. quod reliquum eſt harum arteriarum carotidum, ſuprà dictã ſellã aſcendit tenui membranæ cohærens, & poſt calloſum corpus poſteriora verſus, variíſq; modis

Gal. iniuria à Veſalio reprehenditur.
Sphenois ſella.
Arteria ad oculos.

dis per tenuē meningem diſpergitur ſuprà, intráque, necnon ad latera. nonnulli etiam ſunt earum rami à tenui ad duram meningem deducti; alij à tenui ad cerebri ſubſtantiam. Poſt tot diſtributiones ſoporiferarum arteriarum ſuprà ſellam cunealis, illæ ventriculos cerebri ſuperiores ſubeunt, cùm primùm tenuem mēbranam perforarūt, qui ventriculi anfractuoſi ſunt: & cum primo duæ eſſe viderentur, in exiguas, eáſque innumeras ſcinduntur. itaque perpulchrum rete ex arteriis contextum cōſpicaberis: quæ omnes iuxta deductum eorum ventriculorum, quos ſuprà memoraui, eò vſq; progrediūtur, donec veniant cum poſtremis, vti diximus. Hæ arteriæ ſocias habent venas: & in earum finibus adeſt glandula pinealis. has Galenus deſcripſit pro retiformi plexu, quaſi ſecundinam præ ſe ferat. Ego verò, ſi rete mirabile vſquam eſt, hoc eſſe affirmare audeo. nuſquā enim tam admirandum arteriarum minimatū, innumerabiliúmque plexum, perplexúmque & intertextum videre poteris. Sed Galenus ſuum rete mirabile ſupra ſphenoïdem deſcribebat: vbi glandula illa adeſt omne id excrementum ſuſcipiens, quod in cerebro gignitur: huic enim muneri fuit à natura dicata. Sed nónne impium quid piis hominibus videri potuiſſet, grauitérq; accuſanda fuiſſet natura: ſi natura, quæ prudēs, & oculatiſſima in hominis fabrica eſſe ſolet, ac debet, tam nobilē plexum, tā inſignem,

Pinealis glandula.

Diuerſa opinio de retis mirabilis ſitu.

Glandula excrementa à cerebro ſuſcipiens.

támque admirabilem in loco non modò humili, ſed tot excrementorum ſentina, ne cloacam dicam, collocauiſſet? Quamobrem nequeo ſatis mirari, quî fieri potuerit, vt Galenus vir diligẽs ſuprà quàm dici poſſit, rerúmq; naturalium acerrimus ſpeculator, in tam graues errores inciderit: veríq; retiformis plexi ſitum ignorauerit, perperámq; deſcripſerit. quòd ſi cuipiam diligenter inueſtigare libeat reticularem plexum, vbi illum Galenus deſcribit: næ is ſine ſuo fruſtrabitur. Nihil enim ibi comperies niſi quaſdã arteriolas illis partibus, ſphenoïdíq; oſſi vitã miniſtrantes. Eædem arteriæ, ex quibus rete cõficitur, quod mirabile appellatur, per cerebri ſubſtantiã arteriolas mittunt: quod nemo ex Anatomicis ante me, quod ſciã, hactenus ſcriptum reliquit. Atque hic finis eſt deſcriptionis trunci ſuperioris: niſi illas arteriolas deſcribendas duceres, quę ad dexteras coſtas ſuperiores demandant. Hîc pulchrum eſt adnotatu, nullam arteriam ad pulmonem tendere, quæ vitales ſpiritus à corde ſuſcipiat, quò ad pulmonem deferat. propterea verũ hoc eſt axioma in re Anatomica, cùm à pulmone diſceſſeris, reliquas humani corporis partes pulſatilib⁹ arteriis præditas eſſe. Qua ratione probare acutus aliquis, atq; acer in diſputando poſſet, ne in corde quidem ipſo vitales ſpiritus gigni. Sed de hoc aliàs. Arteriæ magnæ, quam ἀορτὴν ſæpe nominauimus, truncus maior, qui deorſum tendit, ſiniſtrorſum flectitur,

Galeni error de mirabilis retis ſede.

Cerebri arteriolæ aliis adhuc ignotæ.

Nulla arteria ad pulmonem tendit.

Maior arteriæ aortes truncus.

flectitur, vertebrarúmque corpori adhærescit, quod in superiori trunco non contingit. nam ille non secus atque vena caua, à vertebris distat. Truncus igitur hic inferior dum descendit è parte sui posteriore arterias profert costarum interuallis dicatas: atque hæ rursus alias mittunt tum ad spinalem medullam, tum ad vertebras, tum ad musculos, qui in posteriore thoracis parte sunt siti. At vbi ad septum transuersum descendit duas pares arterias, dexteram, inquam, & sinistram, proferens, quæ ad septum ipsum distribuuntur, sub ipso transit quidem, sed nullo pacto perforat, penetrátque: sed vertebrarum corpori adhærens progreditur ad penultimam vsque lumborum vertebram. Sed quum primũ septum, vt dixi, præteriit, arteriam profert, quæ ad hoc par secatur, ingreditúrque, vnde venam portã exire suo loco diximus: ibíque distribuitur. alia properat ad bilis vesiculã, alia ad lienem, alia ad ventriculum, omentúmque: ramuli alij ad pancreas, alij verò ad colon intestinum. sub hac alia emergit, cuius plurimæ, maximęque diuisiones sunt tum per mesenterium, tum ad intestina tenuia. multísque mesaraïcis venis se socias præbent. deinde paulò inferiùs duas gignit arterias, eásque adnotatu dignas, quas emulgentes appellant, quæ renes ingrediuntur. sub emulgẽtibus venis paulò etiam decliuiùs geminas producit arterias seminales, quæ à corpore magnæ arteriæ ortum habent,

Maioris trunci aortes arteriæ distributio.

Arteriæ emulgentes.

Seminales arteriæ.

non autem à ſiniſtra emulgente, vt Galeno viſum eſt, perpaucos tamen excipio: hæ deſcendentes implicãtur cum venis ſeminariis tum in mare, tum in fœmella ad teſtes vſque, & in fœminis vſque ad vteri corpus, & ad internã partem matricis: & ab his arteriæ vmbilicales fœtus originem trahunt. ſub hiſce ſeminariis arteriis medio trunco alia emergit arteria, quæ ad recti inteſtini menſenteriũ defertur, & ad partem eius inteſtini, quod colon appellamus: quæ per ſiniſtrum ileon deorſum fertur. at recti inteſtini arteriæ vnà cum meſaraïcis venæ portæ venis ad extremum podicem vſque deſcendũt, quare fiunt tum venæ, tum arteriæ hæmorrhoïdales, poſteriore in parte ab hac eadem arteria ſub tranſuerſo ſepto arteriæ egrediuntur ad vertebras, ad ſpinalem medullam, necnon ad dorſales muſculos, atque ad abdominis muſculos delatæ. Cùm verò ad penultimã vertebrã lumborum prouentum eſt, & in nonnullis ad vltimam vſque, primùm in duos ramos, eóſq; inſignes diuiditur, qui dextrum, ſiniſtrúmq; eius adeunt, ſuperant autem cauam venam in oſſis ſacri regione. Hi duo rami ſubdiuiduntur, deſcendentéſque amplius ramificantur, & ad veſicæ latera, & ad vteri ceruicem, & ad muſculos in concauitate abdominis reſidentes: duæ verò aliæ tranſeunt per foramina ſita in oſſe pubis, coxendicíſque, è quibus, quum primùm abdomen ipſum egreſſę ſunt arteriæ, mittuntur ad

Vmbilicales arteriæ.

Recti inteſtini arteriæ.

Hemorrhoidales arteriæ.

ad duo corpora penis, quæ à summo ad imum feruntur, in iísque in ramos abeunt: atque hæ illæ, illæ inquã sunt arteriæ, quibus erectio mẽtulæ accepta ferẽda est: quam rem nemo, quod sciam, nostris temporibus, neque ex antiquis cognouit, aut scripsit. Quod reliquum erat harum arteriarum, per eos musculos dispergitur, qui in interiore femore positi sunt: neq; tamen genu prætereũt. ab illis arteriis quas vesica excipit, aliæ quoque proficiscuntur arteriæ, quæ ad internam ossis sacri partem delatæ, per quæ eius foramina tum ad ipsum tendunt, tum ad spinalem medullam, extra verò ad musculos femori deseruientes: quemadmodum à magna quoque arteriæ diuisione arteriæ exeunt, quæ musculos femoris, qui sunt in abdomine, vitali sanguini nutriunt. ex illis autem arteriis, quæ iuxta sacrũ os, coccygémque descendunt, nonnullæ ad σφιγκτῆρα musculum perueniunt vnà cum quibusdam cauæ venæ venis, quæ & ipsæ hæmorrhoïdes dici possunt. Ex magna magnæ arteriæ diuisione duæ insuper oriuntur arteriæ, quæ sursum reflectuntur, & peritonæum prætereunt, sub rectósque musculos ascendunt supra vmbilicũ vsque: & in ramos plures finiuntur per abdominis musculos. In hac diuisione duæ arteriæ implantantur, quas vmbilicales appellamus, quæ primæ sunt, quæ in fœtu ipso gignantur. Etenim hæ ab vmbilico postquam emerserint: progrediuntur per peritonæum quà

Arteriæ penis. penem ipsum erigentes, qui vsus hucusque fuit ignotus.

Vesicæ arteriæ.

duplex eſt ad veſicæ latera, háſque arterias gignunt, de quibus paulò anteà dicebamus. poſt vmbilicalium autem arteriarum ortum cor ipſum gignitur, quemadmodum tunc latiùs, & apertiùs explicabimus, cùm de fœtu dedita opera agemus: ſed ad vmbilicales arterias redeamus. hæ poſtquã in lucem prodití ſumus exiccantur, duorúmque ligamẽtorum munere funguntur. Duo autem magni trunci rami, qui ad crura deferuntur, tranſeunt ſupra quintum muſculum lumbalem femur flectentem, & ſupra os pubis iliúmque verſus abdomen exeunt, & hoc loci cum venis internis ſocias iunguntur, quæ inter muſculos incedunt: & quemadmodum venæ illæ diuiduntur: ita has arterias diuidi conſpicies ad omnes ſcilicet muſculos tibiæ, pedis, digitorúmque: ad eorum enim extremitatem perueniunt. Mittunt inſuper arteriolas tum ad inguinis glandulas, tum ad ſcrotum, tum ad penem ſub cute. Illud inſuper adnotabis oſſa ſuis non carere arteriis, vt & ipſa calore vitali non deficerent. Atque hæc de arteriis dicta ſint ſatis: nolo enim inutilibus verborum phaleris, & circuitione lectorem fallere, & diutius ſine fructu detinere.

Poſt vmbilicalem arteria generatam generatur cor ipſum

Diuiſio magnæ arteriæ ad crura.

Oſſa arteriis nõ carere.

REALDI

REALDI COLVMBI CREMONENSIS, DE RE ANATOMICA

Liber Octauus.

De Cerebro, eiúsque membranis: de Spinali Medullai. tem de Neruis. CAP. I.

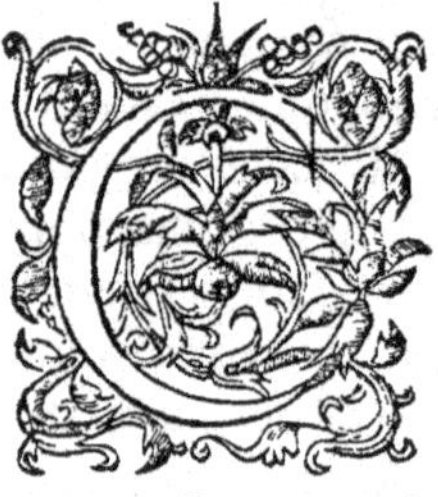

EREBRVM inter humani corporis partes principem locum obtinere nemini dubiũ esse debet, quidquid cum Aristotele philosophi sentiant: quod ita esse quinque rationibus probare facilè possum. Primò mihi situs cerebri nobilitatem, atque illius in cætera membra principatum apertè ostẽdit: quòd illud in altissima corporis parte Deus opifex collocauit, quasi in munitissima arce, vt minus esset iniuriis obnoxiũ. Secundò inducor à figura ipsius, quæ rotunda, oblongáq; est: rotunda magis, oblonga minus: quam figuram nunquam temerè effingit natura prudẽs rerum omnium architectonica. Tertiò me mouet ratio munimentorum, & ingens apparatus, quibus cerebrum vndique stipatum est. nam priusquam ad cerebrum ipsum pertin-

Cerebrum primas tenet contra Arist.

Prima ratio principatus cerebri.

Secunda ratio.

Tertia ratio.

gas, quaſi ad principis alicuius maximi penetralia, bone Deus, quot atria, porticus, thalamíque pertranſeundi ſunt. Iam primùm adſunt capilli, deinde cutis craſſiſſima (licet hanc Ariſtoteles falſò tenuiſſimam eſſe ſcribere non vereatur) deinde pinguedo, deinde carnea mẽbrana, pericraniónque & perioſtion, & caluaria duplex, ſub qua adhuc binæ meninges à ſeipſis diſtantes pro cerebri tutamento conſtructæ ſunt. Oſſa verò capitis, vt proprio capite dictum eſt, ita antè compoſita ſunt, vt diuelli, atque abſtrahi niſi magna vi poſſint, neq; cerebrum niſi ab ingenti violentia lædatur. De corde autem quid attinet dicere, quàm facilè per interualla coſtarum ad ipſum lædendúm vel minimo quouis inſtrumẽto perueniatur? vt videas naturam adeò accuratè cor ipſum non vallaſſe vt cerebrum. Quarta ratio qua adducor, vt credam membrorum principatum cerebro deberi, eſt cerebri vſus mirificus quòd ſcilicet tum ſenſus, tum motus principium exiſtit: abſque vſu enim cerebri homo eſſet inſtar ſtatuæ cuiuſdam motus, ſenſúſque expers. Præterea ſedes eſt animæ ratione præditæ. A cerebro viſus, auditus, guſtus, odoratúſque, & locutio proficiſcuntur: his enim actionibus quantam cerebrum vtilitatem afferat, vel idiotæ ipſi norunt. Quintam demum rationem ex huius ipſius artis quam tractamus partibus, & conſiderationibus ſumo: quibus Anatomicarum rerum inſtructiſſimus minimè refragari poſſe

Cerebri quæ ſint propugnacula.

Ariſtotelis error de cute capitis.

Faciliùs læditur cor quàm cerebrum.

Quarta ratio.

Quinta ratio.

posse confido: ea verò talis est. In hominis generatione iecur gignitur medio, & ope venæ vmbilicalis (vt in tractatu de fœtu latiùs explicabimus) cor verò medio vmbilicalis arteriæ. atque hæc tum vena, tum arteria vmbilicales à vasis vteri oriuntur: at nerui, quos sensus, motúsque instrumenta esse nemo dubitat, à fœtus cerebro oriuntur. Iure igitur cerebrum nobilius est membris omnibus, & vt ita dicam, principum Rex. Quamobrem magna illud arte natura condidit: quam si Aristoteles nouisset, nunquam cordi hanc nobilitatem ascripsisset: quæ cerebro propria est: neque à corde tot actiones prodire existimasset: neque cerebrum ob cordis refrigerationem factum esse, vt scilicet cordis calorem ingentem attemperaret. Sed dimisso Aristotele, cuius in hoc explosa sententia est, ad institutum redeamus. Natura circa cerebri substantiam duas apposuit membranas, crassam inquam, & tenuem, quæ vniuersam illius substantiam circundant. Ex quibus crassa meninx, quam & duram matrem vocant, à cerebro ipso distat, quemadmodum à pericardio cor. huius autem distantiæ causa est, vt cerebri diastole systoléque locum habeat. Vt enim vidimus, non modo cordi perpetua adest diastole, ac systole, sed cerebro quoque. quod licet paradoxon videatur, tamen si diligens eris anatomicus, & recentia capitis vulnera complura obseruabis, tam verum esse deprehẽdes, quàm quod verissimũ.

Aristotelis error.

Cerebri vsus nõ est caloris cordis attemperatio.

Crassa & tenuis meninx circa cerebrum.

Dura meninx, distat à cerebro vt pericardium à corde.

Diastoles, & systoles in cerebro

Dura mater suturis adhæret. *Pericranium unde oriatur.*

idcirco dura hæc membrana caluariæ cõnectitur suturarum ope, caluariámque egressa pericraneon creat: ita dictum quòd exteriorem cranij partem circundet. cuius interiori parti dura, quam diximus, membrana validissimo nexu colligatur. Neque vnica est membrana, veluti qui ante me de Anatomicis rebus scripsere, omnes vno ore prædicant: sed duplex, vel, vt apertius dicam, duæ sunt membranæ dura meninx: quarum vnam internam voco, quæ cerebrum spectat, alteram externã caluariam versus, quæ minori sensu meritò prædita fuit: quippe cui ossis durities attingenda erat. Altera verò, quam internam dixi, magno sensu pollet. Hæ itaque membranæ in capitis vertice sub recta sutura reduplicatę descendunt cerebri dexteram partem à sinistra seiungentes: non tamen ad imum vsque, sed ad dimidium cerebri quasi ad sphæræ centrum dixeris: vbi corpus adest callosum dictum. Hæc membranarum duplicatio, quam suprà memoraui, posteriore sui parte versus cerebrum latior est, quàm in anteriore frontem versus. Figura eius est falcis in modum. at posteriore capitis parte hæ membranę quadruplicantur: hoc est quadruplex hoc loco dura membrana cernitur, neque iniuria. nam cerebrum à cerebello seiungit. Inter has, quatuor sinus, seu cauitates potius adsunt sanguine refertæ, in quas tamen venæ iugulares internæ ingrediuntur (quẽ ingressum Vesalio in hoc parũ accurato ignotũ

Dura mater duplex est.

Cur exterior tunica duræ matris interiore minus sentiat. *Vbi reduplicetur.*

Figura falcis vbi. *Vbi dura membrana sit quadruplex & cur.* *Quatuor cauitates sanguine plenæ, inter quadruplicitatem duræ matris.* *Iugularum venarũ ingressus.* *Vesalij error.*

fuisse

fuiſſe eius ſcripta legens facilè perſpicies) & ad extremum vſque progrediuntur: propterea non adeſt hoc loco ſanguis extra propria vaſa. Quod ſi eſſent, quemadmodum Veſalius ſenſit, dura mater venarum, principium eſſe diceretur. quo quid abſurdius dici, aut cogitari poſſit non equidem video. Sed ad prædictos ſinus reuertamur. Ex his duo primi ad baſim ſiti ſunt, vbi aditus patet venis iugularibus internis, quarum inceſſus eſt iuxta occipitium, ſurſúmque ad apicem ſuturę lambdoïdis aſſurgunt, atq; hîc dextra cum ſiniſtra coniungitur, tertiúmque ſinum efficiunt, qui iuxta vniuerſam capitis longitudinem progreditur, & in id foramẽ deſinit, quod in naſi ſummitate inter frontẽ, atq; os ethmoïdes poſitum eſt. Non eſt hic tertius ſinus orbicularis infrà. nam latera illius trianguli ſpecie ſunt: pars ſuperior ſemicirculum imitatur, cui rotunditati atque eminentiæ ſinciput cedit. illa etenim cauitas ſub recta iacet ſutura. Ab hoc ſinu, vel potius à vena, quam in ſinu poſitam eſſe dicebamus, venæ aliæ complures tum à lateribus, tum infrà exoriuntur, quæ per tenuem mẽbranam diſperſæ vagantur: cuius membranę tenuis deſcriptionem mox habebis. hæ quas diximus, venæ innumeræ efficiuntur: à quibus cerebrum alitur vniuerſum. ſupra hunc ſinum venulæ quoque exoriuntur, quæ, vt oſſa nutriant, per ſuturas tranſeunt. Quartus ſinus quadruplicatæ duræ matris inter cerebrum, cerebellúmq;

Deducit Veſalium ad inconueniens.

Duo primi ſinus inter meningẽ duram quadruplicem vbi.

Tertius ſinus vbi.

Tertij ſinus figura qualis.

Ortus venarum quæ per tenuẽ membranã diſperguntur.

Cerebrum à quibus alatur venis.

Oſſa capitis quibus venis nutriantur.

Quartus ſinus

dura matris duplicata. *Linon seu torcular quid.* *Venarum à torculari deductus*

positus est: quem locum linon, torculárue appellant Anatomici: à quo venæ ortum ducunt per substantiam cerebri delatæ, pérque tenuem membranam, à qua cerebellum inuoluitur: reticulari plexui se socias præbent. Sub dura matre, quam accuratè, quantum in nobis fuit, descripsimus, adest pia mater tenuis meninx dicta, à qua cerebrum, & cerebellum induitur. horum enim substantiam immediatè tangit. dicitur etiam chorion, id est, secũdina, tenuis, plena venarum, atque arteriarum, sub tenui dicta meninge cerebri substantia latitat alba, mollísque, & medullaris quoq; nuncupata, licet à substantia medullæ, quæ in ossium cauitatibus reperitur, non parum discrepet. Figura totius cerebri substantiæ, dempta pia matre, tenuium intestinorum spiris, dempto omento, nõ absimilis est. harum circumuolutionum causa quærenda est. Ego tum ob leuitatem, tum vt cerebrum in diastole, systoléq; faciliùs moueretur, hos gyros factos fuisse opinor. Non desunt scriptores, qui aliam causam tot cerebri circumuolutionum se inuenisse putent, vt scilicet cerebrum intelligeret. At si hæ circumuolutiones in cerebro intellectionis causa existunt, asini quoque, cęteráque bruta animantia, quorum cerebrum hisce gyris præditum est, non intelligere non possent. Quod quàm ridiculum sit, nemo non videt. Igitur causam, quam ego attuli, leuitatis cerebri, & motus promptioris veriorem puto. Animaduer

Descriptio piæ matris. *Pia mater cerebrũ immediatè tangit.* *Chorion.* *Cerebri substantia qualis.* *Figura cerebri dempta pia matre.* *Cur tot circumuolutiones in cerebro causæ duæ.* *Tertia causa.* *Reprobatur tertia causa.*

madvertendum interim est, quemadmodum hæ profundiores sunt magis, minúsue, ita piam matrem illas inuestire: substantia cerebri totam caluariæ internam cauitatem occupat antè, retrò, atque à lateribus: licet Aristoteles, qui in rebus Anatomicis plerũque labitur, partem capitis posteriorē cerebro carere falsò affirmauerit. Sed posterior capitis pars, vt vnicuique patet, non est inanis: nam non modò cerebrum adest, sed cerebellum quoque. Ad huius substantiæ medietatem plus minus, duæ occurrunt cauitates, hoc est ventriculi duo; dexter inquam, & sinister, oblongi, anfractuosique, ab anteriori parte ad posteriora tendentes. Hos ventriculos sunt qui anteriores vocant: ego verò superiores potiùs appellarem, nam alios omnes supereminent. Hi ergo satis ampli sunt, tenuíque membrana induuntur: quãuis id Vesalius perneget, qui si sensui in hoc aduersari profitetur: ego nihil moror, ipse viderit. Per hos superiores cerebri ventriculos feruntur plexus coriformes, quos reticulares appellauimus. Vsus autem horum est animalium spirituum generatio. Atque hoc quod nunc dicam, quoniam meum inuentum est: obsecro, diligenter attende. Horum ventriculorum origo est supra os sphenoïdes ethmoïdes versus: aër autem per nares attractus in frontis, cunealísque cauitate aliquandiu conseruatur: alteratus deinde ad hos binos ventriculos, quos ego superiores appellaui per

Situs substantiæ cerebri.

Aristotelis error.

Cerebri pars posterior non est inanis.

Duo ventriculi cerebri.

Qui anteriores ventriculi vocantur superiores rectiùs dicerentur.

Vesalij error.

Plexus coriformes.

Vsus.

Inuentũ Realdi vbi & quomodo generentur spiritus animales.

foramina ethmoïdis aſcendit. at in his ventriculis ob aſſiduam tum cerebri, tum huius reticularis plexus motum, miſcetur cum vitalibus ſpiritibus aër: itaque ſpiritus animales euadunt ex aëre eo, quo diximus modo præparato, & ex vitalibus dictis ſpiritibus. quæ res à nemine ante me obſeruata fuit. de his loquor qui ſuos de Anatomicis rebus cõceptus in vulgus edidêre.

Vſus animaliũ ſpirituum.

Animalium verò ſpirituum vtilitas, non vnica eſt: ſed ad omnes ſenſus extenditur: in dictis nanque ventribus, & cauitatibus geniti ad baſim cerebri deſcendunt: vbi tertius adeſt ventriculus, cauitas ſcilicet longiuſcula, rectáque ab anteriori ad poſteriorẽ tendens cerebri partem.

Tertius ventriculus cerebri.

Neruorum ſpinalis medullæ ortus.

Non procul autem ab hoc ventriculo nerui ſpinalis medullæ oriuntur. propterea facilè eſt hiſce animalibus ſpiritibus neruos adire & penetrare, aut certè per eos ad organa ſenſuum deferri atque illis opem ferre iuxta vniuſcuiuſq; actiones, quemadmodum per neruos opticos in oculos delati his actiones videndi ſubminiſtrãt. idem de auditu, de guſtúque dictum puta, & de quauis actione, quæ à cerebro proficiſcatur.

Quartus ventriculus cerebri vbi.

Præter hanc tertiam nuper deſcriptam in cerebro cauitatem, quartam quoque obſeruare licet inter cerebellum, ſpinalémque medullam: quo loco exiguum adeſt foramen, à tertia ad quartam, quam dixi, cauitatem permeans. ne exiſtimes tamen adeò exiguum eſſe hoc foramen quin peruium non ſit animalibus ſpiritibus, qu

pe

per id à tertio ad quartum ventriculum facilè admodum transeunt. Atque hic est locus, in quo memoriam contineri aiunt.quartus ventriculus non est admodum capax : atque à tenui membrana continetur.ibi spinalis medulla, vt suo loco dicam, cauitate predita est instar calami scriptorij,quasi foramen esset,per quod contentos spiritus ad spinalē medullam facilè peruenire posse non dubito. supra tertium ventriculum cerebri portionem illi supereminentem videbis satis candidam,quæ callosum corpus appellatur. huic subest alia cerebri portio fornix, & psalloïdes dicta semicirculi figura, vel pontis potius,qui posteriore parte duobus cruribus, anteriore verò vnico duntaxat innitatur. neque inutiliter callosum corpus, fornicémque natura efformauit: sed ne tertiam hanc cauitatem cerebri moles obrueret, atque repleret. inter has autem particulas cerebri,callosum inquam corpus,& cameratum continetur speculum.ita verò dicitur, quòd diaphanum sit. est autem diaphanum, quoniam nihil aliud est,quàm tenuis cerebri membrana hoc loco duplex. hac duplicatione,vt ita dicamus, tenuis membranæ ventriculi superiores circundantur, qui hinc deorsum redeunt. quod nisi hoc speculum præstò esset,quo pacto dextrum,& sinistrum ventriculum diceres: non equidem video:nam huius vnius membranæ ope diuidũtur. Post fornicem in extremo cerebro cerebellum versus, atque in

Iter spirituum animaliũ à tertio ad quartum ventriculum.

Locus memoriæ

Cauitas in spinali medulla instar calami scriptorij.

Callosum corpus.

Fornix,& psalloides.

Vsus corporis callosi.& fornicis.

Speculũ vbi sit in cerebro cur ita dictum.

Speculum quid sit in cerebro.

Piæ matris duplicatæ vsus.

finibus superioris partis tertij ventriculi quædã partes eminentes natura finxit, quæ superiore sui parte testium imaginem referunt, & testes ab Anatomicis vocati sunt: prope quos duæ aliæ particulæ paulò maiores cernuntur ob earũ figuram clunes appellatæ: inter quas foramen illud iacet, quod à tertio ventriculo ad quartum progredi diximus, & ano simile videri potest. In anteriore præterea testium parte ad tertium ventriculum tendenti pars alia cerebri tibi occurret, quæ muliebris pubis, vuluæque speciem non inconcinnè, immò verò pereleganter exprimit. Apud hoc corpus glandula visitur duriuscula colore à cerebri substantia diuerso, hoc est aliquantulum luteo, tenui quadam membrana obducta. hæc glandula conarium, pinealisq; dicitur: torculari affigitur, & penis figurã perbellè reddit: ita vt in cerebro testium, clunium, ani, vuluæ, penis figura nõ desit. Vsus huiusce glandulæ mea quidem sententia fuit ob vasorum diuisionem, quamuis quibusdam Anatomicis secus videatur: quòd scilicet factum fuerit conarion, vt spiritus quarti vẽtriculi clauderet. quod mihi nullo pacto verisimile videtur. In anteriore parte tertij ventriculi cauitatem profundiorem cernes, quæ supra sphenoïdis sellam tandẽ euadit. hæc cauitas peluis, & infundibulum appellatur: facta vt excrementa in hisce ventriculis genita excipiat, & ad glandulam in sphenoïdis sella positam trãsmittat. quæ glandula crassa est

Testes in cerebro.

Clunes.

Foramen ano simile.

Vuluæ muliebris imago in cerebro.

Glandula pinealis.

Glandulæ pinealis vsus.

Error Anatomicorum in vsu conarij.

Peluis et infundibulum vbi sit & vsus eius.

est satis extra duras membranas posita, ad cerebri excrementa suscipienda à Diuino opifice fabricata: atque hic est locus ille, vbi tenuis assurgit membrana, vt hos ventriculos induat. Quàobrem valde miror admirabilem Vesalium, qui *Vesalij error.* quamuis optimè nouerit peluim, quam dixi, nihil aliud esse quàm tenuem membranam: ignorauerit tamē hanc ascendentem ventriculos cerebri inuestire. Sed ille tantoperè exoptabat Galeno contradicere, vt nil mirum sit, si is ab illa incredibili rerum nouarum, & populi gloriola captanda raptus nonnunquam longa errat via. Sed anteaquam ab humano cerebro describendo discedo, hoc adnotes velim, in vniuerso cerebro quatuor duntaxat enumeratas cauitates *Quatuor duntaxat sunt ventriculi cerebri.* reperiri, præterea nullas, licet aliqui sex esse asseuerent, qui faciunt ne intelligendo, vt nihil intelligant. *Cur quidā Anatomici sex putarint esse ventriculos cerebri.* Causa erroris horum est, quòd anfractuosum deductum duorum primorum ventriculorum non sunt ad finem vsque persequuti, atque ita eo deductu imprudēter præterito existimarunt binos alios ventriculos anteriore in parte reliquos esse: qui profectò nihil aliud sunt, quàm portio primorum. Sed posteaquam cere- *De cerebello. Situs.* bri historiam absoluimus, consequens videtur, vt de cerebello loquamur. Hoc in posteriore caluaria sub duris membranis collocatur, à quibus, *Indumentum.* & à tenui quoque vndique circundatur: eius tamen circumuolutiones dissimiles admodū ap- *Circumuolutiones.* parent his, quas in cerebro suprà adnotauimus.

Substantia. ſubſtantia cerebelli (quidquid Galenus dicat) minimè dura exiſtit. ſuíſque gyris tandem deorſum deſinit in proceſſus binos, quorum figura *Vermes in cerebello.* ſimilis eſt albis, breuibúſque vermibus iis, qui in lignis carioſis ſæpe cernuntur. quorum vſus fuit vt prohiberent, ne quartus ventriculus à cerebelli pondere preſſus illius ſubſtantia obſtrueretur. Sed hoc quod dicam de cerebello admirabiliùs videbitur: cùm tamen veriſſimum eſſe non ſemel, ſed ſæpiùs magna cum voluptate in frequenti doctorum corona publicè obſeruauerim. *Nullũ par neruorũ oritur ab cerebello contra Galenum.* Nullum neruorum par à cerebello exoritur, ſed à cerebro ſolùm, quidquid Galenus opinetur, à quo non ſunt omnia accipienda, tanquã ab oraculo. Ipſe rationem reddit cur cerebellum durius, quàm cerebrum natura efformauerit, vt ſcilicet nerui duri, ſpinalíſq; medulla inde exorirentur. *Subſtantia cerebelli non eſt durior ſubſtantia cerebri.* Sed cerebelli ſubſtantia durior nullo pacto eſt, neque neruus vllus à cerebello originem ducit. itaque ratio Galeni ſenſui aduerſatur, qui in rebus Anatomicis rationibus veriſimilibus eſt præferendus.

De Organis odoratus, & Neruis.

CAP. II.

IN anteriore cerebro circa ipſius baſim exortus duorum organorum cernitur, quæ olfactilia Græcis, aliis proceſſus mammillares appel*Proceſſuũ mãmillarũ ortus.*lantur: oblongi, tenuéſque ſunt, & ex ipſamet cerebri ſubſtantia conſtant, tenui duntaxat mẽbrana inuoluti. *Progreſſus.* Inter cerebrum, os ſphenoïdes, atque

atque os frontis hæc organa deferuntur : supra hæc duræ membranæ occurrunt intuenti, de quibus suprà abundè meminimus. Desinunt odoratus organa in duas crassiusculas partes, atque hæ in os ethmoïdes ad latus processus cuiusdam sui eminentioris. ad hæc organa odores per nares attracti ascendunt : itaque distinguimus, quę bene, quę malè oleant, propterea odoratus instrumenta meritò appellari possunt.

Finis.

Vsus.

De Neruis. CAP. III.

SED quoniam de cerebro proximè locuti sumus, quod tum neruorum, tum spinalis medullæ principium existit, vt sensus contra Aristotelis dogma vociferatur, consentaneum est, vt neruorum Anatomen, quo pacto se habeat, subiiciamus. Sed priùs quid sit neruus describamus. Neruus itaque organum est, per quod sensus motúsq; ad vniuersum corpus defertur: quæ nanque neruis carent, sensu quoque destituuntur. Figura nerui oblonga, sphæricáque est: substantia mollis : porosos namque fieri neruos oportuit, vt animalibus spiritibus aditus pateret. Tenui, & crassa membrana induitur substātia neruorum, vt tutior sit. Deductus eorum per corpus varius est, atque instar riuulorum per tellurem. Neruorum origo est à cerebri basi prope tertium vētriculum. ex his dexteri dextrorsum, sinistri sinistrorsum feruntur. omnes qui de neruis cerebri scripsere, illos per paria descripsere, atque omnes vno ore septem aiunt neruorum

Cerebrum est principium neruorum & spinalis medullæ.

Cur post cerebrū agat de neruis.

Nerui descriptio.

Figura nerui.

Substantia nerui qualis.

Cur talis.

Cur neruos ambiat dura & tenuis membrana cerebri.

Deductus.

Origo neruorū.

Neruorū septē paria.

coniugia: quo ordine nos quoque de ipsis agemus. Primum ergo neruorum par, siue coniugium, sunt nerui bini crassi satis, mollésque, quorum exortus ab anteriori cerebri basi nonnihil distat, & supra sphenoïdis sellam vniuntur quidem, sed non in crucis morem, quemadmodum multi falsò opinati sunt, qui quòd in auibus fortè fortuna viderant hos neruos incruciari, in hominibus quoque reperiri existimarunt. Vbi ij, quos diximus, nerui aliquandiu cõiuncti permansere, separantur denuò, & ad dextrum oculum dexter, ad sinistrum sinister defertur neruus. Sed de horum inuolucris pulchrum est scitu, illos ab origine, quam dixi, ad foramen in oculi orbita situm, per quod prætereunt, tenui duntaxat membrana inuolutos esse: inde tamen ad oculum vsque, in quem terminãtur, retinámque dictam membranam efficiunt, tum hac, tum dura membrana inuestiri. Hi nerui optici hoc est visiui, seu visorij nuncupantur: quoniam virtutem visiuam ad oculos ferunt. Substantia constant cerebri spongiosa quidem, sed nullus in illa porus manifestò cernitur: quãuis id Galenus asseueret, immò verò non modò in homine meatus nullus est in neruo optico perspicuus, sed neque in bobus ipsis, aut quibusuis grandioribus animalibus. Non est tamen vllo pacto negandum, cùm substantia horum rara sit, mollísque, quin spiritibus transitus pateat, præsertim purioribus. atque hæc de primo neruo-

Primũ par neruorum cerebri. *Substantia.* *Exortus.* *Inuolucrum.* *Ethymologia nominis.* *In neruo optico nullus porus manifestus.* *Galeni error.* *Nerui visiui in boue non sunt perforati.* *Spiritus puri possunt transire per substantiam raram neruorũ opticorum.*

neruorum pari. Nunc de ſecundo verba faciamus. Secundum neruorum par, primo proximum, fertur per propria foramina, nec non per rimam orbitæ ad quinque muſculos oculo famulantes, & ad duos palpebram recludentes, & in quibuſdam huius ſecundi paris ramuli præter dictum iter in muſculum temporalem inſeruntur. propterea ſæpenumerò obſeruare poteris mirum conſenſum oculi, temporaliſq; muſculi, vt læſo temporali muſculo oculus quoque lędatur, & è conuerſo. Tertium neruorū par ortum ducit retrò magis verſus lateralem partem: duo habet principia, quorum alterum maius eſt, alterum minus: caluariam penetrat deorſum deſcédens per id foramen, quod tum huic, tum quarto neruorum coniugio commune eſt, in varios ſurculos ſcinditur, variáque eſt illius propterea diſtributio. Alter namque ramus ad muſculum temporalem reptat, alter ad orbitam oculi, per ſupercilium ad frontem, muſculúmque palpebram conſtringentem, & ad muſculum, qui naſum dilatat: deinde ad naſum quoque, infinitóſque propemodum ramulos procreat. Alius ramus tertij neruorum coniugij, per eandem quidem orbitam iter habet, ſed inferiùs. tranſit autem per tertium os maxillæ ſuperioris, per id foramen, quod circa faciei medietatem poſitum diximus in tractatu noſtro de Oſſibus. quò poſtquam ventum eſt, in multos inſuper neruulos diuiditur, qui per labrum ſuperius

De ſecundo pari neruorum.

Situs.

Vſus, & iter.

Læſo muſculo temporali læditur oculus & cõtra.

Tertij paris neruorum ortus.

Progreſſus.

Tertij paris diuiſio in ramos & vſus.

Foramen media faciei.

disseminantur,necnon per musculum massetera dictum, pérque musculos buccæ: & ipsorum neruulorum portio nasi quoque cauitatem ingreditur. Alius ramus ad superiorum dentium radicem tendit, alius ad inferiorem descendit maxillam, atque huius rami portio ad inferiorum quoque dentium radicem distribuitur.quod reliquum est,prope mentum præterlabitur, vt labrum inferiùs sentiat. Quartum neruorum par adeò proximè accedit tertio neruorum pari, vt quarti origo, tertij portio esse videatur. Tertio minus est, cum quo descendit versus os,& in quatuor ramulos secatur,qui per foramina quinti ossis maxillæ superioris transeunt,& per palati tunicā anteriora versus progrediuntur. Duo alij ramuli prætereà apud παρίσθμια, styloidísque processus descendunt ad linguæ radicem,pérque illius superiorem tunicam distribuuntur. Vsus quarti neruorum paris, hic fuit, vt gustus organum esset. Tu verò interim adnota Galenum,Vesaliúmque in neruorum distributione deceptos,quippe qui quarti coniugij munus, quod diximus, tertio ascripserint.Erroris verò causam tertij,quartíq; paris viciniam fuisse opinor. nam nisi oculatissimus Anatomicus illorū ductus diligentissimè persequatur,facilè decipi poterit. Quintū verò neruorū par & ipsum ad basim cerebri,& à laterali parte exoritur circa medietatē, foraménq; cœcum ingreditur, labyrinthúmq; in osse tēporali situm,

Quarti paris neruorum situs.

Diuisio.

Vsus.

Galeni & Vesali error.

Causa erroris.

Quinti paris neruorū situs.

ſitũqui labyrinthus in aures ipſas deſinit. Sed de hoc labyrintho quo ſe habeat pacto, in tractatu de oſſibus latiùs explicauimus. huius quinti neruorum paris adminiculo audimus. Sed illius hiſtoriam perſequamur. Cùm ad labyrinthi dimidium peruenit, craſſius redditur, & tantùm non membranam conſtituit. hic illa eſt cauitas, quam nos diligentiſſimè deſcripſimus, in qua illa tria oſſicula admirabilia auditui deſeruientia continentur: ex quibus duo Carpus primus inuenit, tertium meum inuentum eſt, vt in libro de oſſibus legere eſt. In acutum proceſſum illius oſſiculi, quod femoris ſimilitudinẽ refert, neruulus deſinit ab hoc quinto pari deriuatus: à quo item neruulus tortuoſus in hunc labyrinthum inſeritur: exit autem per id foramen temporalis oſſis, quod ad radices ſtyloïdis poſitum eſt. hic neruulus verſus anteriorem partem flectitur, & ſerpentis inſtar temporalem muſculum ingreditur. Cauſam huiuſce rei Galenus aſſignat, vt ſcilicet neruus durior euaderet, & magis reſiſteret. hoc eodem loco neruulus alius inuenitur, qui & ipſe tortuoſus incedit. Sextum autem par neruorum ad poſteriora baſis cerebri retróque magis conſpicitur variis ſurculis, radicibúſue: & per illud foramen deſcendit, quod inter occipitium, atque os temporale ſitum eſt, vbi inquam vena iugularis interna ad caluariã aſcendit. hæc ſexta neruorum coniugatio vario modo diſtribuitur, ad omnia namque tho-

Vſus.

Progreſſus.

Ex tribus oſſiculis auditui ſeruientibus Carpus primũ Realdus tertium inuenere.

Sexti paris neruorum ſitus.

Diſtributio.

racis, abdominísq; viscera sensum defert. Postea quàm igitur dexter neruus sexti paris à loco, quem suprà diximus, egressus est, quosdam ramulos ad musculos hyoïdis, & ad nõnullos laryngis musculos mittit: postmodum descendit inter venam iugularem, atq; arteriã καρωτίδα penes asperam arteriam ad iugulum vsq;. in cuius regione neruulus mittitur sub arteria axillari dextra, qui versus caput reflectitur, & tracheæ lateribus adhæret, in laryngísq; cauitatem sese insinuat, & in γλωττίδα (est autem γλωττὶς formandæ vocis organum) implantatur tandem: atq; hæc est dexteri recurrẽtis, seu reuersiui nerui breuis, fidelísq; descriptio. sub iuguli regione neruulum à se emittit, tum ad πλεύραν, tum ad radices costarum: alium rursus neruulum mittit ad pulmonem dexterũ. quod superest descẽdit œsophago affixum vsq; ad superius vẽtriculi orificium. sinistri autem recurrẽtis nerui historia prolixior erit aliquantulum. Sinister neruus recurrens, quum primùm à suo fonte scaturit, ramulos promit ad eosdem musculos, ad quos dexter: descendit quoq; eodem itinere, in sinistríq; iuguli regione ramulos mittit ad πλεύραν, ad costarũ radices, & ad pulmonem sinistrum: deinde descendit adhuc, donec * βρόγχον maiorem arteriæ aortes penè attingat: quo loco mittit neruum, qui sub hac arteria reflectitur, & sursum denuo vertitur versus originẽ suam, asperæ adhærens arteriæ: atq; item ingreditur inter os

Dextri nerui recurrentis historia.

γλωττὶς quid

Sinistri nerui recurrentis historia.

** ramum*

ter os innominatum, & scutalia dicta in parte laryngis interna, & in glottidem ingreditur. Atque idcirco hi sunt nerui celebres, quos tanti facit maximus Galenus per quos virtus efformandæ vocis defertur, propterea vocales etiam vocātur. Hunc vsum in viua canis sectione planè perspicere vnicuique licet. Si quis enim alterum ex his præscindat, semiuocalis redditur: sin ambo, prorsus obmutuscere cogitur. Gal. vij. li. de Vsu Part. causam inquirit, quamobrem natura sinistrum recurrētem neruum ad arteriam axillarem sinistram non conuerterit, eúmque in huiusce rei æquilibrio inuenio sibi omnino non satisfacere, nam hoc argumento dimisso glotochomij organi descriptionem aggreditur. Non est tamen vllo pacto à Græcis hominibus Galeno detrahendū, præsertim in hac materia de recurrentibus neruis. Quamuis enim veram causam supradictæ rei non attigerit, sua tamen diligentia, & incredibili cupiditate iuuandi, posteris primus neruos reuersiuos ostendit: in qua inuētione, vt Græcis hominibus mos est, se subinde effert. Ab hoc sinistro recurrente alius oritur neruulus, qui sequitur radices magnæ arteriæ, & per cordis tunicā distribuitur: sed ob sui exiguitatem ad illius substātiam minimè penetrat: & hæc vera causa est, cur natura sinistrum reuersiuū neruum sub magna arteria reflexerit, non autē sub axillari, ne scilicet neruus iste adeò tenuis, atq; exilis in cordis motibus, qui perēnes

Vsus neruorum reuersiuorum in viua sectione canis cernitur.

Gal. in reddenda causa cur sinister neruus recurrens non cōuertat ad arteriam axillarem sinistram nō satisfacit sibi.

Galenus primus inuenit neruos recurrentes.

Alia distributio.

Vera causa cur sinister recurrēs non reflectatur sub arteria axillari.

ſunt, dum animal ſpirat, diſrumperetur. Quod ſupereſt huius recurrentis nerui, deſcendit œſophago adhærẽs vſque ad ſuperius ventriculi orificium. Quàm primùm autem tum dexter, tum ſiniſter recurrens neruus ad hoc, quod dixi, orificium ventriculi ſuperiùs peruenit, in multos neruulos quaſi retis in morem diuiduntur, & hoc orificium amplexantur, & hanc ob cauſam tam exacto ſenſu præditum eſt, vt in oris ventriculi doloribus cor ipſum dolere videatur: hinc cardiacus dolor dicitur, quod καρδίαν Græci veteres os ventriculi appellauerint: quoniam ipſo læſo eadem penè ſymptomata, eadẽ animi deliquia conſequantur, quæ ad cordis læſionem conſequi conſueuerunt. Dexter itaque ex hoc loco ad membranam iecur inuoluentem tendit & hic neruulum parit, alium quoque præter hunc ad bilis veſiculam deſignatum, alium inferiùs ad ſiniſtrum renem, & præterea ad ſuperiorem omenti partem. mittit inſuper ramulos ad meſenterium. Eodem pacto à ſiniſtro recurrente mittitur neruus ad lienem, ad inferiorem omenti partem, ad renem ſiniſtrum, & ad veſicam: atque hic eſt finis neruorum recurrẽtium in maribus, in fœminis autem præter dicta loca ad vterum quoque delegantur. Septima neruorum coniugatio verſus occiput magis originem habet ſuam: ſed à cerebro & ipſa, non à cerebello, vt Galenus voluit: variis radicibus, perexiguis referta eſt, illi proprium foramen dicatum

Alia diſtributio.

Cur os vẽtriculi ſit ſenſu adeò exacto.

Cur os ventriculi appellatur καρδία.

Alia diſtributio.

Alia diſtributio.

Septimi paris neruorum ſitus.

A cerebro nõ à cerebello oritur ſeptima neruorũ coniugatio.

Galeni error.

tum

tum est obliquum in occipite: vbi verò caluariam egressa est, versus anteriora primùm repit: deinde scinditur in neruulos complures ad musculos linguæ, hyoïdísque & laryngis delatos: quorum maior sub maxilla inferiori discurrit, nec non sub lingua vsque ad eius extremum, vt illam sensus in vniuersum, motúsq; participem reddat. Quartum verò par, vt diximus, gustādi sensum illi priuatim defert. linguæ enim munus inter reliqua est saporum discretio. Atq; hæ sunt breui descriptæ septem neruorum coniugationes, de quibus tum veteres, tum recentiores meminere. Tamen duo alij neruuli adhuc restant in caluaria, & ipsi describendi, ex quibus alterum olfecit Vesalius noster, alterius (quod sciam) nemo ante me quicquam meminit. Inquit itaque Vesalius neruū hunc esse quinti paris radicem, fortè ne ab aliorū Anatomicorum placitis facilè abscedere velle videretur, aut neruorum historiam confundere. Mihi verò octauum par neruorum cerebri videtur esse, quod vnus Vesalius vidit quidem: sed inter quintæ coniugationis radices adnumerauit. Sub basi cerebri versus anteriora incedit, & per propriū foramen in sphenoïde collocatū transit ad musculum temporalem, latitantémq;, & massetera, & à quinto neruorum coniugio illius distat origo. Nonum par neruorum, cuius neque Vesalius ipse verbum fecit, quódq; ego primus inueni, est neruorum exilium par, ortum ducens à

Duo nerui præter septē paria.

Vesalius excusatur.

Descriptio octaui paris neruorū cerebri.

Noni paris neruorū descriptio.

Nonū par neruorum cerebri.

binis illis cerebri processibus, qui nates appellantur penes testes: tenues satis sunt, & exiles, vt dixi: faciem versus accedũt, transeúntq; apud tertium, & secũdum par, atque in tertium palpebrę musculum inseruntur. ramulus tamen huius noni paris ad quintũ musculum oculi defertur. Sed si quis rei nouitate commotus, hæc duo paria neruorum nõ admittat, sed aliorum radices esse contendat, nihil moror. Mihi sat est locũ admonuisse, digitóque fontem ostendisse, ne aliquis in cerebro neruus prætermissus negligentia nostra videatur. Animaduertendũ præterea est Galenum velle neruos sensum deferentes ab anteriori cerebri parte exoriri, motiuos verò dictos à posteriore. Sed pace Galeni dixerim (quem tamen semper maximi feci) sensus dictat, motiuos, durósq; quoq; ab anteriore parte originem ducere, vt secundum, tertiúmq; cõiugium. Adde neruos omnes, cùm à visoriis, & sensum deferentibus discesseris, non modò sensum, sed motum etiam deferre. Sed cùm historiam neruorũ cerebri, breui, & dilucidè absoluerimus, tẽpus est, vt de spinali medulla pertractemus, quæ elongatum cerebrum videtur esse.

Galeni error.

Nerui motiui oriuntur quoque ab anteriore cerebri parte.

Omnes nerui præter opticos deferũt sensum & motum.

De Neruis medullæ spinalis post caluariam.

CAPVT IIII.

Continuatio huius tractatus cum superiore.

CVM Cerebrum hactenus descripserimus, & à cerebro exorta nouem cõiugia neruorum quãta potuimus breuitate, ac minori quo fieri potuit, vel nullo potiùs contradicendi studio,

dio, iam illi ſunt nobis nunc nerui deſcribendi, qui à ſpinali medulla poſt caluariam exoriũtur: ſed antea dicam⁹ quid ipſa ſit medulla ſpinalis. hæc nihil aliud eſt, quàm cerebrũ oblongũ illud quidem per vertebras & ſacrum os deductum. Eſt autem eadem cum cerebro ſubſtãtia: quare nihil mirum eſt, ſi quemadmodũ cerebrũ ipſum abſq; vlla Anatomicorum controuerſia frigidũ eſt, ita frigida ipſa quoque ſit, quidquid dicat Peripateticorum princeps Ariſtoteles, qui cùm frigidiſſimum eſſe cerebrum aſſeueret, calidiſſimã eſſe inquit ſpinalem medullam. quæ ſententia ita abſurda eſt, vt tanto philoſopho indigna non eſſe non poſſit. Sed ad rem redeamus. licet ſpinalem medullã perpetuò dicamus eadem à ſummo ad imum nomenclatura vtentes, ſcito tamen ſubſtantiam eius in homine ipſo nõ eſſe quemadmodum in brutis ad extremum vſque medullarem, ſed in homine ad lumborum initium vſque duntaxat medullam refert. Differt ſpinalis medulla à cerebro in duobus. nã primò cerebrum diaſtolen & ſiſtolen habet inſtar cordis vt ſuo loco explicauimus, at ſpinalis medulla motu caret: ſecundò per oſſa quæ mouentur deferri medullam hanc conſpicaberis. ſtabilia autem ſunt cerebrum ambiẽtia cranij ipſius oſſa. duplex igitur eſt ſpinalis medullæ principium, ex quibus hoc maius, illud minus exiſtit: maius à cerebro emanat, à cerebello minus. quod à cerebro deducitur vnicũ eſt, quod autẽ

Medulla ſpinalis quid.

Spinalis medulla frigida eſt.

Ariſtot. error.

Subſtantia medullæ ſpinalis qualis ſit in homine.

Differẽtia cerebri, & ſpinalis medullæ.

Spinalis medullæ principium duplex.

à cerebello bifidum, itaq; tum in dextrum, tum in sinistrum diuiditur. sed ad maiorem spinalis medullæ originem reuertamur. ita à basi cerebri proficiscitur, vt ipsa cerebri basis videatur esse. si enim originem illius vt circumscribitur verè consideretur, à neruorum opticorum origine parum distare comperietur. Oritur igitur, vt apertiùs dicamus, spinalis medulla ab anteriore cerebri parte. hîc enim candide lector eius origo sumenda est, non autẽ, vt nonnullis placet, cùm vertebras ingreditur, quo loco nulla donatur circumscriptione. Cùm itaque tam excelso in loco eius origo cõstituenda sit, ita enim verè exoritur, adnotandum est cogi nos fateri, tertium, quartum, quintum, sextum, septimum atque octauum neruorum par nõ à cerebro, sed à spinali medulla exoriri. Dum hęc per foramen occipitij egressa, vertebrarum foramẽ primum ingreditur, in hoc primo descensu crassior est aliquantulum, quàm in reliquo itinere. Cùm verò ad summum thoracem peruenit vsque ad summitatem ossis sacri, ęquali crassitie cernitur, licet Galenus & post ipsum Vesalius in hoc mirè decipiãtur existimãtes spinalis medullæ substantiam neruis gignendis absumi. est enim ratio ipsorũ voluntaria potiùs verisimilísq;, quàm vera, cùm sensu oppositum pateat, quòd scilicet in sacro dũtaxat osse tenuior existit. Caluariam egrediens medulla spinalis tum pia, tum dura matre circundatur, itaq; neruos quos ex se promit

Principium spinalis medullæ maius.

Ortus spinalis medullæ unde.

Error nõnullorum.

Spinalis medulla vbi crassior.

Galeni & Vesalij error.

Inuolucrum spinalis medullæ.

mit circundat, cúmque illi per ossa quæ mouentur transeundum esset, quod cerebro minimè vsu venit, natura aliam membranã tenuem superinduit, ne ab ossis duritie læderetur. In qua membrana tota errat via Galenus noster, in hoc parum anatomicus. nam hanc, quam tertiam tuniculam Libro de Ossibus appellat, ligamentum esse existimauit, quo vertebræ vnà connecterentur. quæ sententia falsa admodum est. nã vertebrę propriis ligamẽtis nullo sunt pacto destitutæ, quemadmodum in nostro tractatu de ligamentis fusiùs explicauimus. quis enim non videt tuniculam hanc tenuem colligandis ossibus, quæ tãtopere mouentur (sæpe namq; multúmque mouentur vertebræ ipsæ) idoneã nullo pacto fuisse? Spinalis igitur medulla ad extremum vsque thoracem duntaxat medullosa est, sed cum progreditur neruosa euadit, hoc est funiculorum instar, cuiusmodi ipsius neruos cernes. hoc autem ob ipsius diuisionem factũ puta. Ex hac historia causam facilè venaberis, quid sit quamobrem materia per spinalẽ medullam descendente læsio maior inferiore parte præsentiatur. In promptu causa est. quoniam hoc loco neruea est spinalis medulla, cùm in aliis partibus medullam præ se ferat. Medullosi autem vocẽ huic substantiæ impropriè (ni fallor) adscribimus, cùm illi medullæ qua ossa ali dicũtur, nihil certè simile habeat, sed cerebri potiùs substãtiæ affinis esse videatur. præterea fal-

Galeni error.

Spinalis medulla cum progreditur fit neruea.

Cur læsio in inferiore parte spinalis medullæ sit maior.

ſum illud quoque eſſe palàm proſpicies, quod Galenus ſecundo de Temperamentis libro ſcriptum reliquit, ſpinalem ſcilicet medullam ea medulla qua oſſa nutriuntur, molliorem eſſe.

Galeni error.

Spinalis medullæ vſus.

Creauit illam altiſſimus rerum omnium opifex, humanæque fabricæ admirabilis architectus, vt ab ea nerui exorirentur, qui tum ſenſum tum motum ad reliquas corporis partes deferrent, quæ omnia, motũ inquam & ſenſum cerebrum ſuppeditat.

De primo pari neruorum medullæ ſpinalis.

Mira naturæ prouidentia.

Primũ par neruorum ſpinalis medullæ.

Igitur poſteaquam è caluaria exiit hoc neruorum coniugium, inter occipitiũ primámq; ceruicis vertebram primum neruorum par adeò clanculum emittit, vt mirabile videatur eſſe ſpectatoribus, atque adeò naturæ miracula ſpeculantibus & introſpicientibus, quo pacto exeat ne in motibus capitis læderetur. Exit itaque hoc primũ neruorum par (cur enim hoc quod eſt pulcherrimum nõ repetemus?) à poſteriore capitis parte inter occipitium primámque vertebrã. quod vt fieret faciliùs cauitatem quandam paruam obſeruato à natura factã tum in occipitio tum in primæ vertebræ parte illa, quam in ſpinam deſinere oportebat. Poſt exitum hæc neruorum cõiugatio in neruulos ſpargitur ramulóſque perexiguos, neque id mirum eſt enim ipſa quoque exigua. ad illum muſculorum chorũ diſtribuuntur, quos paruulos eſſe, capitíque deſeruire ſuo loco diximus. oriebantur autem à prima vertebra atque ad occipitium deferebantur, rurſus ab occipitio ad vertebram ſecundam.

ſecundam. ſed ad primum neruorum par redeamus. prius quàm exeat ſupra ſpinalem medullam reflectitur, quæ res ſpectatu pulcherrima eſt, & iucundiſſima. At ſecundum neruorum coniugium ſeu par, cùm per vertebrarum latera egredi nequeat, binis principiis inſignitur. Ex quibus quod maius exiſtit per poſteriora emergẽs fertur hinc atque hinc per latera ſpinæ ſecundæ vertebræ. vbi egreſſum eſt in ſurculos cõplures diuiditur, qui ſurſum reflectuntur & ad capitis cutem, ad aures & ad nonnullos muſculos tendit. alterum eius principium, quod eſt minus, per anteriora egreditur inter primam ſecundámque vertebram à dentis lateribus (ſcitis autem nomine dentis quid ſit audiendum cùm de ſecunda vertebra ceruicis fit mentio). Diſtributio verò huius eſt ad quintum muſculum laryngi atque œſophago communem. Tertium par neruorum ſpinalis medullæ exit per foramen ſecundæ & tertiæ vertebræ commune ab earum lateribus, vt de aliis audiſtis, deinde in quatuor ſurculos primò diuiditur, poſtmodum in alios complures, adeò pulcherrima fiat huius tertij neruorum cõiugij diſtributio tum in nonnullos capitis muſculos, tum in oblongum illum quadrangularem à carnea membrana profectum, qui labrum obliquè deorſum trahit. diſtribuitur etiam ad longum illum muſculum ſcapulam ſurſum trahentem: & ad cutem colli diſſeminatur. Quartum par

De ſecundo pari neruorum ſpinalis medullæ.

De tertio pari neruorũ ſpinalis medullæ.

De quarto pari spinalis medullæ.

inter quartam tertiámq; vertebram exire videbis per foramen vtrisq; cōmune. quod de subsequentibus quoque omnibus intelligendū est, quod memoriæ māda. nolo enim hoc idem de exitu neruorū per foramen duabus vertebris cōmune ampliùs in hoc tractatu repetere. Vbi exiuit secatur in surculos multos, ex quibus aliqui ascendūt descēdúntq;, alij per posteriorem partem reflectūtur. Hæc summa est magnā esse huius quarti neruorū paris distributionem. neruuli insuper ab hoc mittūtur ad musculos ceruici deseruientes, necnō ad musculū cucullarem dictum. Ex anterioribus autem nōnulli in musculos stomacho substratos inserūtur, & vnus ex his tenuis admodū vnitur cum ramo quinti paris, & quintus cū sexto, ex quibus tribus principiis nerui illi cōstituuntur, qui ad septū trāsuersum proficiscuntur descendentes iuxta mediastinū, ac supra pericardium. Quinti paris exitus est inter quartam & quintā vertebram hoc in multos neruos diuiditur, tum anteriores, tum posteriores. ramus anterior qui magis est conspicuus vnitur cū ramo quarti paris, & in quibusdam ramulum à subsequētibus suscipit. hic neruus nunc à tribus constructus descendit ad latus œsophagi per anteriora vertebrarum colli, descendítque semper ad nerueā vsq; septi transuersi partem, in qua parte huius nerui terminus adest. Sed in nonnullis (vt iam suprà attigi) exoritur à quarto pari. Sed hoc rarò videbis,

De quinto pari spinalis medullæ.

Diuisio & distributio.

nam

nam sæpius oritur à quinto. Quum primùm autem ad thoracis cauitatẽ peruenit, natura prudens, ne ob assiduum pulmonum motum disrumperetur, membranis illum colligauit suprà infráque, & vt dixi transit supra pericardium. Huic neruo vena se comitẽ præbet. At inquies cur summus rerum opifex Deus tanta arte hunc neruum muniuit? ego verò respondebo illud ob septi transuersi nobilitatem factum fuisse: est enim musculus rarus ac nobilis, immò verò musculorum omnium humani corporis nobilissimus existimatur. Quod reliquum est huiusce quinti neruorum paris variè distribuitur, ramũ namque vena atque arteria comitante per medium illud mittit foramen, quod in posteriore scapula situm est, ibíq; ad musculos disseminatur è scapula exortus, quíq; humero dicantur. Alius ramus descẽdit per colli latera, vt ad ἐπωμίδα & ad cucullarem musculos distribuatur. Alij rami tendunt ad humerum, alij ad quadratum musculum labra obliquè deorsum trahentem, item ad quartum musculum hyoïdis. alij rami cauitati scapulæ mandantur, vbi ad musculum in eius cauitate latitantem disseminantur, & ad secundum thoracis musculum, nec non ad cutem ibi positum. Et quoniam quinta hæc neruorum coniugatio ad musculos humero deseruientes disseminatur, placuit Vesalio illam inter brachij neruos connumerare. Ego verò quoniam nõ transit vnà cum quinque neruis

Septum transuersum.

Vesalius excusatur.

Opinio propria.

manus, illam inter manus neruos nullo pacto adnumerabo. qui manus nerui quoniam eorum Anatome fidelis & perſpicua exoptata admodum eſt, atque expetita, quippe quæ ſcitu digna ſit, ego de illis mox priuatim agam capite peculiari, vt omnia faciliora reddantur, & perſpicua magis.

Cur de neruis manus particulatim agat.

De Neruis manus. CAP. V.

MANVS, vt diuino Ariſtoteli rectè videtur, organum eſt organorum, atque organum ante organa, quæ eo quo cernitis artificio fabrefacta eſt, vt liberis miniméq; impeditis organis prædita eſſet, & vt ſenſu tactus acerrimo polleret, quinq; neruorum paria natura ad manum ipſam relegat, tria nimirum ad extremos digitos, duo ad extremam vſque manum. quæ quinq; memorata paria neruorũ à ſpinali medulla ortũ ducunt, egreſſa per cõmunia foramina vertebrarũ colli ſubſequentiũ & à prima thoracis. vniũtur hæc adeò poſtquã egreſſa ſunt, vt hoc ab illo neruorum coniugiũ diſtinguere difficillimum ſit vel illi qui magnos progreſſus in Anatome fecerit, ſeparãtur tamẽ deinde, videntúrq; rete quoddam cõſtituere, vel quid ſimile cordulis illis & infulis, quæ in Cardinaliũ galeris Romæ cernũtur. Hæc quinq; paria neruorũ eodẽ itinere ſub clauicula incedũt, nec non ad ſcapulæ proceſſum internũ, quo loco ſociæ quoque trãſeũt vena baſilica, & axillaris arteria, propterea ne mireris ſi Anatomes peritus medicus vulnera

Manus eſt organum organorũ.
Manus eſt organum ante organa.
Cur tot organa in manu.
Cur tanta arte constructa.
Cur quinque paria neruorum in manu.
Ortus quinque pariũ neruorũ.
Vbi vniuntur.
Vbi ſeparantur.
Cur vulnera ad ſcapulæ proceſſum internum ſint lethalia.

vulnera hac in parte accepta formidosa esse & timoris plena assistẽtibus prædicet. Sed de singulis separatim agamus. Primũ igitur par neruorum manus quod inter quintam ac sextam vertebram fertur, vbi ventum est ad cauitatem sub alis neruum emittit ad primũ thoracis musculũ, alium ad secũdum scapulæ, ramum quoq; alium ad primum & secundũ cubiti musculum, à quibus flectitur: trãsit deinde (si eius progressum persequare) sub primo musculo bicipiti per internam humeri partẽ, sed post cubiti flexurã venæ cõmuni se socium præbet, atque vnà secũ ad extremam manum deducitur, interim variis in locis ramulos ad cutem ipsam mandat. Secundi paris transitus per eundem est locum de quo in primi paris itinere verba fecimus, tres neruos ad musculos humero famulantes mittit, ex quibus vnum per illud scapulæ foramẽ exit, quod sub ala latitat, variè primò distribuitur, deinde recta fertur ad flexurã vsque, parte humeri anteriore, inter cubitum ac radium prætere riẽs, in flexura verò ramulos mittit ad quartum musculum, quintũ ac sextum, à quibus vniuersi quinque digiti flectuntur. at vbi radij medium prætergressum est, neruulus emittitur satis apparens, profundus, qui incedit adhærens ligamento illi, quod inter cubitum radiúmq; situm est, tandem in musculum quadratũ implãtatur, qui, vt nostro de musculis tractatu explicauimus, penes brachiale sitũ manũ agit in pronum,

De primo pari neruorum manus.

Post cubiti flexuram neruus cum vena communi.

De secũdo pari.

Vesalij error. quamuis Vesalio nostro secus esse videatur. Maior huiusce nerui truncus cùm magis descendit atque inferiora petit, transit sub ligamento brachialis interno, quo loco ramulos parit musculis pollicis dicatos, & alios ad portionem eorum musculorum quos oblongos esse diximus, & à quinti musculi tendinibus exoriri: alios insuper ramulos mittit ad partem illorum musculorũ, qui à postbrachiali exorti, primos articulos digitorum flectunt. hoc itinere peracto in ipsa manus vola in quinq; neruos, quod plurimum est, sed quandoque in septem secatur, horum quinque duo per latera pollicis ad illius extremum vsque pergunt, interim ad cutim surculi ex illis pullulant: duo alij ad indicem vel potiùs ad indicis extremitatem vsque mittuntur, cutim interim propaginibus subeuntes. quintus verò per internam digiti illius partem graditur, qui medius appellatur, sed in quibus septenario numero donatur (donatur enim in nonnullis) sextus per externam regionem medij digiti, septimum per internam auricularis iter habet. Tertium par neruorum qui manui addicti sunt, per eundem locum iuxta internum humerum & inferiorem cubitum fertur, deinde supra articulum inter olechranon atque internum humeri tuberculum, vbi surculos profert, qui per primum musculum à quo fit latus tendo, disseminantur, item ad secundum tertiúmque brachialis musculum, deinde progreditur iuxta longitudinẽ cubiti

In vola manus nunc quinque nerui nũc septẽ.

De tertio pari.

cubiti internam, cuius dimidium, & amplius ubi præteriit in duos ramos inæquales finditur: alter nanque maior est, alter verò minor, & eorundem alter introrsum fertur, extrorsum alter. Interior transit sub ligamento brachialis interno ibíque ramusculos producit ad primum illũ musculum, quem ego primus obseruaui latum tendinem dilatantem: deinde ad sextum à quo minimus digitus ab aliis deducitur. surculos itẽ profert aliis musculis dicatos qui digitos extendunt, quos à tendinibus quinti musculi tertium digitorum articulum flectentis oriri suo loco diximus. mittit præterea ramusculos alios ad reliquos musculos primum internodium flectẽtes, quíque ossibus postbrachialis adhærẽt, hoc peracto in tres neruos dissecatur, & nonnunquam in quinque, qui in extremos digitos terminum habent, per latera auricularis, & anularis delati, licet in quibusdam in medio digiti medij sistat. mittit insuper ramusculos ad cutem, atque ad volam ipsam. quamobrem pars interna manus adeò acuto atque exquisito sensu tactus prædita est. minor ramus per exteriora illius transit, & suprà brachiale reflectitur, in trésque ramos finditur: & nonnunquam in quinque per superiora postbrachialis, & per latera auricularis atque anularis, nec non per medij dicti digiti medietatem, ad quorum extremum vsque deferuntur, quemadmodum de internis diximus. In hoc tamen differunt, quòd interni externis

Musculũ à quo latus tendo dilatatur primus inuenit.

Cur interna manus adeò sentiat.

multò maiores existunt: fuítque hoc prudentis naturæ optimum consilium, quippe quæ non ignorabat externa internis faciliùs lædi posse. atque hactenus de tertio pari neruorũ manus: nunc de quarto. Quartus neruus, seu quartum coniugium, omnibus neruis qui in manu cernuntur maius existit, eodem cum aliis exitu atq; itinere, sed cùm ad humeri dimidium plus minus deuentum est, ad exteriora illius ac superiora reflectitur, atque ex hoc loco paruuli neruuli emanant ad binos musculos cubitum flectentes, deinde ad alios musculos exteriores, & ad humeri, cubitíque cutim. delitescere quoque comperies inter alias musculos quartum hunc quem nunc describimus neruum, & per cubitũ ac radium tendere ramulos ad illos etiam musculos emittentẽ qui à medio cubito exorti pollici suam operam præstant. Sed cùm ad brachiale prouenit illico quasi truncus in quinque ramos scinditur, ex quibus bini ad pollicem relegantur ad indicem bini, quintus autem ad medij digiti extremum vsq; instar aliorum. Ex illis autẽ quos ad pollicem proficisci dicebamus surculi paruuli exiliunt ad musculum qui inter pollicem & indicem locum habet: illud etiam preter hactenus dicta obseruato, magnã esse huius quarti nerui ad exteriores cubiti musculos distributionem. At quintus tenuis admodum est & cutaneus, cuius ramuli humeri, cubitíque cutem sensu præditam reddunt: mittit quoque ramos

De quarto pari neruorum manus.

De quinto pari neruorũ manus

mos ſub ala. quod reliquũ eſt venam baſilicam comitatur, propterea huius nerui idem eſt cum baſilica deductus, è quo ſurculi variè per cutim ipſam diſtribuuntur,& tandem ad extremã manum deſinit. ab hoc eodẽ neruo quinto ſub iugulo mittuntur nerui ad ſeptimum capitis muſculum, ad primum & quartum hyoïdis,ad primum & ſecundum thoracis,ad ſeptimũ humeri, necnon ad binos muſculos ceruicem in latus trahentes. atque hic eſt locus è quo neruuli ad membranam carneam demãdantur, deinde ad colli cutem. Itáque ſe habet neruorum manus diſtributio cuius hiſtoriam breui proſecuti ſumus. ſed anteaquam ab hoc argumẽto diſcedamus ſcito ſurculos & propagines exiguas neruorũ manus eodem pacto in omnibus hominibus non diſtribui, licet in truncis ipſis rarò admodũ varietas notatu digna reperiatur. ſi enim in hoc per medium muſculum tenderet in illo prope latera,nihil eſt quod in re Anatomica verſatos in admirationẽ trahat, & quoniam in illis qui vulnerãtur quandoq; ſenſus amittitur,licet motus integer maneat,in aliis cõtrà motu amiſſo ſenſum permanere cõplures exiſtimarũt duas neruorum differẽtias vbiq; reperiri,vel vt apertiùs dicamus vbi neruos adeſſe oportuit,duplex adeſſe neruorũ genus,alterũ motum afferre, ab altero ſenſum afferri,ſed hæc opinio in illis mea quidem ſententia locum habuit,qui veram neruorũ diſtributionẽ ignorabãt:tu verò ſcito ner-

Cur in vulneratis quandoque ſenſus, quandoque motus amittatur, quandoque vterque.

uos ad cutim desinentes, quoniam cutis motu caret, sensum duntaxat afferre, eos verò qui musculis addicti sunt, sensum motùmque illis impertiri. Quocirca si nerui cutis sauciantur, aut si illos noxia materia lacessit & detinet atque pręoccupat, quid mirum si cutis ibi non sentiet? & quoniam nos dum cutim tangimus cutis nobis duntaxat sensus occurrit. neque enim sunt in superficie musculi, si illi nerui lædentur, qui in musculos inseruntur, illis illæsis qui feruntur ad cutim amittetur quidem motus, sed perstabit sensus: quòd si vtrique noxa illata fuerit, & sensus & motus peribunt. hæc autem noxa intelligitur illata neruo priusquam musculum in loco qui retrahi possit & contrahi, quo facto vniri & coalescere nullo pacto possit. si enim nerui læsio contingat in ea parte quæ iam musculum ingressus erat, vniri potest, neque sensus motúsve amissio perseuerabit, quemadmodum ego sæpenumero expertus sum in multis ægris, qui mihi in dies innumerabili multitudine curandi proponuntur, quod etiam Ludouico Philippino viro docto familiari meo Anatomen studioso lubens ostendi.

Læso neruo quando non amittatur neque sensus neque motus.

De Neruis thoracis. CAP. VI.

THORACI nerui multò minores contigere, quàm manui, neque enim tantos esse necessarium fuit. sunt autem vniuersi paria vndecim, non duodecim vt Vesalio placuit, quem miror non animaduertisse, cùm tamen oculatissimus

Cur nerui thoracis sint minores neruus manus.

Nerui thoracis sunt paria vndecim.

Error Vesalij.

ſimus fuerit, vertebras licet duodecim numero ſint, tamen foramina vndecim habere, non plura, totidémque eſſe coſtarum interualla. Oriuntur hi quoque à ſpinali medulla: exeunt verò è foraminibus vertebris thoracíque cõmunibus: neque tamen ab his vt à neruis manus rete conſtituitur. & ne longam adeò prolixámque de neruis thoracis hiſtoriam texamus (quo enim pacto poſſemus prolixitatem effugere, ſi vnumquemque ſigillatim & ſeorſum deſcriberemus) de omnibus ſimul hæc audito. Poſt eorũ egreſſum è foraminibus vertebrarum bipartitos cernes, non tamen æqualiter. etenim ex his alter maior, alter minor exiſtit, & alterum anteriora verſus, alterum verſus poſteriora reflecti ſecando facilè cernes: anteriores igitur ſub coſtis progrediuntur per partem inferiorem, vbi ſinus ille per coſtarum longitudinem cernitur, de quo in libro de Oſſibus proprio capite loquuti ſumus. atque hoc comitantur rami venæ ſine pari, nec non rami arteriæ magnæ, quæ tria vaſa, neruus inquam, vena, atque arteria, per eundem locum tranſeunt, nimirum ſub ſuccingente membrana à vertebris ad ſternon vſque, iuxta longitudinẽ coſtarum atque earum cartilaginum, tanquam lineæ paralelæ & æquidiſtantes prope muſculos intercoſtales incedunt: in quos externos inquã, atque internos ramulos mittunt. qui muſculi numero ſunt ſexaginta octo, vt in noſtro tractatu de Muſculis latiùs explicauimus, præter hanc

Ortus.

Cur de neruis thoracis agat in vniuerſum.

Diuiſio & diſtributio.

quam hactenus descripsimus neruorũ thoracis distributionem, alij sexto thoracis musculo sensum afferũt in parte eius interna collocato, quíq; anteriora ipsius constringit. A superioribus autem nerui fluunt per primum humeri musculũ, nec non per secundum scapulæ: deinde ramuli alij proficiscũtur ad mammillas & ad mammillarum papillas deducti ex his neruis, qui ordine consequuntur, deinde deorsum magis à neruis qui in media thoracis regione collocantur pullulant nerui qui ad musculos abdominis obliquos descendentes demittuntur, in quo magna horum fit distributio. à postremis autem thoracis neruis alij deciduntur, quibus gaudet septi transuersi pars carnea. Quod restat horum anteriorũ neruorum tum ad cutem thoracis, tum ad partem cutis abdominis distribuuntur. Neruos item mittunt ad musculos œsophago substratos, & ad radices costarum. cum his autem neruis sexta neruorum cerebri coniugatio implicatur. Altera horum thoracis neruorum diuisio ad posteriora ipsius reflectitur, & à superioribus enixi nerui sensum deferunt primis, secundísque capitis musculis, ad musculos ceruicis ad quintum sextúmque humerum circumagentẽ, ad primum & quartum scapulæ, ad thoracis tertium, & ad scapulæ cutem: alij proficiscuntur ad musculos dorsales, & ad quartum thoracis ad cutim dorsi distribuitur. illud tamẽ animaduertendum est, hanc cutaneam neruorum distributionem

Cutanea distributio neruorum

tionem non esse in omnibus æquatã, propterea neque alibi in aliis corporis partibus superficiariis certo ordine atque examussim describi ab Anatomico quãtumuis accurato potest aut debet: nam neque certum ordinem, neque numerum certum obseruare possumus, quoniam nũc in plures ramos, nunc in pauciores sese trunci exerunt atq; explicant, & nunc altiùs, nunc decliuiùs eorum fit distributio atque iter.

non est in omnibus eadem.

De Neruis lumborum. CAP. VII.

QVONIAM Lumborum regio, vt in libro de Ossibus dicebamus, thoracem immediatè sequitur, post historiam de neruis illius, lumborum neruos describere operæpretiũ duxi. Sunt lumborum nerui thoracis neruis maiores. & quamuis ratione superiùs adducta, dum de numero neruorum thoracis loqueremur, cùm in quinque vertebris lumborum quatuor duntaxat foramina reperiantur, quatuor neruorum paria solùm, non quinque esse deberent, sunt tamen coniugia neruorum huius partis quinque numero, quoniam inter extremas thoracis vertebras & primam lumborum incedit primum neruorũ par, quod cùm ab vltima costa recedat, inter lumborum neruos potiùs quàm thoracis adnumerandũ est. adde quòd vẽtri inferiori deseruiunt nõ thoraci. Hæc itaq; prima cõiugatio neruorũ, qui lumbis addicti sunt, egreditur per foramen illud cõmune, quod est inter duodecimam thoracis vertebram, & lumborũ primam,

Cur post neruos thoracis agat de neruis lumborũ

Nerui lumborũ maiores neruis thoracis.

Cur sint quinque paria neruorum lumborum licet quatuor tamen sint foramina in vertebris lumborũ.

De primo pari neruorum lumborum.

tenuis est satis & sub peritonæo progreditur, post egressum finditur in ramos binos, quorum alter altero maior existit. qui maior est ad anteriora quidem fertur, sed prius ramusculos parit in principia septi transuersi: quod septum à corporibus vertebrarum lumborum exoriri suo loco diximus. alios insuper ramulos mittit ad principia quinti femoris musculi cognomento lumbalis, & alios ramos ad musculos abdominis. qui verò est minor neruus ex hac prima cõiugatione ad posteriora reflexus in musculos dorsi terminatur. Secunda coniugatio exit inter primam secundámque lumborum vertebram, sub peritonæo graditur, & sub quinto femoris musculo, in quem ab hoc quoque coniugio ramuli immittuntur. assurgit deinde, sub peritonęo tamen, & à summo ossis ilij ramus deciditur, qui abdomen exiliens primis femoris musculis & tibiæ sexto sensum motúmq; afferunt. at ramus alius mittitur ad sextum musculum femoris & ad tibiæ primum, superatáque parte superiore ossis ilij ad femoris cutem. ab hoc eodem secundo pari exoritur neruus tenuissimus, & oblongus, qui vasa seminaria comitatur, & tandem in testiculum desinit. quem neruulum nonnulli κρεμαστῆρας appellant, qui mirè decipiuntur: neque enim neruulus hic quem nũc describimus, neque vasa seminaria cremasteres dixeris, sed fibras illas carneas in darto collocatas: illæ fibræ carneæ, carneæ inquam illæ fibræ darti, cremasteres

De secundo pari neruorũ lumborum.

Error nonnullorum.

Quid sit cremasteres.

ſteres verè ſunt, nõ vaſa ſeminaria aut neruulus in teſtem immiſſus. Exit tertia neruorum lumborum coniugatio inter ſecundam tertiámque vertebram, ſub peritonęo defertur, necnon ſub quinto femoris muſculo. Primus ramus qui ab hoc coniugio deciditur, trãſit ſub os pubis prope ilium os, atque hîc bifurcatur (cur enim voce in ſcholis noſtris trita non vtamur?) atque eius pars altera per ſuperiora fertur cute tenui in genu ipſum deſinens, altera comitatur venam ſaphenam nuncupatam, reliquam portionem huius nerui poſt dorſales muſculos cutémq; reflecti videbis. Quarta coniugatio è tertia quartáq; vertebra emergit (eſt autem lumbalium neruorum maxima) fertur ſub quinto muſculo femoris, & ſub pubis os, comitérq; comitatur venam atq; arteriam in ipſum inguen: quo loco neruulos profert qui tum peni, tum ſcroto deſeruiant, ſed cutanei ſunt, neque profundiora petunt. in hac eadem inguinis regione in ſeptem poſtmodum ramos ſecatur, qui ad omnes anteriores muſculos diſtribuuntur, qui partim tibiæ, partim femori famulantur. Ex his ramis nonnullos ad genu vſque deſcendere obſeruatote. Quinti paris egreſſus eſt inter vertebras quartam ac quintam, deinde in duas partes inſtar aliorum diuiditur. iter maioris nerui eſt ſub peritonęo verſus anteriora trãſiens per foramen ſitum inter os coxendicis pubis, atq; ilij, atque hinc neruuli deciduntur ob nonum decimúmque mu-

De tertio pari neruorum lumborum.

De quarto pari neruorum lumborum.

De quinto pari neruorum lumborum.

ſculum femoris,quod in gyrum mouet. nec nõ alios ad ſeptimum & octauum femoris eiuſdẽ, & alios ad penis muſculos, item ramos alios ad veſicam mittit, & in mulieribus non modò ad veſicam, ſed ad vterum quoque:cui præter ſextum par neruorum cerebri,ab hac etiam quinta lumborum coniugatione neruuli obtigere atq; hactenus de prima parte. Secunda verò reflectitur poſt muſculos dorſales,& ad cutim, quod à quarto quoque coniugio fieri dicebamus. Atque hîc ſunt quàm breuiſſimè deſcripta quinque paria neruorum lumbalium, à quibus priùs quàm diſcedo adnota illa poſteaquam exiliere, primum par cum ſecundo connecti, ſecundum cum tertio,tertium quarto,quarto quintum eodem prorſus pacto : quæ implicatio ſimilis eſt brachij neruorum implicationi. Notandum inſuper eſt licet haſce quinque neruorum coniugationes deſcripſerimus, non inueniri tamen in omnibus hominibus totidem: cùm quandoque quatuor duntaxat inueniantur : propterea cùm quartum & quintum par in nõnullis vniantur, ex hiſce duobus vnum duntaxat par reſultat, & efficitur.

Quomodo hæc paria neruorum lumborum connectantur.

Lumborum nerui non ſunt ſemper quinque paria.

De Neruis oßis ſacri, & Pedis.

CAP. VIII.

Ortus.

CVM hi nerui particulatim & accuratè deſcribi conſueuerint, nos eundem ordinem ſequentes, de his diſtinctè quantum in nobis erit agere conabimur : qui nerui, pedis etiam

nerui

nerui nõ iniuria dici poſſunt. Sciendum itaque hoſce exilire inter vltimas lumborum vertebras & oſſis ſacri ſummitatem : item à primo, ſecundo, tertióque ipſius oſſis ſacri foramine. at quum primùm hæc quatuor neruorum principia exiuere, vniuntur, maximum noſtri corporis neruum conſtituentes, qui ſub peritonęo ab interna abdominis parte ad externam repit verſus clunes, tranſitque inter coxendicem & coccigem ſupra quartum muſculum illum, à quo femur circumagitur. vbi exiit prope maiorem trochantira nonnullos mittit neruulos ad tres muſculos à coxendice exortos tibiam flectentes, alios quoque ad octauum liuidum dictum muſculum, qui & ipſe oritur à maiori trochantere, deinde rectà pergit per poſteriora femoris inter quartum, quintúmque tibiæ muſculum, penè ad flexuram ipſam genu: quo loco in duos inſignes ramos diuiditur, ex quibus alter maior, alter minor cernitur. maior poſteriorem, minor anteriorem tibiæ partem occupat: maior rurſus ſub flexura genu neruulos mittit ad primos muſculos extremi pedis. A minori autem trunco neruulum exortum conſpicies, qui in muſculum ſub poplite latitantem inſeritur, & alium in tertium muſculum ab exteriori femoris capite exortum. Sed poſtquàm maior truncus flexuram genu præteriit, in alios neruos ſubdiuiditur, quorum ramus vnus tendit ſub duobus primis muſculis

Neruus noſtri corporis maximus.

Muſculus liuidus.

pedis, quorum parte carnea prætergressa sub cutem repit, in qua per posteriora tibiæ properat ad extremũ vsque pedem. ab altero ramo emanant surculi ad quartũ musculum, qui inter posteriores tibiæ musculos maior existit, deinde per posteriora interioráque tibiæ delatus iter habet sub interno malleolo, tendẽs sub pedis plantam, neruos ad cutim emittens, primò ad primum, secundum, & tertium pedis extremum musculũ, deinde ad omnes illos musculos paruulos in ipsa planta delitescentes. deinde diuiditur adhuc in neruos decẽ, ex quibus duo per vnumquemque digitum ad eius extremum vsque deferuntur, ramusculos interim ad cutim illorum spargentes. Alter verò ramus profundiora penetrat, & permeat inter tibiã fibulámq; ligamẽto illi adhærens, quod inter tibiã ac fibulam situm esse proprio tractatu audistis (quo ligamẽto posteriores musculi ab anterioribus diuiduntur) mittit quoque neruulos ad quintũ, sextum septimúmque pedis musculum. Alter truncus minor sub fibulæ appendice præterlabitur, ad anteriorem partem delatus, quo loco neruulos profert, qui musculis tum à tibia, tum à fibula exortis dedicantur: truncus verò deorsum descendit per ipsius fibulæ anteriora. Quãobrem hic maximoperè animaduertas velim lector candidissime, hoc enim scitu est tam necessarium quàm quod maximè, si cauterium fieri oporteat, vt ne ad fibulã accedat, sed ad tibiam dunta-

Vsus ligamenti inter tibiam & fibulam.

Cauterium in crure vbi faciẽ-

duntaxat, neque hoc sat est scire quo loco sit faciendum sed addito dum fit causticum, primũ musculum prætereat cautio est : nam si magis penetraret hic neruus quàm nuper diximus læderetur, quo læso grauia symptomata consequi solent. vel saltem cauterij locus nunquam pene dolore aliquo destituitur. Reliqua portio nerui huius deorsum fertur sub ligamento, partéque pedis anteriore transit sub externo malleolo per extremi pedis superiora : & ex hac sede surculi mãdantur decimo octauo pedis musculo. quod superest in decem neruulos separatur, qui in extremos digitos inseruntur, & desinunt. ab hoc eodem trunco neruulus alius cutaneus proficiscitur, qui ad extremum pedem vsque progreditur : Post tria foramina ossis sacri, sequitur quartum, & quintum in quibusdam, quæ diuersitas à vario ossium sacrum constituentium originem ducit: neque enim in omnibus idem est, nam in aliquibus quinque ossibus constat os sacrum, in aliis sex, licet nunquam inuenire possis os sacrum ex tribus tantum ossibus constructũ, vt Galenus falsò existimauit si hominem descripsit, sed simiam non hominem descripsit. In cadauere igitur cuius sacrum os quinque ossibus constet quatuor aderunt foramina. quod senario numero constet quinque foramina videbis, quæ sita sunt inter os & os, vt abundè suo loco dictum à nobis est. Igitur ex duobus foraminibus subsequentibus egrediuntur duo alia ner-

dum, & quantum profundũ.

Os sacrum non cõstat in omnibus totidem ossibus.

uorum coniugia, quæ poſt egreſſum ipſa quoque vniuntur neruum gignentia, qui reflectitur & ad muſculos natium diſtribuitur, necnon ad cutem illarum: in internam quoque abdominis partem mittit neruulos ad muſculos recti inteſtini, & in nonnullis non modò ad hos, ſed ad veſicæ quoque muſculos, immò in nõnullis fœminis ad vterum quoque atque ad vteri ceruicem, item ad earum veſicæ muſculos. alij quoq; ſurculi ad perinęum atque ad ſcrotum deferũtur. E poſteriore verò parte oſſis ſacri per ea foramina neruuli proſiliunt parui admodum breuéſque, qui ad muſculos dorſales ad nates ad poſterioremque cutem delegantur. Et quoniam Galenus aliíque Anatomici de neruo quodam loquuntur, quem inconiugatum vocant, ſecundum ipſorum ſententiam, ſi vera eſt, in extrema ſpinalis medullę parte deprehenderetur. Ego vt ingenuè fateor, hunc celebrem neruum inconiugatum hoc loci nũquam comperire potui, licet accuratè ſecauerim huius vnius gratia ſæpenumero, ſed in omnibus quos hactenus ſecui penè innumerabiles, comperi extremam ſpinalem medullam in ſurculos complures dextros ac ſiniſtros diſtribui, qui deinde per quartũ femoris muſculũ diſperguntur, & per cutem quæ inter nates & ad anum vſque procedit. De illis autem neruorum coniugationibus ſub coccige prætereuntibus, quas Galenus ſomniauit, nihil attinet dicere, propterea quod nuſquam in homine

Nerui poſterioris partis oßis ſacri.

Neruus inconiugatus ſecũdum Galenum vbi eſſet.

Neruus inconiugatus nõ datur.

Galeni error.

Coniugationes neruorum ſub coccige in brutis nõ in hominib.

mine reperiri possunt, cùm nō adsint. sed priusquam à neruorum historia discedamus illud adnotes rogo, in quouis humani corporis musculo quamuis minimo suum neruum adesse, quod minimum est. nam in aliquibus neruos duos, in aliis tres, quatuor, ac nonnunquam quinque videre poteris, neque iniuria. Si enim neruis carerent, musculi neutiquam essent, quamuis oppositum Vesalio nostro videatur. cuius opinio in hoc imaginaria potiùs quàm vera existit, fortè is alioqui indefessus in neruorum distributione, quæ mihi admirabilis esse videtur, cum secando defessus esset, scriptum reliquit musculos aliquos absque neruis reperiri. Quoniam verò nos in nostra historia de fabrica Humani Corporis cerebrum ipsum neruorum originem diximus, vt reuera existit, cor autē arteriarum originem, & venarum iecur, non defuturi existimo qui huic nostræ opinioni aduersentur probātes neruos arterias venásque spermaticas seminariásque nostri corporis partes neque à cerebro, neque à corde, neque à iecore exoriri posse, sed à semine duntaxat. Sed nos, qui solidam Anatomen profitemur, sensúq; vegeti vti in humanorum corporum dissectione conamur, has futiles & apparentes ratiunculas cū rei veritate nequaquam consentientes, & medico futuro inutiles, tanquam nullius pretij, bona lectorum venia reiicimus.

In omni musculo adsunt nerui vnus vel plures

Vesalij error.

Vesalius excusatur.

Negligenda futilia quædam argumenta, & argutiolæ medico viro.

REALDI COLVMBI CREMONENSIS, DE RE ANATOMICA

Liber Nonus.

DE GLANDVLIS.

Substantia glãdosa qualis.

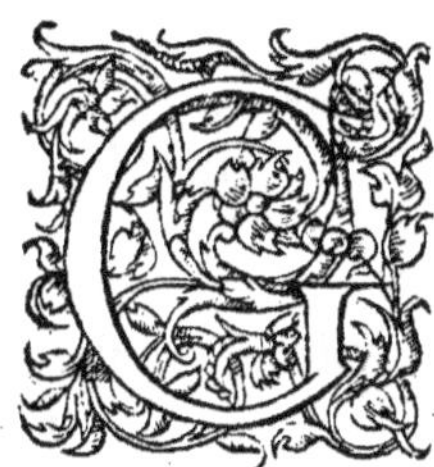

LANDVLA nihil aliud est (vt ad eius descriptionem immediatè deueniamus) quàm corpus rotundum, oblongúmq;, quod plurimum est rarum, & poris refertum, diuersis in locis varias ob causas positæ fuere adenes, siue glandulæ. est enim earum multiplex vsus, aliæ venis, & arteriis instar lectuli sternuntur, vt illas detineant, néve lædantur. aliæ vt sedes vacuas repleant: non enim datur in natura vacuum: aliæ vt humiditates suscipiãt, & contineant: ne ob motum loca exiccarentur: aliæ vt excrementa suscipiant. atque id genus glandulas, siue adenes in variis corporis nostri partibus reperias. Primæ in caluaria hoc pacto, vna in cerebro, hoc est inter cerebrum, cerebellúmque, quam conarion pineale appellant, de qua in tractatu de cerebro verba fecimus: hæc sphærica est, oblonga tamen: alia in sella sphenoïdis

Vsus glandularum multiplex.

In natura non datur vacuum.

Prima in caluaria.

noïdis extra crassam membrana iacet, in quam peluis, siue infundibulũ desinit. Quid autem sit sella cunealis, dictum à nobis est in lib. de Ossibus. & hæc illa est glandula cerebri excrementa suscipiens, quę postmodũ ad nasum, palatúmq; transmittit. In oculi verò orbita quatuor adsunt glãdulæ, duę scilicet singulæ orbitæ, dextrę sinistræque, duæ inquam suprà, infrà reliquæ. quo loco positę sunt à natura, vt humiditatem superuacuam ad oculos tendentem susciperent, illósque humectarent, atque irrigarent, ne eorũ motu adeò frequenti nimis exiccarentur; itaquę moueri deinceps desinerent. hæ illæ sunt, quæ mœrore, aliáue causa cõstrictæ lachrimas excutiunt, atque effundunt. Binas alias glandulas habet pharynx paristhmias dictas cerebri humiditatem suscipientes, partésque illas humectantes, qua humectatione maximè indigent, cùm continenter laborẽt nobis nunc loquentibus, nunc edentibus, aut inspirantibus, aut expirantibus. Alias insuper sub radice linguæ comperies, quæ in nobis paruulæ sunt, quarum eadem est cum prædictis vtilitas. duę aliæ hærent laryngi, asperæq; arteriæ, quæ fœminis sunt, quàm viris crassiores: hinc laryngis pars prominentior in paucis mulieribus conspicua est: nam ab harũ glandularum crassitie occupatur, & sub ea latitat. sub iugulis item, vbi vena caua in axillarem, & iugularem secatur, aliæ adsunt, in nobis tenues, crassæ verò in brutis, quæ lactes dicũtur, & thy-

Glãdula in sella sphenoïdis suscipiẽs excremẽta cerebri.

Glandulæ circa oculos vsus duplex.

Lachrimæ vnde fluant.

Paristhmiæ in pharynge cur posita sint.

Glandulæ sub lingua.

Cur larynx videatur prominere magis in viris quàm in fœmelis.

Thymus siue lactes sub iugulis.

mus. Rursus in thoracis cauitate duæ aliæ conspiciuntur medio œsophago adnixæ, vt ab eo continenter œsophagus humectaretur. ita enim cibus faciliùs pertransit, delabitúrque. at in abdominis concauo, non duæ sed propemodum innumerabiles reperiuntur per mesenteriũ dispersæ, ob diuisionem tum venarum, tum arteriarum. inter quas insignis quædam est sub vẽtriculo, tum ob venæ portæ diuisionem, tum vt ventriculi propugnaculum foret, ne is spinã cõtingens læderetur. his nomen est πανκρέας, hoc est affusio. Ad radicem penis, vesicæque extremum, hoc est ad vesicæ collũ binæ adsunt glãdulæ crassiusculæ, quæ παραστάται, hoc est, assidẽtes vocantur. hæ semen suscipiunt, & continẽt: si quisquã est, cui testes tum marium, tum fœminarum inter glandulas connumerare libeat: huic per me adnumeret licet: nam substantia testium à glandularum substantia parum differt. Nunc, posteaquam internarum glandularum historiam expediuimus, operæpretium videtur de externis quoque meminisse: déque illis primùm, quæ post aures sitæ sunt. Sciendum itaq; est penes aures, necnon sub maxilla inferiore multas adesse glãdulas, quæ tum venarum, tum arteriarum diuisioni, tum quibusdam cerebri superfluitatibus suscipiendis deseruiũt: propterea emunctoria cerebri appellantur. hæ sunt satis insignes, & crassæ satis: in quibus frequenter fit illud genus abscessus, quod à loco παρωτίδας Græci

Glandulæ circa œsophagũ cur.

Cur tot glandulæ per mesenterium.

Affusionis & pancreas maior portio inter vẽtriculum & spinam.

Parastates & assidentes.

Testes mulierũ & marium inter adenes possunt connumerari.

Cur sint post aures glandulæ.

Parotides vnde fiant.

Græci vocant. Præterea ſub axilla non paucæ adſunt eaſdem ob cauſas genitæ, quas ſuprà memorauimus: qui locus cordis emũctorium appellatur. In inguine etiam inter abdomen ſcilicet, & femur multas glandulas obſeruare poteris iiſdem rationibus, atque vſibus fabrefactas: & hanc regionem iecoris emunctorium vocãt. Nec deſunt glãdulæ in flexura tum cubiti, tum genu, ſed paruæ, ob vaſorum diuiſionem factæ: atque has glandulas in omnibus paſſim comperies: ſed in quibuſdam præter has in collo, brachiis, cruribúſque. Sed quoniam hoc rarò euenit, harum hiſtoriam prætermittendam duxi. Penis autem extremitas licet glandis nomẽ obtineat: tamen glãdulæ ſubſtantiam nequaquam obtinuit. Sed mammillarũ ſubſtantia tota glandulosa eſt, ac pinguis, præter papillam, quas glandulas natura cãdidas eſſe voluit, vt ſanguinem rubrum in album lac vertere facillimè poſſent. etenim in humano corpore quodcunque tranſmutatur, in colorem tranſmutantis tranſmutatur. Poſitæ autem ſunt mammæ glanduloſæ, vt diximus, in anteriore thoracis parte tum ob venuſtatem, cuius ratio habenda erat, tum vt lac commodiùs infanti præberetur: & inter cutem, membranámque carneæ poſitæ ſunt. Atque hæc hactenus de glandulis humani corporis.

Emunctorium cordis.

Iecoris emũctorium.

Glans penis minimè connumeranda inter glãdulas.

Subſtantia mãmillarũ qualis.

Omne quod trãſmutatur in corpore, in colorem tranſmutantis mutatur.

Cur mammillæ in thorace.

REALDI COLVMBI CREMONENSIS, DE RE ANATOMICA

Liber Decimus.

DE OCVLIS.

Oculi nobilissimi.

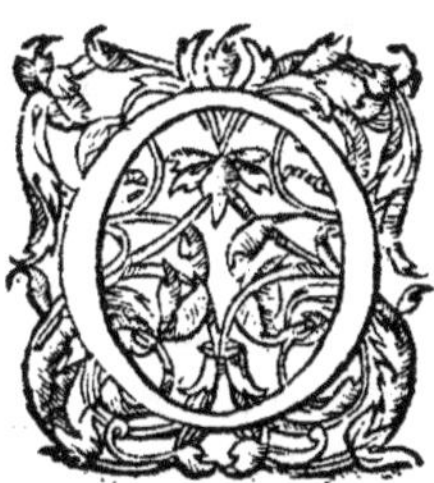

OCVLI in homine magnæ ſunt, atque adeò ingentis nobilitatis, cũ inſignis, & dilectæ ab omnibus viſiuæ virtutis organa exiſtant, maximo propterea artificio à Dei optimi maximi maieſtate, ac ſapientia creati ſunt, & in ſede ſatis tuta ſiti, eáque noſtri corporis eminentiore, vt inſtar boni cuſtodis eſſent, & tanquam ſpeculatores, quos videmus dum ciuitates atque oppida cuſtodiunt, altiora loca aſcendere, vt lõgiùs proſpiciant. Penes cerebrum verò locatos fuiſſe oculos quid mirum?cum à cerebro ortũ ducant. Animaduertendum itaq; eſt naturam binas cauitates in capite, maxilláq; ſuperiore exculpſiſſe, vt tuto in loco collocarentur, multíſque illas propugnaculis circumſcripſiſſe: ſuprà nanq; os frontis, ſuperciliáq; collocauit, infrà os primum ſuperioris maxillæ, nec non os malæ, hinc nares, &

Oculi organa viſionis.

Cur in loco excelſo ſint ſiti.

Situs.

Quæ & quot ſint oculorum propugnacula.

tes, & iugale os, præterea palpebras cartilagineas, musculos ipsas constringentes, ciliáque vt ipsa visui dirigendo deseruirent. oculorum forma in homine verè sphærica est, ídque diligenter obseruato, nihil enim in homine, cum ab oculo discesseris, verè sphæricum est. At aliorum animalium oculi non suntvndique orbiculares, sed vel obliqui, vel depressi: neque id mirũ est, cum hominis figura tanto interuallo à reliquis distet animantibus. Scito præterea neminem ante me hominis oculũ descripsisse, sed omnes beluinum oculum descripsere, magno & turpi errore, in quem ipse quoque Vesalius incidit, in eius vniuersa pene formatione cum aliis Anatomicis deceptus. quod verùm esse facilè perspicies, si Galeni, Vesalij, aliorúmque Anatomicorum historiam de oculo cum nostra contuleris. & profectò non leuiter hi homines accusandi sunt, Galenus præsertim, & post ipsum Vesalius, qui tantam rem, tam illustrem, tam optatam, tam negligenter scribẽdam putarent, beluinum oculum pro humano dissecãtes. quo loco oculi siti fuerint & cuius vsus-gratia, visionis scilicet, nemo est qui ambigat: quomodo autem visio fiat, non est facile explicatu, & adhuc sub iudice lis est: aliis nanque videtur visionem fieri per emissionem, alij verò per immissionem existimarunt: quod argumentũ nũc non est disputandi locus. Illud ad præsentem tractationem scire sat est, oculos videndi causa

Cilia visum dirigunt.

Oculus hominis verè sphæricus.

Alij Anatomici brutorum oculos descripsere.

Galenus & Vesalius in oculi fabrica decepti.

Quomodo fiat visio difficilis est quæstio.

Oculis capti sunt infelices. *Videndi facultas unde.* *Nerui optici qualis sit substantia.* *Inuolucrum.* *Origo.* *Progressus.* *Insertio.*

factos, quæ res ita est homini necessaria, vt qui illa vel natura, vel casu, vel ægritudine orbati sunt, se infelices appellitent. Videndi autem facultas à cerebro proficiscitur, à visiuis spiritibus per opticos neruos ad ipsos delata, quos neruos crassos esse, molles, porosos raráque textura esse diximus, necnon à membranis tum dura, tum tenui inuolutos, qui ab interiore cerebro ad basim exoriuntur, & sphænoïdes os per sua ipsorum foramina orbicularia penetrantes, in internam oculorum cauitatem desinunt, ibíque mébranam ἀμφιβληστροειδῆ nuncupatam constituút.

Oculi constituút membranam retinam. *Ex quibus constet humanus oculus.* *De musculis oculorum.* *Quatuor primi musculi.* *Exortus.* *Fibræ.* *Membranæ tendinosæ quatuor musculorũ insertio.* *Vsus vniuscuiusque ex quatuor.* *Vsus quatuor musculorum simul operantiũ.*

Oculi itaque ex multis partibus constant. Ex quinque musculis nimirum, membranis sex, tribus humoribus, ex neruis, venis, arterijs, glandulis multáque pinguedine circumquaque. Ex musculis oculo deseruientibus, quos in nostro tractatu de musculis quinque esse diximus, quatuor ita dispositi sunt, vt in quatuor angulos distribui videantur, suprà, infráque à dextris & à sinistris, quorum exortus à sphænoïde, duráque matre oblongi sunt, fibrísque rectis constant, & substantiam ipsorum in finibus explicantes, tendineam membranam constituunt, quæ in corneam post iridem desinit, quorum vnusquisque cùm seorsum & absque reliquorum ope suum officium facit, oculum trahunt, vel sursum, vel deorsum, vel dextrorsum, vel læuorsum: at si eodem tempore in agẽdo coëant, tunc oculum sistunt: cùm verò non vnà agunt tempore eodem

dem, sed successiuè ab iisdem, quos diximus musculis quatuor, oculus in gyrũ vertitur, quã motuum dispari tẽpore diuersitatem in illis quoq; quatuor musculis obseruabis, qui brachiali mouendo addicti sunt. Itaq; ab iisdẽ motoribus diuerso modo se habẽtibus varios edi motus nullo pacto absurdũ esse videri debet. Quintus verò oculi musculus, quem ego primus inueni, oculi dimidiũ & amplius amplectitur, transuerso situ, qui tamẽ nullo pacto despiciendus erat, cũ nobilissimæ actionis gratia sit à diuina prouidentia cõstitutus. nam, vt inquit Poëta ille,

Vsus quatuor musculorũ successiuè agẽtiũ.

Comparat quatuor primos oculorum musculos quo ad vsum cũ quatuor musculis brachialis

Idem motor diuerso modo se habens potest motus diuersos edere.

Quintum musculũ oculi Realdus primus inuenit.

Pronáque cùm spectent animalia cætera terram,
Os homini sublime dedit, cœlúmque videre
Iußit, & erectos ad sydera tollere vultus:

At huius musculi beneficio cœlum ac beatas cœlorũ mentes intueamur, opificémq; vniuersi purè sanctéq; veneremur: cuius nutu machina tanti operis cœpta perfectáq; est, cuiúsq; bonitate mouetur, seruatúrq;: neq; solũ attolli oculus ab hoc quinto musculo potest, sed etiã sisti, & in gyrum verti, & in sua sede immotus contineri, ne huc atq; illuc temere flectatur. Illud prẹterea meminisse oportet, secundũ neruorum coniugiũ in hos musculos distribui, quos inter, & oculum neruúmq; opticũ magna pinguedinis portio collocaretur, ne assiduo & perpetuo ferè motu ocul⁹ exiccaretur, atq; tabesceret. Adsunt etiã binẹ glãdulæ, quarũ altera suprà est, infrà altera, per quas lachrimas misericordia ducti

Vsus quinti musculi oculorum.

Secundum par neruorum in oculorum musculos inseritur.

Pinguedinis vsus in oculi fabrica.

Glãdularum in oculi fabrica situs.

Lachrimæ unde exprimantur. *Glandularum oculo seruientiũ vsus.* *De membranis oculorum.* *Primæ oculi mẽbranæ nomina.* *Cõiunctiuæ mẽbranæ descriptio.* *Iris in oculo quid sit.* *Aristotelis error de Iride oculi.* *Vuea non est in omnibus concolor.* *Iridis oculi ethimologia.*

effundimus, vel callidæ mulierculæ oculos exterendo exprimũt, vt ab amatoribus aurum extorqueant. hæ glãdulæ vt oculum ipsæ quoque irrorent factæ fuere. Ex sex oculi mẽbranis prima exterior est, pluribus nominibus insignita: nam adnata, alba, adhærens, & cõiunctiua appellatur. hæc tenuis est & candida à pericranio ortum ducens, & in maiorem iridis circulũ desinit: est autem iris in oculo circulus ille variis coloribus refertus. quæ colorum varietas (quicquid hac de re Aristoteli videatur) vueæ membranæ, non humoribus (vt ille voluit) accepta ferenda est: quæ vuea non est in omnibus hominibus cõcolor. nam in hoc nigrior est, in illo magis albicat, in alio cærulea, aut varia cernitur. Iridis verò nomen in oculo, à cœlestis iridis similitudine translatum fuit. at quod in oculi centro vides instar puncti pernigrum, pupilla nuncupatur, cuius ope videmus. licet autem pupilla nigra admodum appareat tamẽ neque ipsa, neque quicquam, quod eidem subsit, atrum est, sed pellucens atque perspicuum. Secunda oculi membrana nomine caret: neq; id mirum est, cum hactenus incognita fuerit. hæc à nerueis musculorum oculi tenuitatibus gignitur, & sub adnata terminatur prope iridẽ. mẽbrana tertia κερατοειδὴς, id est cornea, duráque dicitur. dura etenim crassaq; existit, cum à dura matre exoriatur. ab hac membrana ceratoïde forma oculi coustituitur. vnáque est sui exortus ratione.

Pupilla quid sit *Pupilla non est atra.* *De secũda mẽbrana oculi.* *Secunda membrana incognita aliis anatomicis.* *Origo & insertio.* *De membrana tertia.* *Ortus.* *κερατοειδὴς constituit formam oculi.*

ratione. Arabes autem Anatomici vnica fidelia duos parietes dealbantes partẽ anteriorem corneam, quod instar cornu pelluceat, posteriorem sclirorica à duritie appellarunt, sed vna duntaxat est, non duæ: & à dura membrana vt dicebam proficiscitur. Ceratoïs anteriore in parte διαφανὴς est, perspicua, & instar cornu lucens, & subtilis, quo loco iris necnon pupilla sita est, hæc oculum sistit, neruum opticum inuestit, & oculum: intus concaua est. & in ea tres humores, trésque aliæ mẽbranæ continentur. Quarta oculi mẽbrana vuea dicitur: dicitur & chorion, hoc est secundina & choriformis: à tenui meninge ortum ducit, primúmq; neruum opticum inuestit, deinde sub cornea dilatatur & ad anteriora vsque porrigitur, verùm oculum vniuersum non ambit quemadmodũ corneam facere diximus. postea verò quàm ad pupillæ locum peruenit, quam vuea format, atque effingit, versus posteriorem partem reflectitur, & ad iridis principium progreditur, ibiq; duplex efficitur atq; à cornea toto illo interuallo, quod diaphanum est, abscedit, licet in aliis partibus non parum illi connectatur. Vueæ nomen sortita est, eò quòd vuæ granum videatur esse, cui capulus ademptus fuerit. in hac, vt dicebã, magna colorũ varietas spectatur. in hominis nãq; vuea nigrum colorem cernes, puniceum, ceruleum, rubrum: at in boue, præter hos viridem & cianeum. Ex qua colorum varietate defessi

Arabum error in cornea.

Cornea vnica est.

Cornea qualis sit.

Corneæ mẽbranæ vtilitates.

In cornea quid contineatur.

De quarta mẽbrana oculi.

Nomina.

Origo.

Progressus.

Insertio.

Quarta mẽbrana nõ ambit totum oculum.

Vbi quarta mẽbrana sit duplex.

Cur vuea dicitur quarta mẽbrana.

Colores in vuea varij in homine

In boue colores vueæ plures quàm in homine.

Vſus varietatis colorũ in vuea. oculi recreantur: propterea oculos claudimus, vt ſpiritus viſiui ad hoſce multiplices colores *Cur defeſſis oculis, claudamus.* conuerſi recreentur. Quinta oculi membrana *De quinta mẽbrana oculi.* amphibliſtroïdes, hoc eſt retina dicta, ex ipſamet viſorij nerui ſubſtãtia elicitur, ſed ſi propriè *Retinæ origo et ſubſtantia qualis.* magis loqui volumus, retina hæc non eſt membrana, ſed res mollis, & alba, quam ſi colligas, atque vnà poſitam ſpectes, cerebri ſubſtantiam *Situs.* iudicabis. hæc intrò magis quàm vuea iacet, & paulò vlteriùs progreditur ad oculũ dimidium. *Situs retinæ ratio redditur.* Penes vitreum humorem natura vueam collocauit, vt alimentum ad ipſum deferret. Sexta *De ſexta membrana oculi.* mẽbrana ἀραχνοειδὴς Grçcè, Latinè arãea dicitur. *Nominis ethimo.* nam aranei telam præ ſe ferre videtur. Oritur & *Ortus.* ipſa à tenui meninge: tenuiſſima ſplendénſque *Subſtantia.* eſt, illis pelliculis ſimillima quæ in cçparum in*Quibus comparada ſit aranea.* teruallis cernitur. vſus eius eſt vt humores vi*Vſus araneæ.* treum, & criſtallinum complecteretur. Veſalius *Veſalius in aranea membrana obſcurus.* alioqui magnus Anatomicus in hac araneiformi membrana deſcribẽda perplexus eſt, & nullo pacto perſpicuus. nam & ipſam temerè diuidit, deinde ignorare videtur ab hac vitreum humorem circundari. In eadem membrana ipſe *Galeni error in aranea membrana.* quoque Galenus dormitauit: nam ab ea partem illam ſeparauit, quæ ante criſtallinum ſita *Idolum viſionis Galeno quid.* eſt, quam idolum, & ſimulacrũ viſionis appellat. Ego verò vnicam eſſe aſſero, licet ea parte, *Membrana aranea vnica eſt.* quæ ante criſtallinum locatur, paulò craſſior ſit, quàm in reliquis partibus. Atque hæ ſolæ *Membrana inſtar ciliornm de* ſunt veræ oculi membranæ. quare ne expecte-

tis

tis dum ego de illa loquar membrana instar ciliorum, quam Vesalius somniauit. nam lineæ illæ, quæ humorem cristallinum circunstant, in hac quam paulò antè descripsimus aranea collocantur. Humores in oculo tres sunt, aqueus, cristallinus & vitreus. Aqueum, qui & albugineus quoque dicitur, natura anteriore in parte locauit inter membranam vueam, vbi duplex & inuersa redditur, corneámque: qui humor paucus admodum est, & in eo suffusiones fiũt, quas cataractas recentiores appellãt. Hoc quod dicam obsecro lector ne excidat, me certa coniectura deprehẽdisse humorem hunc instar excrementi esse: nam ego bis hisce oculis vidi totum prorsus effusum esse ob vulnera, tamẽ spatio temporis renatum, ita vt eodem oculo cernere deinceps potuerit. Secundus humor oculi cristalloïdes cristallinúsve nũcupatur, eò quòd ita splendeat, vt lumine, & perspicuitate cristallum referat: situs quoque eius est anteriora versus, penè in centro oculi, eúmque humor vitreus posteriore in parte amplexatur, neque vlla inter ipsos membrana interiacet, antè tamen ab aranea obtegitur. Figura cristallini humoris sphærica quidem est, sed depressa anteriùs: quà humorem aqueum respicit, lentis formam refert. Huius substantia duriuscula est, quam si è sua sede dimoueris, & ad scriptos caracteres accedat, maiores esse videntur, & faciliùs conspiciuntur, suspicórque hinc specillorum inuen-

qua Vesalius nõ est quid distinctum à mẽbranis descriptis hactenus.

De humoribus oculi.

Aquei humoris situs.

Humor aqueus est excrementũ.

Humor aqueus potest renasci.

Cur secũdus humor oculi dicatur cristallinus.

Situs cristalloidis.

Cristallini figura.

Substantia cristallini qualis.

Specillorum in-

uctio vnde initium sumpserit. tionem originem duxisse. vsus cristallini humoris permaximus est, atque extollendus, nam *Cristallini humoris vsus.* præcipuum est, ac penè princeps videndi instrumentum, propterea idôlum simulachrúmq; visionis non iniuria appellatur. Hanc partem libentissimè contemplantur auditores in theatro, nam oculos atque animum delectat, pulchra res est scitúque digna. *De tertio humore oculi nominis ethimologia.* Tertium hialoïda, hoc est, vitreum vocāt Anatomici, eò quòd vitrū fusum specie præ se ferat, posteriore in parte collocatur: neq; ibi solùm sed anterioris quoque non exiguam portionem, ita vt ex quatuor oculi partibus tres occupet hialoïdes. partem *Situs humoris vitrei.* autem cùm dico concauam intelligo. hic hu- *Cur vitreus humor sit cōcauus* mor concauus in medio factus est, quoniam sibi cristallino cedēdum erat, ipse quoque splendidissimus est, spectatúque iucundus. hunc vnà *Aranea membrana inuoluit humorē cristallinū & vitreū.* cum cristallino inuoluit aranea membrana, penes quem retina iacet, à qua vitreus humor alitur, *Retina alit humorē vitreum, humor vitreus alit cristallinū.* at vitreus vicissim alit cristallinum, itaque nil mirum est si vitreus humor pellucet, cùm alimentum immediatum futurum sit cristallini prælucentis, & in nutritione gignitur humor ille, qui aqueus appellatur. Hi sunt tres humores in oculo visioni opitulantes: nam horū ope, nisi quid obstet, medio proportionato existente, visibilíque in interuallo decenter locato facilè, & rectè cernimus.

Epilogus partiū oculi, oculóque Præter musculos quinque oculo deseruientes, præter sex membranas, tres humores, glandulas

dulas binas, neruum opticum, secundum neruorum coniugium, pinguedinémque, venę adsunt, & arteriæ per musculos pinguedinémque dispersæ, necnon per membranas, in quas multæ ipsarum distribuuntur, item per corneam atque vueam. *deseruientium.*

Et hæc est vera germanáque fabricæ humani oculi explicatio. quam si cum re ipsa contuleris, tu quoque huic historiæ subscribes, quam ego purè scripsi absq; verborum circuitionibus, & sine fuco. Erroréśque Vesalij in historia de oculo nullo negocio deprehendes: quem mirum est in mēbri adeò nobilis descriptione tantopere lapsum esse: nam non modò in musculis & membranis, sed in humoribus quoque decipitur, & tota errat via, existimans cristallinum humorem in centro oculi exquisitè sitū esse: item tantum humoris aquei, quantum vitrei reperiri. *Peroratio.* *Vesalius errat in oculi historia*

REALDI COLVMBI CREMONENSIS, DE RE ANATOMICA

Liber Vndecimus.

DE VISCERIBVS.

De Vuea, Tonſillíſque, necnon de Tunica veſtiente naſum, palatum, os œſophagum, ventriculum, inteſtina & aſperam arteriam.

CAPVT I.

Cur hic non agit de iecore, corde, & cerebro.

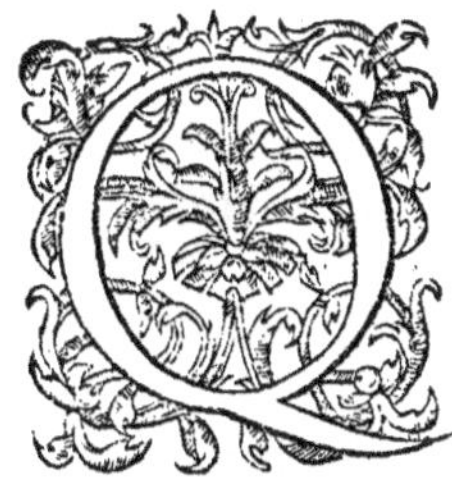

VANQVAM Iecur, & Cor, & Cerebrum viſcera ſunt, déq; his in tractatu de Viſceribus agendũ videtur: tamẽ de his hoc loco non agã, quia de his ſeparatim egi, quod ſint inſtar trium fontium, à

Cor, cerebrum, iecur inſtar trium fontium.

quibus varij proficiſcũtur riuuli, qui vniuerſam hominis fabricam irrigant: abſque his ceu lapideam, atque inutilem futuram. Propterea, vt alimentum per ſingulas corporis partes flueret:

Cur venæ genitæ.

venæ genitæ ſunt, quæ naturalem ſanguinem in hepate, tanquã in proprio fonte elaboratum deferrent, qui ad ſuperiora non ſecus atque ad

Cur lotium vnà

inferiora labitur. Quamobrem natura vnà cum

ſanguine

sanguine lotij partem deferri voluit, tum vt vehiculũ sanguinis lotium foret, tum vt ne sanguis alicubi sisteret, & instar gelu rigeret at eius ope sanguis à magnis venis ad mediocres, atque ab his ad minimas vsque properat. Item à corde vitalis sanguis vnà cum calore ad omnes corporis partes per arterias communicatur. Eodem pacto cerebrum per neruos, spinalémque medullam sensum, motúmque ad vniuersum corpus transmittit: etenim absque neruorum distributione, neque sentire, neque moueri vllo pacto posses. Dimisso igitur cerebro à superioribus inchoantes consentaneum est, vt de illa tunica dicamus, quæ os ambit, linguámque, laryngam, & œsephagum: de gargareone, & paristhmiis: ne quicquam intactum prętermittamus. deinde loquemur de thorace, postremò de abdomine. Sciendum itaque est tunicam illam, à qua nares intus, palatum, linguáq; circũdatur, me iudice: duræ matris portionem esse quę postquã caluariam exteriorem pręcipuè egressa est, amplificatur, crassior, & pene carnea redditur: à qua cùm vniuersum palatũ internè, & os ipsum inuoluatur, ad palati extremitatẽ duplex euadit, elongatáque aliquantulum partem gignit rotundam, oblongam, crassiusculam, pendulam, varijs nominibus insignitam: etenim vua dicitur, vuula, columella, gargareon. Vsus eius est, vt humiditatem à cerebro præcipitantem detineret: ídq; non temere, sed vt detẽta partes illas, quarum

cum sanguine deferatur.

Arteriarum vtilitas.

Neruorum vsus

Proponit agẽda.

De tunica nares, palatum & linguã circundante.

Substantia & origo, & deductus.

Substãtia vueæ

Nomina vueæ varia.

Vsus vueæ primus.

Secundus. motus penè perpetuus eſt, humectaret. Voci etiam, & pronunciationi non parum confert: vt illorum exemplo eleganter, faciléque diſcere poſſumus, qui ſæuo gallico morbo diu laborarunt, quibus cùm dira morbi lues columellam *Raucedo ob morbum gallicũ exeſa vuea.* exedit, rauci admodum ſunt: & crocitare potiùs, quàm humano more loqui videntur. *Tertius.* Tertia eſt inſuper gargareonis vtilitas, ne ſcilicet puluis, qui iam nobis inuitis quãdoq; os ingreſſurus erat, ad aſperam arteriam præceps progre*Paristhmiæ, vbi ſint, quid ſint.* deretur. Vtrinq; duæ adſunt glandulæ, quarum altera à dextris eſt gargareonis, à ſiniſtris altera: pariſthmiæ dicuntur, tonſillæ, amygdalæ, fauceſque: earum ſubſtantia glanduloſa eſt. factæ *Vſus pariſthmiarum.* hæ quoq; fuerũt, vt cerebri humiditatem ſuſcipiendo eſſent, ídque propterea quòd regionem *Pharynx.* hanc, quã Græci Φαρυγγά, latini fauces appellãt, humectando eſſent. his autem finibus continetur pharynx. Baſis capitis, palatíq;, necnon corpora anteriora vertebrarum colli: quo loco cõ*Complura organa.* plura organa cernes laryngã nimirum, os hyoïdes, eiúſq; muſculos, linguæ radicem, eiúſq; muſculos, ſextum neruorũ par, iugulares venas internas, carotides arterias, columellã, maxillam inferiorem, eiúſq; muſculorũ portionẽ, ſtyloïdis proceſſus, & œſophagũ. propterea cũ glan*Cur dictæ ſint pariſthmiæ.* dulæ, quas dixi, tam anguſto in loco verſentur, pariſthmia veteres appellauere. Teguntur au*Inuolucrum pariſthm.* tem ab eadem membrana, à qua os, & palatum inuolui diximus: quæ deſcendens œſpphago occurrit:

occurrit: eiúſque interiorem tunicam cōſtituit: item ventriculi,& inteſtinorum tunicam internam, & deorſum magis lata poſt linguam epiglottida ambit,laryngémque, & aſperam arteriam,ad extremos vſq; illius ramos per pulmones delatos. Extrema autem tracheæ regio veſtitur à ſuccingente membrana. hac igitur parte ſatis accuratè perpenſa,reliquum eſt,vt de pulmone verba faciamus.

Pleura inueſtit extremam tracheam.

De pulmone. CAP. II.

PVLMO in thorace ipſo ſitus eſt,cuius cauitatis maiorem partem occupat, corporibus vertebrarum,cordi,aſperæque arteriæ adnexus. Diuiſus eſt pulmo in duas partes dextram nempe,& ſiniſtram,propterea nonnulli ſunt,qui binos eſſe aiunt pulmones. Eius figura extrà ſphęrica eſt,intrò verò caua:itáque factum oportuit, quòd ſibi tum cordi, tum pericardio cedēdum erat. Præter eam,quam diximus pulmonis diuiſionem, in quatuor lobos, pinnaſúe, aut fibras, (nihil enim nunc intereſt, qua ex his voce appelles) pulmo diuiditur, vt agiliùs moueri poſſit, & cor ipſum faciliùs amplexari. Scribit Galenus pulmonem quinque lobis præditum eſſe, ex quibus tres in dextro latere eſſe autumat. quod verum eſſe in brutis quidem animātibus comperies:at in homine nequaquam. Cauſa diuerſitatis illa eſſe poteſt,quòd hepar à corde plurimum diſtat. quamobrem cùm vena caua à vertebris diſtet, ſtrato opus erat, quo fulciretur.

Situs.

Annexus.

Diuiſio.

Figura.

Cur pulmones intro caui.

Cur pulmo diuiſ datur in lobos.

Galeni error.

Cur plures lobi ſint in brutis quàm in homine.

Hominis pulmonis lobi sunt quatuor duntaxat. Natura igitur prudens lobo vno voluit hominis pulmonem à brutis superari, quem lobum venæ cauæ in illis substrauit. *Cur pulmonis lobus sit cõcauus.* Concauus autem est, vt Galenus optimè dixit, quia cedit venæ cauæ rotunditati: at quoniam in hominibus inter cor, & hepar septum transuersum duntaxat interiacet, quinto lobo nihil opus fuit. Quare nihil erat, quamobrem Galenus ob hoc tantopere in veteres Anatomicos inueheretur. Verùm ex hoc, vt ex aliis compluribus locis, apertè *Galenus non secuit homines.* conuincitur Galenum nunquam in homine anatomen exercuisse. *Pulmonis substantia qualis.* Pulmonis substantia rara est, leuis, porosáque spongiæ instar, colore rubello, quod genus substantiæ παρέγχυμα, hoc *Inuolucrum.* est, affusio à veteribus appellatur. Inuoluitur à membrana pleura, quam describemus, tenui satis, atque admodum porosa. Per substãtiam pul- *Vasa in pulmonibus.* monis hæc disseminantur, arteria aspera, arteria venalis, venáque arterialis. *Arteriæ asperæ descriptio.* Aspera quidem arteria per colli longitudinem anteriore in parte sub larynga fertur, quæ ex anulis constat, at non perfectis omnino, vt suo loco diximus, ex cartilagine quæ in dextrum, ac sinistrum diuiditur: deinde pedetentim magis, magísque diuiditur, atque attenuatur ad pulmonis extremũ *Vsus.* vsque. Vsus eius est, vt aërem intrò, foràsque ferat: atque hæc è supernis in inferiora procedit. ex infernis autem penè sursum fertur venalis ar- *Arteria venalis.* teria, quæ ipsa quoque in dextram, sinistrámque partem diuisa est: deinde variis modis ramificatur,

mificatur,ad asperæ ramos accedens, idémque facit vena arterialis. hæc verò tria vasa à substantia rara, porosa, leuíque amplectuntur, itaque pulmo gignitur: cuius vsus est, vt rectè Anatomici scribunt, ob cordis refrigerationem: quod efficit, aërem ad illud frigidum deferens. factus prætereà fuit pulmo ad inspirationem, atq; expirationem, & vt voci deseruiat. Atque hos omnes pulmonis vsus nouerunt, qui ante me scripsere. præter quos ego alium addo maximi momenti, de quo ne per transennam quidem meminere. Est autem præparatio, & penè generatio vitalium spirituum, qui postmodum in corde magis perficiuntur. Aërem namque per nares, & os inspiratum suscipit: nam asperæ arteriæ vehiculo per vniuersum pulmonem fertur, pulmo verò aërem illum vnà cum eo sanguine miscet, qui à dextro cordis ventriculo profectus per arterialem venam deducitur. Vena enim hæc arterialis pręterquam quòd sanguinem pro sui alimento defert: adeò ampla est, vt alius vsus gratia deferre possit. Sanguis huiusmodi ob assiduum pulmonum motum agitatur, tenuis redditur, & vnà cum aëre miscetur, qui & ipse in hac collisione, refractionéque præparatur: vt simul mixti sanguis & aër, per arterię venalis ramos suscipiantur: tandémque per ipsius truncum ad sinistrũ cordis ventriculum deferantur: deferuntur verò, tam bellè mixti, atque attenuati, vt cordi exiguus prætereà labor supersit: post

Vena arterialis.

Vsus pulmonis.

Nouus vsus pulmonum generatio scilicet animalium spirituum.

Quomodo generentur spiritus animales.

Ex venæ arterialis amplitudine vsus inuestigatur.

quam exiguam elaborationem, quasi extrema imposita manu vitalibus hisce spiritibus, reliquum est, vt illos ope arteriæ aortæ per omnes corporis partes distribuat. Non vereor quin nouus hic pulmonum vsus, quem nemo Anatomicorum hactenus somniauit, incredulis, atq; Aristotelicis paradoxon videri debeat, quos oro, rogóque, vt pulmonis magnitudinem contemplentur, quæ absque vitali sanguine permanere non poterat: cum nulla sit tam minima corporis particula, quæ illo destituatur. Quòd si vitalis hic sanguis in pulmonibus nō gignitur: à qua parte transmitti poterat, præterquam ab aorta arteria? at ab aorta arteria ramus nullus, neque magnus, neque paruulus ad pulmones mittitur. Nam quo pacto per venam, aut per arteriam venalem deferri sanguis vitalis ad pulmonem potest, cùm neutra pulset? hæc igitur candide lector, quam dixi, arterialis vena constructa fuit, vt sanguinem eo, quo diximus, pacto elaboratū intrò afferret ad cor ipsum: nō vt à corde eliciat & extra ferat. Ad hæc, quæ diximus, illa etiam accedit ratio, Medicos tunc è pulmonibus manantem sanguinem coniectare, atque adeò certò scire, longo rerum vsu edoctos, non modo quòd cum tussi eliciatur, sed etiam quia floridus est, tenuis, & pulcher, vt de sanguine arteriarum quoque dicere consueuerūt. Quas rationes qui sincero animo considerare voluerit, acquiescet, sat scio, veritatíque locum dari patietur. At Galenus

Vitales spiritus in corde perfecti per aortam arteriam ad omnes partes corporis feruntur.

Corroboratur opinio quòd spiritus vitales in pulmonibus gignantur.

Arterialis venæ vsus reperitur.

Quomodo iudicent medici sanguinem ferri è pulmone.

lenus magnus philosophus, medicorúmque princeps, cùm ab Hippocrate discessimus: hunc pulmonis vsum ignorasse verisimile non videtur. Esto, magnus est philosophus, maximúsque medicus: neque hæc, aliáque multa hominem latuisse admirabile est. Verùm, est quoddam hominum genus adeò vecors, & rude, vt neque inuenire ipsi noui quicquam velint, aut possint: propterea quidquid magni nominis medicus scripsit, illi statim subscribunt, neque ab eius dogmatibus, vel tantillum discedunt. Tu verò candide lector doctorum hominum studiose, veritatis autem studiosissime, experire, obsecro, in brutis animantibus, quæ viua vt seces, moneo, atque hortor: experire inquam, an id, quod dixi, cum re ipsa consentiat: nam in illis arteriam venalem illiusmodi sanguinis plenam inuenies, non aëre plenam, aut fumis, vt vocant, si Deo placet, capinosis, illi duntaxat pulsus deest. Nam hic à corde proficiscitur: quemadmodum peroptimè maximus Gal. probat eo libello. An sanguis in arteriis contineatur contra Erasistratum. Pulmonis tunicam parui neruuli attingunt, vt diximus, qui intrò nõ penetrant: propterea pulmo exiguo sensu præditus est: tamen membrum est maximè vtile, atque adeò necessarium. sed hæc pulmonis tunica, cũ porosa sit, nihil mirum est, si in Pleuritide & peripneumonia sanguinem suscipere valeat.

Galeno & Hippocrati licet ob veritatem contradicere.

Pessimum hominum genus.

Arteria venalis sanguine plena est nõ aere.

Neruuli pulmonis tunicam attingunt non penetrant.

Cur pulmo parum sentiat.

Cur pulmonis tunica.

De Pleura, & Mediastino.

CAP. III.

Quid in thorace contineatur. IN thoracis cauitate præter cor, pericardion, arteriam aortam dictam, cauam venam, venámque tum arteriosam, tum sine pari, præter arteriam venosam, venas, arteriásque axillares, item eas, à quibus aluntur costarum interualla, præter illas, quæ sub sterno discurrunt, ac præter illas iuxta mediastinum deorsum tendẽtes, præter neruos, œsophagum, arteriam asperam, pulmones, glandulásque, membranæ quoque adsunt, pleura scilicet succingens appellata, mediastinúmque. *Pleura quid sit.* Est autem pleura membrana similaris, tenuis, nerueáque, quicquid in thoracis *Vsus & deductus.* concauo continetur complexa. hæc vertebrarum corpori admodum hæret, & sub costis labitur: septum transuersum supernè inuestit. *Pleura non est simplex. Vessalij error. Galenus non erat reprehendẽdus.* Membrana hæc pleura nequaquam simplex est, licet Vesalius simplicem esse, scriptum reliquerit, qui in hoc Galenum iniuria accusat, cùm ipse, vt parum diligens, non accusari non possit. quòd si adeò diligens in hac re fuisset, vt in aliis plerisque, comperisset pleuram duplicatam *Pleura est duplex vbique.* esse. Cùm duplicem hanc succingentem membranam dico, ne existimes me dextram illam tantùm, & sinistram appellare, sed vbique duplicem esse pleuram aio, duas scilicet esse mem- *Venæ arteriæ et nerui ferũtur inter pleuram internam & externam.* branas, quarum altera interna est, externa altera, inter quas venæ, arteriæ, neruíque prælabuntur: quæ omnia inter costarum interualla

ualla ducuntur. atque hîc ſæpe fit pleuritis. Si cauſam quæris, quare duplicem hanc membranam natura genuerit, ob oſſium duritiem opinor, ne interna pleura, quæ adeò ſentit, vt nihil ſuprà, ob pulmonis continentem motum læderetur. Hæc membrana, vel potiùs hæ membranæ, iuxta latera ſterni deorſum repit, ſpinam verſus, atque inter ſe dextra à ſiniſtra diſtat: illæque ſpinæ affiguntur, vt thoracem in duas cauitates, pulmonémque duas in partes ſecarent: neque id temerè factum putes, ſed mira naturæ diligentia, vt læſa altera parte, ita vt fit, illæſa ſaltem altera, immuníſque relinqueretur. hæc verò pleuræ reduplicatio, vt ita dicam, hoc loco mediaſtinum appellatur: quoniã thoracem mediat, & à ſummo thorace ad imum ducitur. Inter mediaſtinum, id eſt hanc duplicem pleuram thoracem in duo ſecantem, materia aliqua colligi poteſt, quæ perforato ſterno tutò ſatis extrahi poteſt à diligenti Chyrurgo, reíque Anatomicæ peritiſſimo. Præter has membranas coſtæ perioſtio quoque præditæ ſunt. in ſuperiore thoracis parte ſubiugalis, vbi tum venæ, tum arteriæ, diuiduntur, glandoſam partem adeſſe conſpicies, quam θυμόν vocant. Eſtque θυμὸς in vitulis, & id genus animalibus eſu ſuauis. Ad medium œſophagum binæ adſunt paruulæ glandulæ, illius humectandi gratia à natura eo loco collocatæ. Quid autem ſit œſophagus mox audies.

Vbi ſæpe fiat pleuritis.
Cur pleura ſit duplex.
Interna pleura eſt ſenſus exactiſsimi.
Progreſſus pleura.
Dextra pleura à ſiniſtra diſtat.
Cur pleuræ ope thorax in duas partes diuidatur.
De mediaſtino quid ſit.
In mediaſtino materia colligi poteſt & extrahi.
Coſtæ habent perioſtion.
θυμὸς glandula vbi.
Thymus in vitulis eſu ſuauis.
Vſus glandularũ ad medium œſophagum.

De æſophago, & ventriculo.

CAP. IIII.

Oeſophagi nomina.

OESOPHAGVS, ſtomachus, gula, vel meri, vt Arabes vocant, eſt via potus, cibíque. origo eius eſt in ima pharyngis cauitate, poſt laryngem, cui adnectitur, neque illi ſolùm, ſed etiam anteriori corpori vertebrarum colli. Eſt œſophagus membranea pars, nerueáque & exanguis, cuius terminus eſt ſuperius ventriculi orificium. Iter œſophagi eſt inter vertebrarum corpora, arteriámq; aſperam, rectà, quouſque cordi accedit, nam ibi, vt cordi cederet, vt par erat, dextrorſum tendit: deinde prope tranſuerſum ſeptum ad lęuam denuò reuertitur, neque enim illi per iecur progredi recto itinere licebat. ob iecur itaque, quod obſtat cogitur œſophagus ſupra ſpinam, ſub vena quidem concaua, at ſupra ἀορτὴν arteriam deſcendẽtem præterire, ſeptúmque tranſuerſum penetrat, perforátque & in ſuperius ventriculi orificium, vt dixi, implãtatur. Duabus propriis tunicis præditus eſt œſophagus, externa, internáque. Eſt autem interna craſſior multò, quàm externa. Interiori fibræ ſunt rectæ, quæ manuum vice funguntur in cibi attractione, quem ab ore ſuſceptum ad ventriculum deferant: propterea à ſummo ad imum feruntur. externa verò gulæ tunica tranſuerſis fibris prædita eſt, vt cibus potúſque faciliùs deorſum trudatur. Eſt autem œſophagus non modò ventriculo contiguus, ſed continuus: quemadmodum

Quod ſit in vniuerſum origo & ſitus.

Oſophagi deſcriptio.

Iter œſophagi.

Cur ad læuam reflectatur œſophag.

Terminus œſophagi.

Tunicæ œſophagi.

Fibræ tunicæ interioris quales, & cur.

Tunicæ externæ œſophagi quales & earum vſus.

Oſophagus eſt continuus ventriculo.

admodum ventriculus inteſtinis, quæ ad podicem deſinunt. Ventriculus, qui & venter dicitur à Latinis, à Græcis γαςὴρ, & κοιλία, ſitus eſt in abdomine immediatè ſub tranſuerſo ſepto, adeò deſcendit, vt penè ad vmbilicum perueniat. propterea medio penè corpore inter vtrumque hypochondrium tranſuerſim collocatur: maior tamen eius pars ſiniſtrum pręcordium occupat, licet Galenus ſecus ſentiat: ídque ſapienter factum eſt, quoniam ob iecoris magnitudinem, lieníſque paruitatem, ſpatium maius in ſiniſtro latere, quàm in dextro relinquebatur. Eius figura cucurbitæ oblongæ, rotundæque elegãter reſpondet. Sphæricus etenim eſt ventriculus, licet oblongus. hac autem figura membra tum magis capacia ſunt, tum ad perpetiendum minus idonea. Duobus orificiis inſignitur, dextro, ſiniſtróque, ſeu mauis ſuperiore, atque inferiore. ſiniſtro potum, cibúmque ſuſcipit: dextro verò iter præbet cibo, quem ipſe cõfecerat, & in chylum conuerterat. Bina hæc, quæ nunc deſcribimus, ventriculi orificia, ne cibus vel incoctus elaberetur, vel retrocederet, craſſiora facta ſunt, fibríſq; orbicularibus, à quibus rectè detinetur. natura verò iubente dilatantur, permittúntque cibos tum ingredi, tum egredi. Illud interim adnotes velim, inferius orificium ventriculi in decliuiori regione ſitum neutiquam eſſe, quemadmodum aliqui pinxerunt: ſed ſuperiora verſus ſpectat, neque glandulam illud circumple-

Ventriculus eſt continuus inteſtinis.
De ventriculo.
Nomina.
Situs.
Maior pars ventriculi occupat præcordium ſiniſtrum.
Galeni error.
Cur maior pars ventriculi ſit in ſiniſtro hypochõdrio.
Figura ventriculi qualis.
Redditur ratio figuræ vẽtriculi.
Ventriculi orificia duo.
Vſus vtriuſque orificij.
Cur orificia vẽtric. ſint craſsiora.
Fibræ orificiorũ quales & cur.
Error quorundam de ſitu inferioris orificij.
Situs verus orificij inferioris.

Galeni error de gland. inferioris orificio. ctentē videbis, licet à Galeno deſcribatur. Tribus tunicis, illiſq; nerueis præditus eſt, quarum *Tunicæ ventriculi quot et quales.* vna aliquantulum carnea eſt: ex his tunicis duæ propriæ ventriculi ſunt, alia communis, quæ à *Vnde oriatur tunica communis ventriculi.* peritonæo proficiſcitur, eſtque fibrarum expers. Primæ obliquæ fibræ contigere, vt cibum, po- *Fibra primæ tunicæ quales & cur* túmque tam diu contineant, quàm diu coquatur. Secunda tranſuerſis fibris conſtat, vt poſt- *Fibræ ſecundæ quales & cur.* quam confectus fuit, extrà propellatur. Tertia *Fibræ tertiæ tunicæ ventr. quales & cur.* fibris caret, vt dixi, & inuolucri duntaxat vice fungitur. Galenus, & poſt illum Veſalius rectas *Galeni & Veſalij error.* fibras internæ ventriculi tunicæ ineſſe crediderunt, vt attrahendi munere fungerētur. Verùm œſophagus, quæcunque deuorantur, ad illum deducit: propterea rectis fibris non eguit. Non eſt tamen negandum, quin quatuor illæ naturales virtutes, quæ reliquis membris adeſſe con- *Vētriculus præditus eſt quatuor virtutibus naturalibus.* ſueuerunt, ventriculo quoque adſint, attractrix ſcilicet, retentrix, concoctrix, atque expultrix. Præterea ſecunda tunica, quam carnoſam aliquo pacto dicebat, non eſt tamen in fundo carnea magis, quàm in ſuperiori parte: quidquid *Galeni error.* Galenus ſcripſerit. Tegitur ventriculus à iecore, lienéque: & eiuſdem particulam omentum *Quid tegat vētriculum.* contegit. *Vētriculi vſus.* Vſus eius eſt cibum, potúmque in album ſubſtantiam lacti ſimilem, quam chylum *Cur ventriculus ſit amplus.* vocant, immutare. Eſtque noſtri corporis culina: idcirco amplus, capáxque rerum multarum effectus eſt, præſertim in heluonibus, voracibúſque hominibus, quorum aliqui conſumendis

dis frugibus nati, quorum Deus venter est, tantum cibi vorant, tantũ potus ingurgitant, quantum quatuor viris satis, supérque esset. Præter orificia, tunicásque hactenus descriptas, neruos habet ventriculus à sexto pari deductos, venas à porta, arterias à magna, vt iam dictum est, arteria: neque id inutiliter. Etenim à neruis sensum, ab arteriis vitalem calorem sortitur, venæ verò tum illi nutrimentum deferunt, tum chylo suscepto illum ad iecur deferunt. Qui verò existimant ventriculum chylo nutriri, decipiũtur. Nulla enim corporis pars prçterquam à sanguine alitur: propterea venarum copia exuberat. Quandoque euomit, sed motus ille violentus est, & contra naturam, tunc autem obliquæ, transuersæque fibræ vnà, magnóq; conatu propellunt, & rectę œsophagi opposito motu agũt, quàm natura postulet. Cùm enim natura deorsum pellere oporteret, in eo nixu deorsum trahunt. atque hæc de ventriculo sat sunt.

Nerui ventriculi.

Ventriculus nõ nutritur chylo.

Cur ventriculus abundet venis.

De Intestinis. CAP. V.

CVM Intestina sint ventriculo continua, quemadmodum suprà dicebamus, consentaneum est historiæ, quã de humani corporis fabrica scribimus: vt nũc de intestinis loquamur. Intestina igitur à vẽtriculo exoriuntur, eadémq; penè substantia videntur: licet aliquantulum tenuiore. Situs eorum est ab inferiori ventriculi orificio ad anum vsque, abdominísq; maiorem partẽ occupant. Veteres Anatomici intestina in

Continuatio.

Intestinorum ortus.

Situs.

sex partes distinxere, distinctísque singulas nominibus appellauere. Ego verò, si post tot seculorum recepta vocabula noui aliquid in mediũ proferre fas esset, intestina duo esse dicerem, quorum alterum tenue est, crassum alterum. Sed vt aliorum vestigia sequamur: neque enim temerè à veterum placitis discedendum est, sex esse dicemus intestina, duodenum inquam, ieiunum, ileon, cœcum, colon, rectúmque. Duodenum, vt ab hoc incipiamus, nam ventriculum subsequitur, ita appellatur, quoniam longitudinem eius duodecim digitorũ apicibus metiri possumus: Græcè dicitur δωδεκαδάκτυλος, dicitur & ianitor, portanarius, πύλωρος, ἔκφυσις: quæ nomina nonnulli ad inferius orificium ventriculi transferunt. Duodenum post suum à ventriculo exortum, spinam versus descendit, quò postquam peruenit, assurgit, & gyris initium dat, ibíque terminum habet, vnde est origo ieiuno intestino, quod longum admodum est, sed duodeno tenuius. Ieiunum dicitur, quoniam in cadauerum dissectione vacuum semper reperitur. hoc autem contingit, propterea quòd chylus hâc præteriens adhuc fluidus est satis: deinde ob bilis vesiculæ meatum, qui in huius principia desinit. transmittitur autem bilis, ad eum locum naturæ prouidentia, vt vis expultrix ad suum munus excremẽtorum eiiciendorum excitetur. hisce itaque duabus de causis hoc intestinum ieiunum antiquiores appellauere. cui

Diuisio intestinorum secundũ veteres Anatomicos.

Diuisio propria

Duodenum.

Cur duodenum dicatur.

Nomina varia duodeni.

Progressus intestini duodeni.

Ieiuni intestini origo.

Cur ieiunum dicatur.

Cur ieiunũ semper ferè vacuũ videatur.

Cur bilis ad ieiunum transmittatur.

ileon

ileon succedit ob varias spiras ita nuncupatum: *Ilei situs.* etenim satis longum existit. sed illud scias velim ilei principium, nec non ieiuni fines non *Cur dicatur ileõ.* ita cuique in Anatome peruios esse: nam eadem substantia, colore eodem conspiciuntur. Neque *Quomodo distinguatur fines intestini ieiuni & principium ilei.* ego alia via discrimen horum inuestigo, quàm quòd venæ mesaraïcæ in ieiuno ipso tum maiores, tum frequentiores, quàm in ileo spectantur: cuius ilei fines à coli principiis excipiuntur. Atque hæc tria intestina, quæ hactenus memorauimus, tenuia omnia sunt. Tria verò alia, quæ *Quæ dicantur intestina tenuia & quæ crassa.* consequuntur, crassa sunt, cœcum inquam, colon, & rectum. Cœcum monoculum quoque *Cœcum quibus nominibus donatum.* dicitur, & saccus: vno námque foramine duntaxat donatũ est, quod foramen coli ipsius pars esse videtur, cui sua adest appendix longiuscu- *Appendix cœci.* la, tenuísque, ob quam Vesalius cœci nomen *Vesalij opinio suspecta.* huic intestino impositum fuisse arbitratur. Mihi verò secus videtur, veteres scilicet, cœci in- *Quid verè intelligendum sit nomine intestini cœci.* testini nomine intellexisse, quicquid à tenuiorum intestinorum insertione ad colon vsque porrigitur. sed hoc interuallum in bobus, sui- *Obseruatio pulcherrima.* bus, gliris, sciurísque adnotatu dignum est. à cœco igitur in dextro ileo colon exoriri vide- *Colon intestinũ.* bis: deinde ad dextrum renem deorsum flecti- *Iter coli intest.* tur, cui adnectitur: deinde conuoluitur, sursum reuertitur, & ad abdomen sub ventriculo transuersim fertur, non supra ventriculũ, vt Mundi- *Mundini error.* no parum Anatomico visum fuit, qui callidè commentus erat, dum excrementa in hoc intestino detinentur, ventriculi coctionem adiuuari. *Coli distributio.* Vbi ad sinistrum latus colon peruenit, versus sinistrum renem descendit, cui item colligatur. Deinde rursus inflectitur, & descendit, & cùm ad sinistrum ileon accedit, duos gyros efficit, & in rectum tandem intestinum in summo osse sacro finem habet. Colon hoc, quod diximus, oblongum est satis, crassúmque & cellulis hîc, atque illic refertum. *Cur colo duo obtigerint ligamenta.* quare cùm amplum admodum futurum esset, natura illi duo ligamenta parauit instar duarum zonularum, quarum vna superiùs est, inferiùs altera. At extremum intestinum, *Longaon & rectum.* quod & longaon etiam appellatur, rectum dicitur ob situm ipsius. etenim à summo osse sacro ad extremum vsque coccygem defertur: atque in ano terminos habet, à quo constituitur. Sunt autem intestina (si naturam illorum in vniuersum scire cupis, postquam historiam didicisti) *Intestina quid sint.* corpora oblonga, teretia, & concaua, quarum situs is est, quem suprà vnicuique assignauimus. *Substantia.* Eorum substantia neruea est, ventriculi substantiæ non dissimilis. *Tunicæ quot & quibus fibris prædita, & cur.* Tunicæ illis binæ existunt, illæ inquam intestinorum propriæ, & peculiares, quibus tertia accedit communis, quam à peritonæo mutuo accipiunt: prior interna obliquis fibris prædita est, vt continendi munus obire possent: secunda transuersis, vt propellerent. *Cur in intestinis aut pauca aut nulla sint rectæ fibræ.* rectas autem fibras aut nullas, aut paucas quidem certè in intestinis conspicaberis. Chylus námque fluidus in eorum inanitatibus,

tibus, ſpatiiſque diſcurrit, atque pererrat: at fibræ tranſuerſæ manuum inſtar comprehendũt. Variæ illis conuolutiones, ſpiræque contigere naturæ beneficio non vulgari: vt cibus in illis diutiùs moraretur: neque noſtris negotiis, ſi recta ſita eſſent, impedimento forent. Propterea obſeruare poteritis animantia omnia, quorum inteſtina paucis gyris abundant, ſubinde fameſcere, & ad cibum capiendum non modò inuitari, ſed etiam cogi. Secunda vtilitas eſt ob chyli diſtributionem. Tertia, vt feces contineant. Neque neruis deſtituuntur inteſtina à ſexto pari ad ipſa delatis, neque venulis, quas vena porta ſubminiſtrat, quas meſaraïcas appellant. arterias itidem habẽt inteſtina. Quamobrem ipſe quoque ſanguine aluntur, vímque habent coquendi, ſi quid à ventriculo incoctũ exciderit. propterea natura, quæ nihil fruſtra condidit, omento inteſtina ipſa obtexit. Sed priuſquam hunc de inteſtinis ſermonem abſoluamus, rem admirabilem adnotes volo, lector candidiſſime, naturam craſſa inteſtina vndique in abdomine valli inſtar collocaſſe, tenuia verò in medio craſſorum, vt ab externis iniuriis facilius tuta euaderent.

Cur inteſtinorũ circumuolutiones variæ. Cauſa prima. Cur animalia quædam citò fameſcant. Secunda cauſa. Tertia cauſa. Nerui vnde inteſtinis. Venæ. Arteriæ. Inteſtina aluntur ſanguine. Inteſtina coquẽdi vim habent. Cur inteſtina omento tegatur. Craſſa ſunt vallum inteſtinis tenuibus.

De Meſenterio & Omento.

CAP. VI.

MESENTERIVM, ſiue meſaræon (qua voce vſus eſt Cicero lib. ſecundo de Nat. Deorum, licet perperam meſenterij naturam

Ciceronis error. Meſenterion quid propriè ſignificet.

intellexerit. non enim medium inteſtinum ſignificat meſenterium, ſed membrum eſt, quod inter inteſtina medium collocatur) exortum ducit à ſpina: neque ſi introſpicias, aliud quicquã eſt, quàm peritonæum ipſum duplex. inter hanc igitur peritonæi reduplicationem, quam hoc loco meſenterium appellamus, venæ adſunt, arteriæque meſaraïcę, adſunt & nerui, & glandulæ complures hîc appoſitæ ob magnam horum vaſorum diuiſionem, quibus robori ſunt, & tutamento. ſub ventriculo præſertim harum glandularum non aſpernanda copia viſitur, non modò ob vaſorum diuiſionem, ſed etiam ne ventriculus ſpinæ contactu læderetur. hæ glandulę παγκρεὸς. ſiue παγκρέας, & καλλικρέας, & affuſio, & lactes quoque appellantur. Vſus meſenterij eſt, vt inteſtina contineat, ne vel temerè implicita euaderent, vel deorſum delaberentur. Videtur in tres partes diuiſum hoc, quod dixi, meſenteriũ, quorum pars colon detinet, quod tranſuerſum fertur, atque hæc omenti penè portio exiſtit: alia continet inteſtina tenuia, tertia verò craſſa. Sed ſi cui libeat meſenterium vnum dicere, vel in duas partes ſecare, ego nihil moror.

Exortus. *Subſtantia.* *Venæ & arteriæ meſaraicæ.* *Glandularum vſus in meſenterio.* *Cur multæ glandulæ ſub ventriculo.* *Gland. ſub ventriculo nomina varia.* *Meſenterij vſus* *Meſenterij diuiſio in partes tres*

Omentum Latinis, Græcis ἐπίπλοον, Arabibus Zirbus in anteriori parte omnium inteſtinorum, necnon ſupra lienem quoque ſitum eſt, licet ſecus ſcripſerit magnus Hippocrates, hoc à ventriculi fundo iuxta eius longitudinem exortum, & à colo inſuper inteſtino, in duas ſcin-

De omento. *Nomina.* *Situs.* *Hipp. error.* *Exortus.*

ſcinditur partes, ſuperiorem nimirum, & inferiorem, quæ vniuntur, & ſacculi, vel marſupij potiùs figuram præ ſe ferunt. Vt rem in pauca conferam; omentum nihil aliud eſt, quàm peritonæum, in quod tum venæ, tum arteriæ, tum nerui, tum adeps diſperguntur, inteſtinorũ tutamenti gratia factum eſt, eſtque non exiguo coctioni conficiendæ adiumento. *Diuiſio.* *Figura.* *Omenti deſcriptio.* *Vſus.*

De Liene. CAP. VII.

SPLEN, ſeu mauis lien, membrum eſt in ſiniſtro hypochondrio ſub coſtis ſepto adhærens tranſuerſo, cuius innata figura oblõga eſt, inſtar plantæ pedis: ſuprà gibba eſt aliquantulum, at quà interiorem partem ſpectat, concauam ſpeciem refert: ídque non temerè, ſed vt ventriculo cederet. ibi linea adeſt, in quã eius vaſa inſeri videbis, propterea nonnullis eminẽtijs ibidem prædita eſt. Color lienis ſubliuidus eſt, eius ſubſtantia poris, & inanitatibus referta ſpongiæ in morem, vt humori melancholico craſſo, terreóque ad illam tranſmiſſo ſuſcipiendo eſſet. In lienis ſubſtãtia, quã dixi, tum venas, tum arterias, illáſque perſpicuas nullo negotio deprehendere poteris: licet Galenus oppoſitum ſenſerit in hoc mirè deceptus, ita vt nullus excuſationi locus relinquatur. hæ autem venæ, quas in liene conſpicaberis, à vena porta deriuantur, cuius ſunt rami, arteriæ item ab aorta ſub ſepto tranſuerſo. Circundatur lien à tenui peritonæi membrana, in quam neruulus inſeritur à ſexta *Situs lienis.* *Figura.* *Cur concauus.* *Linea in liene.* *Color.* *Subſtantia.* *Vſus.* *In liene videtur arteria & vena contra Galenũ.* *Venæ lienis vnde.* *Inuolucrum lienis unde.*

Neruus lienis vnde. neruorum coniugatione deductus. lienis vtilitas est, vt melancholicus sanguis ab illa attraheretur, cùm præsertim eodem alendus esset In qua nutritione (est autem hoc obseruatu pulcherrimum) acidus quidam humor seiungitur, & per venæ portæ ramum ad ventriculum delatus famem dormientem excitat, quæ vtilitas nullo pacto spernenda est.

Vsus lienis.

Succi acidi lienis vtilitas.

De *Vesicula bilis*. CAP. VIII.

VARIIS nominibus, vt pleraq; alia nostri corporis referta est hæc bilis vesicula. nam aliqui ita appellant, aliis Græca vox magis arridet, χύστις fellis, alij rudiore voce dicunt, bursam choleræ citrinæ. hanc naturæ industria sub iecore parte dextera, eáque concaua collocauit. Figura huius vesiculæ, si quæris, oblõga est: substantia verò membranea. venas à porta sortita est, arterias verò ab ea mutuatur, quę ad iecur tẽdit, neruos demũ à sexto pari. Hæc bilẽ suscipit, continet, atq; expellit, & hic est eius vsus. quæ bilis à vesicula expulsa ad intestina propellitur, vt virtutem eorum irritaret, atque ad feces excernendas excitaret, compelleretque. Propterea natura nunquam satis laudata meatũ vnum duntaxat, (seu porum, seu ductum dicas, nihil interest) prudenter effecit, qui bilem flauam ad intestina, & ieiuni summitatem deferat. Equidẽ ingenuè fateor, me nunquam meatum vidisse, qui ad ventriculi fundum, vel cauitatem à bilis vesica feratur: licet non semel, sed sæpius diligenter

Nomina.

Situs.

Figura.

Substantia.

Venæ vesicæ bilis vnde.

Arteria.

Nerui.

Vsus vesicæ bilis

Meatus vesicæ bilis ad intestina & summitatem ieiuni.

A bilis vesica nõ defertur meatus ad fundum

genter intuitus fuerim, non negauerim tamen cùm huiusce bilis flauæ magna adest copia, eam ad ventriculum regurgitare cōsueuisse. Sed hoc præter naturam euenit, non secūdum naturam. Si enim hic meatus à cysti fellis ad vētriculi capacitatem daretur, in causa esset, vt is quicquid continebat, dictum, ac factū propelleret. itaq; nulla prorsus coctio in ventriculo confici posset. Immediatè sub iecore sita fuit hæc vesicula, vt bilem susciperet, quæ per vniuersum corpus delata plurimùm obesse poterat, prodesse nihil: cùm præsertim ignea virtute prædita sit. Igitur à iecore ad bilis vesicam meatus perducitur, qui ab eo ad hanc bilem deriuat. scito tamen inter venæ cauæ, portæq; ramos, ramulos complures dari, qui licet per iecinoris substantiam dispergantur, omnes tamen in dictū meatum desinunt, qui cùm bilem suscepit, illam ad propriam vesiculam defert. Est autem bilis, vt omnes norunt, tenue sanguinis excrementum: vt atra bilis crassum eius recrementum existit.

ventriculi, vt sũma est.

Cùm bilis regurgitat ad vētriculū præter naturam est.

Probatur nō debere dari hunc meatū cysti fellis ad ventriculum.

Cur vesica bilis sub iecore sita sit.

Ramuli cōplures bilem suscipientes & ad eius vesicam deferentes.

Quid sit bilis.

De Renibus. CAP. IX.

RENES duo numero sunt, dexter scilicet, & sinister: quorum vterque, tum dorso, tum nothis costis annectitur. Illud scitu pulcherrimum est, Galenum diu multúmq; laborasse causam anxiè quærentem, cur renem dextrum natura superiorē sinistro collocauerit, ita vt dexter ren altiùs, quàm sinister sit situs. sed profectò nimis accuratè, ne dicam inutiliter,

Renes duo.

Connexus renũ.

Cur ren dexter sit superior sinistro.

hoc inueſtigauit Galenus noſter, cùm ſenſu cõtrarium prorſus facillimè cuiuis conſtare poſſit.

Eſt imbecillitas intellectus repugnare ſenſui.

Galeni ratio cur dexter ren ſiniſtrũ ſuperet in brutis locum habere poteſt.

Eſt autem intellectus imbecillitas, teſte Ariſtotele, ſenſui ita palàm repugnare, adeò vt veriſimiles Galeni rationes inſpecta hominis Anatome falſæ appareant, ſtatímque corruant. Tamen ſi bruta ſeces, hęc non temerè Galenum ſcripſiſſe comperies: in quibus ſiniſter à dextero rene ſuperatur: in homine verò oppoſitum omnino cernitur.

In homine ren ſiniſter eſt ſuperior dextro.

Cur ſiniſter ren ſuperet dextrũ.

Cur autem in hominibus ſecus contingat, vt ſiniſter ſit dextro ſuperior, potiùs ob hepar, quàm ob lienem euenit. Etenim hepar in nobis permagnum eſt, lien paruus: at in brutis deorſum vergit. Quare cùm renes iecore, lienéq; inferiores admodum exiſtant, cõſentaneum eſt, vt illis optimo iure de habitatione accommodent.

Inuolucrum renum.

Integũtur renes peritonæo, eóque craſſo ſatis: non deeſt tamen præter peritonæi velamẽ propria renibus tunica, ad quam paruus neruulus, à ſexto neruorum coniugio peruenit.

Neruulus propriæ tunicæ renum unde.

Renum figura.

Renum figura faſeoli vulgo dicti ſpeciem imitatur. ſpinam verſus gibbi, caui quà viſcera ſpectant.

Subſtantia.

Color.

at ſubſtantia eorum dura, denſaque eſt, cordi ſubſtantiæ ſimilis, color ſubruber.

Venæ & arteriæ emulgentes.

Vſus.

In renes venæ, & arteriæ emulgentes inſeruntur, pérque eorum corpus diſperguntur. Creati fuerunt renes, vt ſeroſum ſanguinem attraherent, itáq; iecur expurgarent.

Renes præter ſeroſum, bonum ſanguinem trahunt.

Tu verò caue exiſtimes ſeroſum duntaxat ſanguinem à renibus trahi. nam cùm hoc vnà boni quoq; ſanguinis

guinis portio aduehitur, qua ipsi aluntur. In renibus lotium à sanguine segregatur, quod deinde in aliam cauitatem emittitur: quæ cauitas instar cribri nullo pacto efficta est, vt aliqui falsò putarunt, & ab hac cauitate, quam dicimus, vreteres, hoc est, vrinaria vasa nascuntur. Vasa inquam concaua, alba, crassaque, arteriarum instar, neruea admodum, à renibus ad vesicam vsque progredientia. progressus autem huiusmodi est: Sub peritonæo etenim lumbis adhærentes discurrũt, & vrinam ad vesicam deferũt. insertio vreterum sub vesica est collum versus, in quorum vasorum finibus natura duas membranas affabrè apposuit illis similes, quas in follibus quotidie intuemur. Earum membranarũ structuræ vsus est, vt, posteaquàm vrinam ingredietem vesica benignè suscepit, hæ membranæ claudantur, ne denuo retrocedens elaberetur, magno mortalium incommodo, magno sanitatis detrimento: cùm lotium post sanguinis distributionem inutile pondus corpori existat. Non desunt, qui harum membranarum ignoratione ausi sint asseuerare, vrinam per resudationem in vesica colligi. at isti, si vesicas, quibus loco pilæ ludunt subinde pueri in triuiis, diligenter introspiciant: aërem in illis vesicis reclusum harum quoque membranarum beneficio contineri, obseruare facilè poterunt. neque mirum illis amplius videbitur, si earundem ope vrina suscipitur ab vreteribus in vesica, & deti-

Renes aluntur bono sanguine.

Opinio falsa de cribro in renib.

Vreterum vasorum ortus.

Vreterum vasorum descriptio.

Progressus vreterum.

Insertio vreterum.

Mẽbranæ duæ in finibus vreterum.

Vsus membranarum vreterũ.

Vrina non colligitur in vesica per resudationem.

netur ne ſuperiùs reuertatur. Huiuſmodi membranulas in meſaraïcarum quoque extremitatibus eadem induſtria conſpicaberis, vt ſuperiùs proprio capite explicauimus. Cùm emulgentibus dictis venis in corpus renum ingrediendum eſſet noluit natura ſolers, atque in humana fabrica ſapiens ſuprà quàm dici poſſet, membranas in harum ingreſſu ſtatim apponere, ne ſanguis nimium præceps flueret, atque elaberetur, vt ſæpe fit, renibus præter naturam affectis: hoc ne fieret, curauit renum ſubſtãtiam in collium, ſeu monticulorum figuram augeri. hæc enim ſanguini occurrenti obiiciuntur, obſtántque quò minus ſanguis, ſerúmque ad membranam deferantur, ex qua fiunt vreteres. Quare cùm exire prohibeatur, prius per ramos tũ ſanguis, tum ſerum per renum ipſarum ſubſtantiam diſtribuitur. At renes, poſteaquàm ſanguinem ob ſui alimentum ad ſeſe attraxere, ipſóque ſaturati ſunt, ſerum purum iam redditum, ad vrinarios meatus tranſmittunt, qui illum in veſicam poſtmodum deferunt. hæ igitur partes, quas prominentiores dixi: in corpore ipſo renum continentur ea vtilitate, quam paulò antè breui, quoad eius fieri potuit, expreſſimus.

Membranarum quæ ſunt in extremitatibus meſaraicarum vſus.

Renibus affectis ſanguis quãdoque præceps ruit.

Renum ſubſtãtia cur monticulorum figura.

Renum opus.

De Veſica. CAP. X.

VESICA in imo abdomine, quod ſumen appellant, ſub oſſe pubis ſita eſt, cui diligenter eſt connexa. Veſicæ poſteriore parte, tum

Veſicæ ſitus & connexio.

Tutamentum veſicæ.

tum rectum intestinum, tum sacrum os illi maximo est tutamento, itáque optimè custoditur. Eius figura rotunda quidem est, sed oblonga, intus autē concaua satis. hæc in ceruicem, meatúmq; vrinarium desinit. substantia vesicæ neruosa existit, crassa satis, tribus fibrarū generibus donata, vt Galenus optimè adnotauit: rectis inquam, transuersis, atque obliquis, ídque vt tum attraheret, tum contineret, tum expelleret. Tunicam vnam peculiarem adepta est, quæ extenditur, contrahitúrq;: alteram à peritonæo ascititiam mutuo sumit, qua integitur. E vesicæ fundo in fœtibus vas exoritur, quod οὐραχὸς nominatur, quoniam huius ductu vrina extrà fertur, dum in matris aluo delitescimus exit autem vrachos per vmbilicum, vt in tractatu de fœtu, latiùs explicabo: & postquàm in lucem prodit sumus, huic muneri amplius non deseruit, sed cum vmbilico connexus vesicam sustinet, quæ, vt anteà dicebamus, in collum, & vrinariū meatum terminatur. Est autem Vesicæ collum, seu ceruix eius oblonga pars semidigiti spatio, vt nunc loquuntur, angustáq; & penè carnea, cui duæ adstant glandulæ παραστάται, hoc est, assistentes propterea dictæ, crassæ, & albæ, quæ per vasa κιρσοειδῆ appellata semen suscipiunt, quod deinde in meatum ad extremum penem desinentem in coëundi voluptate dimittunt, à quo tandem foras pellitur, atque eiaculatur. etenim meatus hic tum lotio, tum semini

Figura vesicæ. *Ceruix vesicæ.* *Substantia vesicæ.* *Fibræ & earum vsus.* *Tunica.* οὐραχός. *Vrachi nullus vsus in lucem editis.* *Ceruicis vesicæ descriptio.* *Glandulæ parastatæ.* *Vsus παραστάτων.* *Meatus communis lotio & semini.* *Semē qui exeat*

communis eſt. In eodem collo inter binas di-ctas glãdulas partem quandam eminentiorem, oblongámq; videre eſt. Quà ſemen exit nullum eſt foramen patens, & perſpicuũ, ſed foraminula plura ſpongiæ inſtar, neq; ipſa primo intuitu cõſpicua: apparent autẽ cùm primùm glandulas comprimis. Tunc enim illis expreſſis ſemen emergit, quod deliteſcebat. in eiuſdem ceruicis finibus muſculus adeſt conſtringens, ne nobis inuitis, atque aliud agentibus vrina exeat, atque abſque interpellatore elabatur. Veſica, vt reliquæ penè omnes partes noſtri corporis, venas, atq; arterias nacta eſt, à quibus alimentum vitámque ſuſcipiat: neruos autem duorum generum tum à ſexto neruorum pari, tum à medulla ſpinali. Veſicæ vtilitas, ne vos multis morer, eſt vrinam, ab vreteribus aduectam, primò ſuſcipere: deinde aliquandiu detinere: poſtremò expellere. Quamobrem nihil mirum eſt, ſi fontis imaginem præ ſe fert. in fœminis matrici adhæret, & paraſtatis glandulis caret.

Muſculi in finibus colli veſicæ vſus.

In veſica venæ et arteriæ cur.

Nerui duorum generum ad veſicam.

Veſicæ vſus.

Cur veſica fontis imaginẽ referat.

Veſica in fœminis vbi.

De Peritonæo. CAP. XI.

QVEMADMODVM vniuerſa thoracis cauitas vnà cum internis membris omnibus, quæ thorax continet, à ſuccingente membrana, quæ πλεύρα dicitur, optimè circundatur: ita in abdominis cauitate membra, vaſáque in eo contenta, à tenui, nerueáque membrana, quã Græci περιτόναιον dicunt, ſiphac Arabes, magna naturæ prouidentia obuoluuntur. idcirco hanc

πλεύρα quæ ambiat in thorace.

περιτόναιον quid ambiat.

Subſtantia.

Nomina.

hanc Græci περιτόναιον dixere, quod ſcilicet vaſa, viſceráque omnia ſubiecta prætendat, & circumplectatur. Peritonæi figura ſubſphærica eſt: ſpinæ, quo loco ſe ipſa craſſior exiſtit, bellè admodum, validéque connexa eſt. eſt autem prope ſpinam craſſius peritonæum, quoniam inde multas in partes diuidendum erat. itaque iam ſuprà memorauimus quo pacto meſenterium, atque ométum parturiat, iecur inueſtiat, neque iecur ſolùm, ſed lienem quoque, tranſuerſum ſeptum, ventriculum, inteſtina, renes, vreteres, veſicam, atque vterum in fœminis, vt ſuo loco explicabimus, venas quoque arterias, neruos, glandulas. Peritonæum (cuius hiſtoriam nunc præ manibus habemus, quamque breui abſoluemus abſque verborum lenocinio, vt conſueuimus) ſub tranſuerſos abdominis muſculos venit, ibíq; cum eorum tendinibus validè connectitur. Animaduerte autem hoc, quod mox dicam. eſt enim ſcitu pulcherrimum, atque à nemine hactenus animaduerſum: peritonæum à dimidio abdomine ſurſum verſus Anatomen conſpicientibus ſimplicem eſſe membranam, diſpicientibus autem ab vmbilico infrà membranam hanc duplicari: cuius reduplicationis vſus eſt, primũ ob arterias vmbilicales nuncupatas, ob vas, quod οὐραχὸς dicitur, ob venas, arteriáſque ſub rectos epigaſtrij muſculos aſcendẽtes (quæ vaſa inter hanc peritonæi reduplicationem continentur, quam ego

Figura.

Adnexio.

Cur peritonæũ eſt craſſius prope ſpinam.

Peritonæi vtilitas attingitur.

Noua obſeruatio de peritonæi ſimplicitate & reduplicatione.

Cur peritonæum reduplicetur.

primus omnium obseruaui) necnon ob vesicam deinde hæc eadē peritonæi duplicitas, vt ita dicam, in causa est, vt intestina validiùs, tutiúsque contineantur. Peritonæum interna parte leue est, extrà asperum, neque id iniuria, sed vt dictis musculis, atque eorum tēdinibus fortiùs adhæresceret. multis quidem in locis perforatū peritonæum cernes: sed tamen tot locis foramina eius spectabis, quot illi bonus Vesalius assignauit, vel somniauit potiùs. Atq; hactenus de peritonæo: nunc reliqua persequamur.

Cur peritonæū intus laue sit, extrà asperum.

Vesalij error.

De Abdomine. CAP. XII.

IN abdomine (est autem abdomen regio illa, quæ inter costas, & os pubis sita est, quódq; Græci ἐπιγάστριον, Arabes mirach vocant) præter membra illa nutritioni deseruientia, iecur inquam, splenem, ventriculum, intestina, renes, vesicam, omentum, mesenterium, pancreas, venas, arterias, necnon peritonæum, adsunt quoq; membra alia generationi opem ferentia, quorum ope species æternas fieri autumant naturæ arcanorum indagatores. Quaobrem, posteaquàm ea, qua potuimus, breuitate, & perspicuitate historiam de nutritioni deseruientibus membris absoluimus, reliquum est, vt de illis, quæ plantando homini necessaria sunt, nūc verba faciamus. ex quibus nonnulla vtrique sexui communia, nonnulla propria sunt: communia cùm dico, vasa seminaria, & testes intelligo, propria verò in mare penem, in fœmina vterū.

Abdomen qui sit & eius nomina.

Quæ in ābdomine continentur.

Ope membr. gener. species æterna philosophis.

Ex membris generationis quæ sint communia, & quæ propria.

De

De vasis seminariis, testibus, eorúmque membranis. CAP. XIII.

DVPLEX igitur genus est eorum vasorum, quæ seminaria appellantur, quorum alterum materiam ad testiculos defert, ex qua semẽ elaboratur: alterum verò, quod iam elaboratum est in testibus semen, ab ipsis suscipit, & ad penis radicem defert. propterea hæc vasa deferentia, illa præparantia vno Anatomicorum ore appellantur. Præparantia quatuor sunt tam in mari, quàm in fœmella, licet in hominibus longiora sunt, in mulieribus breuiora. Deferentia verò duo: neque in hoc interest, an de mare, vel fœmina loquaris. totidem namque in vtroq; cõspiciuntur. Præparantia itaq; generationis materiã vasa sunt venæ duæ seminales dictæ, duæ item arteriæ eadem voce nuncupatæ. Venæ, vt in tractatu de Venis, fusiùs diximus, in exortu suo variæ sunt. nã dextra à vena caua sub emulgenti pullulat: at sinistra ab ipsamet emulgente deducitur. Anatomici, posteaquàm harum venarum diuersitatem conspicati sunt, sinistrã seminalem ab emulgente originem trahere censuerunt: quòd necesse esset falsum humorem ad testes deferri, cuius titillatione se in coïtu tantopere aiunt commoueri. Ego verò sententiam hanc falsam esse prorsus opinor. nam multos noui, quibus, vt ab hernia intestinali, quæ ἐντεροκήλη Græcè dicitur, sani euaderent, testis sinister ablatus fuerat: qui tamen dum

Vasa seminaria duplicia & vsus eorum.

Nomina.

Præparantia vasa sem. quatuor.

Deferentia vasa seminaria quatuor.

Præparantium vasorum descriptio.

Venæ seminales vnde oriantur.

Anatomicorũ opinio cur vena sinistra seminalis oritur ab emulgente.

Anatomicorũ opinio cõfutatur

mulieribus coïrēt, eadem voluptate, qua antea se perfrui solere, mihi de industria diligenter interrogāti, sanctè iurabāt. alia igitur huius diuersitatis causa quærenda est, cũ prima nullo pacto satisfaciat, & dicta instātia allata statim corruat.

Causa vera cur vena sem. sinistra oriatur ab emulgente.

Ego causam, quam verissimam puto, in mediũ adducam, vos eritis iudices. Cùm hæ seminales venæ exiles admodum sint, & paruæ: atque in sinistro latere magna arteria prope venã cauam sit sita, quæ arteria magna nunquam non viuis nobis mouetur, periculum ingens, atq; adeò euidens imminebat, ne hæc tenuis vena in iis perennibus motibus disrumperetur. Natura igitur prudens, vt hoc incommodum euitaret, sinistrã seminalem venam ab emulgente, non à venæ cauæ trunco decidi voluit: ne in descensu supra magnam arteriam iaceret.

Arteriarũ seminalium ortus

At duæ arteriæ, quas seminales diximus, à magnæ arteriæ trũco sub emulgentibus scaturiunt. Hæc vasa dũ descendunt, primò aliquãtulum distant, postmodum ita implicantur, vt vena arteriam, arteria venam ingrediatur, fitque præclara illa, & admirabilis, ac aspectu iucundissima, à Græcis hominibus vocata ἀναστόμωσις, quod genus ἀναστομωσιῶς, si in corporum dissectionibus te accuratũ præstabis, in aliis quoque partibus comperies, in brachiis præsertim, & cruribus. propterea quandoque euenit, vt vena vna duntaxat sauciata non modò naturalis sanguis vniuersus, sed vnà vitalis quoque effluat, ita vt vulneratus intereat.

ἀναστόμωσις venarum & arteriarum in pluribus partibus corporis.

In vulneribus

tereat. horum vaſorum plexus vitium capreolis conferri non ineptè poteſt. qui plexus ſummo ſtudio, artéque mira effectus eſt, vt ſcilicet materia illa, atque ille ſeminis apparatus, qui primò ruber erat, ſenſim alterari, pararíque inciperet, & albefieri. qua elaboratione inchoata, non dubium eſt, quin magna pars laboris teſtibus imminuatur, quorum hic vniuerſus labor futurus erat, ni horum vaſorum complexus, hæc venarum, atque arteriarum ἀναςόμωσις ſuppetias attuliſſet. Idcirco hæc implicatio deorſum vſq; ad teſtes deſcendit, proferatóque epididymo ad ipſam teſtium ſubſtantiam penetrant. Ab hiſce duobus vaſis aliud vas oritur, quod deferẽs κιρσοειδὴς, & variciforme nuncupatur, craſſum, anfractuoſúmque, ſupra teſtem inuertitur: deinde ſenſim aſſurgit eodem itinere, quo deorſum deflectebatur, ita vt reuertantur, vnde exierant præparãtia vaſa, pérque idem foramen ingreditur, quod in tendinibus muſculorum abdominis deſcẽdentium, aſcendentium, & obliquorum ſupra os pubis ſitum eſt; quo loco pubis os cauitatem habet ſuperficiariam, vt cederet horum vaſorum rotunditati. Vbi in abdominis capacitatem peruenit, deorſum fertur prope os pubis, & ſub veſica, vbi magis, ac magis amplificatur, & iuxta fines ſuos multum implicatur, & contorquetur, donec in glandulas paraſtatas tandem implantetur, quæ ad penis radicem, & veſicæ fines collocantur. in quibus

cur quandoque ſanguis vniuerſus exeat.

Plexus vaſorũ ſeminalium, & cur.

Anaſtomoſis vaſorũ ſeminaliũ quouſque progrediatur.

Deferentis varici formis vaſis deſcriptio.

Foraminis in tẽdinibus muſculorum abdominis vtilitas.

Glandulæ paraſtatæ vbi ſint ſitæ.

Cur tot gyri & glandulæ.

gyris, & obuolutionibus, plexísque implicitis, & glandulis, tantum ſeminis continetur, quo tres, quatuórue fœtus ſeri facilè poſſent, præſertim in fœcundioribus. propterea nihil mi-

Quod Ariſtoteles tanquam mirandum proponit, non eſt mirandum.

rum nobis videri debet, quod Ariſtoteles tanquam admirandū proponit, taurum, cui quanquam teſtes execti fuerant, genuiſſe tamen.

Vaſa gen. in mulieribus abdomē non prætereunt.

Mulieres in vteri cauitatem ſemen fundunt.

Atque hæc ſunt in homine generationi dicata vaſa. nam in mulieribus ipſis neque abdomen prætereunt, neque in paraſtatas deſinunt, neque ad veſicam perueniūt, ſed ad matricis duntaxat cauitatem, in quam ſemen transfundunt.

De Teſtibus. CAP. XIIII.

Teſtes cur δίδυμοι dicti.

Locus teſtium.

TESTES vocant Latini, quos Græci δίδυμους vocant. δίδυμους autem vocāt, eo quod duo ſint. locus teſtium in homine ſcrotum eſt ipſum, quod ὄσχεον dicitur. qui ſitus ita notus cuique eſt, vt nulla deſcriptione indigeat: illis pręcipuè, quibus cum magnis, & fœcundis teſtibus res præclarè, & fœliciter agitur. eorum fi-

Teſtium figura.

Subſtantia.

Teſtium in fœminis ſitus.

Subſtantia & figura.

Vſus teſtium in mare & fœmina.

Teſtes in mare habent plures tunicas.

gura orbicularis eſt, at nō exquiſitè, ſed oblonga ouorum inſtar. Subſtantia rara, laxa, alba, molliſque in maribus: ſed in fœminis intus in abdomine occluduntur, neque ita craſſi ſunt, neque adeò rotundi, & molles, quemadmodum in viris. Teſtes in vtroque ſexu ſeminis generationis gratia conditi ſunt. nam abſq; his neque ſemen gigni, neque generatio perfici poſſet: mēbranis pluribus in homine obducuntur, de quibus magna lis, magna controuerſia, ne dicam

confuſio

Anatomici certant de mēbranis testium.

confusio apud Anatomicos reperitur: cuius in causa fuisse arbitror dissecandi vel imperitiam, vel negligentiam, vel vtrũque, dum alteram ab altera vel parum peritè, vel oscitanter seiungebant. nos autem conabimur dilucidè satis hæc distinguere. Igitur membranarum in testibus alias communes, peculiares alias appellamus.

Administratio testium.

Dum scrotum hominis dissecandum ob oculos habes pro testium Anatome conspicienda, primò occurrit tibi cuticula, deinde cutis, quæ in hac parte est tenuissima, rugosáque, deinde mẽbrana carnea, inter quam & cutem nulla adest pinguedo, vt faciliùs extendi, & contrahi, elongari, & corrugari posset. Propriæ testium membranæ tres numero sunt, quamuis Vesalius duas solùm agnoscat: quarum prima (de tribus externis nunc loquor) oritur à neruea tenuitate musculorum obliquorum descendẽtium, quam ego ἐρυθροειδῆ appello, fibris carneis intertexta, quæ testis musculum conficiunt. Secunda δαρτὸς dicitur, quæ nihil aliud est, quàm peritonæi ipsius substantia, candida, vasisque adhærens, & affixa. Ab hisce membranis, quarum partem proprias membranas, partem communes dicimus: & vasa seminaria, & testes inuoluuntur. Tertia, & postrema testis substantiam immediatè integit, alba colore, structura crassa, quam ego ἐπιδίδυμον appello, quicquid alij sentiant: nam aliqui epididymon vocant plexum illum vasorum, qui supra

Membranæ testiũ propriæ tres. Vesalij error. Prima membrana testium propria. Ortus. ἐρυθροειδής. Secunda membrana δαρτὸς. Tertia mẽbrana ἐπιδίδυμος. Error nonnullorum.

Testes fœminarum. testiculum cernitur. Testes fœminarum vna duntaxat mēbrana, ἐπιδιδύμις à nobis dicta, circundatur, & à peritonæo: neq; illis pluribus opus erat membranis, cùm in abdito, tutóq; loco, in naturæ inquam penetralibus contineantur. *Cur fœminarū testes pauciores habeant membranas.* Quo loco ob innatam mulierum frigiditatē positi sunt, at viris extrà prominere voluit; *Cur testes in fœminis intrò collocentur.* ne assidua coëundi cupiditate torquerentur, quod & vitæ breuitatem inducere, & à negotiis peragendis non abducere non potuisset.

De Pene. CAP. XV.

NE existimetis deesse nomen peni: penè etenim sunt innumerabilia, cū plura sint in vnaquaq; lingua tritissima, & in dies ioci gratia efformentur parasitis, & otiosis hominibus, ac in venerem pronis, ab amatoribus, à mœchis, à procis, à lenonib⁹, à meretriculis, à lasciuis poëtis, à scurris: nos autem, qui nominibus tātùm studemus, quantum nos in rerum ipsarum notionem deducunt, pauca duntaxat enumerabimus. *Nomina penis.* *Nominibus studeant medici ratione rerum.* Penis itaq; dicitur, καυλὸς, mētula, virga, virile membrum. *Penis figura.* Eius figura nō modò vel eunuchis ipsis, & lippis notissima ēst, situs item notissimus: *Situs.* substantia verò perpaucis admodum cognita est, quamuis cognitione digna, & non vulgaris existat speculationis. Nam in homine penis substātia neq; ossea est, vt in lupo, cane, & vulpe mare: *Substantia penis in homine qualis.* quæ si ossea in nobis foret, & instar baculi rigidi semper prомineret, multis negotiis gerēdis impedimento nō esse nō poterat. *Cur penis nō sit osseus in homine.*

Neque

Neque cartilaginea est, neque ex ligamenti constat substantia, neque musculosa, neque neruea, neque vena, neque arteria, neque membrana: licet ex iis, quę enumerauimus, nōnulla ad penis ipsius structuram concurrant. at nulla ex iis seorsum sumpta conficiendo peni accommodabatur. Neque enim id præstare potuissent, cuius gratia illum natura parēs genuerat: neque enim lotij vnius emittendi, sed seminis quoque in vterum sobolis gratia eiaculandi natura penem effinxit. Cùm igitur natura humani generis sollicita indiuidua quotidie peritura animaduerteret, miserta est, & vt per speciem, ac propagationem immortalis homo euaderet, sedulò curauit, hominísque penem ex substantia quadam efformauit, quæ & erigi, & flaccescere, & rigida fieri & vieta posset. spongiosa itaque meritò est, rara, porosáque, penè lienis substantiæ similis, quam tamen crassis induit ligamentis, quæ vnà cum rara, quam diximus, penis substantia ab inferiore parte ossis pubis, non à superiore (vt malè in hoc Galenus) ortum ducit suum. Hæc quæ diximus, ligamenta ex inferiore pubis osse exorta sunt, & quidem in ano origine carnea: deinde superiora versus tendit, in medio verò ossis pubis plus minus dextrum principium cū sinistro vnitur, coítque. Deinde deorsum versus inflectuntur, & ad glandis fines implantantur, quæ glans reliquis penis partibus magis dura existit. Dextrum ligamētum cum sinistro iuxta

Cur non sit cartilagineus.
Cur non constet substantia ligamenti, musculi, nerui, venæ, arteriæ, membranæ seorsum.
Vsus penis.
Substātia penis cur talis.
Ortus penis.
Galeni error.
Ligamentorum penis implicatio
Glans penis qualis.
Cur arteria in pene.

penis longitudinem vnitur. At penis ſubſtantia, quippe quæ rara compage, poríſque multis conſtabat, erectioni in coëundo neceſſariæ parum apta futura erat, & vno ligamentorum auxilio tantundem ferè opis aſſequebatur. Natura prouida arterias duas per hęc, quę diximus, corpora diffudit, quæ à radice penis ad extremam vſque glandem rectà feruntur. ſed infinitos (vt ita dicam) ramulos huc illuc diſpergi iuſſit. cùm verò noui hominis gignendi libido inceſſit, magnam ſpirituum vim per arterias illas, quas diximus, capillaréſq; arteriolas diffundit, & ad penem detrudit, quorũ auxilio ſubſtantia illa paulò antè rugoſa, & flacceſcens attollitur, erigitur, indureſcit, riget. fulciunt autem illam, quæ antea diximus ligamenta, quæ craſſa ſunt duobus nominibus, tum ob hoc, tum ne ſpiritus citò nimis euolarent abſumpti. Has autem arterias penis, atque hoc earum munus nemo hactenus, quod ſciam, ante me cognouit, vt in tractatu de arteriis latiùs diximus, per quas alimẽtum quoque defertur: cùm in pene nulla adſit vena, nullus neruus, vt Veſalius in hoc deceptus perperam exiſtimauit. Præter quæ hactenus memorauimus ad penis fabricam à natura excogitata, quatuor quoque muſculi adſunt: vt in noſtro libello de Muſculis latiùs habetis. adeſt inſuper communis ille meatus, tum ſemini, tum lotio, qui ſub hiſce duobus corporibus poſitus eſt, neque aliud eſt quicquam, ſi rectè perpẽdas, quàm veſicæ

Cur arteria in pene.

Quomodo fiat erectio penis.

Vtilitas ligamentorum.

Arteriarum penis vtilitas omnibus aliis ignota.

Veſalij error.

Muſculi penis quatuor.

Meatus cõmunis lotio & ſemini in pene ex quibus conſtet.

vesicæ substantia ad penis fines elongata. hæc *Penis tegumẽta.*
autem omnia integuntur cuticula, cute, carnea *In pene non est*
membrana, nulla præsente pinguedine, vt in *pinguedo, et cur.*
scroto dicebamus. quam hîc motus gratia de-
esse opinor: & vt ne in tantam molem penis ipse
excresceret, qua vterus expauesceret: licet hunc
rerum omnium capacissimum meretrices præ- *Præputium.*
dicent. Pars extrema penis præputium dicitur,
estque pellis illa, qua glans integitur, quę in coïtu ipso nunc sursum, nunc deorsum fertur infinita propemodum mulierum voluptate, & ten-
tigine. hæc in Hebræorum circuncisione aufer-
tur: propterea vetus verbum est Iudæus apella. *Cur Iudæus dicatur apella.*
Quæ res magnam voluptatis partem Hebræis
mulieribus adimit, dum venus, oscula aman-
tum quinta parte sui nectaris imbuit.

De Vtero, *siue de Matrice.*

CAP. XVI.

SIVE μήτραν dicas, siue ὑστέραν matricémue, v- *Vteri nomina diuersa.*
terum, aut vuluam, nihil refert. Situs eius *Situs.*
est in abdomine inter vesicam, rectúmque intestinum. en quî superbis homuncio, terra, & *Apostrophe.*
cinis inter excrementa natus. Sed ad Anato-
men reuertamur: nimis enim profectò miseri *Vteri tutamẽta*
sumus, si rem ad viuum consideremus: neq; nos
φιλαυτία cœcos efficiat. Vterus anteriore parte
ab osse pubis, posteriore ab osse sacro, à lateri-
bus, ab ossibus ilium, tanquam firmissimis ac tu- *Vteri connexio.*
tissimis vallis circundatur, ex quibus sacro ossi, *Figura.*
& pubi connectitur. Figura vteri tum rotunda,

tum oblonga est, suprà deprimitur magis, quàm infrà. Illud potissimum pro comperto habeas, vteri muliebris figuram à bouillo, caprino, & ouillo non parum differre, quicquid Galenus in hoc parum Anatomicus in lib. de Fœt. formatione, necnon de Dissectione vteri scriptum reliquerit. Crassam vteri substantiam, carneam, & nerueam quoque natura mixtam esse voluit: vt, dum fœtum continet, faciliùs extendi, & dilatari posset. Tribus generibus fibrarum intertextis constat matrix, vt Galenus optimè docuit, rectis inquam, obliquis, & transuersis, vt semen pro fœtu effingendo attraheret, contineret, statóque tempore expelleret. Interna vteri cauitas vna duntaxat est, præterea nulla, atque illa parua satis, in qua tamen, licet vna sit, & exigua, iuxta immissi seminis quantitatem non modò fœtus vnus formari potest, sed gemini, tres, vel plures fœtus, vt in multis Europæ vrbibus non semel contigit: qui deinde non cellulis, sed propriis membranis à sese mutuo distinguuntur, quemadmodum tunc apertiùs explicabo, cùm de fœtu ex professo scribere aggrediar: quam partem nostrorum librorum vobis tam gratam fore certè opinor, quàm quod gratissimum. Interim moneo, ne vllam Mundino fidem adhibeatis, quem parum Anatomicum vos quoque iudicabitis, si, vt reliqua nunc illius errata missa faciã, quod de vteri Anatome scripsit, cum rei natura conferetis. Inquiens in humano

Vteri muliebris figura ab vtero brutorũ differt.

Galeni error.

Substantia vteri qualis.

Cur nervea.

Vteri fibræ.

Cauitas vteri vnica.

Quomodo possint in vnica vteri cauitate plures fœtus generari.

Plures fœtus distinguũtur mẽbranis non cellulis.

Mundinus parum anatomicus.

mano vtero ſeptem cellulas adeſſe, thalamos etiam, & atria dicere potuiſſet: tantundem enim eſſet. Rei veritas hæc eſt mulieris vterum vnica cauitate præditum eſſe, quæ intus ſatis lenis cõſpicitur, quamuis nõnulla foramina adſint, quæ nihil aliud ſunt quàm venarum, & arteriarum capita, quæ veteres Anatomici acetabula nuncuparunt: quoniam concauæ partes ſunt, quibus ſemen adhæret, túncque arteriæ arterias, venas venæ gignunt. Cauitas vteri in foramen ſatis anguſtum tandem dehiſcit, quod os matricis appellatur, quod ſi extra ſpectes, tinchæ piſcis, vel canini oris nuper in lucem editi, imaginem tuis oculis offeret. hoc autem foramen in matricis collum ſpectat: per quod foramen vteri ſemen ingreditur, dum nimia delectatione dilatatur. aperitur autem eo tempore, quo mulier ſemen emittit. colli, vel ceruicis nomine in vtero non corpus illud, quod ſuprà deſcripſimus, ſed partem illam intelligimus, in quam mentula, tanquam in vaginam immittitur, cuius longitudo eſt, quantum vndecim digiti apicibus metiri poſſumus: rugoſa eſt, & membranoſa, non cartilaginea, vt Herophilo placuit: ſúntque rugæ illius circulares, vt in coëundo virile membrum amplexaretur, atque exugeret: quibus rugis attritio fit, ex qua miram voluptatem amantes in coëundo percipiunt. In ceruicis vteri finibus vuluam verſus nonnullæ carunculæ prominent, à quibus voluptas, ac dele-

Fabula eſt in humano vtero adeſſe ſeptem cellulas.

Cauitas humani vteri vnica eſt & qualis.

Foramina in cauitate vteri quid ſint.

Acetabulorum vteri vſus.

Os matricis.

Figura oris matricis.

Os matricis quãdo dilatetur & aperiatur.

Ceruix vteri quid.

Longitudo ceruicis vteri.

Rugæ in collo matricis.

Rugarum ceruicis vteri vſus.

Caruncularum in finibus ceruicis vteri vſus.

ctatio in coëundo nõ parum augetur. ſub hiſce vuluæ labellis duæ adſunt à lateribus latę membranæ, nymphæ à veteribus dictæ, quarum vtilitas eſt, vt à puluere, frigore, & aëre vterum tueantur. ſub nymphis in nonnullis virginibus (non omnibus) alia mẽbrana cernitur hymen à veteribus appellata, quæ cùm adeſt, raro autem adeſt, obſtat quòminus penis in vterum immittatur. nam craſſa eſt valde, ſupra veſicam verſus foramine donatur, per quod menſes fluunt. Vterus humanus (hunc enim deſcribimus) eiúſque ceruix, præter tunicam ſibi propriam, peculiarémque, à peritonæo inuoluitur, vt ſuprà attigimus. Vaſis quoque ſeminariis prædita eſt matrix, quemadmodum in viris diximus. hoc vno differt, quòd in mulieribus breuiora ſunt. Teſtibus quoque non deſtituitur, qui ſuperiori in parte nonnihil depreſſi videntur, apud quos ſitę ſunt duæ latæ particulæ membraneæ, nõnullis carneis fibris donatæ, quas membranas Veſalius muſculum vocauit. in harum ſummitate à teſtibus, hoc eſt præparantibus vaſis deferentia proficiſcuntur, quæ in fœmellis non minus anfractuoſa ſunt, quàm in viris ipſis: & in matris cauum terminantur. hęc ſuprà, hoc eſt, prope eorum corpus, partes binas prominẽtes inſtar vituli cornium nuper erumpentium profert, quæ fortè illa ſunt ab antiquis dicta matricis cornua: veram enim cornuum veruecis ſpeciem in vaccæ, capræ, canis, ouis, ſuis, & id ge-

Nympharum ſitus & uſus.

Hymen in virginibus nonnullis.

Vnde menſes fluant.

Vteri tunicæ.

Vaſa ſeminaria mulierũ in quo diſtãt à viris.

Teſtes.

Veſalius latas particulas membraneas vteri appellat muſculũ.

Vaſa deferentia.

Cornua vteri verè cornua in brutis videntur, ſecus in homine.

id genus animalium vtero videbis, nam in his mirè incuruantur,& concaua ſunt,& in his fœtus gignuntur. At mulieris vterus longè ab his diſtat,vt tu quoque, niſi conferre pigeat, facilè experiri poteris. ſed ad vteri humani hiſtoriam reuertamur. Auxilio vaſorum ſeminalium, illiúſque membranæ, quam Veſalius pro muſculo deſcribit,ſacro oſſi vterus appenditur: in fine verò vnà cum ceruice oſſibus pubis, & coxendici. A matricis lateribus (mirum audies) bini proceſſus conſtituuntur,quæ duo oblonga ligamenta videntur eſſe, neruea cauáque, ligamenti etiam munere fungi creduntur: at ad ſummum os pubis minimè perueniunt, vt Veſalius exiſtimauit, ſed per ea foramina tranſeunt,quæ in neruoſis tenuitatibus muſculorum obliquorum deſcendentium, aſcendentium, & tranſuerſorum ſita ſunt, quemadmodum in viris, per quæ vaſis ſeminariis aditus patet.etenim fœminis hi tendines perforati cernuntur: quamuis Veſalius id inficietur. Proceſſus igitur hi ab vtero exorti prope id foramen, quod os matricis vocatur, extra abdomen exeunt, ſupra pubem aſcendunt: deſinunt autem in particulam quãdam excelſam in vuluæ apice circumuolutam ſupra id foramẽ,vnde lotium exit.& hæc lector candidiſſime illa,illa præcipuè ſedes eſt delectationis mulierum,dum venerem exercent,quam non modò ſi mentula confricabis, ſed vel minimo digito attrectabis, ocyus aura ſemen hac,

Vteri connexio.

Proceſſus vteri bini.

Vſus.

Veſalij error.

Iter proceſſuum vteri.

Tendines perforati.

Proceſſuum vteri epilogus.

Sedes delectationis in mulieribus.

Quo pacto cogere poteris mulierem ſemen emittere.

atq; illac præ voluptate vel illis inuitis profluet. Hanc eandem vteri partem dum Venerem appetunt mulieres, & tanquam æstro percitæ virum appetunt, ad libidinem concitatæ: si attinges, duriusculam & oblongam redditam esse comperies: adeò vt nescio quam virilis mentulæ speciem præ se ferat. Hos igitur processus, atque eorundem vsum cùm nemo hactenus animaduerterit, si nomina rebus à me inuentis imponere licet, amor Veneris, vel dulcedo appelletur. Non dici posset quantopere admirer tot pręclaros Anatomicos, tam pulchram rem, tanta arte effectam, tantæ vtilitatis gratia, ne olfecerint quidem. Vos autem, qui in has meas lucubrationes Anatomicas legendas incideritis, scitote absque processibus, quos ego vobis paulò antea fideliter descripsi, neque mulierem aliquam in Veneris amplexibus delectationē percepturam fuisse, nullos fœtus concepturam. nō enim absque mutua maris, & fœminæ voluptate concipi posse crediderim. sed de his satis. A venis, arteriísque seminalibus, (quemadmodum suo loco diximus) tum venæ, tum arteriæ ad matricis corpus tendentes deciduntur, non vt per has menstruus sanguis expurgetur, vt cōmunis est sententia: sed vt laudabili sanguine tum illa, tum conceptus fœtus ali commodè possit. Non enim hæ sunt venæ, quarum ope menses fluant mulieribus: sed illæ à venæ cauæ diuisione exortæ, quæ in vteri ceruicē ad ipsius latera

Quæ pars in mulieribus venerem petentibus duriuscula appareat.

Pars in muliere specie penis.

Processuum vteri vsum nemo ante me aduertit.

Non concipitur fœtus absque mutua voluptate.

Arteriæ & venæ vteri vnde.

Mēstruus sanguis non expurgatur per venas vteri.

Mēses per quas venas fluant.

latera inseruntur, vt eo loco latiùs habetis. Vtero duo neruorum genera donata sunt, à sexto scilicet pari, & à spinali medulla. Vulua extra membranosa est, pinguedine referta, non musculosa, vt aliqui opinantur, propterea motu voluntario destituitur. Longitudo, quam supra ceruicis foramen videtis, à natura partus ergô prudentissimè confecta est: vt pariendi tempore dilatari posset, & infans in lucẽ faciliùs prodiret. Illud historiæ de vtero addendum est, ad eius ceruicis extremitates vesicæ ceruicem desinere, vbi foraminulum adest immediatè sub pubis osse. caue enim existimes, vt idiotæ, & mulierculæ ipsæ mingentes opinantur, per vteri ceruicem lotium exire. In fœminis ad vesicæ collum non adsunt illæ glandulæ parastatæ, veluti in maribus, quòd vesicæ collum in fœminis, tum breuius, tum latius est, quàm in hominibus.

Nerui vteri.

Vulua descriptio.

Vulua non est musculosa, non mouetur voluntariè.

Longitudo.

Vsus vteri.

Vnde exeat lotiũ in muliere.

Lotium nõ exit per ceruicem vteri.

Cur ad vesicæ collum non adsint glandulæ parastatæ.

De Vmbilico. CAP. XVI.

VMBILICVS, qui & vetula à quibusdam nominatur ratione rugarũ quas præ se fert, in medio corpore situs est, vt rectè sentit Galenus ipse, & ante ipsum Aristoteles: quanquam Vesalius friuolis quibusdam rationibus delusus contrà videatur sentire. Hic iure optimo mediam corporis partem occupat, quòd dum in vtero matris latitamus, per eundẽ nutrimur, per eundémque excremẽta reddimus. Nihil autem est aliud vmbilicus, nisi receptaculum horum quatuor vasorum, vnius venæ scilicet vmbilicalis dictæ (quæ à matrice ortum sumens per vmbilicum sursum partem quandam iecoris diuisam ingreditur, terminatúrque in venam portæ) & duę arteriæ vmbilicales itidem appellatæ (quæ deorsum per fœtus abdomen tendentes, in duplicatione peritonæi iuxta vesicā deferuntur, desinúntque in diuisione magnæ arteriæ) præter hæc quartum adest vas οὐραχὸς dictum, quòd à fundo vesicę initium sumens, vrinam ex fœtu trahit. ea verò inter ἄμνιον membranam, & ἀλλαντοειδῆ reseruatur. Sed hæc vasa infante postmodum in lucem edito eo quo diximus munere priuantur: fiunt tamen instar funiculi cuiusdam, ne penitus inutilia corpori existant.

REALDI

REALDI COLVMBI CREMONENSIS, DE RE ANATOMICA Liber Duodecimus.

DE FORMATIONE FOETVS, AC DE SITV INfantis in vtero.

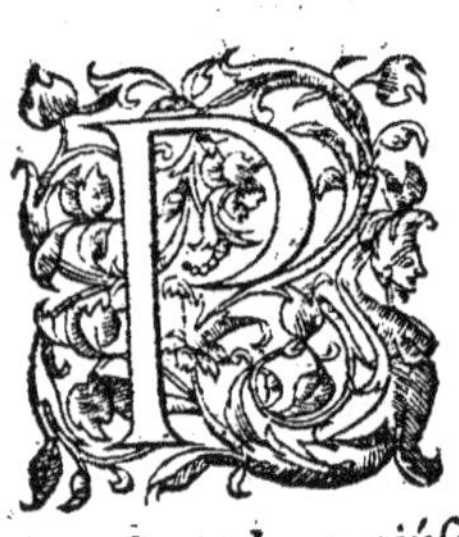

Continuatio.

POSTQVAM de organis generationis tam maris, quàm fœminæ tractatum abſoluimus, necessarium videtur ad fœtus humani tractationẽ deuenire. Qua in re illud primùm admonendus eſt prudens, piúſque lector, hominis generatione, fœtus inquam, formatione nihil admirabilius excogitari poſſe, nihil quod æquè naturæ miraculum videatur eſſe, nihil quod humanum genus diuinæ prouidentiæ, ſapientiæque amore magis inflammet. ea enim arte effictus eſt, atque efformatus hominis fœtus, vt illã admirari magis, quàm laudare, laudare magis, quàm exactè introſpicere omnia poſſis. nam licet omnibus in rebus Dei potentia, cuius maieſtati nihil obſtat, nihil eſt difficile, elucere poſ-

Vtilitas hiſtoriæ de formatione fœtus & nobilitas.

Difficile est scribere de formatione fœtus.

sit:in hoc tamē mihi illustrior videtur. Hoc igitur argumentum difficile satis nos, quantum in nobis erit, faciliori modo, breuioríq; (ni fallor) tractabimus, quàm hactenus audieritis: ídque rationibus euidentibus, & perspicuis, quantum res ipsa ardua patietur, nostríque ingenij vires imbecillæ, & illarum quæstionum, quæ ad rei cognitionem minimè spectare videbuntur, exactam disputationem prudens omittam. quæstiones verò, quas non disputaturus, sed sensus auxilio explicaturus sim, illæ sunt. Vtrum semen viri habeat tantum rationem efficientis, an verò etiam materiæ: & vtrum mulier concurrat ad generationem fœtus: & vtrum mulier habeat semen: an in coëundo semen emittat & vtrum fiant omnia membra simul: & vtrum omnia reperiātur distincta in ipso semine: & vtrum cor sit primum, quod generetur, cùm sit vltimum, quod moriatur. Et vtrum fœtus nutriatur sanguine menstruo: & an detur superfœtatio: & multæ aliæ id genus quæstiones, quas breuitatis causa omitto. De hominis generatione verba facturus, cur non de brutis loquor, cùm ab illis dedita opera natura nos distinxerit.

Quæstiones aliquot quæ studiose prætermittuntur.

De formatione humani fœtus tractandum.

Quamobrem non possum illos satis admirari, qui cùm de hominis in vtero matris formatione omnia penè ignorarent, & quæ in brutis imperfectè obseruabant, ad hominem maximo errore transtulerant, de brutorum generatione scribere non erubuerint, præsertim de generatione

Quæ vidētur in formatione fœtus belluini non sine errore ad hominem transferuntur.

tione piſcium,quos ego in aquis natare,& quò lubet vagari permitto. Illud profectò adnotatu dignum eſt,teſtes in mulieribus genitos eſſe,vt gignerent ſemen. equidem teſtari ingenuè poſſum me quãdoque in fœminarum teſtium diſſectione ſemen inueniſſe album, craſſúmque, quódque bene concoctum ſpectatores omnes vno ore faterentur: immò verò quale in viris ipſis nondum inueni. In coïtu igitur,quo tempore vir ſemen eiaculatur, idem quoque à muliere fieri neceſſarium eſt: alioqui os vteri,quod anguſtum eſſe diximus, nullo pacto aperiretur. at aperiri os vteri neceſſe eſt, vt ſemen ad eius concauum permeet, penetrétque. quæ ſi tunc bene affecta eſt, ſeménque vtriuſque bene concoctum,in vtero ipſo vniuntur, & fit cõceptio: quicquid de hac re dicat Philoſophus,qui ex vno ſemine animal vnum probat generari. Illud verè ſcito,ſi viri ſeminis moles maior exiſtit,virtúſque maior,marem fœtum concipi, ac gigni. ſin fœminæ ſemen quãtitate,ac virtute ſuperet, fœminam euadere. nam vt maius lumen minus obſcurat,ita præſenti maiori virtute minor ceſſet,neceſſe eſt. Præterea cùm hoc in philoſophia receptũ ſit, omne ſimile ſuum ſimile appetere: quid mirum, ſi cùm mas marem gignere appetat, fœmina fœminã, cùm alterius ſemen alteri nunc præſtat, maris exempli gratia, nunc mas gignatur,non fœmina: quòd ſi fœminæ, fœminam non marem? Quòd ſi poſteritatis cauſa,ita

Vſus teſtium in mulieribus.

In teſtibus mulierum ſemen album, craſſum.

In coitu mulier ſemen emittit.

Quando fiat cõceptio.

Ariſtotelis error.

Quando mares gignantur & quãdo fœminæ.

Cur quandoque mas gignatur, quandoque fœmina.

vt fit, marem fœmina cupiat, voluntatis hic est appetitus, non naturæ. at in quibus natura dominatur, voluntate nõ immutantur. Igitur postquam semini ab vtero obuiam itum est, & is in suam ipsius cauitatem illud suscepit, & detinuit (neque enim quoties viri semen vteri fundum petit, retinetur: sed quandoque excidit, vel quia malè coctum est, vel quia loci muliebres nimis humidi, lubricique sunt, vt in meretricibus, quæ paucis non sunt contentæ, quarum ager die, noctúque marium imbribus irrigatur) tunc naturæ sagacis, & prouidæ motu, statim os vteri arctatur, ne semen, quod tanta voluptate susceperat, aliquâ exeat, atque elabatur. Circa hoc conceptum semen mẽbrana generatur, quæ ἀλλαντοειδὴς appellatur, vniuersum semen inuoluens, matricisque cauitati adhęrens. Ne autem semen corrumpatur, dictum ac factum à venis matricis, quas à venis seminariis proficisci suo loco diximus venæ oriũtur, quæ coëuntes venam producunt. quæ dictam tunicam tenuem, mollémque adhuc, quippe quæ paulò antè genita fuerat, perforat. Itaque ad medium vsque semen allantoïde obuolutum penetrans globum efficit, qui globus ipsum est iecur. Deinde gignitur vena porta, quæ, vt dixi in tractatu de Venis, cõtinua est huic venæ vmbilicali: (vmbilicalis nã que dicitur ea vena, quam ad semen penetrare perforata allãtoïde, hepárq; gignere dicebamus, eò quòd per vmbilicum ingreditur, atque ad hepar

Vbi natura dominatur voluntate res illa non immutatur.

Cur semen viri non detineatur, semper in vtero fœminæ.

Cur meretrices non concipiant, vel raro.

Cum mulier concepit, cur os vteri claudatur.

Mẽbrana allantoidis quomodo generatur, & eius vsus.

A venis matricis oriuntur venæ in fœtu.

Venæ matricis à venis seminariis oriuntur.

Vena vmbilicalis perforat allãtoidem.

Iecoris generatio.

Vena porta continua est venæ vmbilicali.

Quæ vena vmbilicalis dicatur

hepar aſcendit) poſt venæ portæ ortum oritur caua vena: ídque vt vniuerſum ſemen nutriri poſſit. Item ab arteriis vteri, quas à ſeminalibus ortum ducere proprio tractatu docuimus, arteriæ generantur, quæ in duas arterias vmbililicales quoque dictas euadunt, quæ nō aſcendunt, vt vena vmbilicalis: ſed deſcendunt potius os pubis verſus: diuiſióque illarum eſt ſupra ilia. deinde fit magna arteria, & immediatè cor, & arteriæ aſcendentes: adeò vt arteriæ gignantur, priuſquam cor ipſum generetur. Arteriarum autem generatio non fuit ſuperuacua, ſed ſeminis viuificādi gratià. Viuimus enim prius vita plantæ, deinde brutorum vita in vtero matris. hoc peracto cerebrum generatur, vt nerui ab eo profecti ſenſum primò, deinde motum ad vniuerſum fœtum deferre poſſint. Interim enim alia fiunt membra, quæ delineata primò, deinde aucta, & robuſtiora reddita mouentur. ſileant hîc obſecro Ariſtotelici, vnà cum principe peripateticorum Ariſtotele, qui (in hoc mirè deceptus) cor primò gigni voluit, & ſi Deo placet, ſanguinis fontem eſſe, & ſenſuum omnium: qui niſi obſtinatè Ariſtotelem tueri volent, quieſcent veritate iubente, deſinéntque tam falſa proferre, & mordicus tueri, fatebuntúrque non cor, ſed iecur primò gigni. Cerebrum item corde nobilius eſſe, non fateri non poterunt: quippe quod ex ipſo ſemine fiat, non ab vtero, vt de corde audiſtis. Non equidem negauerim

Ortus venæ cauæ, & vſus.

Arteriæ vteri vnde oriantur.

Arteriarū vmbilicalium ortus & progreſſus.

Arteriæ generantur ante cor.

Cur arteriæ generentur.

Fœtus viuit prius vita plantæ, deinde vita animalis.

Cerebrum quando generetur, & cur.

Cor primo gigni falſum eſt contra Ariſtotelem.

Cor non eſt fons ſanguinis & ſenſuum.

Iecur gignitur prius corde.

Cerebrum nobilius eſſe corde probatur.

Cor est primum quod oritur in animalibus quæ nascūtur in ouis. *In homine nascitur iecur priusquam cor.* *Spina dorsi inter ossa primo generatur.* *Aristoteles laudatur.* *Hieronymus Pōtanus.* *De aliis partibus quid primo fiat, obseruare nō potuit.* *Affusio orbicularis instar placentæ.* *Vsus.* *Galenus non descripsit humanū fœtum.* *Galeni error.* *Placentæ huius substantia qualis.* *Placentæ situs.* *Nō circuit vniuersum fœtum.* *Cur in partu*

in iis animalibus, quæ in ouis nascuntur, primum quod oritur esse cor ipsum. At in homine iecur, priusquam cor generatur: quemadmodum mihi non semel, sed sæpiùs intueri, & animaduertere contigit. Inter ossa si quæras quid primò generetur, vertebras respondebo. Spinam scilicet, vt Aristoteles eleganter scripsit, & verè. Hanc veritatem corona illustrium virorum, & præexcellentiū magna cū voluptate vidit in Romano theatro, cùm Hieronymus Pōtanus summus Philosophus embrionem menstruum mihi publicè dissecandū tradidisset, ob communem Romanę Academię vtilitatem: reliquorum autem membrorum quod primò fiat, quod posteriùs, nondum mihi licuit obseruare: cùm abortuum non ea sit copia, quæ in tanta re necessaria esset. Genita allantoide, venis, arteriisque per vmbilicum tendentibus, quæ suo in exortu plurimæ sunt, vt fulcirentur, natura affusionem quandam genuit, quæ orbicularis fit placentæ in modum. facta autem fuit, vt vasa, quæ diximus, vnita detineret: hæc à Galeno, qui humanam non descripsit, membrana χωρίον, hoc est, secundina appellatur. Sed hæc in nobis minimè est membrana, sed crassa quædam materia excrementorum instar. vsus eius est, quem paulò antè dicebamus. hæc licet allantoïdi superposita sit, tamen fœtum vniuersum minimè circuit, matrici admodum cohæret. Itaque nihil mirum est, si in partu magna

fit san-

fit sanguinis effusio. venæ etenim, arteriæque disrumpuntur. Anteriore in parte sita fuit, vt propugnaculi vicem gereret, quod nos ab externis iniuriis tueretur. hæc in brutis, vt boue, capra, equa, & id genus animantibus membrana quidem est, internā regionem omnem ambiens, in illísque quibusdam eminentiis prædita est, quæ à veteribus acetabula appellantur. In canibus hæc, quā dicimus, secundina est instar fasciæ, quemadmodū illam Vesalius pinxit, qui caninam pro humana pinxit, licet in ea non catellum, sed infantulum pinxerit: sed secundina in homine est, quemadmodum ego suprà explicaui. Allantoïs verò in nobis mēbrana insignis, & magna vniuersum fœtum inuoluens, antè scilicet, retrò, infrà, supráq;, sed in animalibus, quæ paulò antè dicebamus, facta est in morem farciminis, quod vox Græca sonat ἀλλαντοειδής. neq; in illis fœtum vndique ambit, sed illi substernitur: neq; illud temerè, sed vt vrinam suscipiat. Præter hæc, quæ hactenus memorauimus, tertia est in humano fœtu consideranda membrana, qua neque bruta ipsa destituūtur. hoc vnum interest, in illis crassa est, quemadmodū ait Galenus, in nobis autem tenuissima est, dicitúrque ἄμνιος, vel ἀμνίος: ab hac quoque vniuersus inuoluitur fœtus, & in ea immediatè fœtus situs est, & sudor à fœtu emanās, atq; eius excremētum cōtinetur, in quo sudore innatat, atq; ab eo fulcitur: ita enim minus molestus est puer matri.

magnum sequitur sanguinis profluuium.

Ratio situs placentæ redditur.

Hæc placēta in brutis qualis sit

Acetabula quæ dicantur vteri Anat.

Secūdina canis instar fasciæ.

Vesalius astutus qui secundinam canis cum pinxisset nō catulum sed infantulum in ea pinxerit.

Allantois membrana in homine qualis.

Allatois qualis sit in brutis.

Allantois quid significet.

Tertia membrana agmios qualis & eius vsus in humano fœtu.

Sudoris detenti ab agmio vsus.

Cur præter vrinam & sudorem non sint alia excrementa fœtus.

Fœtus nutritur sanguine laudabili, nō mēstruo. Error vulgi.

Vrina infantis vbi seruetur. Cur vrina nõ attingat fœtum.

Ne mireris autẽ à fœtu alia excremẽta nõ decidi præter vrinã,& sudorẽ. nã ratio in promptu est, quòd scilicet fœtus ex solo sanguine alitur, eóq; laudabili,nõ mẽstruo,& teterrimo, vt vulgus hominũ putat. Sudor,vt diximus,penes fœtum seruatur hac in membrana, quæ ἄμνιος dicitur,vrina verò ipsa,alterũ scilicet fœtus excrementũ seruatur inter amnion, & allãtoïda. hoc autẽ nõ temerè,sed summa cũ prudentia effecit Deus omnipotens,ne lotiũ attingeret fœtũ, qui cùm tenellus sit,suprà quã dici possit,à lotio salso,atque acri facilè exesus fuisset. Natura itaque Dei ministra in fundo vesicæ porũ,seu meatum genuit,qui οὐραχὸς nominatur,qui à vesicæ fũdo ad vmbilicũ sursum fertur,exit verò ea in parte, per quã vena, arteriáq; vmbilicalis ingreditur, ipsiq; adhærescit. hic vrachos amnion membranam perforat, itáq; fœtus vrinã in allantoïdem defert. Hîc quærere aliquis posset, neq; id iniuria,quo pacto tanta excrementorũ vis tã diu nõ putrescens detineatur. Cui respondere facilè possum,id caloris naturalis conseruantis virtuti acceptũ ferẽdum. Neque hæc tam diuturna excrementorũ fœtus cõseruatio inutilem prorsus naturæ existimes, immò verò & dum in vtero fœtus alitur,ita ab vtero gerẽtibus faciliùs sustinetur. Dum verò partus instat tempus, has duas mẽbranas amnion, & allãtoïda disrumpunt,& exeũt, secúmq; vna fœtus. propterea obstetrices duo, quæ diximus, excrementa aquæ nomine passim

οὐραχὸς quid, vbi & cur.

Cur sudor & vrina pueri tot mensibus detenta nõ putrescãt. Vtilitas sudoris et vrinæ dum in vtero sumus.

Vtilitas sudoris & vrinæ in partu.

Quid appellent obstetrices aquã.

passim vocant. cum aquam exeuntem vident, partum mox in lucem proditurum astantibus prædicunt: qui si tunc exit, partus ipsius exitus est facilior, feliciórque. Nam parum excremen- torũ humiditate partes lubricæ reddũtur. quòd si remorantur, magna cũ difficultate, ægréque parituram puerperam certò scito. Scire omnes cupiunt, quæ sit pariendi dolorum causa potis- sima: quibus breui satisfaciã, dolere vehemen- tissimè parientes ob angustiam oris matricis, quã tunc adeò dilatari necesse est, vt fœtui absq; difficultate exitus pateat. & quoniam ex mulie- ribus nonnullas inuenias, quibus os vteri durius est, & nerueum magis, hinc dolores parturien- tium nõ sunt iidem: sed aliquæ statim, & penè sine dolore pariunt, aliæ diutius in doloribus, & cruciatibus, illísque vehementissimis versan- tur, priusquam pariant: ita vt inueterata sit inter mulierculas, & vetulas opinio, in ipso partu nul lum esse os, quod suo stet loco mulieris partu- rientis: sed omnia dimoueri, atq; è sua sede exi- re licet rei veritas hæc sit, os coccygis duntaxat in partu pati. propterea obserua mulieres, quæ peperere, de regione coccygis sæpe, multúmq; conqueri. sed iam ad fœtum ipsum redeamus. Fœtus in matris vtero alimentũ per vmbilicum suscipit, venæ vmbilicalis ope: fabulæque sunt, quas magnus Hippocrates, qui omnia scire non potuit solus, de pueri nutrimento in aluo matris dixit: quòd scilicet per os exugat: & profectò

Si cum excre- mẽtis exeat fœ- tus, partus est facilis, & cur.

Cur tãti sint do lores parturien- tium.

Cur aliæ magis, aliæ minus do- lent in partu.

Ossa omnia mu lieris in partu è sede moueri fal- sum est.

Coccyx in partu patitur.

Quomodo fœ- tus nutriatur.

Hippocratis er- ror maximus re fellitur.

tanti viri errorem tam crassum nequeo satis mirari. nam inter os fœtus, matricísq; substantiam multum interest sed fac nullum inter hæc spatium dari: age, os fœtus vteri corpus attingat: quo pacto succum, qui vel in matris ventriculo est, aut in intestinis, exugere posset optimè Hippocrates? Quamobrem haud dubiè scias candide lector, fœtum nihil prorsus per os assumere. quòd si assumeret, suo ipsius sudore hausto obrutus non interire non posset: sed per venam vmbilicalem duntaxat nutriri, nutriri inquam bono sanguine, atq; adeò perfecto, qui per vasa seminaria defertur: quod idcirco factum fuit, vt materiā vnà cum sanguine cōtinenter deorsum ferrent, tanquam auxiliares copias, si quandoque sanguis deesset. Quòd si perfecti seminis numeros omnes nō explet, nihilosecius materia est, quā natura eò mittit, vt in semen tandem conuertatur. Vana quidem est, falsáque eorum sententia, qui fœtum sanguine mēstruo nutriri aiunt. nam quod illi pro huius rei probatione in medium afferunt, dum fœtus in vtero est, stato tēpore menses nō fluere, nihil est. nā ego complures noui, quibus vtero gerentibus singulis mensibus menses profluebāt, quod ob magnam sanguinis copiam in illis mulieribus euenire certum est. Quibus verò tanta sanguinis copia non adest, iis, dum grauidæ sunt, neque adsunt menstruæ purgationes, quia non gignitur, quod superuacaneū sit naturæ inutile, &c

Infans in vtero alitur per venā vmbilicalē sanguine perfecto.

Cur sanguis è quo alitur infās in vtero per vasa seminaria deferatur.

Sanguine menstruo nō ali fœtum probatur.

Aliquibus vterū gerētibus fluit mēstruus sanguis.

Quibus prægnātibus menses nō fluunt, cur non fluant.

le,& ab vtero eiiciendum:sed vniuersus ad fœtum ipsum naturæ miraculo destribuitur. Nihil
enim aliud esse existimato menstruum sanguinem, qui diuersis rationibus diuersas habet ap-
pellationes, quàm sanguinem superuacuũ, qui
herbas, atque arbores nõ cogit arescere: quemadmodum scripsit Aristoteles. Hippocratis verò sententiam, quòd infans ore sugat, hinc or-
tam puto: quòd is materiam illam, quæ in fœtus intestinis conspicitur, fæces, cibíque excre-
méta crediderit, quemadmodum in adultis: sed
deceptus est bonus Hipp. non enim cibi, sed
sanguinis excrementum illud est, quod in fœtus intestinis continetur. propterea non malè
olet materia illa, quemadmodum fæces nostræ.
Quòd si cibi excrementa forent, emitterentur,
veluti lotium emittitur. Itaque vndiq; cõspur-
cati essemus magno naturæ errore, magno infantis detrimento, quod absurdum esset. Natura igitur sapiens noluit nos, dum in vtero matris versamur, neque oculis vti, neque auribus,
neque instrumento odoratus, neque gustus, neque ore, neque pulmonibus, neque ventriculo,
neque intestinis, neque ano, neq; pene, neq; ma
nibus, pedibúsue. quo enim tendas in illis ma-
terni vteri tenebris? quod attrectes? quis penis
vsus? quis ani? quis intestinorum, aut ventriculi? quid ore trahere nisi mortem posset? quid
gustet? quid olfaciat? quibus harmoniis aures
detineat, & mulceat? quorsum oculos flectat,

Mẽstruus sanguis quid sit.

Mensibus nõ arescunt arbores.

Causa erroris Hippocr. quòd infans ore sugat cibum in vtero vnde manauit.

Cur quod in intestinis infantis, qui in vtero est continetur non malè oleat.

Quibus mẽbris dum in vtero sumus, nõ sit opus vti.

& recreet? imò verò quod magis miraberis, ne-

Infans in utero non indiget vsu cordis.

In vtero per arterias respiramus.

que cordis vsu tunc eget infans. nam vitalis spiritus, seu mauis spiritualis sanguis per arterias matris vmbilicales ad fœtum fertur, quibus arteriis mediis, quarúmque auxilio respiramus, si illa respiratio dici meretur: adeò vt fœtui nihil sit elaborandum, neque in sanguinis, neq; vitalium spirituum generatione. hæc nanq; à matre iam elaborata ad omnes fœtus partes deferun-

Arteriæ & venæ vmbilicales describuntur.

tur. hæ arteriæ vmbilicales & vena item vmbilicalis à matrice ad vmbilicũ vsque longo nimirũ ductu à peritonæo inuoluuntur ibi crasso satis, quæ vasa cõtorquentur, & quosdam nodos efficiunt. quibus visis nodis (nõ enim iidem numero sunt in omnibus quæ peperere) prædicũt ob-

Obstetricũ prædictu tot fore partus, quot nodi cernuntur in vasis arteriæ venæque vmbilicalis.

stetrices, quæ medicæ ipsæ quoque, si Deo placet, videri volunt: tot fœtus ab eo vtero prodituros, quot ipsi sunt nodi, licet totidem plus minus in extremo fœtu, quot in puerpero conspiciantur.

Vsus venæ & arteriæ vmbilicalis.

Hæc autem vasa creata sunt non temere, sed vt sanguis ad fœtũ deductus cũctaretur, & cessaret quodammodo in ipso cursu: vt hac cunctatione ad ipsum perueniret. Vasa hæc, quę diximus, à mẽbranis recta ad ceruicẽ tendunt, & circa ipsam flectũtur deorsum tendẽtes, atq; in vmbilicũ infigũtur.

Vasorum nexus in vmbilico, nexus progressus & vtilitas.

Qui vasorum nexus per sinistrã scapulã ascendẽs per dextram descẽdit: ídq;, vt in exitu mẽbranas cũ secundina secum vnà traherẽt, quod superstitiosæ mulierculæ la-

Non est laqueus

queũ esse dicunt, atq; in lucem editis malè ominantur,

nantur,

nantur, quasi illi, si superstites sint, non possint tandé nõ suspendi. Sed si diligentiùs hæc naturæ arcana scrutarẽtur in illis præsertim, qui non sunt agrippæ, sed capite antesignano prodeunt, idem in omnibus obseruarẽt: cum tamen pauci suspendãtur, nõ omnes. Illud præterea adnotãdum est, quãuis vnica adsit in vtero cauitas, tamen plures fœtus in illo cõcipi posse, si apta adsit tot cõceptibus materia. quæ cõceptus materia, semen inquã est: dũ verò fœtus delineãtur, nisi suis singuli mẽbranis distinguãtur, simul cohærent, monstráq; hominũ sese attingentiũ fiũt. De fœtus formatione satis multa hactenus dicta sunt: nũc de situ eius in vtero dicamus. quã partem libentiùs, vt opinor, lector cãdidus percurret, quòd alij nõ rem ipsam, sed quod verisimilè cuiq; visum est, ita scriptũ reliquerũt: omnes tamẽ à rei veritate tam aberrarũt, quàm qui maximè. Ego verò nõ semel, sed sæpius nõ modò mortuos fœtus, sed viuos etiã è matris vtero hisce manibus extraxi. quod dũ efficerem, situm eius in vtero diligenter obseruaui, quẽ à quibusdam Anatomicorũ picturis adeò diuersum esse facilè perspexi, vt non potuerim eorũ temeritatem nõ valde mirari, qui quod falsum est, cuius oppositũ sensu deprehendi potest, posteris scriptũ relinquere non erubuerint. Tres igitur fœtus in vtero situs obseruasse fateor, & profiteor, præterea nullos. quorũ prior est caput deorsum versum, hícque est situs omniũ frequentissimus.

qui prædicant suspendendos quẽ putant obstetrices.

Quomodo possunt gigni plures fœtus in vtero, licet vna tantum sit eius cauitas.

Quomodo fiant monstra pluriũ infantium se attingentium.

De situ infantis in vtero.

Situm infantis in vtero quem imaginabãtur, nõ quem viderant descripsere anatomici alij.

Temerarium est scribere, cuius oppositum sensu deprehendi possit.

Tres situs soli dantur infantis in vtero.

Primus situs.

Secundus situs. Tertius situs. Qui primo situ sunt in vtero, quomodo exeant vterum. Qui secundo situ in vtero contineantur agrippæ. Qui tertio situ sunt in matrice quomodo in lucem ferantur. Non potest infans in vtero à capite ad pedes delabi: vel cõtra

Secundus capite sursum elato, quo situ raro videntur infantes in vtero. Tertius transuersim iacet, atque hic est secundo rarior. Propterea priore situ infantes capite præeunte in lucem prodeunt. Secundi pedibus, qui & agrippæ vocantur. Tertij natibus, facie omnes coccygem matris versus respiciunt. Iam enim explosa illorum sententia est, homines prius quàm vterum exeant, simiarum instar seu funambulorũ, & mimorum à capite ad pedes, vel è contra dilabi, & procumbere, vel è conuerso. Id enim loci angustia minimè patitur, quæ tanta est, vt vix nostri sit capax, cum excremẽtis, membranisq; siue capite elato, siue deorsum labente, vel trãsuersim siti simus. Quocunq; autem situ ex hoc triplici toties euumerato nos vterus exceperit: in globum atque orbem excipimur, sphæricúsque est omnis situs infantis in vtero: sphæricus inquam in oblongum vergens, & vt priuatim res magis innotescat, dexterum brachium nobis tunc flectitur, manus autem extrema vnà cum digitis extenditur, qui digiti sub aure dextera, supérque ceruice positi sunt: sinistrum verò brachium tantũ non extenditur, supráque sinistram mammá, necnon supra faciem (caput nanque in vtero ita flectitur, vt mẽtum ad thoracem perueniat): sinistrum itaque brachium medio cubito dextero fulcitur digitis semiextẽsis, pollice deorsum. crura tanta arte sursum feruntur, & incuruãtur, quasi in arcum, vt dictu,

Quocũque situ sit infans in vtero sphæricus in oblongum vergens situs est. Particularis descriptio singularũ partium infantis quo situ sint in vtero, & vera.

visúque

visúque res pulcherrima, & admirabilis existat.
femur, tibia, pésq; extremus dexter nobis eo tēpore flectuntur, adeò vt à femore abdomen at-
tingatur, à genu vmbilicus, deinde tibia deorsum flectitur, calcéque sinistras nates attingit,
extremum eleuans pedem, pudendáque occul-
tans, adeò vt pollice dimidium, tibiam ipsemet
tangat, sinistrum crus ipsum quoque semiflecti-
tur. femur ventrem imum tangit, tibia suprà abdomen, thoracēmq; vertitur, & sub extremum
brachium. pes autem extremus sursum voluitur dextrum ὠλέκρανον attingens, sinistríque brachij μετακάρπιον. dorsum deinde in anteriora fertur, adeò vt ex his omnibus globus sphæricus
oblongus euadat. atque hic est verus, & legitimus situs humani fœtus in vtero, quem ego Ia-
cobo Antonio Bono Ferrariensi Medico præcellenti, qui simplicia medicamēta in Romana
Academia publicè profitetur, éstque rei Anatomicæ, reliquarúmque bonarum artium, & scien
tiarum tam studiosus, quàm qui maximè, cùm
eum vnicè diligā, primùm lubens ostendi: Qui
rei pulchritudine allectus, & detētus obstupuit,
summíque opificis sapientiam inenarrabilem
summis laudibus extollebat. Quis enim fœtus
humani generationem, nutritionem, sitúmque
contemplatus non obstupescat? Quis Dei infi-
nitam bonitatem satis laudet? Equidem de his
silere satiùs est, quàm pauca dicere.

Iacobus Bonus medicus Ferrariensis.

Fœtus humani generationis nutritionis & situs consideratio nos ad Deum laudandū inuitat.

REALDI COLVMBI CREMONENSIS, DE RE ANATOMICA

Liber Decimus tertius.

DE TEGENTIBVS FABRICAM HVMANI CORPORIS.

De Cuticula, Cute, Pinguedine, Membrana carnosa, Pilis, & Periostio. CAP. I.

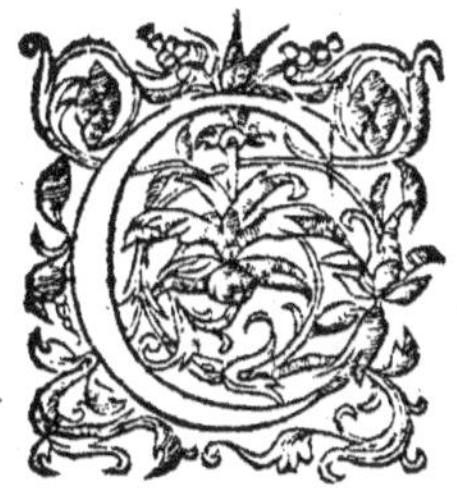

ORPVS nostrũ, in quo tantum industriæ natura meritò collocauit, vndiq; tectum esse decuit, ne ab aëre ambiente alterari, ab externísq; rebus lædi tam facilè posset. propterea natura prudẽs hæc tegumẽta genuit, extrinsecúsq; in vniuersi superficie obduxit, primò cuticulã, quam ἐπιδερμίδα vocant Græci, quæ cutem superemi- net, & ambit. hæc nobis communis est cum cæteris animantibus: tenuissima est, earum pellicularum instar, quas inter cæparum septa videmus, facilè aboletur, facilè etiam restituitur, estque omnis prorsus sensus expers. Huic epidermidi

ἐπιδερμὶς & cuticula.

Deperditur & renascitur facilè.

Sensus expers.

dermidi vera cutis subest, δέρμα à Græcis dicta, quæ & ipsa vniuersum corpus inuestit: quædã tamẽ loca excipio, vbi perforatur, vt in auribus, oculis, naribus, ore, pene, ano, vulua, extremis digitis, vbi vngues affixi sunt: his addere poteris vmbilicum in fœtu. Præter hæc cutis foramina, vel lippis nota, & perspicua vbique poris refertissima est, & instar cribri foraminulenta, per quæ sensui occulta foramina sudor exit. Sed hæc in nonnullis latiora sunt, in aliis angustiora: hinc aliis sudor nullo negotio profluit: aliis ægrè excitatur. Cutis substantia non est vbique eadem. nã hîc crassior existit, ibi minus crassa, illic tenuior. Crassior cutis in capite conspicua est: licet Aristote. oppositum scripserit, cutem, inquam, capitis omniũ tenuissimam esse. Subtilis admodum est cutis in facie, pene, scroto, vola, atque internis digitis, seu digitorum interuallis: quamuis illa ob exercitia frequentia crassescere consueuerit: reliquas corporis partes si accuratè contemplaberis, parum interesse iudicabis: cuius substantia neruea est: nerueum autem, seu neruosum cùm dico, rem ex neruis conflatam minimè intelligo, sed ex substantia alba, sensu prædita: ex neruorum filamentis, venis, & arteriis conflata. quare cũ neruis non careat, optimo sensu præditã esse quid vetuit? quãuis cõtrarium senserit philosophus, qui sensum in carne falsò posuit. Cutis alicubi pertinax est, alibi laxa: in facie nanque, in auribus, in vola,

δέρμα vera cutis.

Substantia varia.

Aristotelis error.

Vbi tenuior sit cutis.

Substantia neruea.

Quid per nerueum sit intelligendum.

Cutis sentit contra Aristotelẽ.

Vbi sit pertinax

in planta pedis pertinacem esse excoriando experieris. Quoniam in hisce locis cutim mobilē esse oportuit. Sub cute pinguedinē, seu adipem cernes, nihil enim nunc refert, quæ colore alba est, itaque nota vnicuique, vt neque descriptione, neque alia egeat explicatione. Vsus pinguedinis est, vt calorem natiuum non secus ac vestis detineat: neque hoc solùm præstat, sed propugnaculi vice fungitur, cibi etiam vice in extremis inediis fungitur, & in maribus, quemadmodum in fœminis reperitur, quicquid Gal. lib. de Temperā. scripserit in maribus scilicet nullam, aut exiguam quidem certè adesse pinguedinem. Gignitur autem ex sanguine crasso è venis exudante, eiúsq; copia ingens in frigidis tēperaturis cernitur, contrà exigua in calidis, cū à pene, scrotóq; discesseris, in reliquis nostri corporis partibus inueniri pinguedo potest. Quòd si motum vsúmque eorum, quæ pinguedine carent, consideraueris, facilè rationem diuersitatis inuenies. Substantia pinguedinis non est ὁμογενὴς vbique. nam in vola, & sub pedis planta, penè carnea est, ac dura. huiusmodi verò ob motum ipsum effecta est: non est tamen sensus organum, vt Auicenna scriptum reliquit. Pinguedini subest membrana carnea dicta, quæ ipsa quoque vniuersum corpus ambit: & quartum illius inuolucrum existit, à summo capite ad extremum vsque pedem velaminis instar. Carnea verò, seu carnosa dicitur eò quòd in collo carnosa

Adeps sub cute

Vtilitates pinguedinis.

Galeni error.

Generatio pinguedinis.

In scroto & pene.

Vbi dura reperiatur adeps.

Error Auicennæ.

Quartum inuolucrum.

Quare dicatur carnosa.

nosa euadit, atque adeò carnosa, musculosa. Adde veteres Anatomicos huic mẽbranæ carnosæ nomen imposuisse: quoniam infantibus carnea est, multísque fibris referta, quæ deinde euanescunt tractu temporis. Illud velim non oscitanter animaduertatis, carneam membranam sub ala minimè musculosam dari: licet Galenus primo de Anat. administ. musculosam ibi esse hãc membranam existimauerit. Ex quo loco, vt reliquos nunc missos faciam, apertè colligi potest Galenum simias, brutáq;, nõ homines secuisse. Adhæret carnea membrana musculis ipsis, & inter ipsam, cutémque venæ ambulant superficiariæ, è quibus sanguis mittitur, & arteriis carent. Tempora excipio, frontem, caput, penẽ, scrotum, & digitos, quibus locis exiguæ numero inueniuntur arteriæ inter cutim, & membranam carneam.

Galeni error.

Colligitur Galenum non secuisse homines.

De Pilis. CAP. II.

PILI quanquam superuacuæ partes nescio quo pacto videntur esse, tamen quoniã corporis nostri veluti tegumentum existũt: de his quoque sermo à nobis habendus est. Nam præterquam quòd corpus tegunt, vt diximus, eidẽ propugnaculi vice deseruiunt. Addunt aliqui tertium vsum pilorum, vt vapores illi fuliginosi, qui in tertia alimenti coctione eleuantur, dum in substantiã membrorũ transit, in pilorum nutrimentum consumerentur: quam sententiam neque laudo, neque vitupero. facti etiam sunt

Pili pro secundo tegumento.

Vnde oriantur. pili ad ornatum. Ortus eorum hic est: è cute emergunt, eam totam perforantes. in radice crassiorem pilũ, quàm in reliquis partibus deprehendes. pinguedinique illi affiguntur, quam inter cutem, mẽbranámq; carneã sitam esse diximus, præterquam in scroto. propterea pili alimentũ à pinguedine trahũt: *Ex qua trahãt alimentum.* itaque augescunt. eorũ substantia sicca est, vt videtis in variis nostri corporis partibus: vix enim agrestem hominem inuenias, qui pilosus vndique cõspiciatur, vt in brutis cernimus. Ego tamen Hispanũ quẽdam vidi pilis refertissimum in omni corporis parte, præterquã in facie, & manuũ parte. *Hispanum pilosum.* Vidi etiã vestalem adeò pilosam. *Vestalem pilosam.* sunt qui scribãt neque in planta pedis, neque in manus vola, pilos oriri posse. Causam in latum tendinem reiiciũt cùm nullo pacto sit causa: sed depiles hæ partes factæ sunt tum ob vsum, tum ob motũ. Quod autem hæc pilorum carentia (vt ita dicamus) in latum tendinem reiici nequaquam debeat, instantiam in promptu habeo plantæ, volæque leporis, quæ depilis non est, sed pilis referta: licet lati tendinis expers non sit. *Quare vola & planta careant pilis aliorũ sententia reprobatur.* quas partes in lepore natura sagax pilis muniuit leuitatis gratia, quæ res in animali adeò timido ob fugã necessaria erat. Sed iam de pilis satis.

De Periostio. CAP. III.

Substantia. PERIOSTION membrana est neruea, tenuísque, quę ossa ambit, illísque valde, atque adeò validè adhæręscit, multo sensu prædita,

propterea

propterea multi decepti sunt huius membranæ ignoratione ossa sentire existimantes. Hanc in interna caluaria ne quærito. nam ibi nulla est, quamuis sub pericranio inueniatur: neque dentes periostio inuestiuntur. Quid enim dentibus opus erat periostio? neque illud in articulationibus ossium spectabis: quod si adesset, miros dolores excitaret in illorum motu.

Periostium in interna caluaria nō reperiri.

Dentes vacant periostio.

Cur in articulis non inueniatur.

REALDI COLVMBI CREMONENSIS, DE RE ANATOMICA

Liber Decimus quartus.

DE VIVA SECTIONE.

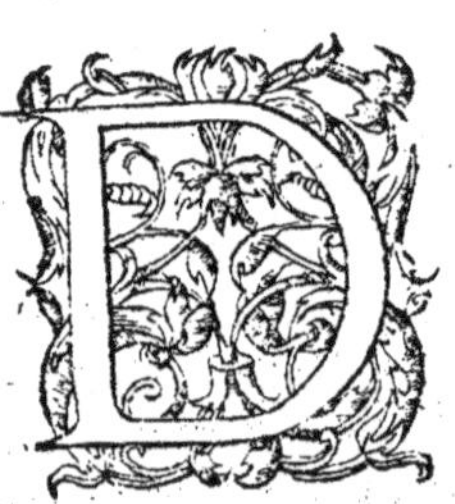

VM Anatomes cognitioni studiosè incumbimus, velis (vt aiunt) & equis: nōnulla quandoque occurrunt, quæ nos in ipso cursu remorātur, quorum actionem scire nullo pacto possumus, nisi viua sectione vtamur, nō hominis quidem, vt veteres vsi sunt, quod nefas, atq; impiū Christiano Medico nō videri nō posset: sed brutorū, cùm præsertim animaduertere liceat, ob viuam

Viua sectio.

Cur viua vtamur sectione.

humani corporis Anatomen, qua prisci medici vtebantur, adeò malè audisse, vt nō modò viuos homines secare, sed ne hominis quidē cadauer liceret. Atque hanc vnā ob causam Galenū adductum puto, vt ab humani corporis Anatome abstineret. Sed bone Galene si tibi crudele nimis videbatur viuum hominē secare, si animus horrescebat, si reformidabas, vel si tibi neque vel mortuū hominem secare per Principū edicta, aut inueteratā consuetudinē nō licebat: quo pacto licebat tibi simias secanti veteribus cōtradicere, quos humana corpora secuisse, tu ipse testis es locupletissimus? Profectò hodie cùm ob cōmunem viuorū vtilitatem cōcedant Pontifices, Reges, atq; Imperatores, vt in publicis Academiis quotānis Anatomici reorum cadaueribus secandis Anatomen profiteantur, facilè est cōtrouersias istas diiudicare. Multis in locis veteres reprehendis, cùm tute maiore his dignus sis reprehensione. Nam & si simia simile quid habeat homini, simia tamen est, non homo. neque eius compago hominis fabricæ omni ex parte respondet, partésque nōnullas in homine conspicies, de quibus veteres Anatomici loquebantur, quibus simia caret, sed ad rē redeamus. Cùm viuos homines secare Christiana Religione prohibeamur, si neque simiæ, neque vrsi, aut leonis copia suppetat, cuius fabrica humanæ proximè accedit, quorū etiam viuorū sectio, quòd feræ sint, licet mansuefactæ, cū irritantur difficillima esset,

Galenus cur nō secuit homines.

Nō debebat Galenus antiquis contradicere.

Ex simiæ sectione perfecta humani corporis Anatome acquiri non potest contra Galeni ordinem.

Non licet homines viuos secare.

Cur in iuuene cane tractanda viua sectio.

esset, de viui canis sectione loquamur. Canem igitur deligito, seu marem illum, seu fœminam mauis, iuuenem: catelli namque, dum secantur, vociferantur magis, quàm senes. oblonga etiam sit ceruice. Canem propono viuum secandum potiùs, quàm suem, quòd pro reuersiuorũ neruorum vsu dignoscendo sues minus accommodi sunt, tum ob pinguedinem exuberantem, tũ ob eorum ingratum nimis auribus clamorem, & grunitũ, quod ego Cremonæ expertus sum, vt præcellenti medicorum collegio in hoc quoque satisfacerem præsertim Bonhomini Ofredo, Hieronymo Macagno, Petro Manaæ, Ioanni Baptistæ Picenardo, Ioanni Francisco Borgio, Ioanni Baptistæ Bonetto. Cùm enim totius Anatomes historiam ex humanis cadaueribus accuratè me dissecante conspexisset, efflagitarunt, vt viui canis Anatomen pro vocis organo præcipuo illis in iuuene sue ostendere ne grauarer. Quod lubens feci, neque sine frustrati sumus, sed nimis obstrepebat. Dimisso itaque sue, canis iuuenculus in promptu sit longo (vt diximus) collo. (est enim canis animal, quod latratu vocem effingit, atque efformat) Tabella adsit necesse est suprà, infráq; foraminibus eo ordine distincta, vt iis vinculis suscipiẽdis sat sint, quibus quatuor canis crura vincias; ita tamen, vt explicata sint, & distincta. Caput itẽ eo modo deligandum est, vt canis quidem vociferari possit: at non mordeat. In cuius viua sectione,

Quare nõ in sue tractanda viua sectio.

Canis potius quam aliud animal in viua sectione capi debet.

Quomodo constitui debeat canis pro sectione viua.

priusquã ad eam accedas, illud primò animaduertendum est, in quo vox consistat, quod admirabile est: deinde pulmonis motum contemplaberis: deinde quo pacto pulmo cor amplectatur; deinde cur fiat, vt altera thoracis parte læsa, illæsa altera perstet. Vnde mediastini vtilitas elucet. Preterea diaphragmatis motum contemplari potes, quod inspirãdo dilatatur, & expirando cõstringitur: quod cùm fit, sursum agitur, cùm verò dilatatur, deorsum fertur. Ad hęc pulcherrima visu illud quoque accedit, motus scilicet cordis quemadmodum amplificetur, atque arctetur: item qualis sit motus arteriarum in viua Anatome, si lubuerit, conspicaberis: nunquid idem sit, vel oppositus motui cordis. Cõperies enim dum cor dilatatur, constringi arterias, & rursus in cordis constrictione dilatari. Verùm animaduertas, dum cor sursum trahitur, & tumefieri videtur, tunc constringitur. cùm verò se exerit, quasi relaxatus deorsum vergit: atque eo tempore dicitur cor quiescere. estque tunc cordis systole, propterea quòd faciliùs suscipit, minoréque labore; at cùm transmittit, maiori opus est robore. Neque hoc floccifacias: etenim non paucos reperias, qui eo tempore cor dilatari certò opinantur, quo verè cõstringitur. Illud insuper adnotare debes omnem pulsus differentiam detecto corde conspici posse: ita vt ex hac viui canis sectione plus vna diecula discas, quàm multis mensibus ex pulsu arteriarum: neque

Quæ consideranda in viua sectione.

Diaphragmatis motus contemplatio.

Viuæ sectionis summa vtilitas. Motus arteriarum ex viua anatome.

Cordis constrictio, & dilatatio qui fiat.

Cordis systole.

In detecto corde pulsus differentias dignosci.

que tantum tribus integris mẽsibus voluptatis, atque pulsuum cognitionis capies ex lib. Gal. de Pulſ. quantum vna horula ex inspectione cordis mouentis canis. Præterea videre licet, quo pacto cor, non modò vt omnes norunt, dilatatur, atque constringitur: sed cerebrum quoque, quod paucis notum est. In cordis sectione quũ primùm pericardium aperis, humorẽ aqueum in pericardio detentum diligenter inspicere ne asperneris. si canem fœmellam prægnantem secabis, abdomen reserato, vteróq; accuratè, quoad eius fieri poterit, secto, fœtum inuolutũ eximito, & quo pacto χόριον membrana vtero annexa sit, non oscitanter considerato, & quo pacto venæ, arteriæque disrumpantur. Item secundinam in canibus instar fasciæ fœtum circundare, vt Vesalius pinxit, dum ipsum humanum fœtum pingentem expectabamus, non canis, vt in nostro tractatu de fœtu apertiùs explicauimus. Allantoïde postmodũ abrupta, lotium diffluit, disrupta amnio, sudorem manantem cernes, sitúmque canis in vtero pulcherrimum obseruabis. Anterioribus enim pedibus ceu manibus crucem referentibus iacent catelli, ac si omnipotenti Deo supplices pro eorum creatione, atque in lucem exitu preces effunderent. Illud insuper nunquam credidisses, quod videns obstupesces: morientem matrem catulorum, quos Anatomicus ab eius vtero abstraxit, maiorem curam gerere, quàm suimet. Nam si coram ipsa fi-

Cerebri motus cum cordis motu coincidit.

Vteri viuentis canis sectio.

Alantoïs membrana lotium continet.

Amnios membrana sudorem continet.

Mira secta canis morituræ in fœtum beneuolentia.

lium lædis, latrat, vociferatur: sin illum ori illius admoues, silet, atque magna pietate lambit. Quòd si aliud, nō catellus ori eius, quam secas, matris accedat, rabie percita mordet. quem naturæ amorem, atque adeò parentum in liberos incredibilem charitatem in publicis theatris maxima spectatorum admiratione sæpius ostendi, Pataūij præsertim, cùm adesset Illustrissimus ac Reuerendissimus Rainutius Farnesius, tūc Venetiarum prior, nunc Cardinalis S. Angeli nuncupatus, quem honoris, & obseruantiæ gratia nomino. Aderat item Bernardus Saluiatus Romæ prior, nunc Episcopus * & Aluisius Ardinghellus Episcopus Forosempronienfis. Aderat Felix Acrambonus, Ioannes Baptista Vrsinus nunc Archiepiscopus, Eques Vgolinus Fanensis, Bernardinus Thilesius omnes tunc iuuenes magnæ eruditionis, & expectationis, qui expectationem, quam de se Patauina Academia conceperat, longo interuallo superarūt. Hi omnes, item alij multi summa cum voluptate huic viuæ canis sectioni interfuerūt, & illud insigne exemplum de ingenti amore vel brutorum in filios se nunquam obliturosa sseuerabant. neque has duntaxat discendi voluptates, quas hactenus memoraui, ex viua canis sectione percipies: sed cognosces, quàm in hoc longa errauerit via Peripateticorum princeps Arist. cùm ausus est dicere tres ventres inesse cordi, in quorū dextro sanguis adsit calidissimus in sinistro frigidissimus,

Aristotelis error de cordis vētriculis.

mus, in medio mediocris. Tu verò dextro cordis ventriculo inciso, si digitum immiseris, calor tepidus tibi occurret: at in sinistro tantus, vt ferre vix possis. Illud insuper, quod sæpe in disquitionem venit, quo pacto verè se habeat experieris, an in arteria venali aër, & vapor ille, quẽ capinosum quasi fumidum dicunt, vel sanguis contineatur. Caue autem putes Anatomicum tot, tantáque spectatoribus ex vnius viui canis sectione ostendere posse, sed plures adsint necesse est: nam animã prius efflasset canis, quàm hoc vel illud obseruare potuisses. Postquàm igitur canem, vt diximus, tabellæ affixeris, nouàcula, cuius acies pulchrè abradat, colli cutem rectà aperi, à larynge initio sumpto, & penè ad summum vsque thoracẽ preuenito: deinde profundiori sectione musculos, qui asperæ arteriæ imminent, parumper secato: deinde dimisso rasorio cultro, vel digitis potius ab aspera arteria musculos seiungito, ídque ita dexterè, ne reuersiuos neruos, qui ibi in conspectum venturi sunt, vllo pacto lædas. Hi reuersiui, seu recurrentes, seu vocales nerui sursum reuertũtur asperæ arteriæ adhærentes, atque in laryngam immittũtur. recurrentem neruum ita facilè agnosces, tum quia albicat, tum quia instar fili videtur esse. hunc eleuato, nam si illum digitis compresseris, dictũ, ac factum misero cani vox imminuitur: si manum detrahas, ita vt animalibus spiritibus aditus pateat, vox denuo reuertetur. sin dextrum

Improbatur ridicula de capinoso vapore sententia.

Plures canes cõparentur in viua sectione oportet.

Quomodo thorax aperiri debeat in viua sectione.

Recurrẽtes nerui quo pacto inueniantur, & tractentur.

nervum abſcindas, prorſus amittitur. Nunc de ſiniſtro reuerſiuo neruo dicamus. Adminiſtratio eodem modo fiat, quo in dextero dictũ eſt, ſi neruum vinculo excipias & coarctes, ſtatim mutus efficietur: ſi diſſoluas, ſemilatrabit, ob dexteri nerui abſciſſionem, ſin tranſuerſum diſſecaueris, mutus in ęternum fiet. ſuperuiuere tamen poſſet, ſi dimitteretur cum tanto vulnere, niſi alia afflictio afflicto adderetur. Profectò pulchrum eſt ſpectatu, conſideratúque pulcherrimum, quo pacto duo neruuli adeò paruuli tam bellam edant actionem, qualis eſt vocis ipſius efformatio, nemóque eſt, qui non obſtupeſcat. hanc rem non poterat non ſatis mirari doctus, atque inſignis philoſophus Hieronymus Pontanus, & excellentiſſimus pontificius Medicus Paulus Manilius, necnon excellens Ioãnes Valuerdius Anat. Artis admodũ ſtudioſus, meíq; amãtiſſimus: cum præſertim Ariſtot. ſcirent ſentire vocẽ à corde proficiſci. Quòd ſi quis obſtinatè Ariſtot. ſententiã tueri velit, inquiens arteriis carotidibus deligatis vocem amitti, is ſciat, niſi vnà neruum recurrentem vincias, quod ſæpe vſu venit, id nullo pacto factum iri. Veriſimiléque eſt eos, qui Ariſtoteli impoſuerunt de vocis origine, quod à corde oriebatur ea coniectura, neruum reuerſiuum vnà cum carotide arteria vinculis excepiſſe, & hanc pręcipuè fuiſſe erroris cauſam. cùm veritas hæc ſit, neruis, quos diximus, ſectis, vocem omnino tolli, compreſſis non

Quomodo vox aufertur & minuitur.

Vocem nõ à corde, vt Ariſtoteli viſum eſt proficiſci.

Ariſtotelis erroris cauſa.

non tolli quidem, sed animal semiuocale reddi. Postquàm iam mutus canis prostat, septi transuersi motum tibi licebit contemplari, si abdomine à summo ad imum secto, contractísque tum intestinis, tum ventriculo, & deorsum detrusis, & si opus fuerit sectione facta, iuxta costarum inferiorum deductum. Deinde pulmonis motum cõtemplaberis thorace anteriùs reserato, & ex altero latere costarũ cartilaginibus cultro excisis: nam hîc non est nouaculæ locus tutus. Caue autem, dum id ages, ne pulmones, aut cor vsquam offendas: nam tanta sanguinis copia exiliret, vt videre ampliùs, quod cupiebas, nullo pacto posses. abscissis, quæ diximus, thoracem manu dilatato, & binas spongias frigidiuscula aqua prius madidas, deinde expressas in illum immittito: tu alteram, alteram verò minister, qui tibi opitulatur, cartilaginibúsque, quas abscidisti, admoueto, vt sanguinẽ à venis, & arteriis intercostalibus manantem, neq; cunctantẽ desinant, & remorẽtur, comprimántue: itaque compressas tandiu detineto, vt pulmonum motum spectare, ac speculari possis: quo facto pericardium aperi, & aquam in viuente adhuc animante intueberis: licet non desint qui affirmare audeant in cadaueribus duntaxat animalium aquam in pericardio contineri. Si post tot infelicis canis cruciatus, vel felicis potiùs, qui ob rerum pulcherrimarum agnitionem spectaculum de se præbuit, superuixerit, omnes vel

Septi transuersi motus contemplatio.

Pulmonis motus cõtemplatio

Cautio à pulmone.

Aqueus humor in pericardio, & viuẽtis, & mortui inesse.

plurimas ſaltem pulſuum differentias obſeruare poteris: cor illius conſpicatus reliquas differentias in alio cane conſpicaturus, qui an catellus ſit, vel plurium menſium, tunc nihil intereſt. Nam iam vocis originem in alio cane tuis oculis intuitus fueras, & latrantem primo magno eiulatu, deinde voce imminuta, poſtremò amiſſa ob eam, quam diximus, cauſam conſideraueras. Thorace igitur huius ſecũdi canis primùm aperto per rectam lineam in cartilaginem: ſed illum confeſtim aperi, atque vnà pericardion: deinde abdomine quoque aperto magnæ arteriæ manum admoueto: diligentérque, quoad eius fieri poterit, cõſidera an illa dilatetur, dum conſtringitur cor: vel oppoſito modo ſe res habeat, ibíque differentias omnes pulſuum ſub oculos intueberis in rem præſentẽ deductus magnos, longos, latos, veloces, latos celeres, frequentes, paruos, neque hos modò, ſed veloces quidem tardóſue, aut frequentes, ſed interpollatos, item frequentiſſimos, minimos, tardiſſimos, vndoſos, & formiculares. Aliud prætereà ſpectaculum iucundum, quod ad cognitionem attinet, de ſe præbere miſer canis poterit. Nam ſi arteriam aſperam inter anulum, & anulum ſecueris, & arundinem immiſeris, ſi eam ori admoueris, & buccis infles, pulmones illicô attolluntur, & cor ipſum amplexabuntur, & paulò pòſt pulſus immutabitur ſe ipſo maior factus, quo viſo ſat ſcio obſtupeſces. Quòd ſi tertiũ canem

Pulſus contemplatio.

Quomodo cor à pulmonibus amplectatur, & ex pulmonibus pulſus augeatur.

nem viuum ſecare in animum induxeris: thoracem eo quo diximus pacto aperire poteris, motúmque pulmonum denuo diligentiùs conſiderare: deinde dextro cordis ventriculo adaperto in illum digitum immittito, vt certior fias, nunquid ſanguis ille calidiſſimus exiſtat, ſtatímque ſiniſtro cordis ventriculo ſecto, animaduertere tuo periculo poteris, tantum caloris ibi adeſſe, vt manus illum ferre nullo pacto poſſit, tantum abeſt, vt iuxta Ariſtotelis ſententiam, frigidiſſimus exiſtat. Rurſus in quarto alio cane arteriam venalem reſerabis, ſed procul à corde, vt certò diſcas ſanguíſne, an aër in illa contineatur. Quòd ſi es indefeſſus lector optime, & ſciendi cupiditate flagras: quintus adhuc adſit in promptu canis, vt rem admirabilem, neque omnibus obuiam contempleris: thoracem cultro, vt diximus ocyùs aperi, córque apprehendito: miniſter verò tuus diligens atque expertus, mira celeritate acu craſſa, & contorta, quam manibus gerebat, in qua contortum filum immiſſum eſt, quatuor cordis vaſa arctè colliget: deinde cor abſcindat, eodémque tempore vincula abſcindantur, quibus crura quatuor iuncta erant, & in pedes proiiciatur. Canem abſque corde vociferari audies, progredi videbis: qua re nihil magis admirabile cõſpicari poteris. & hac re viſa deſinas adeò obſtinatè in omnia Ariſtotelis verba iurare. qui licet magnus Philoſophus fuerit. ſcire tamen omnia ſolus nullo pacto potuit. In ſexto

Vtriuſque ventriculi cordis ſanguinis experiētia aduerſus Ariſtotelis ſententiam.

Probationũ ſanguinis, an aër in arteria venali contineatur.

Quomodo abſcindi poſſit cor à cane, et adhuc illi vita parũper ſuperſit.

Mirum nõ eſſe Ariſtotelẽ cuncta non nouiſſe.

præterea cane aliud, ne pigeat, cernito: cranio nãque excoriato eius partem frãgere celerrimè poteris, mẽbranísque duris incisis cerebri motũ contemplari. Quod cerebrum ita mouetur, vt ipsum cor moueri omnes fatentur, motu scilicet dilatationis, & constrictionis. neque aliter fieri poterat ob animalium spirituum generationẽ, quam cerebro acceptã ferunt omnes penè tum Philosophi, tum Medici.

Cerebri motus contemplatio.

REALDI COLVMBI

CREMONENSIS, DE RE ANATOMICA

Liber Decimus quintus.

DE IIS QVÆ RARO IN ANATOME REPERIVNTVR.

Medici superioris ætatis quales.

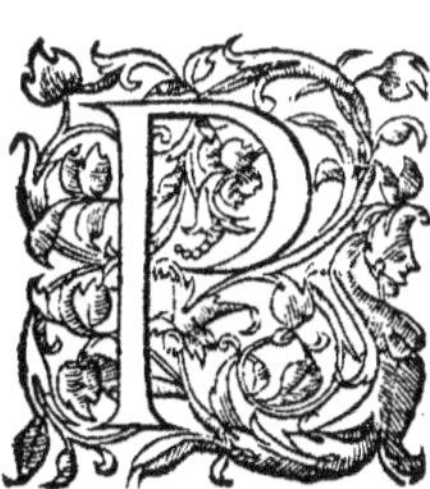

ROFECTO miseret me vicẽ superioris ętatis Medicorũ qui in friuolis, & dialecticis quęstionibus die noctúq; tẽpus cõterentes, de his rebus absq; quarũ exquisita cognitione ne noscere quidem morbos ipsos vllo pacto possum⁹, nihil docebãt, discebántue, vel adeò cõfusè, & indistinctè, &

Satius est ignorare quam scire perperam.

ctè, & infidè, vt ignorare satiùs fuisset, quàm perperã scire. Et de materia medicinali nũc nihil dicam, quã omnem ad pharmocopolas reiiciebant: Anatomicæ rei vel prorsus ignari erãt, vel quod tonsoribus quoq; notissimum erat, id tantùm sciebant. Itaq; cùm Anatomicam dissectionẽ publicè profitebantur, sitũ quęrebant intestinorũ, ventriculi, iecoris, lienis, vesicæ, renũ, cordis, pulmonísque: deinde caluaria disrupta, cerebrũ ibi cõtineri videbant, reliqua oscitanter sanè, & suis cum Arabibus cæcutiẽtes. Quòd si quicquã illis occurrebat pręter hęc, aut quod cũ Mundini, aut Auicennę scriptis nõ conueniret, id omne tanquã monstrum naturæ in illius indiuidui fabrica ostẽtabant, adeò vt cõplura monstrosa in singulis cadaueribus esse existimarent. Ego verò licet ab ineunte ætate innumera corpora dissecuerim, & ab hinc quindecim annos, & amplius cõplura cadauera Patauij, Pisis, Romæq; in corona frequẽtis Academiæ, tamẽ hæc duntaxat rara visu, & à cæteris discrepantia obseruare potui, quæ reticere nullo pacto possum, vt hoc exẽplo obseruare alia quoq; possint posthac diligentiores Anatomici. Priùs verò quàm de rebus raris historiã exordiar, hoc vnũ te excellens Iacobe Bone admonitũ volo, nullũ genus hominũ mihi dissecandũ defuisse, nisi mutũ hominẽ ab ortu, quãuis quãdoq; anno vno quatuordecim cadauera mihi dissecare contigerit. Hinc igitur de rebus in Anatome hominis ra-

Cognitionẽ simpl. med. non debent medici in pharmacopolas reiicere.

Anatome quomodo olim tractaretur.

Ridiculũ, monstrum esse quod cũ Mũdini scriptis non conuenit.

Anatomen publice xv. annos professus.

Iacobus Bonus. Dissecuit, omne genus hominum præter mutum abortu.

In capitis suturis quid rarum vidit.

ris,& animaduertẽdis à capite incipiã. Capitis suturas vario modo se habere cõperi. nã in quibusdã nullo pacto erant cõspicuę,aliis sutura recta deerat: huic erãt ossa triangula,illi quadrangula: alij sagittæ specie, aliísque id genus figuris suturæ circundatis. Eam tamẽ figuram,quæ X

Galeni & Hippocrat. error.

Græcam literã imitetur,de qua Hippocrates,& Galenus meminerũt,fateor me nunquã vidisse: licet lynceis penè oculis sæpenumero inquisiuerim.

In dẽtibus quid rarum.

Magnã quoq; in dentibus diuersitatẽ obseruaui,tum quo ad numerũ dentium,tum quo ad dentiũ radicum numerũ. in nonnullis præterea dentes maxillis adeò nixos obseruaui, vt diuelli nullo modo possent, nisi maxilæ ossis frustũ insigne vnà abstraheretur.

In maxilla inferiore quid rarũ.

Caput gigantis.

De maxilla inferiore hoc in Summi Pont. penu videre est, caput Gigantis (maximũ enim est omnium capitũ quæ

Maxilla inferior capiti connata.

hactenus viderim) in quo maxilla inferior capiti adeò connata,& cõiuncta est, vt omni motu prorsus careat atq; in viuente non carere nõ potuerit. Primam quinetiam vertebram occipitio ita adhærentẽ hisce oculis vidi,vt moueri neutiquam posset.

De vertebra prima occipitio adhærente.

De vertebrarũ numero.

Vertebrarum numerus in quibusdam immutatus cernebatur. Nam quod attinet ad vertebras colli, hæ in omnibus penè septem

Vertebræ colli.

sunt: ego verò nunc sex,nũc octo ceruicis vertebras cõperi.

Vertebræ thoracis.

Vertebras thoracis tum vndecim, tum tredecim.

Vertebræ lumborum.

Vertebras lumborum interdum sex,interdum quatuor. Os sacrum nonnunquã ex quinque, aliâs ex sex ossibus constare vidi.

Costas

Costas item viginti duas, viginti quinque & viginti sex. Quandoque duas ex his, trésue admodum connexas: at in aliis in notatu dignum tumorem excreuisse. sternũ ex duobus ossibus, & ex tribus, & ex quatuor. Os Ileon vnitum sacro osse deprehendi. Femur processus quosdam ad palmi longitudinem, acutósq; : itidem in tibia, sed non tam proceros. Vidi femur cum tibia, moláque vniri: femur, tibiã, in incredibilem tumorem excreuisse. sex in manu digitos: extremus etenim pollicis articulus in duos diuidebatur. Sed quamuis hæc, quę hactenus memoraui, memorãda videantur esse, & admirãda, admirabiliùs tamen erit, quod mox audies. Excellens medicus Io. Bertonius ab Auricula mihi amicissimus, sceleton mihi dedit, quẽ ego domi ad studiosorũ vtilitatem diligẽter adseruo, in quo ossa omnia.i. omnes totius corporis articuli à capite ad extremos vsq; pedis digitos vniti cõspiciuntur. huic quatuor dentes desunt, bini suprà, totidẽ infrà ex illorũ regione, qua via cibus, & potus intromittebatur. Romæ in Xenodochio diui Iacobi incurabilium diu vitã traxit: viuẽs autem, quem senem vidit, & inuisit sæpe Ioannes Auricula, nihil aliud mouebat, quàm oculos, linguã, penem, abdomen, thoracem. nam cartilagines quidẽ costis articulatæ erant, sed nondum coaluerant: reliquæ corporis partes omnis motus expertes relinquebantur. Alios secui, quibus brachia ab ortu deerãt: alios quibus de-

Costa. *Sternon.* *Ileon.* *Femoris processus.* *Tibiæ processus.* *Femur, tibia & mola vnita.* *Sex digiti in manu.* *Pollicis extremus articulus bifidus.* *Ioannis Bertonij sceleton admirabile visu describitur.* *Monstra.*

erant crura. Præterea corpus integrum intuitus sum, cui dimidium alterius cohærebat. Auriculas instar brutorum in hominibus, cæcos iam inde ab incunabulis, & similia. sed quod maiore admiratione me affecit, fuit inspectio Lazari vitri voracis vulgo dicti, quem patritij omnes Veneti, immò Veneti omnes, omnes Ferrarienses de facie nouerant. Hic nullo prorsus gustu, dum viueret, præditus erat, nullam in edendo voluptatem, nihil iniucundum persentiebat: insipida, amara, dulcia, pinguia, salsa, acria, non distinguebat: vitrum, saxa, lapides, ligna, viua animalia, carbones, pisces è viuario extractos adhuc salientes vorabat. Vorabat lutum, lineos, laneósque pannos, fœnum, stipulam, &, vt breui omnia complectar, quidquid homines, quidquid animãtia vorãt, quidquid illi edendum, seu deglutiendum potiùs offerebatur, mercede proposita, dictum, ac factũ ingurgitabat. Testis est inter reliquos Martinus Aromatarius Patauij ad Angeli insigne, cui sacculum carbone refertum, & saccum insuper deuorauit. quo viso persoluit, quod pollicitus fuerat, comminatus ne ad pharmacopolium amplius accederet: veritus ne se cum taberna, & vasis esitaret. Cùm igitur hoc naturæ monstrum mihi dissecandum esset Patauij, cœpi huiusce rei diligenter, quoad eius fieri potuit, causam venari, quam me tandem Deo duce ex particulari illius structura assecutum esse confido.

Lazarus vitri vorax gustu carens.

confido. Nam quarta neruorum coniugatio, quæ gustus gratia in aliis hominibus à natura producta est, in hoc Lazaro vitri vorace neque ad palatum, neque ad linguam reptabat, sed ad occipitium reflectebatur. sed de hoc Lazaro satis, supérque. In musculis verò equidem varietatem percepi, at non multã. Erant aliqui, quibus in facie musculus abundabat, aliis in thorace, aliis in extrema manu. Vidi & nonnullos, quibus aliqui musculi deficiebant, vt in nõnullis furibus illustribus, in quibus dissecandis oculatissimus fui. obseruaui in his deesse musculũ illũ, à quo latus tendo in vola proficiscitur, quo lato tendine non carebant, sed non à dicto, verum à brachialis ligamento exoriebatur. In cruribus item, pedibúsque aliquam diuersitatem inueni, sed hæc mea sententia non multi faciẽda erant. In venis autem miram nactus sum sæpenumerò varietatem, in internis inquam, atque externis. Nam in eodem latere duas internas iugulares venas deprehendi, duas, tres, quatuórque, & plures eodem latere, emulgentes binas, item eodem latere seminarias venas: Vreteres quatuor, venas in abdomine, & cruribus varicosas maximæ molis. Vidi etiã renem vnum dũtaxat, eúmq; maximum. Animaduerti intestinorum tenuium mutuum ingressum, spatio ampliore, quàm sit digiti longitudo, præsertim in nonnullis, quos dolor iliacus enecauerat. Iecur quandoque mihi se obtulit inspiciendum

Quarta neruorum coniugatio in Lazaro vitri vorace ad palatum & linguã non tendebat.

In musculis quã differẽtiam inuenerit.

In furibus illustribus quid rarum obseruauerit.

Crura.

Pedes.

Venæ.

Vreteres.

Renes.

Iecur.

Lienes. peritonæo adnexum: adnexam item vidi peritonæo lienem. Adde lienes adeò grandes, vt viginti librarum pondus vnusquisque ex his lōgè *Cartilago circa lienem.* excederet, quos cartilago exteriùs obuoluebat. *Antonius Mirandulanus.* Quæ res cùm ab Antonio Mirandulano, quem nostri temporis philosophorum principem appellare meritò possumus, & ab excellentissimo *Iustinianus Finettus.* Iustiniano Finetto, & Francisco Sansonio dili- *Franciscus Sansonius.* genter spectaretur, non poterant satis mirari nouitatem tantæ molis primùm, deinde illius partis extrinsecæ cartilagineæ. Conspicatus sum o- *Omentum.* mentum peritonęo, necnon abdominis musculis adnexum. Præterea omenti selibram extra vmbilicum, & in scroto omenti libram, & am- *Pulmo.* plius. Pulmonem in pluribus pleuræ cōnexum: nunc in altero latere: nunc in vtroque, atq; hæc pulmonum in nonnullis cum pleura connexio in causa plerunq; est, vt Medici decipiantur penetrātia thoracis vulnera nequaquam agnoscē- *Omne vulnus thoracis penetrans extrà spirare falsum est.* tes, quippe qui hoc Chirurgorum axioma putent, omne thoracis vulnus penetrans extrà spirare: at in illis, quibus hæc pulmonum connexio cum membrana succingente contingit, possunt vulnere thoracem perforante, laborare, neq; tamen respirare vulnus cernitur. Quid? *In pulmonibus steatomata, & atheromata.* quòd tum in pulmonibus, tum in iecore ipso στεατωματὰ comperi, necnon ἀθερωματὰ. Vidi & *In Francisco Capello os in pulmone.* in pulmonibus ossa non parua, vt superiore anno in Francisco Capello, quem Paulus IIII. *Paulus iiij. pon. max.* Pontifex Maximus, è Verona Romā accersiuit, vt Sancti

vt Sancti spiritus hospitalis commendator, seu
præceptor esset. cuius sectioni tu Iacobe Bone *Iacobus Bonus.*
interfuisti. In thorace magnā aquæ copiā vidi. *Thorax.*
Vidi in corde vlcera, & tumores duros præter *Cor.*
naturam,præsertim in sinistro cordis vētriculo.
Vidi in nonnullis septum,quo cordis ventriculi *Septum cordis.*
distinguuntur,cartilagineū:alios,in quibus sini- *Ventriculus sinister.*
ster ventriculus cordis deesse videbatur, tā exi-
guæ molis erat: Discipulū item in Romana A-
cademia mortuum secui (aderat excellens Me-
dicus Alexander Traianus Petronius à ciuitate *Alexander Traianus Petronius*
Castellana, acris iudicij vir) huic misero iuueni *Rarus admodū casus.*
pericardium deerat, itaq; subinde in syncopen
incidebat, subinde mortuo similis conspicieba- *Pericardium.*
tur, quo genere morbi exanimatus est. Inueni
quoq; partē thoracis pulmone destitui, hoc est, *In thorace pulmonis portio minima.*
minimā pulmonis portionem adesse: quod verò
reliquum erat cauitatis,ab aq[illegible]umore occu-
pabatur. Dissecui nō semel,qui[illegible]tem Apo- *Sectio apoplectici.*
plexiam obierant,in quorum cerebro magnam
aquæ copiā reperi: perspicuam quidē,sed gluti-
nosam. Monstrum mihi oblatū est Patauij disse- *Monstrum Patauij dissectum maris semestris, cui alius anteriore in parte incumbebat.*
candum,erat infans semestris mas, vt alij mares
sunt, cui alius imperfectus infantulus anteriore
parte incumbebat,cruribus,brachiis,dorso, abdominis parte, pene, medióq; collo. videbatur
autem caput huius imperfecti puelli in thoracē
perfectioris intrusum. Hoc monstrum vixit aliquandiu. Quamobrem inter studiosos viros lis
orta,& quæstio,vtrū cor vnicum illi adesset,vel
duplex,idem de iecore,cerebróq; quæsitum est,

Marcus Antonius Ianua. & de aliis internis membris. Marcus Antonius Ianua illustris philosophus, vnicam in illo subiecto animã esse opinabatur. Nam si quis imperfectam illam appendicẽ, & pondus inutile attigisset, ille, quẽ integrum mẽbrorum omniũ diximus, statim persentiscere animaduertebatur. Non deerant tamẽ, quibus oppositũ videretur. Hoc itaque mõstrum, vbi diem suam obiit, ego rei nouitate allectus libẽter secui. quæ autẽ obseruaui, hæc fermè sunt. *Quid in mõstri sectione inuenit* In imperfecto, quẽ dixi, nõnulla intestina aderant, ex quorũ vnius portione tum vesica, tum anus cõstruebantur. nullum ibi aderat iecur, neq; cor, neq; cerebrum, sed ren permagnus, quẽ ego hepatis penè munere fungi sum opinatus. nam ab extremo iecore perfecti infantis crassa vena, duráq; instar arteriæ deducebatur ad renem illũ insignem: atq; inde venæ aliæ cõplures passim distribuebãtur. at ab arteria dextra axillari perfecti puelli arteria ortũ ducebat, quæ postmodũ per vniuersam partem monstri imperfectioris deducebatur. Item à neruis dextri brachij exibant, qui per reliquum corpus imperfecti homunculi disseminabantur. atq; hactenus de monstro Patauino. *Membrana Hymen.* Nunc de mẽbrana hymene quid obseruauerim, dicam tibi: licet vulgus hominũ putet nullã esse virginem, quæ hymena non habeat. Ter duntaxat illã inueni, bis in duabus paruulis puellis, semel in natu maiore, quã cũ dissecarem, intererat excellẽtissimus *Antonius Fracanzanus.* Antonius Fracanzanus Vicẽtinus, & *Paulus Crassus* Paulus Crassus Patauinus, & vnà cũ

his

his Ioannes Caius Anglus. Est hymen mẽbrana quædã sub nymphis ante ceruicem vteri vnico foramine prædita superiore parte, vt menses effluere possent. atque hæc illa est eadem membrana, quæ ingressum penis quamuis mẽbrosi hominis prohibet.

Ioannes Caius. Quid sit hymẽ.

Lapides autẽ innumerabiles penè hisce manibus extraxi, inuentos in renibus colore vario, in pulmonibus, in iecore, in vena portæ, vt tu tuis oculis vidisti Iacobe Bone in Venerabili Egnatio Generali congregationis Iesu. Vidi etiam lapillos in vreteris, in vesica, in intestino colo, in venis hæmorrhoïdalibus, atq; in vmbilico. In bilis quoque vesicula, quod tamen exciderat, varij coloris, variæq; figuræ lapillos, & in nõnullis complures inueni: vidi abscessum. De abscessibus autem quid attinet dicere? Inter reliquos sæpe simillima materia refertissimum abscessum in omento, & peritonæo cuiusdã mulieris extraxi: quę ob harũ partium abscessum in hydropem inciderat: & mirũ mihi visum fuit, cùm eiusdẽ iecur, & lien, neque in colore, neq; in substantia præter naturam affecta esse viderentur, in illius tamen abdomine aquæ incredibilẽ copiam adfuisse. Hanc hydropicã, dum ego Romæ dissecarem: intererat excellens Cosmus Iacomellus, nunc Romæ Archiatros. Innotuit mihi ex Anatome abscessus cor vndiq; circumplectens & cor illius iam fermè putrescẽs. quam rem excellens Medicus Marcus Appogius ab Oximo magna admiratione intuebatur. Præ-

Lapides in renibus. Lapides in pulmonibus. Lapides in iecore. Egnatius Generalis congregationis Iesu habebat lapides in uena portæ. Lapides in vreteris. Vesica. Vmbilico. Venis hæmorrh. Vesica bilis. De abscessibus.

Hydropicus cui iecur, & lien in colore & substantia non erãt præter naturã.

Cosmus Iacomellus.

Abscessus in corde.

Marcus appogius.

Iecur scirrhosum. *Lien scirrhosa cartilagine obducta.* *Stephanus Cerasius.*

terea iecur, quod toties scirrhosum deprehēdi, lienem quoq; nō modò scirrho laborātem, sed extrà cartilagine obductum, quod summa cum voluptate vidit excellentissimus Stephanus Cerasius. Multa alia minoris momenti, rara tamen obseruaui, quę, ne tractatus hic nimis excrescat, missa faciam. Non possum tamē abstinere, quin tibi explicem breui quoad eius fieri potest, quid in tribus Cardinalibus Romæ, quid Patauij in Hermaphrodito deprehēderim, quā historiam postquàm absoluero finem faciā. In Cardinali Gambara Brixiano tumorem prædurum, & ad oui magnitudinem in sinistro cordis ventriculo Romæ vidi, vbi illum in affiniū gratiam dissecarem. In Cardinali Cibo vena, quæ à liene ad os ventriculi tendit insignis erat magnitudinis: quæ quum primū ob anastomosim, vel fracturā reserata est, illicò ventriculus sanguine repletus fuit, & nō modò ventriculus, sed intestina omnia: licet, dum adhuc viueret, in morbo ipso libras aliquot tū per vomitum reiecisset, tum per secessum deiecisset. Quam sectionem dum ego summa diligentia peragerē ob subiecti dignitatem, & ob morbi raritatē, aderat excellētissimus Antonius Musa Brasauolus Ferrariensis, quem honoris gratia nomino. In Cardinali Campegio intestina omnia ad hypochondria redacta erant. propterea cauitas inferior abdominis intestinis destituta erat, & spina detecta. Quamobrem Medico licebat abdomen Cardinalis attrectāti magnæ arteriæ motū persentire, & vnà

In Cardinali Gābara tumor durus oui magnitudine in sinistro ventriculo cordis. *In Cardinali Cibo cur ventriculus & intestina sanguine referta.* *Antonius Musa Brasauolus.* *In Cardinali Cāpegio intestina ad hipochōdria redacta.*

cùm

cùm illa durities persentiebatur. Illa verò durities nihil aliud erat, quàm vertebrarum corpora. cuius rei nouitatem non poterat satis mirari excellens Augustinus Riccus Lucẽsis. Sed profectò mi Bone, vel Optime potiùs Iacobe, inter tot admirabilia, & rara, quæ in humani corporis fabrica diuersis tẽporibus obseruaui, nihil admirabilius, nihil rarius cẽseo, q̃ quod de neutra natura diligenter inuestigaui. Proposito enim mihi androgyno, seu hermaphrodito, subiecto inquam eodem mare, & fœmina. superioribus etenim annis fœminã mihi videre cõtigit, quæ præter vuluam, membro quoq; virili prædita erat, quod tamen non erat admodum crassum. Quãobrem in eius Anatome generationis vasa accuratè admodum peruestigaui: vasa seminaria, testésq; considerans, nunquid vlla inter hæc cõmunio, & cõsensus adesset: tandem hoc cõperi, vasa quidem præparantia, ab aliarum fœminarũ præparantibus vasis nõ differre: sed differentia differre. nam bipartita erant, & ex binis quaterna natura genuerat, ex quibus duo, quæ etiam maiora erant, ad matricis concauum destinabantur, reliqua duo ad penis radicẽ, qui glandularum parastâtum expers erat. Hoc tam admirabile visu, & speculatu erat quàm quod maximè: quo pacto natura prudens, sagáxq; locum satis tutum selegerat, per quod vasa hæc ad penem deferri possent: & quemadmodũ meatum, qui in ipso est pene, perforarent: qui meatus in aliis tũ semini, tum lotio cõmunis existit.

Augustin. Riccus.

Fœmina androgyna secta quid rarum.

hic verò vrinæ nihil quicquam opis afferebat. nam instar aliarũ mulierum vrina exibat. Vterus autem, necnon vteri ceruix à cæterarum fœminarum matrice, colloq; nihil distabat: sed in testibus discrimen erat. nam testes in hac crassiores erãt, quàm in reliquis mulieribus: sed quoad situm ipsorum, nullum discrimen deprehendi. Peni scrotum contiguum non erat, immò verò scroto prorsus carebat, & duobus musculis prçditus erat huius fœminæ penis non quatuor, vt in maribus perfectis. Præterea penis huius hermaphroditi tenui pelle integebatur, nullũ aderat præputium, sed duo spongiosa corpora, per quæ duæ arteriæ ferebantur, ab illis ortæ, quç ad vesicam tendebant. Atq; hæc sint satis de hermaphrodito, quem mortuũ secui. Duos deinde Hermaphroditos viuentes consideraui, in quibus alter mas, fœmina altera çrat (dicuntur autem à superabundanti vel mares, vel fœminæ, vt vel plantandis hominibus, vel homini suscipiendo sunt aptiores, vel aptiores creduntur). Fœmina erat çthiopica mulier earum, quas Cingaras appellant Longobardi. hæc neque agere, neque pati commodè poterat. nam vterq; sexus imperfectus illi cõtigerat suo magno malo: penis nanque minimi digiti longitudinem, crassitiémque non excedebat: vuluæ autem foramen adeò angustum erat, vt minimi digiti apicẽ vix intromitteret. optabat misera, vt hunc illi penem ferro euellerem, quippe qui sibi impedimẽto esse diceret, dum cum viro coïre exoptabat

Hermaphroditus quomodo dicatur mas aut fœmina.

Cingara hermaphrodita viuente quid rarum.

bat. optabat etiam, vt vuluæ foramen illi amplificarem, vt viro ferendo idonea esset. Ego verò, qui horum vasorum discrimẽ intueri sæpius cupiebam, verbis detinui. Non enim sum ausus aggredi illius cupiditati satisfacere, quoniam id absque vitæ discrimine fieri non posse existimabam. Hermaphroditus vir, quẽ viuum summa diligentia inspexi, hoc modo habebat. penis aderat cum scroto, testibúsque, sub quibus in perineo seu tauro, quo loco (inter anum scilicet, & testes) fit sectio pro extrahendo vesicæ lapide: foramẽ quidem perstabat in vuluæ morem, sed non penetrabat. atque hi sunt quos vidi, Hermaphroditi. Sed priusquam finem huic tractatui imponam: libet recensere, quid monstrosum in muliere animaduerterim. Fœmina erat, cuius vulua ab aliarum fœminarum vuluis nihil peculiare, & diuersum habebat: & matricis colli portio prominebat, vel matricis collo simile. matrix autem nulla aderat in abdomine, neque vasa seminaria, neque testes. & quoties cum viro coïbat (coïbat autem sæpe) mirandum in modum conquerebatur.

Vir hermaphroditus quomodo haberet.

Vulua rara.

FINIS.

Errata ſic reſtitues.

Folio 16. linea 15. lege arthrodiam. ibid. lin. 17, aliíſque in locis, lambdoides. fol. 25. l. 2. item fol. 35. l. 7. στεφανιαῖα. fol 86. l. 26. ἄκανθα. fol 87. l. 3. oblongo. fol. 89. l. 21. latera. fol. 101. l. 15. abduxerit. fol. 104. l. 7. fœtus. fol. 114. l. 19. graciliores. fol. 120. l. pen. Græcis. fol. 125. l. 26. item fol. 129. l. 16. acetabulum. ibid l. 13. adnata. fol. 182. l. 3. promptiùs. fol. 183. l. 24 peculiari. fol. 186. l. 18. augētur. fol. 194. l. 12. meditata. fol. 239. l. 5. reſeratur. fol. 219. l. 25. rectæ. fol. 220. l. 1. diſſectione. fol. 286. l. pen. Galeno. fol. 231. l. 9. maxilla. fol. 314. l. 13. cribrũ. fol. 305. l. 29. ἄζυγον. fol. 325. l. 5. magnis.

www.ingramcontent.com/pod-product-compliance
Lightning Source LLC
Chambersburg PA
CBHW060315200326
41519CB00011BA/1729

* 9 7 8 1 6 2 8 4 5 0 9 4 1 *